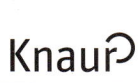

DR. MED. ARNE SCHÄFFLER
DR. MED. NICOLE MENCHE

GESUNDHEIT HEUTE

Laborwerte

- 180 Laborwerte verständlich erklärt

- 40 IGeL-Angebote kritisch beleuchtet

- 20 Selbst- und Apothekentests

- Extra: Glossar wichtiger Erkrankungen

www.knaur-ratgeber.de
www.gesundheit-heute.de

Die Autoren

Dr. med. Arne Schäffler, Arzt und ehemaliger Verleger eines medizinischen Fachverlags, arbeitet als unabhängiger medizinischer Autor und Berater. Er hat mit »Mensch, Körper, Krankheit«, »Pflege heute« und »Gesundheit für Kinder« führende Standardwerke im Bereich Gesundheit und Krankenpflege konzipiert und herausgegeben und ist – nicht zuletzt durch »Gesundheit heute« – bekannt.
Dr. med. Nicole Menche ist nach Krankenhaus- und Praxistätigkeit in der Inneren Medizin und Allgemeinmedizin seit 1994 publizistisch tätig. Sie hat als Autorin und Mitherausgeberin mehrere erfolgreiche Fachbücher und Ratgeber veröffentlicht, darunter »Pflege heute« und »Gesundheit für Kinder«.

Wichtiger Hinweis

Die im Buch veröffentlichten Angaben, Beurteilungen und Ratschläge wurden mit größter Sorgfalt von Verfassern und Verlag erarbeitet und geprüft. Eine Garantie kann jedoch nicht übernommen werden. Ebenso ist eine Haftung der Verfasser bzw. des Verlages und seiner Beauftragten für Personen-, Sach- oder Vermögensschäden ausgeschlossen.
Jeder Nutzer dieses Buches ist verpflichtet, über sein Vorgehen in eigener Verantwortung zu entscheiden. Insbesondere kann dieses Buch einen Arztbesuch nicht ersetzen.
Werden bei Tests oder Arzneimitteln Markennamen erwähnt, so ist dies nicht mit dem Anspruch einer ausgewogenen oder fachlich verbindlichen Auswahl geschehen.

Bibliografische Information der Deutschen Nationalbibliothek

Die Deutsche Nationalbibliothek verzeichnet diese Publikation in der Deutschen Nationalbibliografie; detaillierte bibliografische Daten sind im Internet über http://dnb.d-nb.de abrufbar.

Projektleitung: Franz Leipold
Herstellung: Veronika Preisler
Layout und Satz: Thilo Machotta, Schäffler & Kollegen GmbH, Augsburg
Umschlaggestaltung: Sabine Krohberger, München
Druck und Bindung: Offizin Andersen Nexö, Leipzig
Printed in Germany

ISBN 978-3-426-64578-9

5   4   3   2   1

Besuchen Sie uns auch im Internet unter der Adresse **www.knaur-ratgeber.de**
Weitere Titel aus den Bereichen Gesundheit, Fitness und Wellness finden Sie im Internet unter **www.wohl-fit.de**

Inhalt

III IGeL-Laborleistungen 162

IV Selbst- und Apothekentests 244

V Glossar 254

VI Register 296

Escherichia coli Biovare	<10^4	KBE/g Stuhl	< 10^4
Pseudomonas species	<10^4	KBE/g Stuhl	< 10^4
Enterobacter species	<10^4	KBE/g Stuhl	< 10^4
	<10^4	KBE/g Stuhl	< 10^4
cies	4x10^5	KBE/g Stuhl	10^6 - 10^7

akterien anaerob

	Ergebnis	Einheit	Normbereich	---
	<10^7	KBE/g Stuhl	10^9 - 10^11	
	4x10^8	KBE/g Stuhl	10^9 - 10^11	
	8x10^4	KBE/g Stuhl	10^5 - 10^7	
	<10^5	KBE/g Stuhl	< 10^5	

	Ergebnis	Einheit	Normbereich	---
	<10^3	KBE/g Stuhl	< 10^3	
	^3	KBE/g Stuhl	< 10^3	
			negativ	

reichnung	Einheit	Normalwert	30.
	mg/dl	bis 240	211
	Mio/yl	4.20 - 5.90	5.03
rum	U/l	bis 71.0	16.0
	mg/dl	65 - 110	69
olesterin	g/dl	14.0 - 18.0	15.0
atokrit	mg/dl	> 35	61
Kalium	%	38.0 - 52.0	45.5
Kreatinin	mmol/l	3.50 - 5.50	5.19
LDL Cholesterin	mg/dl	0.50 - 1.30	0.96
LEUK	Leukocyten	mg/dl	bis 150	126
MCH	MCH	tsd/yl	4.3 - 10.0	
MCHC	MCHC			
MCV				

Laborwerte – harte Fakten?

Laboruntersuchungen sind bei vielen »beliebt«. Zwar muss man morgens früh in der Arztpraxis erscheinen, und das meist ohne Frühstück, doch erhält man oft schon einen Tag später einen Zettel mit einer langen Aufstellung, auf der normal und anormal, gesund und krank durch Fettdruck, Sternchen oder Balken klar gekennzeichnet sind.

Ganz so einfach ist es leider nicht. Zwar sind Laborwerte häufig unverzichtbar, um bei einem Patienten aus mehreren möglichen Erkrankungen die richtige herauszufiltern, die Diagnose »auf dem Silbertablett« präsentieren oder sicher zwischen gesund und krank unterscheiden können sie aber oft nicht.

Zahlen zum Nachdenken

■ Der Referenzbereich

Misst man bei einer großen Zahl Gesunder die Konzentration einer bestimmten Substanz im Blut, so erhält man nicht immer den gleichen Wert, sondern zahlreiche verschiedene Werte, die sich mehr oder minder gleichmäßig um einen Mittelwert gruppieren.

Der **Referenzbereich** (früher als *Normalbereich* bezeichnet) wird üblicherweise definiert als der Wertebereich, in dem gut 95 % der Werte Gesunder liegen. An der oberen und unteren Bereichsgrenze wird ein Strich gezogen, und fertig sind der **obere** und **untere Referenzwert** (*oberer* und *unterer Normwert*). Referenzbereich und Referenzwerte gelten immer nur für die Testmethode und die Personengruppe (z. B. Erwachsene, Kinder, Frauen oder Männer), mit der sie erstellt wurden.

Aufgrund der Referenzbereichdefinition haben fast 5 % der Gesunden einen Wert außerhalb des Referenzbereiches, der auf einem Laborausdruck als anormal oder krankhaft gekennzeichnet wird. Bei acht Laborwerten, die unabhängig voneinander sind, liegt die Wahrscheinlichkeit für mindestens einen auffälligen Befund bei einem Gesunden also bei rund 30 %.

🛈 Laborwerte sind bei vielen Erkrankungen eine unschätzbare Hilfe, kritiklos betrachten sollte man sie nicht. Insbesondere Werte geringfügig außerhalb des Referenzbereichs sind oft auffällig oder kontrollbedürftig, aber nicht sicher krankhaft, denn die Grenzziehung ist letztlich willkürlich. Laborwerte müssen stets im Zusammenhang mit den Beschwerden und Untersuchungsbefunden interpretiert werden.

■ Sensitivität und Spezifität

Einige errechenbare Größen beschreiben die Aussagekraft von Laborwerten. Sie klingen zunächst sehr theoretisch, erleichtern aber z. B. das Gespräch mit dem Arzt und das kritische Nachfragen bei Selbstzahler-Laborleistungen. Allerdings sind sie (noch) nicht für alle Laborwerte bzw. Fragestellungen genau errechnet.

Wichtig ist zum einen, wie viele der Kranken ein Test tatsächlich als krank erkennt. Diese **Empfindlichkeit** oder *Sensitivität* errechnet sich aus der Zahl der Kranken mit einem positiven Testergebnis geteilt durch die Zahl aller Kranken. Ein Test mit einer hohen Empfindlichkeit findet aus den Getesteten fast alle Kranken heraus, wohingegen ein Test mit einer niedrigen Empfindlichkeit viele Kranke übersieht.

Genauso wichtig für die Brauchbarkeit eines Tests ist, dass ein Gesunder ein normales Testergebnis erhält. Diese Wahrscheinlichkeit wird als **Spezifität** bezeichnet. Ein deutsches Wort für die Spezifität gibt es leider nicht.

Ein Test kann auch auf zwei verschiedene Arten falsch sein:

➤ Erhält ein Kranker ein normales Testergebnis, so spricht man von einem **falsch negativen Ergebnis** (Eselsbrücke *n*egativ = *n*ormal).

➤ Fällt der Test bei einem Gesunden krankhaft aus, so handelt es sich um ein **falsch positives Testergebnis.**

🕐 Das Test-Ideal einer Empfindlichkeit und Spezifität von 100 % ist bislang nicht erreicht.

■ **Negativer und positiver Vorhersagewert**

Nun sollte man meinen, ein Test mit einer Sensitivität von 90 % und einer Spezifität von 95 % sei doch gut und die paar Prozent falscher Ergebnisse wirklich vernachlässigbar. Leider ist auch dem nicht ganz so.

Denn was mich als Einzelnen wirklich interessiert, sind:

➤ Die Wahrscheinlichkeit, dass ich bei einem normalen Testergebnis tatsächlich gesund bin **(negativer Vorhersagewert** oder *negativer prädiktiver Wert)* und
➤ Die Wahrscheinlichkeit, dass ich bei einem positiven Testergebnis wirklich krank bin **(positiver Vorhersagewert,** *positiver prädiktiver Wert).*

Diese Wahrscheinlichkeiten werden aber von der Häufigkeit der Erkrankung bei den Getesteten beeinflusst.

Angenommen, jeder 1000. Beschwerdefreie sei krank und es werde eine Screening-Untersuchung mit dem obigen Test durchgeführt. Der negative Vorhersagewert liegt dann bei 99,99 %, der positive bei 1,77 %. Fühle ich mich bei einer 99,99 %-Wahrscheinlichkeit gesund zu sein sicherer als bei einer von 99,9 %? Ohne den Test habe ich eine Erkrankungswahrscheinlichkeit von 0,1 %, mit positivem Testergebnis von 1,77 %. Das ist zwar ein gewisser Erkenntnisgewinn. Mein Risiko eines falsch positiven Ergebnisses mit Angst und möglicherweise risikobehafteten weiteren Untersuchungen liegt aber bei 4,995 %. Ist mir das die Sache wert?

Ganz anders sehen die Zahlen aus, wenn der Test bei Patienten eingesetzt wird, die aufgrund ihrer Beschwerden und ärztlichen Untersuchungsbefunde eine Erkrankungswahrscheinlichkeit von 30 % haben. Der negative prädiktive Wert liegt dann bei 95,7 %, der positive bei 88,5 %.

🕐 Laborwerte bieten oft keine Sicherheit, sondern nur Wahrscheinlichkeiten. Der Erkenntniszuwachs durch Laborwerte hängt ganz entscheidend von ihrem gezielten Einsatz ab.

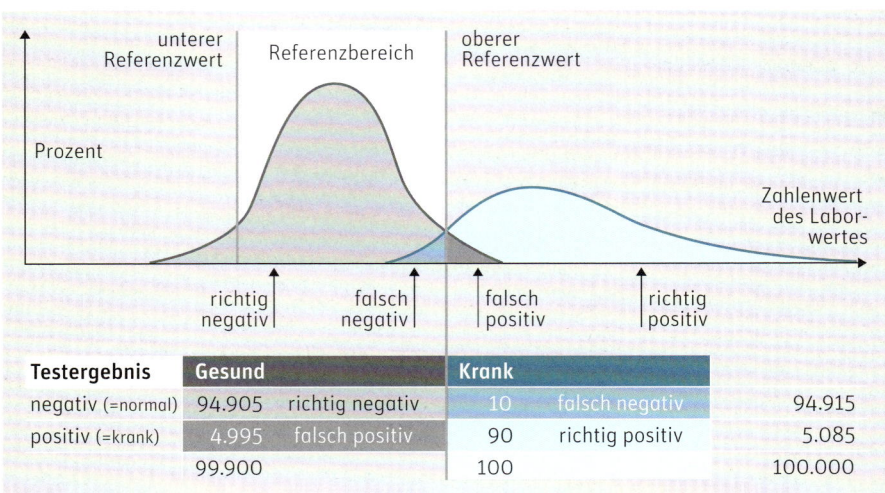

Oben: Häufige Verteilung von Laborwerten. Sehr hohe Werte zeigen zuverlässig eine Erkrankung an, während Werte im oberen Referenzbereich oder leicht erhöhte Werte bei Gesunden wie Kranken auftreten. Unten: Die absoluten Zahlen der Vierfeldertafel zu dem Beispiel der Reihenuntersuchung im Text. [ASM]

Einflussfaktoren und Fehlermöglichkeiten bei Laboruntersuchungen

Nicht nur die Definition des Referenzbereichs sorgt für eine gewisse Unschärfe.

Viele Laborwerte werden von zahlreichen Faktoren beeinflusst, was ihre Beurteilung erschwert. Einige dieser Einflussfaktoren können durch geeignetes Verhalten vor, während und nach der Probenentnahme minimiert, andere zumindest bei der Beurteilung berücksichtigt werden. Es ist aber davon auszugehen, dass noch nicht alle Einflussfaktoren überhaupt bekannt sind.

Die wichtigsten Einflussfaktoren und Fehlermöglichkeiten, zentriert auf Blutuntersuchungen, im Überblick:

■ Alter

Viele Blutwerte sind altersabhängig, so etwa die des roten Blutfarbstoffs (Hämoglobin), des Knochenstoffwechsels oder der Hormone.

Für viele Laborwerte gibt es daher unterschiedliche Referenzwerte für Kinder (möglicherweise in mehrere »Altersklassen« unterteilt), Erwachsene von 20–60 Jahren und ältere Erwachsene (evtl. ebenfalls weiter untergliedert).

■ Biorhythmen

Auch wenn wir es nicht immer merken – viele Körperfunktionen sind abhängig von Biorhythmen.

Insbesondere die Ausschüttung und damit die Blutkonzentrationen von Hormonen (etwa Kortisol, Wachstumshormon) sind tageszeitabhängig. Bei Frauen spielt außerdem der Menstruationszyklus eine Rolle.

■ Essen

Nahrungsaufnahme lässt insbesondere den Blutzucker und die Blutfettwerte über bis zu 12 Stunden ansteigen. Je nach Fragestellung soll der Patient vor einer Untersuchung daher z.B. nüchtern sein oder umgekehrt reichlich Kohlenhydrate zu sich genommen haben.

Die längerfristigen Ernährungsgewohnheiten sind z.B. bei der Harnstoffkonzentration im Blut (höher bei sehr eiweißreicher Ernährung) bedeutsam.

■ Fieber

Auch Fieber verändert die Körperfunktionen. Eine leichte Eiweißausscheidung mit dem Urin kann beispielsweise durch hohes Fieber selbst bedingt sein und ist diagnostisch nicht verwertbar.

■ Geschlecht

Für viele Laboruntersuchungen gibt es unterschiedliche Referenzbereiche für Männer und Frauen. Hierzu zählen nicht nur die Geschlechtshormonspiegel im Blut, sondern auch z.B. Blutbild, einige Leber- und Nierenwerte.

■ Körperlage

Im Sitzen und noch ausgeprägter im Stehen tritt Flüssigkeit aus den Blutgefäßen in die Gewebe. Dadurch steigt die Konzentrationen vieler Substanzen (darunter auch des Cholesterins) im Blut, teils um 10 %.

■ Körperliche Aktivität

Körperliche Aktivität hat zum einen ähnliche Folgen wie Stehen. Zum anderen lässt körperliche Aktivität solche Blutwerte steigen, die mit dem Muskelstoffwechsel in Zusammenhang stehen, z.B. des Nierenwertes Kreatinin (wird vom Muskel freigesetzt) und der Creatininkinase (CK, ein im Muskel vorkommendes Enzym).

■ Medikamente und ärztliche Maßnahmen

Medikamente können Laborwerte dadurch verändern, dass sie den Abbau körpereigener Stoffe beschleunigen. Medikamente können darüber hinaus als Störfaktoren bei der Analyse im Labor wirken.

Auch andere ärztliche Maßnahmen, von der »einfachen« Spritze über die Tastuntersuchung der Prostata und Spiegelungen (Endoskopien) bis zu Operationen verändern bestimmte Blutwerte.

■ **Rauchen**

Am bekanntesten ist wohl die Erhöhung des Tumormarkers CEA bei Rauchern, die fast das Doppelte erreichen kann.

■ **Schwangerschaft**

In der Schwangerschaft ändern sich nicht nur die Konzentrationen der Geschlechtshormone im Blut.

Normal ist beispielsweise auch ein Absinken der roten Blutkörperchen und infolgedessen des roten Blutfarbstoffs (Hämoglobin) im Blut, wohingegen die Blutfette etwas ansteigen.

■ **Stress**

Bei Stress werden nicht nur die Stresshormone Adrenalin und Noradrenalin sowie Kortisol vermehrt ausgeschüttet und daher in erhöhter Konzentration gefunden.

Stress bei der Blutabnahme führt z. B. auch zu einer gesteigerten Freisetzung von Gerinnungsfaktoren. Bei einem Kleinkind kann ein leichter Gerinnungsfaktormangel dadurch übersehen werden.

⚠ Durch Beachtung einiger einfacher Verhaltensregeln können Sie selbst ihre Laborwerte aussagekräftiger machen. Sie finden die wichtigsten Maßnahmen auf den folgenden Seiten separat für die verschiedenen Untersuchungsmaterialien.

■ **Weitere Fehlermöglichkeiten**

Hinzu kommen weitere Fehlermöglichkeiten, etwa ein zu langes Stehen-Lassen der Probe bis zur Weiterverarbeitung, Nicht-Einhalten besonderer Transportvorschriften, aber auch Gerätefehler bei der Untersuchung.

Und selbst wenn alle Vorschriften optimal eingehalten werden, so hat jedes Messverfahren eine gewisse Messungenauigkeit.

Wenn Sie also bei der ersten Blutabnahme einen Cholesterinwert von 240 mg/dl haben und bei der zweiten 225 mg/dl, so kann das der Erfolg von Diät und Bewegung sein – oder aber einfach nur Zufall.

Blutuntersuchungen

⚠ Prinzipiell können alle Körperflüssigkeiten, aber auch -gewebe, im Labor untersucht werden. Im medizinischen Alltag sind aber Venen- und Kapillarblut sowie Urin die wichtigsten Untersuchungsmaterialien, da sie sich einfach und risikoarm gewinnen lassen und gleichzeitig viele Untersuchungen erlauben.

Ein Erwachsener hat ungefähr 4,5 l **Blut,** eine zierliche Frau etwas weniger, ein kräftiger Mann etwas mehr.

Dieses Blut kreist ständig durch die Blutgefäße, die den gesamten Körper durchziehen: Vom Herzen gelangt es zunächst in immer kleinere Schlagadern (Arterien) und von dort in winzige Haargefäße (Kapillaren). Die Kapillaren sind ziemlich durchlässig. Sauerstoff und Nährstoffe können deshalb vom Blut in die Körperzellen übertreten. Umgekehrt geben die Körperzellen Kohlendioxid und andere Zell»abfälle«, aber auch von den Zellen produzierte Hormone, ins Blut ab. Danach tritt das Blut über größer werdende Venen den Rückweg zum Herzen an und wird in vergleichbarer Weise durch die Lunge gepumpt, bevor der Weg aufs Neue beginnt.

Blut sieht zwar einheitlich rot aus. Tatsächlich besteht es aber aus *festen Bestandteilen,* den **roten** und **weißen Blutkörperchen** (→ S. 50 und S. 51) und den **Blutplättchen** (→ S. 52), die in einer *wässrigen Flüssigkeit* schwimmen, dem **Blutplasma.** Die roten Blutkörperchen transportieren den lebensnotwendigen Sauerstoff, die weißen Blutkörperchen gehören zum Abwehrsystem, und die Blutplättchen sind unabdingbar für die Blutgerinnung. Im Blutplasma sind die oben erwähnten Nährstoffe (Eiweiße etc.) und die im Zellstoffwechsel entstehenden Substanzen gelöst, außerdem ein für die Blutgerinnung wichtiges Eiweiß, das Fibrinogen.

Wird das ganze Blut mit allen seinen Bestandteilen untersucht, spricht der Mediziner von **Vollblut.** Einige Werte werden im Blutplasma bestimmt, kurz **Plasma.** Dann werden der Blutprobe gerinnungshemmende Zusätze beigefügt, die Probe zentrifugiert und nur der flüssige Überstand verwendet. Wird die Blutgerinnung z. B. durch kleine Kügelchen im Röhrchen gefördert und dann zentrifugiert, erhält man das *Blutserum* oder kurz **Serum** (ohne Gerinnungsfaktoren, vor allem ohne Fibrinogen).

■ **Die Venenblutabnahme**

Die meisten Blutuntersuchungen in Arztpraxis oder Krankenhaus werden an Venenblut durchgeführt. Die oberflächlichen Hand- und Armvenen können meist ohne größere Probleme punktiert werden und liefern auch für mehrere Laborwertbestimmungen ausreichend Blut. Zudem sind viele Untersuchungen an Venenblut am besten durchführbar.

Geplante Blutabnahmen erfolgen nach einem bestimmten Standard (siehe Kasten rechts), um die Aussagekraft der Laborergebnisse zu optimieren. Bei der Blutentnahme wird zunächst ein Stauschlauch oder eine Blutdruckmanschette am Oberarm angelegt, damit die Venen besser hervortreten. Sie sollten dabei nicht »pumpen«, da dies die Werte verfälscht.

Ihr Verhalten nach der Blutentnahme hat zwar keinen Einfluss mehr auf die Werte, wenn Sie aber bei gestrecktem Arm mehrere Minuten lang mit einem Tupfer auf die Entnahmestelle drücken, senken Sie das Risiko eines Blutergusses.

■ **Die Kapillarblutabnahme**

Bei Erwachsenen erfolgen vor allem die alleinige Bestimmung des Blutzuckers, des roten Blutfarbstoffes und der Gesamtzahl der weißen Blutkörperchen aus Kapillarblut, außerdem nach vorherigem Einreiben durchblutungssteigernder Mittel eine Blutgasanalyse. Auch Apotheken- und Selbsttests wie etwa die Blutzucker- und Gerinnungsselbstkontrollen bei Diabetikern bzw. Marcumarpatienten werden mit Kapillarblut durchgeführt.

Spezielle Probenbehälter und Analyseverfahren ermöglichen teilweise auch solche Untersuchungen aus Kapillarblut, für die normalerweise Venenblut erforderlich ist. Die Ergebnisse sind dann aber nicht ganz so genau. Deshalb

Damit Ihre Blutwerte zuverlässig sind

Sie können das Ihre dazu beitragen, dass die Blutwerte möglichst aussagekräftig sind:

➤ Schon wenn der Arzt Ihnen eine Blutabnahme vorschlägt, sollten Sie ihm alle Medikamente sagen, die Sie einnehmen und ihn fragen, ob Sie die Tabletten am Tag der Blutabnahme besser vor oder nach der Blutabnahme nehmen. Einige Medikamente sollten sogar mehrere Tage oder Wochen vor der Untersuchung abgesetzt werden. Machen Sie auch auf besondere Umstände wie Nachtarbeit, Schwangerschaft oder Operationen aufmerksam.

➤ Auch wenn's vielleicht nicht gut in den Tagesrhythmus passt – morgens von 7–9 Uhr nach einer normalen Schlafenszeit ist die beste Zeit für die Blutabnahme.

➤ Am Tag vor der Untersuchung sollten Sie sich nicht exzessiv körperlich anstrengen, vor allem dann nicht, wenn Sie keine körperliche Arbeit gewohnt sind.

➤ Ob Sie vor der Blutabnahme frühstücken dürfen, hängt von den zu untersuchenden Werten ab. Immer wenn die Blutfette mit bestimmt werden sollen, dürfen Sie in den letzten 12–14 Stunden vor der Blutentnahme nichts mehr essen und weder Alkohol noch Kaffee oder schwarzen Tee trinken. Vor einer geplanten Blutzuckerbestimmung reichen acht Stunden. Fragen Sie sicherheitshalber nach.

➤ Vermeiden Sie körperliche Anstrengungen am Morgen der Blutentnahme. In der letzten Viertelstunde vor der Blutentnahme ist eine gleichbleibende Körperhaltung (Liegen oder Sitzen) am günstigsten.

➤ Bei einigen Blutwerten sind abweichende Verhaltensregeln nötig. In diesem Fall werden Sie vom Arzt oder der Sprechstundenhilfe entsprechend informiert.

Kapillarblut selbst abnehmen

Kapillarblut selbst abzunehmen erfordert beim ersten Mal etwas Überwindung, ist aber nicht schwierig:

➤ Hände waschen, am besten mit lauwarmem Wasser, da dies die Hände gleichzeitig anwärmt und so die Durchblutung verbessert. Hände gut abtrocknen. Sind die Hände immer noch kalt, hilft leichtes Reiben.

➤ Einstichstelle auswählen. Am günstigsten sind die seitlichen Fingerbeeren von Mittel-, Ring- oder Kleinfinger, da sie am wenigsten benutzt werden und nicht so viele Nerven haben wie die Fingerkuppen.

➤ Haut ggf. desinfizieren. Die meisten Ärzte halten Desinfizieren zu Hause nicht für nötig. Möchten Sie dies aber oder führen Sie Ihre Selbstmessung im Krankenhaus durch, lassen Sie das Desinfektionsmittel richtig trocknen, bevor Sie sich stechen.

➤ Mit einer geeigneten Einstichhilfe einstechen. Die meisten Menschen bevorzugen kleine Stechhilfen gegenüber den in Praxis oder Krankenhaus üblichen Lanzetten, da das Stechen damit leichter fällt.

➤ Ersten Tropfen mit einem Tupfer oder Papiertaschentuch abwischen.

➤ Zweiten Tropfen auf den Teststreifen bringen. Ob das Testfeld vollständig bedeckt sein oder der Blutstropfen an eine bestimmte Stelle des Teststreifens gebracht werden muss und sich dann selbst »hineinsaugt«, ist vom Teststreifen abhängig. Kommt zu wenig Blut, dürfen Sie den Finger leicht von der Handfläche zur Fingerspitze hin ausstreichen. Nicht quetschen oder fest drücken, da dann Gewebewasser austritt, die Blutprobe verdünnt und so das Ergebnis verfälscht.

➤ Danach mit einem Tupfer oder sauberen Taschentuch ~ 30 Sekunden auf den Stich drücken, damit es nicht nachblutet.

werden diese Verfahren vor allem bei Kindern eingesetzt, die viel weniger Blut haben und bei denen die Blutabnahme oft sehr schwierig ist.

Da die Kapillaren praktisch überall im Körper ein dichtes Netz bilden, reicht zur Kapillarblutgewinnung einfaches Einstechen in gut durchblutetes Gewebe. Genaues »Treffen« ist nicht nötig.

■ Gewinnung von Arterienblut

Im Krankenhaus wird gelegentlich Arterienblut benötigt, z. B. bei Schockpatienten zur Blutgasanalyse oder bei Verdacht auf eine Blutvergiftung durch Pilze.

Der Arzt punktiert dann eine Unterarm- oder Leistenarterie mit einer feinen Kanüle. Bei Beachtung der üblichen Vorsichtsmaßnahmen ist auch die Arterienblutentnahme risikoarm.

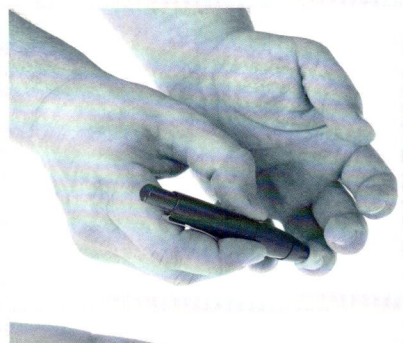

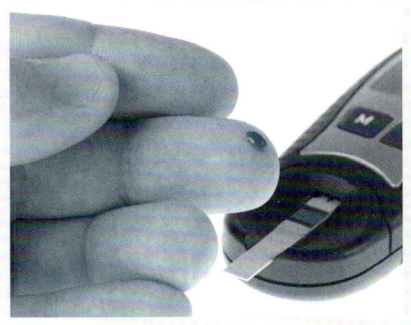

Mit einer Einstichhilfe können Sie sich zu Hause leicht Kapillarblut abnehmen (Anleitung siehe Textkasten). Erst der zweite Bluttropfen wird getestet – hier in einem Blutzuckerselbstmessgerät. [FOS]

Urinuntersuchungen

Die beiden Nieren bilden täglich 1–2 l **Urin** (Harn).

➤ Hauptbestandteil des Urins ist Wasser – über die Urinmenge steuert der Körper den Wasserhaushalt.

➤ Darüber hinaus sind im Urin zahlreiche Substanzen gelöst, z. B. Harnstoff, Kreatinin und viele Blutsalze.

➤ Hingegen sind im Urin nur wenig Eiweiß und Zellen enthalten, da der erste Schritt der Uringewinnung in den Nieren dem Durchseihen von Flüssigkeit durch ein Sieb ähnelt – die großen Eiweiße und Blutzellen bleiben hängen.

➤ In weiteren Schritten wird der Urin dann von den Nieren mit Substanzen angereichert, die der Körper loswerden muss, oder es werden umgekehrt wieder Stoffe aus dem Urin ins Blut zurückgeholt, die der Körper noch braucht.

➤ In den Harnwegen wird der Urin normalerweise kaum noch verändert, denn es schilfern nur wenige Zellen von den Schleimhäuten in den Urin ab.

Die Urinuntersuchung gibt nicht nur Auskunft über Erkrankungen der Nieren und ableitenden Harnwege, sondern aufgrund der Ausscheidungsfunktion der Nieren für viele Substanzen auch über weitere Organsysteme.

■ Spontanurin

Der Urin für die Untersuchung wird normalerweise durch einfaches Wasserlassen in ein sauberes Gefäß gewonnen. Dieser Urin heißt **Spontanurin.**

Wenn Sie die Urinprobe in der Arztpraxis gewinnen sollen, erhalten Sie einen geeigneten Plastikbecher.

Ansonsten besorgen Sie sich am besten ein steriles (keimfreies) Uringefäß mit Schraubdeckel in der Apotheke, da beim Wiederverwenden gespülter Gläser z.B. Spülmittelreste die Testergebnisse verfälschen können.

■ Morgenurin

Für die meisten Untersuchungen ist **Morgenurin** am günstigsten, das ist der erste Urin morgens früh, nachdem Sie mindestens drei, besser 6–8 Stunden nicht zur Toilette waren.

■ Mittelstrahlurin

In aller Regel sollten Sie **Mittelstrahlurin** abgeben, also Urin aus der Mitte des Wasserlassens. Die erste, mittlere und letzte »Urinportion« unterscheiden sich nämlich in ihrer Zusammensetzung. So ist die erste Urinportion besonders durch Hautkeime verunreinigt, welche einen Harnwegsinfekt vortäuschen können.

Mittelstrahlurin gewinnen

So gewinnen Sie Mittelstrahlurin:

➤ Hände mit Seife waschen und abtrocknen.

➤ Genitalregion mit Wasser reinigen. Keine Seife, Intimsprays oder Desinfektionsmittel verwenden, da diese durch Bakterien- und Zellschädigung das Ergebnis verfälschen.

➤ Erste Urinportion in die Toilette entleeren.

➤ Zweite Urinportion (~ 50 ml) auffangen, ohne den Harnstrahl zu unterbrechen. Der Urin darf dabei nicht über die Finger laufen, da dann Hautbakterien in die Probe geraten.

➤ Restlichen Urin wieder in die Toilette entleeren.

➤ Probengefäß von außen reinigen, beschriften oder mit Etikett bekleben und baldmöglichst in die Arztpraxis bringen.

■ Sammelurin

Für einige Untersuchungen müssen Sie Urin über einen bestimmten Zeitraum sammeln, etwa wenn der Arzt wissen möchte, wie viel Eiweiß pro Tag über die Nieren ausgeschieden wird. Meist wird vom Morgen des ersten bis zum Morgen des zweiten Tages gesammelt.

Abweichende Sammelzeiträume (z. B. nur drei Stunden) teilt Ihnen der Arzt mit.

Für das Sammeln erhalten Sie in der Arztpraxis ein ausreichend großes Sammelgefäß. Gelegentlich müssen Sie zusätzliche Maßnahmen beachten, z.B. bestimmte Substanzen zur Stabilisierung in das Sammelgefäß geben. Erhalten Sie keine ausdrücklichen Anweisungen, brauchen Sie nichts zu machen.

Richtig sammeln

Häufigste Fehlerursache bei Untersuchungen von Sammelurin ist falsches Sammeln. So geht's:

➤ Zu Beginn des Sammelzeitraums Blase in die Toilette entleeren, denn dieser Urin wurde ja irgendwann vorher produziert.

➤ Dann während des gesamten Sammelzeitraums nur in das Sammelgefäß Wasser lassen. Vor dem Stuhlgang sicherheitshalber in das Sammelgefäß Wasser lassen, damit nichts »verlorengeht«. Bei Säurezusatz zum Sammelurin wegen der Verätzungsgefahr nicht ins Sammelgefäß Wasser lassen, sondern in ein separates Gefäß und Urin dann vorsichtig ins Sammelgefäß geben.

➤ Am Ende der Sammelperiode noch einmal Blase ins Sammelgefäß entleeren, auch wenn Sie keinen Harndrang haben, denn ohne diesen Urin ist die Sammelperiode unvollständig.

➤ In aller Regel müssen Sie nicht den ganzen Urin, sondern nur eine Probe beim Arzt abgeben. Dann Urinmenge an der Skala des Sammelbehälters ablesen, Sammelgefäß kurz schwenken (nicht schütteln) oder Urin umrühren und eine Probe von 20–100 ml in ein normales Urinprobengefäß geben.

➤ Auf dem Urinprobengefäß Namen, Datum und Gesamturinmenge notieren und die Probe baldmöglichst in die Artzpraxis bringen.

Weitere Untersuchungen

■ Stuhluntersuchungen

Stuhluntersuchungen werden vor allem bei Vorsorgeuntersuchungen auf Darmkrebs, bei Verdacht auf Funktionsstörungen der Bauchspeicheldrüse sowie bestimmten Darminfektionen eingesetzt.

Weitaus häufigste Untersuchung ist die Untersuchung auf **okkultes Blut im Stuhl** (verborgenes, nicht mit dem bloßen Auge sichtbares Blut im Stuhl).

Beim »klassischen« Test (z. B. Faecanostik®, FEC-Test®, Hämoccult®) erhalten Sie eine Art Klappkarte aus Karton, den *Testbrief.* Öffnen Sie diesen auf der Patientenseite, so werden zwei oder drei Testfelder sichtbar, auf die Sie mit einem beigefügten Spatel kleine Stuhlproben (aus unterschiedlichen Stuhlabschnitten) auftragen. Danach verschließen Sie den Testbrief. Der Test wird mit jeweils einem neuen Testbrief an den beiden darauf folgenden Tagen wiederholt, da Darmtumoren nicht immer, sondern nur zeitweilig bluten. Dann geben Sie alle drei Testbriefe in der Arztpraxis ab. Hier wird die Rückseite des Briefes geöffnet und eine Testlösung auf die Stuhlprobe aufgebracht, die sich bei Anwesenheit von Blut verfärbt. Der Test wird durch zahlreiche Einflüsse verfälscht. Daher müssen Sie drei Tage vor und während der Untersuchung auf rohes oder halbrohes Fleisch bzw. Wurst, Bananen, Radieschen, Rettich, Rüben und Sellerie verzichten und Vitamin-C-Präparate sowie eisen- und kupferhaltige Medikamente absetzen. Eigentlich klar, aber trotzdem oft vergessen: Auch Zahnfleischbluten führt zu Blut im Stuhl und der Test ist dann nicht verwertbar.

Immunologische Tests auf Blut im Stuhl (z. B. immoCARE®, PreventID®CC) sind in der Durchführung ähnlich. Sie weisen geringere Mengen Blut nach, gleichzeitig sind die meisten obigen Vorsichtsmaßnahmen nicht mehr nötig (→ S. 41, → S. 247).

Andere Stuhluntersuchungen sind demgegenüber weit seltener.

■ Liquoruntersuchungen

Gehirn und Rückenmark werden ständig von ~ 150 ml einer wässrigen Flüssigkeit umspült, dem **Liquor** *(Gehirn-Rückenmark-Flüssigkeit)*. Der Liquor bildet zwischen Gehirn und Rückenmark einerseits und den weichen und harten Hirn- und Rückenmarkshäuten andererseits ein schützendes Flüssigkeitskissen.

Bei einigen Erkrankungen von Gehirn und Rückenmark, insbesondere Entzündungen, kann die **Liquoruntersuchung** wichtige Hinweise geben.

Der Arzt punktiert dann einen liquorgefüllten »Hirnhautsack« unterhalb des Rückenmarks im unteren Wirbelsäulenbereich und entnimmt eine kleine Menge Liquor. Richtig durchgeführt ist diese **Lumbalpunktion** etwas unangenehmer als eine Blutabnahme, weil man nichts sieht und es einen kurzen, aber stechenden Schmerz ins Bein geben kann. Ernste Komplikationen sind jedoch selten.

■ Untersuchungen von Aszites, Pleura- oder Gelenkerguss

Spaltförmige Hohlräume im Körper sind normalerweise mit geringsten Flüssigkeitsmengen gefüllt, um Bewegungen angrenzender Organe zu ermöglichen. Ist diese Flüssigkeitsmenge krankhaft hoch, spricht der Mediziner von einem **Erguss.**

➤ Bei Flüssigkeitsansammlung in einem Gelenk handelt es sich um einen **Gelenkerguss.** Ursache sind ganz überwiegend Gelenkentzündungen oder -verletzungen.

➤ Eine Flüssigkeitsansammlung in der Bauchhöhle heißt **Aszites.** Aszites tritt z.B. bei Leberzirrhose auf.

➤ Ein **Pleuraerguss** kann sich bei Lungen- und Brustfellerkrankungen, aber auch bei Herzschwäche, in dem spaltförmigen Pleuraraum um die Lungen herum entwickeln.

Laboruntersuchungen des Ergusses sind dann oft zur genauen Diagnose notwendig, gleichzeitig mindert die Punktion die Beschwerden. Da der Arzt solche Punktionen unter sterilen Bedingungen mit einer dünnen Nadel und oft unter Ultraschallkontrolle durchführt, sind sie insgesamt schmerz- und risikoarm.

■ Fruchtwasseruntersuchung

Das **Fruchtwasser** umgibt das ungeborene Kind im Mutterleib. Es wird von der innersten Eihaut gebildet, die aus kindlichen Zellen besteht. Ab der 12. Schwangerschaftswoche gibt das Ungeborene auch Urin ins Fruchtwasser ab.

Fruchtwasseruntersuchungen geben Aufschlüsse über das ungeborene Kind im Mutterleib. So enthält z. B. Fruchtwasser kindliche Zellen, durch deren Untersuchung Chromosomenstörungen aufgedeckt werden können.

Eine **Fruchtwasserpunktion** *(Amniozentese)* ist frühestens in der 14. Schwangerschaftswoche möglich, da vorher nicht genug Fruchtwasser vorhanden ist. Die Fruchtwasserpunktion ist für die Schwangere schmerzarm und wird zur Risikominderung für das Ungeborene unter Ultraschallkontrolle durchgeführt. Dennoch ist das Fehlgeburtrisiko um 0,5–1 % erhöht.

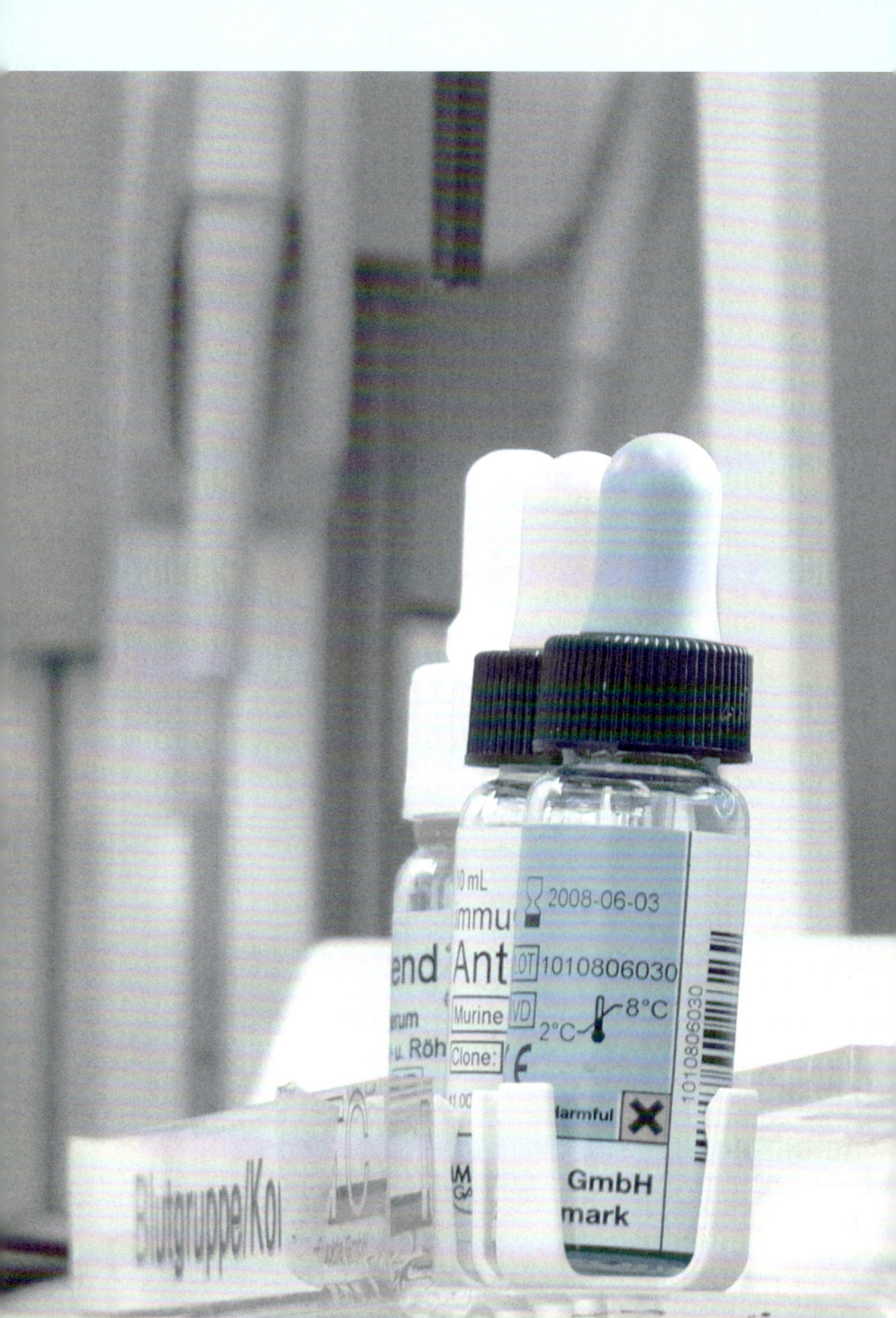

Laborwerte von A bis Z

Auch wenn es ständig neue Labortests gibt – in der Praxis machen rund 180 Tests über 99 % aller Untersuchungen aus. Diese finden Sie im Folgenden ausführlich erklärt und bewertet.

■ Sprachverwirrung

Damit Sie einen Laborwert schnell auffinden, sind die Laborwerte nach dem Alphabet gegliedert. Gibt gibt es für einen Laborwert mehrere Bezeichnungen, finden Sie den Wert unter der gebräuchlichsten Bezeichnung ausführlich abgehandelt und bei den anderen einen Verweis.

Ganz schwierig wird es bei Laborwerten, die mit griechischen Buchstaben anfangen. Sie sind mal unter der griechischen Schreibweise (α, β, γ), mal unter dem entsprechenden deutschen Buchstaben (a, b, g) und mal in der ausgeschriebenen Fassung (Alpha, Beta, Gamma) zu finden. Manchmal wird der griechische Buchstabe ganz weggelassen und der Laborwert ohne ihn im Alphabet einsortiert. Wir haben uns hier für die ausgeschriebene Fassung entschieden.

Für häufige organbezogene Laborwertpakete finden Sie außerdem die wichtigsten Ausdrücke im Ärztejargon (z. B. »Leberwerte«). Laborwertpakete, die Sie hier nicht finden, sind möglicherweise im Buchabschnitt III zu den Selbstzahlerleistungen (ab S. 163) aufgeführt.

■ Verwendete Maßeinheiten

Standardmaße. Viele Laborwerte werden in den Standardmaßeinheiten Liter, Kilogramm, Mol, Meter oder Sekunde angegeben. Falls mehrere davon üblich sind, z. B. mg/l und mmol/l, sind die Referenzwerte in beiden Einheiten angegeben, außerdem die Umrechnungsformel um vom einen zum anderen Wert zu kommen.

Enzyme. Enzymaktivitäten werden z. B. in **U** (units), **IU** = international units oder **I.E.** (internationale Einheiten) angegeben. Diese Einheiten sind nur zum Teil standardisiert.

Methodenabhängigkeit. Viele Laborwerte lassen sich mit verschiedenen Methoden messen. Wo Analyseverfahren kaum oder gar nicht standardisiert sind, ist dies mit dem Zusatz »methodenabhängig« angezeigt. Generell empfiehlt es sich aber immer, auf den Referenzbereich des jeweiligen Labors zu achten. Dieser ist in der Regel auf dem Befundblatt mit ausgedruckt.

Konzentrationsangaben. Da die Konzentrationen in der Labormedizin oft sehr niedrig sind, werden die Bruchteile häufig mit dezimalen Vorsätzen dargestellt:

➤ m = milli = 10^{-3} (Tausendstel)
➤ µ = mikro = 10^{-6} (Millionstel)
➤ n = nano = 10^{-9} (Milliardstel)
➤ p = pico = 10^{-12}.

Manche Laborwerte geben **(Verdünnungs-)Titer** an. Ein Titer von 1:8 bedeutet, dass eine Blutprobe maximal 8-fach verdünnt werden kann, bis gerade noch eine bestimmte Reaktion auslösbar ist.

■ Quellenangaben

Die hier aufgeführten Referenzbereiche geben nicht die Standards eines einzelnen Labors wieder, wie es z. B. bei vielen Internetseiten der Fall ist. Stattdessen haben wir uns bemüht, wenn irgend möglich, weithin gebräuchliche und in der Fachwelt allgemein akzeptierte Standardwerke heranzuziehen. Im Einzelnen wird aus folgenden drei Quellen zitiert:

➤ Lothar Thomas: Labor und Diagnose, 7. Auflage. TH-Books, Frankfurt 2008. Abkürzung: [TLD]
➤ Walter G. Guder, Jürgen Nolte: Das Laborbuch. Elsevier, München 2005. Abkürzung: [GN]
➤ Birgid Neumeister et al.: Klinikleitfaden Labordiagnostik. Elsevier, München 2003. Abkürzung: [KLL]

Die Angaben im Blut beziehen sich, sofern nicht anders vermerkt, auf Serum oder Plasma.

i α-Amylase → Alpha-Amylase S. 24
i α-1-Antitrypsin → Alpha-1-Antirypsin
S. 25
i α-Fetoprotein → AFP S. 20
i α-Globuline → Bluteiweiß-
Elektrophorese S. 44
i α-Lipoprotein → Lipoprotein [a] S. 112

ACTH (Adrenokortikotropes Hormon, Corticotropin)

Referenzbereich Blut [TLD]

➤ 8–9 Uhr: 5–60 ng/l (1,1–13,2 pmol/l, methodenabhängig)
➤ 20–22 Uhr: < 10 ng/l (< 2,2 pmol/l, methodenabhängig)

⚙ ng/l x 0,2202 = pmol/l; pmol/l x 4,54 = ng/l

Hintergrund

Das Hormon **ACTH** *(Adrenokortikotropes Hormon, Corticotropin)* ist unverzichtbar für die Regulation des Kortisolspiegels.

Der Hypothalamus (→ S. 272) schüttet *CRH* (Corticotropin- Releasing-Hormon → S. 262) aus, welches die Produktion von ACTH im Hypophysenvorderlappen (→ S. 271) anregt. ACTH wiederum stimuliert die Bildung von *Kortisol* (dem Kortison des eigenen Körpers → S. 274) in der Nebennierenrinde. Hypothalamus und Hypophyse messen ständig den Kortisolspiegel im Blut. Ist zu wenig Kortisol im Blut vorhanden, so werden vermehrt CRH und ACTH produziert. Bei zuviel Kortisol im Blut sinkt umgekehrt die CRH- und ACTH-Bildung (negative Rückkopplung).

Die ACTH-Ausschüttung ist stark von der Tageszeit abhängig. Früh morgens wird viel ACTH freigesetzt, abends wenig. Besonders viel ACTH wird bei Stress und Angst ausgeschüttet.

Da es viele weitere Störeinflüsse gibt und die Blutprobenverarbeitung sehr aufwendig ist (ACTH wird im Blut rasch abgebaut), ist die ACTH-Bestimmung speziellen Fragestellungen vorbehalten.

Der ACTH-Wert für sich allein ist wenig aussagekräftig. Der Arzt kann ihn nur im Zusammenhang mit dem Kortisolspiegel oder im Rahmen von Funktionstests im Zusammenspiel mit anderen Hormonen beurteilen.

Bestimmung im Blut

➤ Ursachenklärung zu hoher oder zu niedriger Kortisolspiegel (→ S. 105)
➤ Verdacht auf ektope ACTH-Bildung durch einen Tumor (ektop = hier außerhalb des Hypophysenvorderlappens)

Ursachen einer ACTH-Erhöhung oder -Erniedrigung

	Kortisol erhöht (Cushing-Syndrom → S. 262)	Kortisol erniedrigt (Nebennierenrinden-Unterfunktion → S. 280)
ACTH erhöht	➤ ACTH-produziendes Adenom der Hypophyse ➤ Andere ACTH-produzierende Tumoren (am häufigsten kleinzelliger Lungenkrebs → S. 275)	➤ Nebennierenschädigung (= Morbus Addison, z.B. durch Autoimmunvorgänge → S. 278, S. 281)
ACTH erniedrigt	➤ Gutartiger Nebennierenrindentumor (Nebennierenrindenadenom) ➤ Bösartiger Nebennierenrindentumor (Nebennierenrindenkarzinom) ➤ Nebennierenrindenhyperplasie (krankhafte Vermehrung der gesamten Nebennierenrinde) ➤ Kortisoneinnahme	Hypothalamus- oder Hypophysenvorderlappenschädigung → Mangel an Steuerhormonen → Unzureichende Stimulation der Nebennierenrinde

i ADB → Antistreptolysin-O-Titer S. 29
i Adiuretin → ADH, siehe unten

ADH (Antidiuretisches Hormon, Adiuretin, Vasopressin)

🜊 Referenzbereich Blut [GN; TLD]

Bei normaler Blutosmolalität (Blut-konzentration) < 7 ng/l (< 6,5 pmol/l)

⚙ ng/l x 0,93 = pmol/l, pmol/l x 1,08 = ng/l

✎ Hintergrund

Das **ADH** *(Antidiuretisches Hormon, Adiuretin, Vasopressin)* ist wesentlich beteiligt an der Regulation des Wasserhaushalts.

ADH wird im Hypothalamus (→ S. 272) gebildet und im Hypophysenhinterlappen (→ S. 271) gespeichert. Bei Wassermangel des Körpers wird ADH freigesetzt und führt dazu, dass der Urin in den Nieren stärker konzentriert wird, um den Wasserverlust zu minimieren. Lediglich in krankhaft hoher Konzentration verengt ADH die Blutgefäße und steigert dadurch den Blutdruck.

Nachts wird mehr ADH ausgeschüttet als tags (normalerweise geht man nachts kaum zur Toilette). Die ADH-Freisetzung wird außerdem von Körperlage, Alkohol- und Kaffeegenuss beeinflusst.

Blutentnahme und Probenverarbeitung zur ADH-Bestimmung sind schwierig, und der ADH-Wert kann nur mit Kenntnis von Wasserhaushalt und Blutosmolalität (Konzentration des Blutes → S. 283) beurteilt werden. Deshalb ist die ADH-Bestimmung nie erster Diagnoseschritt.

💧 Bestimmung im Blut

➤ Ursachenklärung zu hoher Urinmengen, wenn andere Untersuchungen nicht zum Erfolg geführt haben
➤ Verdacht auf SIADH (Syndrom der inadäquaten ADH-Sekretion → S. 290), wenn die Kenntnis Konsequenzen für die Behandlung hat

🔺 ADH-Erhöhung

➤ SIADH, etwa bei Tumoren (z. B. Lungenkrebs), Gehirnentzündung, -verletzung
➤ Rauchen
➤ Leberzirrhose
➤ Bestimmte Medikamente

🔻 ADH-Erniedrigung

➤ Zentraler Diabetes insipidus (→ S. 263) durch Hypothalamus-/Hypophysenschäden
➤ Alkoholgenuss
➤ Schwangerschaft
➤ Bestimmte Medikamente

Stufendiagnostik bei zu hohen Urinmengen

Bei der Ursachenklärung krankhaft hoher Urinmengen werden zunächst die Urin- und Blutosmolalität (Blutkonzentration → S. 283) und der Blutnatriumspiegel bestimmt. Es folgen Funktionstests, die einen Rückschluss auf die ADH-Produktion erlauben:

➤ Der **Durstversuch** beginnt meist morgens. Oft dürfen Sie leicht frühstücken, jedoch ohne Kaffee und Tee. Alkohol oder Rauchen sind tabu. Die Vorschriften variieren, fragen Sie deshalb nach. In der Praxis dürfen Sie nichts mehr trinken, und es werden regelmäßig Blutdruck, Gewicht, Urinmenge, Urinkonzentration und Blutsalze kontrolliert. Normalerweise wird infolge des Wassermangels immer weniger und immer stärker konzentrierter Urin ausgeschieden. Bei Diabetes insipidus (→ S. 263) sinkt die Urinmenge kaum oder gar nicht.
➤ In diesem Fall wird im **DDAVP-Test** künstliches ADH gegeben. Bei einem ADH-Mangel sinkt die Urinmenge nun bei steigender Urinkonzentration *(zentraler Diabetes insipidus)*. Sprechen aber die Nieren nicht auf vorhandenes ADH an (nierenbedingter = *renaler Diabetes insipidus)*, passiert nichts.

Erst dann wird ggf. das ADH im Blut bestimmt.

i Adrenalin → Katecholamine S. 103
i Adrenokortikotropes Hormon → ACTH S. 18

AFP (Alpha-Fetoprotein, α-Fetoprotein)

🧪 Referenzbereich Blut [TLD]

➤ Kinder über ein Jahr, nicht schwangere Frauen und Männer: < 8 IU/ml (< 10 µg/l)
➤ Schwangere: Abhängig von der Schwangerschaftswoche (SSW). Ab etwa der 10. SSW Anstieg auf 400–500 µg/l (320–400 IU/ml) bis zur 32.–36. SSW, dann abfallend

🧪 Referenzbereich Fruchtwasser [TLD]

Abhängig von der Schwangerschaftswoche. Höchstwert um die 16. SSW mit ~ 35 mg/l (30 000 IU/ml), danach abfallend

⚙️ µg/l x 0,83 = IU/l; IU/l x 1,21 = µg/l

📖 Hintergrund

Das Eiweiß **AFP** *(Alpha-Fetoprotein, α-Fetoprotein)* wird vor der Geburt in Dottersack (→ S. 264), Leber und Magen-Darm-Trakt des ungeborenen Kindes gebildet. Seine Aufgaben sind nicht vollständig bekannt. Das Ungeborene scheidet AFP mit dem Urin ins Fruchtwasser aus. Über die Plazenta (Mutterkuchen → S. 289) gelangt AFP von dort ins mütterliche Blut. Beim Kind über einem Jahr und Erwachsenen wird kaum AFP im Magen-Darm-Trakt produziert. In nennenswerten Konzentrationen tritt es nur noch bei bestimmten Tumoren auf.

AFP wird labordiagnostisch in der pränatalen (vorgeburtlichen) Diagnostik und als Tumormarker (→ S. 143, S. 293) genutzt.

🩸 Bestimmung im Blut

➤ Bei Kindern, nicht schwangeren Frauen und Männern als Tumormarker des Leberzellkarzinoms (→ S. 274) und von Keimzelltumoren (→ S. 273). Hauptsächlich eingesetzt in der Verlaufskontrolle bei bekanntem Tumor, als Suchtest nur bei hohem Risiko eines Leberzellkarzinoms, z. B. bei Leberzirrhose
➤ In der Pränataldiagnostik zur Früherkennung bestimmter kindlicher Fehlbildungen und des Down-Syndroms (→ S. 264)

🩸 Bestimmung im Fruchtwasser

In der Pränataldiagnostik zur Früherkennung bestimmter kindlicher Fehlbildungen

🔵 AFP-Erhöhung im Blut

Bei Kindern, nicht schwangeren Frauen und Männern:

➤ Einige gutartige Erkrankungen, v. a. Leberzirrhose (→ S. 274), Hepatitis (→ S. 270)
➤ Leberzellkarzinom (→ S. 274)
➤ Keimzelltumoren (→ S. 273)
➤ Seltene andere bösartige Tumoren des Magen-Darm-Traktes

Bei schwangeren Frauen (Maßstab sind die Normwerte der jeweiligen SSW):

➤ Mehrlingsschwangerschaft
➤ Neuralrohrdefekt des Ungeborenen (Fehlbildung von Gehirn und/oder Rückenmark → S. 281)
➤ Bauchwanddefekt beim Ungeborenen (ausbleibender Bauchdeckenschluss)
➤ Schwangerschaftskomplikationen, z. B. gestörtes kindliches Wachstum

🔵 AFP-Erhöhung im Fruchtwasser

➤ Wie erhöhte Werte im Blut
➤ Beimengung kindlichen Blutes

🔵 AFP-Erniedrigung in Blut oder Fruchtwasser

Nur in der Pränataldiagnostik bedeutsam (Maßstab sind die Normwerte der jeweiligen SSW):

➤ Down-Syndrom (→ S. 264)
➤ Schwangerschaftskomplikationen, z. B. Funktionseinschränkung der Plazenta, gestörtes kindliches Wachstum

⚠️ Gut zu wissen

Eine veränderte AFP-Konzentration kann auf eine kindliche Erkrankung hindeuten, ist jedoch kein Beweis. Ursache kann z. B. auch eine falsche Einschätzung der Schwangerschaftsdauer sein. Umgekehrt ist ein normales AFP keine Garantie für ein gesundes Kind. Deshalb ist die Bestimmung des AFP im Blut einer Schwangeren umstritten.

■ AIDS-Test → HIV-Diagnostik S. 92
■ Aktivierte Partielle Thromboplastinzeit → PTT S. 128
■ *Akute-Phase-Proteine:* Alpha-1-Antitrypsin → S. 25, Alpha-1- und Alpha-2-Globuline → Bluteiweiß-Elektrophorese S. 44, CRP → S. 64, Fibrinogen → S. 73
■ Alaninaminotransferase (ALAT, ALT) → GPT S. 83

Albumin 🜂

🜕 Referenzbereich Blut [GN; TLD]

➤ Kinder über ein Jahr und Erwachsene unter 60 Jahren 35–53 g/l
➤ Bei über 60-Jährigen mit zunehmendem Alter geringere Werte

🜕 Referenzbereich Urin [GN]

➤ Urin-Teststreifen: negativ
➤ 24-Stunden-Sammelurin: < 30 mg/24 Std.

🜕 Referenzbereich Liquor [KLL]

< 35 mg/dl (wenig aussagekräftig)

Liquor-Serum-Albumin-Quotient:
Kinder 1–6 Jahre < 0,0035, 6–15 Jahre < 0,005, Erwachsene unter 40 Jahre < 0,0065, über 40 Jahre < 0,008

✍ Hintergrund

Das Eiweiß **Albumin** wird in der Leber gebildet und dann ins Blut abgegeben. Es macht mit 55–69 % den Hauptanteil der Bluteiweiße aus (weitere Bluteiweiße → Bluteiweiß-Elektrophorese S. 44).

Albumin nimmt im Blut zahlreiche Aufgaben wahr:

➤ Albumin »zieht« Wasser in die Blutgefäße. In den Gefäßen befindet sich wesentlich mehr Albumin als in den Geweben. Da das große Albuminmolekül die Gefäße nicht verlassen kann, wandern zum Konzentrationsausgleich die kleinen Wassermoleküle aus den Geweben in die Blutgefäße und »füllen« sie dadurch.

➤ Albumin bindet außerdem viele wasserunlösliche Stoffe, beispielsweise Hormone, Stoffwechselprodukte oder Medikamente. Es ist damit das wichtigste Transporteiweiß im Blut.

Albumin kommt darüber hinaus in hoher Konzentration in der Lymphe (→ S. 275) vor.

In Urin und Liquor ist Albumin beim Gesunden nur in geringen Konzentrationen zu finden (→ S. 256).

Die Urin-Albumin-Konzentration zeigt sehr empfindlich Nierenschäden auch schon in frühen Stadien an, insbesondere wenn diese Folge eines Diabetes oder Bluthochdrucks sind. Bereits gering erhöhte Werte zwischen 30 und 300 mg/24 Std. **(Mikroalbuminurie)** sind verdächtig und müssen durch weitere Untersuchungen abgeklärt werden.

Hingegen ist bei der Liquor-Albumin-Konzentration die reine Konzentrationsangabe kaum aussagekräftig. Verwertbar ist nur der **Liquor-Serum-Albumin-Quotient.** Ist er erhöht, so weist dies auf eine Erkrankung von Gehirn oder Rückenmark hin. Da der Liquor-Serum-Albumin-Quotient aber keinerlei Ursacheneingrenzung erlaubt, wird er lediglich ergänzend zu anderen Untersuchungen bestimmt.

🜄 Bestimmung im Blut

➤ Lebererkrankungen
➤ Verdacht auf Eiweißverluste infolge Nieren- oder Darmerkrankungen
➤ Verdacht auf ernährungsbedingten Eiweißmangel
➤ Unklare Ödeme (krankhafte Wassereinlagerungen in Geweben → S. 282)

🜄 Bestimmung im Urin

Verdacht auf Eiweißverluste über die Nieren

🜄 Bestimmung im Liquor

Verdacht auf Gehirnentzündung, Gehirntumor oder Gehirnblutung

🗘 Albumin-Erhöhung im Blut

Austrocknung (Wassermangel) des Körpers

↪ Albumin-Erhöhung im Urin

➤ Geringe Albuminerhöhung: Frühzeichen einer diabetischen oder bluthochdruckbedingten Nierenschädigung. Nur durch spezielle Urin-Teststreifen (z. B. Micral-Test®) nachweisbar
➤ Ausgeprägte Albuminerhöhung: z. B. nephrotisches Syndrom (→ S. 281), Glomerulonephritis (→ S. 268). Übliche Urin-Teststreifen auffällig

↪ Albumin-Erhöhung im Liquor

Erkrankung des zentralen Nervensystems, z. B. Hirnhaut- oder Gehirnentzündung oder Rückenmarktumor

↩ Albumin-Erniedrigung im Blut

➤ Akute schwere Entzündungen
➤ Chronische Lebererkrankungen mit verminderter Albuminbildung und/oder Aszites (Ansammlung von Flüssigkeit in der Bauchhöhle → S. 15), z. B. Leberzirrhose (→ S. 274)
➤ Eiweißverluste über die Nieren z. B. bei nephrotischem Syndrom (→ S. 281), Glomerulonephritis (→ S. 268)
➤ Eiweißverluste über den Darm, z. B. bei Morbus Crohn (→ S. 278), Colitis ulcerosa (→ S. 262)
➤ Eiweißverluste über große Wunden, z. B. bei Verbrennungen
➤ Überwässerung (Wasserüberschuss) des Körpers
➤ Plasmozytom (→ S. 284)
➤ Zu geringe Eiweißzufuhr mit der Nahrung
➤ Schwangerschaft

⚠ Gut zu wissen

Es gibt einen frei verkäuflichen Streifentest auf eine Albuminerhöhung im Urin. Er ist zuverlässig, problemlos zu Hause durchzuführen und für alle Diabetiker und Bluthochdruckkranke empfehlenswert (Näheres → S. 250). Sie müssen allerdings in der Apotheke gezielt einen Mikroalbuminurie-Streifentest (z. B. Micral®) verlangen, denn die Eiweißfelder der »normalen« Urin-Testreifen sind nicht empfindlich genug.

Aldosteron

⚗ Referenzbereich Blut [KLL]

➤ Erwachsene, 8–9 Uhr:
liegend 10–160 ng/l (28–443 pmol/l), stehend 40–310 ng/l (110–859 pmol/l)
➤ Kinder über ein Jahr, 8–9 Uhr, liegend: 73–425 ng/l (202–1180 pmol/l)

⚗ Referenzbereich Urin [KLL]

24-Stunden-Sammelurin: Erwachsene 6–25 µg/24 Std. (17–69 nmol/24 Std.)

✿ ng/l x 2,77 = pmol/l; pmol/l x 0,36 = ng/l

✍ Hintergrund

Dem Nebennierenrindenhormon **Aldosteron** kommt eine wichtige Rolle bei der Regulation des Wasserhaushaltes, des Blutvolumens und des Blutdrucks zu.

Aldosteron ist das stärkste Mineralokortikoid (→ S. 256) unseres Körpers. Es vermindert die Natriumausscheidung in der Niere und hält dadurch Wasser im Körper zurück. Als Folge steigen Blutvolumen und Blutdruck an. Außerdem nimmt die Kaliumausscheidung durch die Nieren zu.

Die Aldosteronausschüttung wird vor allem über das Renin-Angiotensin-Aldosteron-System reguliert: Niedriger Blutdruck oder ein zu niedriger Blutnatriumspiegel regt die Bildung von Renin (→ S. 287) an, über Angiotensin als Vermittler steigt dann die Ausschüttung von Aldosteron. Außerdem fördert ein hoher Blutkaliumspiegel die Aldosteronfreisetzung.

Zahlreiche weitere Faktoren wie z. B. Tageszeit oder Körperhaltung beeinflussen den Aldosteronspiegel im Blut.

Um die Werte bestmöglich beurteilen zu können, lässt der Arzt oft nicht nur den Aldosteron-, sondern auch den Reninspiegel (→ S. 131) im Blut bestimmen.

Auch die Aldosteronbestimmung im Sammelurin ist weniger störanfällig als ein einzelner Aldosteronspiegel im Blut und manchmal eine Alternative.

🔵 Bestimmung in Blut oder Urin

➤ Verdacht auf Hyperaldosteronismus (→ S. 271), etwa bei Bluthochdruck junger Menschen, Bluthochdruck, der nur schlecht auf Medikamente anspricht oder Bluthochdruck, der mit zu niedrigen Blutkaliumspiegeln einhergeht
➤ Verdacht auf Nebennierenrinden-Unterfunktion, insbesondere Morbus Addison (→ S. 281)
➤ Ursachensuche bei Störungen des Natriumhaushaltes
➤ Ursachensuche bei Störungen des Kaliumhaushaltes
➤ Störungen des Wasserhaushaltes (z. B. Ödeme)

🔵 Aldosteron-Erhöhung im Blut

➤ Primärer Hyperaldosteronismus (Conn-Syndrom → S. 262, S. 271) mit ungehemmter Produktion von Aldosteron. Ursache können z. B. eine krankhafte Vermehrung des Nebennierenrindengewebes (Nebennierenrindenhyperplasie) oder gutartige aldosteronproduzierende Tumoren der Nebennierenrinde (Nebennierenrindenadenome) sein. Die Reninspiegel (→ S. 131) sind beim primären Hyperaldosteronismus niedrig
➤ Sekundärer Hyperaldosteronismus (→ S. 271) als Folge von zuviel Renin (→ S. 287) im Blut. Ursachen hierfür sind beispielsweise Nierenarterienverengung, Missbrauch von Abführ- oder Entwässerungsmitteln (Diuretika → S. 264), schwerer Bluthochdruck und Ödeme (Wassereinlagerungen im Gewebe → S. 282)

🔵 Aldosteron-Erhöhung im Urin

Wie erhöhte Werte im Blut

🔵 Aldosteron-Erniedrigung im Blut

➤ Morbus Addison (→ S. 281) mit gleichzeitigem Kortisolmangel
➤ Überreichlicher Verzehr von Lakritze, da deren Inhaltsstoffe leichte Mineralokortiko-id-Wirkungen entfalten und somit die körpereigene Aldosteronproduktion unterdrücken. Empfohlen werden auf Dauer nicht mehr als 50 g »normaler« Lakritze pro Tag, bei der als Hustenmittel benutzten Starklakritze (Glycyrrhicingehalt über 200 mg/100 g, kennzeichnungs- und apothekenpflichtig) weniger

🔵 Aldosteron-Erniedrigung im Urin

Wie erniedrigte Werte im Blut

⚠ Vor dem Test

Viele Medikamente, insbesondere Blutdrucksenker, greifen in das Renin-Angiotensin-Aldosteron-System ein.

➤ Abführ- und Entwässerungsmittel (Diuretika → S. 264), Kalziumantagonisten (→ S. 273) und Spironolacton, aber auch die »Pille« bei Frauen steigern z. B. den Aldosteronspiegel.
➤ Umgekehrt lassen Beta-Blocker (→ S. 260), ACE-Hemmer (→ S. 255), Digitalis (→ S. 264) sowie Kortison und Schmerzmittel aus der Gruppe der nichtsteroidalen Antirheumatika (wie z. B. Aspirin® oder Voltaren®) den Aldosteronspiegel sinken.

Alle genannten Medikamente sollten deshalb 1–2 Wochen vor der Blutentnahme abgesetzt werden. Besprechen Sie daher »Ihre« Medikamente vor einer Aldosteronbestimmung mit dem Arzt und ändern Sie die Medikamenteneinnahme nicht eigenmächtig.

In der letzten halben Woche vor der Blutentnahme sollten sie normale Mengen an Kochsalz und Kalium zu sich nehmen (keine salzarme Kost zur Blutdrucksenkung, keine Mineralstofftabletten), da auch die Ernährung die Aldosteronspiegel beeinflusst.

Wird die Blutentnahme ambulant durchgeführt, so sollten Sie sich vor der Blutentnahme nicht anstrengen. Genaue Anweisungen zum Verhalten am Untersuchungstag erhalten Sie vom Arzt.

ℹ Alkalische Phosphatase → AP S. 30
ℹ Allergiediagnostik → S. 167

Alpha-Amylase (α-Amylase)

🧪 Referenzbereich Blut [GN; KLL; TLD]

➤ Gesamt-Alpha-Amylase: < 100 U/l
(Messung bei 37 °C, methodenabhängig)
➤ Pankreas-Alpha-Amylase: < 53 U/l
(Messung bei 37 °C, methodenabhängig)

🧪 Referenzbereich Urin [TLD]

Spontanurin:

➤ Gesamt-Alpha-Amylase: < 460 U/l
(Messung bei 37 °C, methodenabhängig)
➤ Pankreas-Alpha-Amylase: < 350 U/l
(Messung bei 37 °C, methodenabhängig)

⚗️ Hintergrund

Das Enzym **Alpha-Amylase** *(α-Amylase)* wird in Mundspeicheldrüsen und Bauchspeicheldrüse (Pankreas) gebildet und zu 99 % in den Magen-Darm-Trakt abgegeben. Dort spaltet es die Kohlenhydrate aus der Nahrung.

Beim Gesunden gelangt nur wenig Alpha-Amylase ins Blut und wird dann über die Nieren ausgeschieden. Sind jedoch die Mundspeicheldrüsen oder die Bauchspeicheldrüse entzündet, so tritt vermehrt Amylase ins Blut über und kann dort in erhöhter Konzentration nachgewiesen werden.

Es gibt zwei Isoenzyme der Alpha-Amylase, welche die gleiche chemische Reaktion fördern, sich aber geringfügig unterscheiden:

➤ Die **P-Amylase** aus der Bauchspeicheldrüse (P = Pankreas)
➤ Die **S-Amylase** aus den Mundspeicheldrüsen (S = Speichel oder Speicheldrüse)

Eine Erhöhung der Gesamt-Alpha-Amylase kann sowohl auf eine Entzündung der Mundspeicheldrüsen als auch auf eine Bauchspeicheldrüsenentzündung zurückzuführen sein.

Der wichtigste Laborwert für Diagnose bzw. Ausschluss einer Bauchspeicheldrüsenentzündung oder einer Bauchspeicheldrüsenbeteiligung bei anderen Baucherkrankungen ist die P-Amylase im Blut (zusammen mit der Lipase → S. 111), weil sie empfindlicher und spezifischer ist.

Da die Alpha-Amylase mit dem Urin ausgeschieden wird, steigt sie bei einer Erhöhung der Blutamylase zeitverzögert an. Die Alpha-Amylase im Urin wird allerdings heute nur noch selten bestimmt, da auch sie der Bestimmung der P-Amylase bei den meisten Erkrankungen unterlegen ist.

💧 Bestimmung im Blut

➤ Ursachensuche bei unklaren (Ober-)Bauchschmerzen
➤ Verdacht auf Bauchspeicheldrüsenentzündung (→ S. 259)
➤ Verdacht auf Speicheldrüsenerkrankung

🔹 Amylase-Erhöhung

Gesamt-Alpha-Amylase und P-Amylase erhöht:
➤ Akute Bauchspeicheldrüsenentzündung (→ S. 259)
➤ Akuter Schub einer chronischen Bauchspeicheldrüsenentzündung (→ S. 259)
➤ Bauchspeicheldrüsenbeteiligung bei anderen Erkrankungen im Bauchraum, z. B. bei Gallenblasenentzündung
➤ Bauchspeicheldrüsenkrebs
➤ Nach ERCP (Kontrastmitteldarstellung von Bauchspeicheldrüsengang und Gallenwegen → S. 266)
➤ Chronisches Nierenversagen (→ S. 282)

Gesamt-Alpha-Amylase erhöht bei normaler P-Amylase:
➤ Entzündung der Mundspeicheldrüsen (Parotitis → S. 283, Mumps → S. 279)
➤ Einige andere bösartige Tumoren, z. B. der Eierstöcke

Makroamylasen

Abzugrenzen von der Amylase-Erhöhung ist die **Makroamylasämie.** Dabei lagert sich die Amylase mit Eiweißen oder Kohlenhydraten im Blut zu einem großen Molekül zusammen, der **Makroamylase.** Sie wird langsamer ausgeschieden, sodass erhöhte Amylasewerte im Blut gemessen werden. Die Urin-Amylase ist normal. Die Makroamylasämie hat keinen Krankheitswert.

Alpha-1-Antitrypsin
(α1-AT, Alpha-1-Proteinase-
inhibitor, α1-PI)

🧪 Referenzbereich Blut [TLD]

0,9–1,8 g/l (18–35 µmol/l)

⚙ Umrechnung: g/l x 19,6 = µmol/l;
    µmol/l x 0,051 = g/l

🗲 Hintergrund

Das Enzym **Alpha-1-Antitrypsin** *(α1-AT, Alpha-1-Proteinaseinhibitor, α1-PI)* wird vor allem in Leber und Lunge gebildet.

➤ Es ist zum einen ein Akute-Phase-Protein. Bei einer akuten Entzündung oder dem Wiederaufflackern einer chronischen Entzündung steigt es an.

➤ Zum anderen verhindert Alpha-1-Antitrypsin die Zerstörung elastischer Fasern.

Da Alpha-1-Antitrypsin Entzündungen weit weniger empfindlich anzeigt als das CRP, spielt es in der Diagnostik von Entzündungen keine Rolle.

Die labordiagnostische Bedeutung des Alpha-1-Antitrypsin liegt in der Feststellung des erblichen Alpha-1-Antitrypsin-Mangels. Dabei werden veränderte Alpha-1-Antitrypsin-Moleküle gebildet, die nicht oder nicht ausreichend ins Blut abgegeben werden können. Die veränderten Moleküle lagern sich in den Leberzellen zusammen und schädigen diese. Das Fehlen von Alpha-1-Antitrypsin im Blut führt in der Lunge zu einem vermehrten Abbau elastischer Fasern und damit einem Lungenemphysem (→ S. 275). Die Beschwerden der Betroffenen sind dabei sehr unterschiedlich ausgeprägt.

Da das Alpha-1-Antitrypsin in der Eiweißelektrophorese mit den Alpha-1-Globulinen wandert, fällt ein Alpha-1-Antitrypsin-Mangel manchmal zufällig durch eine Verminderung der Alpha-1-Globuline in der Bluteiweißelektrophorese auf. Umgekehrt schließt allerdings eine normale Bluteiweißelektrophorese einen Alpha-1-Antitrypsin-Mangel nicht aus.

Bei Verdacht auf Alpha-1-Antitrypsin-Mangel wird immer das CRP (→ S. 64) mit bestimmt, weil die Alpha-1-Antitrypsin-Spiegel im Blut bei einer gleichzeitigen Entzündung trotz eines (leichten) Alpha-1-Antitrypsin-Mangels normal sein können.

💧 Bestimmung im Blut

➤ Lungenemphysem (→ S. 275) bei jungen Menschen ohne erklärbare Ursachen (wie z. B. Rauchen)
➤ Unklare chronische Lebererkrankungen bei Kindern
➤ Unklare Leberzirrhose (→ S. 274), wenn kein Anhalt für einen Alkoholmissbrauch oder eine virusbedingte Leberentzündung besteht
➤ Schwere Entzündungen des Unterhautfettgewebes

🔄 Alpha-1-Antitrypsin-Erhöhung

➤ Akute Entzündung
➤ Akuter Schub einer chronischen Entzündung
➤ Bösartige Tumoren
➤ Schwangerschaft
➤ Einnahme von Östrogenen (einschließlich der »Pille«)

🔄 Alpha-1-Antitrypsin-Erniedrigung

Erblicher Alpha-1-Antitrypsin-Mangel (→ S. 257)

⚠ Gut zu wissen

Es gibt mehrere unterschiedliche Varianten veränderter Alpha-1-Antitrypsin-Moleküle. Ist ein Alpha-1-Antitrypsin-Mangel gesichert, folgen Blutuntersuchungen in einem Speziallabor zur näheren Differenzierung.

ℹ Alpha-Fetoprotein → AFP S. 20
ℹ Alphaglobuline (Alpha-Globuline) → Bluteiweiß-Elektrophorese S. 44
ℹ Alpha-Lipoprotein → Lipoprotein [a] S. 112
ℹ Alpha-1-Proteinaseinhibitor → Alpha-1-Antitrypsin S. 25
ℹ ALT → GPT S. 83

Aluminium

🧪 **Referenzbereich Blut** [KLL]

< 7 µg/l (0,26 µmol/l)

🧪 **Referenzbereich Urin** [KLL]

24-Std.-Sammelurin: < 21 µg/l (0,78 µmol/l)

⚗️ µg/l x 0,0371 = µmol/l; µmol/l x 27 = µg/l

📖 **Hintergrund**

Aluminium ist im Körper nur in geringen Mengen zu finden. Nicht beruflich Belastete nehmen 2–14 mg Aluminium pro Tag über die Nahrung auf. Da Aluminium über die Nieren ausgeschieden wird, ist eine Anreicherung bei Nierengesunden praktisch nicht möglich, wohl aber bei Patienten mit Nierenfunktionseinschränkung. Diese Aluminiumvergiftung zeigt sich v. a. durch Blutarmut, Knochen- und Gehirnschädigung. Ein Zusammenhang mit der Alzheimer-Demenz (→ S. 263) besteht nach heutigem Wissen nicht.

Das Einatmen von Aluminium ist nur bei beruflich Belasteten von Bedeutung. Folgen sind vor allem Lungenfibrosen (→ S. 275). Über die Haut wird kaum Aluminium aufgenommen.

💧 **Bestimmung im Blut**

➤ Lungenerkrankungen bei Verdacht auf eine Aluminiumbelastung am Arbeitsplatz
➤ Überwachung von Arbeitern mit bekannter Aluminiumbelastung
➤ Dialyse-Patienten, v. a. wenn sie aluminiumhaltige Medikamente zur Regulierung des Phosphatspiegels bekommen

🔄 **Aluminium-Erhöhung**

➤ Beruflich bedingte Aluminiumbelastung
➤ Hochgradige Nierenfunktionseinschränkung

❗ **Gut zu wissen**

Insbesondere bei eingeschränkter Nierenfunktion gibt der Aluminiumspiegel im Blut die Belastung von Gehirn und Knochen nur unzureichend wider. Auch die Haaranalyse ist nicht zuverlässig.

Ammoniak

🧪 **Referenzbereich Blut** [TLD]

< 90 µg/dl (< 53 µmol/l)

⚗️ µg/dl x 0,5872 = µmol/l, µmol/l x 1,7 = µg/dl

📖 **Hintergund**

Ständig fällt im Körper **Ammoniak** an. Ungefähr ¾ des Ammoniaks entsteht im Eiweißstoffwechsel, ungefähr ¼ wird von den normalerweise im Darm vorhandenen Bakterien produziert. Ammoniak ist ein Zellgift und schädigt vor allem das Nervensystem. Es wird aber beim Gesunden schnell »entsorgt«, vor allem durch Umwandlung zu Harnstoff in der Leber, in geringerem Maß durch Bildung der Aminosäure Glutamin. Der Harnstoff wird dann über die Nieren ausgeschieden.

Ist die Entgiftungsfähigkeit der Leber herabgesetzt, reichert sich Ammoniak im Blut an und schädigt das Gehirn (hepatische Enzephalopathie → S. 270).

💧 **Bestimmung im Blut**

➤ Verdacht auf hepatische Enzephalopathie (→ S. 270) bei psychischen Veränderungen oder Abnahme der geistigen Fähigkeiten im Rahmen schwerer Lebererkrankungen
➤ Unklare Krampfanfälle
➤ Unklare Bewusstlosigkeit (v. a. bei Kindern)

🔄 **Ammoniak-Erhöhung**

➤ Schwerer Leberschaden jeglicher Ursache
➤ Hochdosierte Zytostatikabehandlung
➤ Bei Säuglingen, Kindern und Jugendlichen angeborene Stoffwechselstörungen, die zu einer verminderten Ammoniakentgiftung führen

❗ **Gut zu wissen**

Körperliche Anstrengung vor und langes Stauen bei der Blutentnahme lassen die Werte steigen und sind deshalb zu vermeiden.

ℹ️ Amylase, alpha → Alpha-Amylase S. 24

ANA (Antinukleäre Antikörper, Antinukleäre Faktoren, ANF)

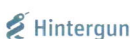 **Referenzbereich Blut** [KLL; TLD]

ANA Titer: < 1: 80 (methodenabhängig)

ds-DNA-Ak: Titer: < 1: 10 (methodenabhängig)

Hintergund

Bei Autoimmunerkrankungen bildet das Immunsystem (→ S. 272) Abwehrzellen und Antikörper *(Autoantikörper* → S. 34, S. 259) gegen körpereigene Strukturen – der Körper bekämpft sich gewissermaßen selbst. Autoantikörper gegen Zellkernbestandteile heißen **ANA** *(Antinukleäre Antikörper, Antinukleäre Faktoren, ANF).*

ANA treten insbesondere bei den Kollagenosen (→ S. 273) auf, bei denen sich die Bindegewebe überall im Körper entzünden. Die Häufigkeit des ANA-Nachweises ist dabei von Erkrankung zu Erkrankung unterschiedlich. Sie erreicht beim systemischen Lupus erythematodes und bei der Mischkollagenose 95–100 %, sodass das Fehlen von ANA diese Erkrankungen sehr unwahrscheinlich macht, allerdings nicht ausschließt. Umgekehrt beweist das Vorhandensein von ANA keine Autoimmunerkrankung, denn ANA sind auch bei bis zu 30 % der Gesunden nachweisbar, insbesondere bei Frauen über 60 Jahren. Bei positivem ANA-Nachweis in Suchtests wer-

den die ANA genauer differenziert. Beispielsweise sind **Autoantikörper gegen Doppelstrang-DNA** *(ds-DNA-Ak;* die DNA ist die Erbsubstanz im Zellkern) insbesondere für die Diagnose und Verlaufskontrolle des systemischen Lupus erythematodes von Bedeutung. **Autoantikörper gegen Histone** *(Histon-Ak,* Histone sind »Verpackungseiweiße« für die DNA im Zellkern) helfen bei der Unterscheidung zwischen systemischem und medikamentenbedingtem Lupus erythematodes.

Bestimmung im Blut

➤ Verdacht auf eine entzündlich-rheumatische Erkrankung (→ S. 265), insbesondere eine Kollagenose (→ S. 273)

➤ Verdacht auf Autoimmunhepatitis (→ S. 259)

ℹ Androgene → [Gesamt]Testosteron S. 173

ℹ ANF (Antinukleäre Faktoren) → ANA S. 27

ℹ ANP → NT-proBNP und BNP S. 118

ℹ Antidiuretisches Hormon → ADH S. 19

ℹ Anti-DNAse B- und Anti-Hyaluronidase-Titer → Antistreptolysin-O-Titer S. 29

ℹ Antinukleäre Antikörper/Faktoren → ANA, siehe oben

ANA-Nachweis/ANA-Erhöhung

Erkrankung (Auswahl)	Häufigkeit eines ANA-Nachweises
Mischkollagenose (→ S. 278)	100 %
Systemischer und medikamentenbedingter Lupus erythematodes (→ S. 291)	95 %
Felty-Syndrom (→ S. 287)	60–100 %
Sjögren-Syndrom (→ S. 290)	50–95 %
Autoimmunhepatitis (→ S. 259)	> 60 %
Poly- oder Dermatomyositis (→ S. 263),	40–80 %
Myasthenia gravis (→ S. 280)	40–60 %
Leukämie (→ S. 274)	30–70 %
Rheumatoide Arthritis (→ S. 287)	10–60 %
Gesunde über 60 Jahren	< 30 %

Antioxidative Enzyme, Antioxidative Gesamtkapazität
(totaler antioxidativer Status, TAS), **Lipidperoxide** (LPO) ♒

🧪 Referenzbereich Blut

Superoxiddismutase, Glutathion-Peroxidase, Glutathion-Reduktase: stark methodenabhängig, keine Angaben möglich

Antioxidative Gesamtkapazität:
1,24–1,52 µmol/l (methodenabhängig)

Lipidperoxide: 1,05–1,95 µmol/l (methodenabhängig)

⚡ Hintergund

Freie Radikale oder kurz **Radikale** sind chemisch sehr reaktionsfreudige Atome oder Moleküle, die ständig im Körperstoffwechsel entstehen. Sie können Zellen durch Oxidation von Fetten, Eiweißen und DNA schädigen.

Der Körper verfügt aber über körpereigene Abbaumechanismen zur »Entsorgung« von Radikalen. Neben antioxidativen Spurenelementen, metallhaltigen Eiweißen und Vitaminen zählen einige Enzyme hierzu.

Alle Substanzen, die Radikale abfangen, werden als **Antioxidanzien** oder *Radikalfänger* zusammengefasst. Ein Missverhältnis zwischen Radikalen und Antioxidanzien heißt **oxidativer Stress.**

Die Bedeutung von Radikalen und oxidativem Stress bei Altern und Krankheitsentstehung (vor allem Entzündungen, Arteriosklerose, Abbauprozessen im Gehirn, Krebserkrankungen) ist bis heute unklar.

Da Radikale sehr kurzlebig sind, lassen sie sich im Labor kaum bestimmen.

Als Maß der körpereigenen Schutzmechanismen werden **antioxidative Enzme** und die **antioxidative Gesamtkapazität** gemessen:

➤ Die **Superoxiddismutase** *(SOD)* wandelt Sauerstoffradikale in Wasserstoffperoxid (H_2O_2) um.

➤ Die **Glutathion-Peroxidase** *(GP)* entsorgt das Wasserstoffperoxid (aus dem sich Hydroxylradikale bilden können) zu Wasser. Dabei wird immer reduziertes Glutathion zu oxidiertem Glutathion umgewandelt.

➤ Die **Glutathion-Reduktase** reduziert das oxidierte Glutathion wieder, sodass es erneut als Radikalfänger zur Verfügung steht.

➤ Die antioxidative Gesamtkapazität gibt die Summe der Antioxidanzien im Blut an. Dem Blut wird ein künstliches Radikal beigemischt, das beispielsweise durch blaue Farbe erkennbar ist. Je mehr Antioxidanzien im Blut vorhanden sind, desto stärker nimmt die Konzentration des Radikals und damit die blaue Farbe ab.

Als Marker einer erhöhte Belastung mit freien Radikalen dient z. B. die Messung der **Lipidperoxide** *(LPO),* etwa des **Malondialdehyd.** Lipidperoxide sind Folgeprodukte der Oxidation von Fettsäuren durch freie Radikale.

🔵 Erniedrigte Werte antioxidativer Enzyme oder der antioxidativen Gesamtkapazität

➤ Schwere Erkrankungen (einschließlich Krebs), große Operationen
➤ Ausgeprägte Vitamin- oder Spurenelementmangelzustände

🔵 Erhöhte Lipidperoxide

➤ Krebs oder andere schwere Erkrankungen, große Operationen
➤ Schwere Vitamin- oder Spurenelementmangelzustände

⚠ Gut zu wissen

Die Messung aller Werte ist höchst umstritten (→ S. 171). Standardisierte Messmethoden und Referenzbereiche gibt es nicht, und der Zusammenhang zu Alter und Krankheit ist unklar, auch wenn Broschüren anderes behaupten (und in aller Regel gleich entsprechende Präparate zur Abhilfe anbieten). Dies spiegelt sich auch darin wider, dass die genannten Werte in vielen labormedizinischen Büchern gar nicht aufgeführt sind.

Antistreptolysin-O-Titer
(ASL-Titer), **Anti-DNAse B-Titer** (ADB), **Anti-Streptokokken-Hyaluronidase-Titer**

🧪 Referenzbereiche (Blut) [TLD]

Antistreptolysin-Titer:
➤ Erwachsene ≤ 200 IU/ml
➤ Kinder über sechs Jahren und Jugendliche ≤ 200–240 IU/ml
➤ Kinder unter sechs Jahren ≤ 150 IU/ml

Anti-DNAse B-Titer:
➤ Erwachsene ≤ 200 IU/ml
➤ Kinder über sechs Jahren und Jugendliche ≤ 200–240 IU/ml
➤ Kinder unter sechs Jahren ≤ 75 IU/ml

Anti-Streptokokken-Hyaluronidase-Titer:
≤ 300 IU/ml

📎 Hintergrund

Streptokokken-Bakterien sind häufige Erreger eitriger Entzündungen, vor allem eitriger Halsentzündungen einschließlich des Scharlachs sowie eitriger Hautentzündungen.

Werden Streptokokken-Entzündungen nicht oder nicht ausreichend behandelt, so kann es 1–5 Wochen nach der akuten Erkrankung durch Immunprozesse zu Streptokokken-Folgekrankheiten (→ S. 291) kommen:

➤ Beim akuten rheumatischen Fieber (→ S. 287) sind vor allem Herz, Gelenke, Haut und Gehirn betroffen.
➤ Bei der akuten Poststreptokokken-Glomerulonephritis entzünden sich die Nierenkörperchen (→ S. 285).

Während der akuten Infektion versucht der Arzt, die Streptokokken selbst nachzuweisen, etwa durch Bakterienkultur aus einem Rachenabstrich.

Wenn sich die Streptokokken-Folgekrankheiten zeigen, ist die ursprüngliche Infektion meist schon abgeklungen und die Bakterien verschwunden, manchmal ohne dass der Betrof-fene überhaupt erkennbar krank war. Methoden zum direkten Streptkokken-Nachweis sind daher zur Diagnose von Streptokokken-Folgekrankheiten nicht geeignet.

Einige Stoffwechselprodukte der Streptokokken sind aber antigen wirksam, rufen also Abwehrprozesse hervor. Zu nennen sind hier vor allem:

➤ **Streptolysin O**
➤ **DNAse B**
➤ **Streptokokken-Hyaluronidase**

Der Nachweis von Antikörpern gegen diese Substanzen weist somit auf eine vorausgegangene Streptokokken-Infektion hin. Die Untersuchungen sind aber erst 1–3 Wochen nach der Infektion sinnvoll, weil die Antikörperproduktion im Körper Zeit braucht.

Da Streptokokken weit verbreitet sind und auch bei Gesunden vorkommen können, sind geringe Antikörpermengen (= niedrige Titer) nicht aussagekräftig. Diagnostisch verwertbar sind lediglich hohe Antikörpermengen (= hohe Titer) oder ein Konzentrationsanstieg (= Titeranstieg) nach etwa zwei Wochen.

Außerdem ist jeder Test für sich allein nur mäßig empfindlich. Deshalb kombiniert der Arzt in Zweifelsfällen (mindestens) zwei Untersuchungen, am häufigsten die Bestimmung des Antistreptolysin-O- und des Anti-DNAse B-Titers.

💧 Bestimmung im Blut

Verdacht auf Streptokokken-Folgekrankheiten (→ S. 291), z. B. bei :
➤ Unklaren, mit Fieber einhergehenden Gelenkschmerzen
➤ Glomerulonephritis (bestimmte Form der Nierenentzündung → S. 268)
➤ Endokarditis (Herzinnenhautentzündung → S. 265)

🔄 Erhöhte Titer
➤ Vorausgegangene Streptokokken-Infektion
➤ Bestimmte Lebererkrankungen

ℹ️ Antithrombin III → AT III S. 33

AP (Alkalische [Gesamt-]Phosphatase) und Knochen-AP (Alkalische-Knochen-Phosphatase, BAP, Ostase)

🧪 Referenzbereiche Blut [KLL; TLD]

Gesamt-AP:
➤ Frauen 35–105 U/l (Messung bei 37 °C)
➤ Männer 40–130 U/l (Messung bei 37 °C)
➤ Kinder und Jugendliche altersabhängig 40–390 U/l (Messung bei 37 °C)

Knochen-AP:
➤ Frauen < 50 U/l (Messung bei 37 °C)
➤ Männer < 60 U/l (Messung bei 37 °C)

🔍 Hintergund

Alkalische Phosphatasen *(AP)* sind Enzyme, die Phosphatgruppen abspalten und am besten im alkalischen Milieu (pH > 7) arbeiten. Sie kommen überall im Körper vor.

Es gibt mehr als ein Dutzend leicht unterschiedliche Varianten (Isoenzyme → S. 272) der Alkalischen Phosphatasen, z. B. die:

➤ **Knochen-AP** *(Alkalische-Knochen-Phosphatase, BAP von b = bone = engl. Knochen, Ostase)*
➤ **Leber-AP**
➤ **Plazenta-AP.**

Die messbare alkalische Gesamt-Phosphatase *(Gesamt-AP)* im Blut stammt bei gesunden Erwachsenen zu etwa gleichen Teilen aus Knochen und Leber. Entsprechend steigt sie sowohl bei Leber- als auch bei Knochenerkrankungen an.

Die Knochen-AP hängt stark vom Wachstum ab. Entsprechend ist sie bei Kindern und Jugendlichen für bis zu 80 % der Gesamt-AP verantwortlich.

Die Bestimmung der Gesamt-AP ist eine bewährte Methode der Basisdiagnostik.

Bei einer erhöhten Gesamt-AP ordnet der Arzt zur Ursachensuche oft weitere Leber- oder Knochenwerte an, da die Bestimmung der einzelnen Isoenzyme recht aufwendig ist. So weist beispielsweise eine gleichzeitige Erhöhung der Gamma-GT (→ S. 76) auf die Leber als Ursache hin. Gerade die Knochen-AP wird aber zunehmend bei Verdacht auf eine Knochenerkrankung trotz normaler Gesamt-AP oder zur Verlaufskontrolle bei bekannter Knochenerkrankung bestimmt.

🩸 Bestimmung im Blut

Verdacht auf Knochen-, Leber- oder Gallenwegserkrankung

🔼 AP-Erhöhung

➤ Leber- und Gallenwegserkrankungen, vor allem solche mit einer Gallenstauung (→ S. 267), z. B. Verschlussikterus (→ S. 293), primär sklerosierende Cholangitis (→ S. 285), primär biliäre Zirrhose (→ S. 285)
➤ Knochenerkrankungen mit vermehrter Knochenbildung, z. B. nach Knochenbrüchen, bei Osteomalazie (→ S. 283), Rachitis (→ S. 286), Paget-Krankheit (→ S. 283) oder Knochentumoren
➤ Nebenschilddrüsen-Überfunktion (→ S. 281)
➤ Akromegalie (→ S. 256)
➤ Schilddrüsen-Überfunktion (→ S. 288),
➤ Bestimmte Medikamente
➤ Kinder und Jugendliche im Wachstum (Knochen-AP)
➤ Schwangerschaft (Plazenta-AP)

🔽 AP-Erniedrigung

➤ Oft ohne Krankheitswert
➤ Bestimmte Medikame (»Pille«)
➤ Schilddrüsen-Unterfunktion (→ S. 289),
➤ Wachstumshormonmangel bei Kindern und Jugendlichen
➤ Selten: Erbliche Stoffwechselstörungen

⚠️ Hinweise

Bei ungefähr 25 % der Gesunden steigt die Gesamt-AP nach Mahlzeiten durch das Vorhandensein der nahrungsabhängigen **Dünndarm-AP** an. Für die Bestimmung der Gesamt-AP sollten Sie deshalb nüchtern sein.

APC-Ratio
(APC-Resistenz-Test)

🧪 **Referenzbereich Blut** [GN; KLL]

2,3–4 (methodenabhängig)

🗲 Hintergrund

Die **APC-Resistenz** ist die in Mitteleuropa häufigste Ursache für eine erblich bedingte erhöhte Thromboseneigung.

Die Blutgerinnung muss exakt reguliert werden:

➤ Eine zu geringe Gerinnungsfähigkeit des Blutes ist durch unstillbare Blutungen bedrohlich.

➤ Andererseits ist aber auch eine zu starke Gerinnbarkeit des Blutes gefährlich, da das Blut dann »einfach so« in den Gefäßen verklumpen kann. Mögliche Folge sind Thrombosen (→ S. 292) vor allem der tiefen Beinvenen.

Bei der Blutgerinnung aktivieren sich im Blut schwimmende Eiweiße (die Gerinnungsfaktoren → S. 260) nacheinander. Am Ende dieser Gerinnungsreaktion (→ S. 260) wird ein Fibrinpfropf gebildet, der die verletzte Stelle »zuschweißt«.

Im Blut sind außerdem Substanzen gelöst, welche die Gerinnungsfaktoren hemmen und dadurch ein Zuviel an Gerinnung verhindern. Eine dieser Substanzen ist **Protein C** (→ S. 127). *Aktiviertes Protein C,* kurz **APC,** macht die aktivierten Gerinnungsfaktoren V und VIII unwirksam.

Fehlt Protein C oder sprechen die Faktoren V und VIII nicht auf vorhandenes Protein C an, so fehlt diese »Gerinnungsbremse«. Es wird mehr Fibrin gebildet und die Thromboseneigung steigt.

Es gibt mehrere Labortests auf APC-Resistenz, deshalb sind die Werte bislang nicht standardisiert.

Meist wird dem Blutplasma APC hinzugefügt und dann die Zeit bis zur Blutgerinnung gemessen (genauer die PTT → S. 128). Beim Gesunden ist diese Zeit ungefähr dreimal länger als ohne APC, die **APC-Ratio** liegt also bei ungefähr 3. Bei einer APC-Resistenz hingegen ist die Zeitverlängerung geringer, die APC-Ratio also kleiner.

Mit ~ 90 % häufigste Ursache einer APC-Resistenz ist die **Faktor-V-Leiden-Mutation.** »Leiden« kommt dabei nicht von »Krankheit«, sondern von der holländischen Stadt Leiden. Diese Erbgutänderung führt zur Bildung eines etwas veränderten Gerinnungsfaktors V, der schlecht auf Protein C anspricht.

➤ Bei ungefähr 5 % der Deutschen ist eines ihrer beiden Faktor-V-Gene betroffen. Die APC-Ratio liegt typischerweise bei 1,6–2, das Thromboserisiko ist schätzungsweise 7-fach erhöht.

➤ Nur bei 0,02 % der Bevölkerung sind beide Gene defekt. Die APC-Ratio liegt dann meist unter 1,6 und das Thromboserisiko ist ~ 75-mal höher als normal.

Die Faktor-V-Leiden-Mutation kann heute durch molekulargenetische Untersuchung einer Blutprobe sicher festgestellt werden.

💧 Bestimmung im Blut

➤ Verdacht auf erhöhte Thromboseneigung bei wiederholten (tiefen) Venenthrombosen oder bei Venenthrombosen junger Menschen, für die keine Ursache erkennbar ist

➤ Einschätzung der Thrombosegefährdung, falls bei engen Verwandten eine Thromboseneigung bekannt ist

➤ Bei Frauen: Zusätzlich Ursachensuche nach wiederholten Fehlgeburten

🎚 APC-Resistenz

Fast immer Faktor-V-Leiden-Mutation

⚠ Gut zu wissen

Unstrittig ist die Untersuchung auf eine APC-Resistenz bei »verdächtigen« Thrombosen. »Vorsorge-Untersuchungen« Beschwerdefreier hingegen, wie sie oft als IGeL angeboten werden, sind in ihrem Nutzen sehr umstritten (Details hierzu → S. 163).

Apolipoproteine

🧪 Referenzbereiche Blut[KLL]

➤ Apo AI (Apo A-I, Apo A1): 110–205 mg/dl
➤ Apo B-100: 50–130 mg/dl
➤ Apo CII: 3–8 mg/dl (methodenabhängig)
➤ Apo E: 3–5 mg/dl (methodenabhängig)

🗲 Hintergrund

Apolipoproteine sind vor allem in Leber und Darm gebildete Eiweiße, welche die wasserunlöslichen Fette im wässrigen Blut transportieren. Die entstehenden Eiweiß-Fett-Komplexe heißen *Lipoproteine* (→ S. 112).

Die einzelnen Apolipoproteine kommen in den verschiedenen Lipoproteinen in unterschiedlicher Gewichtung vor. LDL etwa enthalten sehr viel Apo B-100, HDL dagegen vor allem Apo AI und Apo AII.

Apolipoproteine üben außerdem weitere Funktionen im Fettstoffwechsel aus.

Nur wenige Apolipoproteine haben bislang labordiagnostische Bedeutung:

➤ Verminderte **Apo I-** und erhöhte **Apo B-100-**Werte sind als Marker für das Herzinfarktrisiko wohl ähnlich geeignet wie HDL- und LDL-Cholesterin (→ S. 89, S. 110). Vergleichbar dem HDL-LDL-Quotienten kann auch ein **Apo B-/Apo AI-Quotient** gebildet werden, der möglichst unter 0,8 liegen sollte. Ob allerdings der Zusatznutzen die höheren Analysekosten wert ist, ist unter Medizinern umstritten.
➤ Bei einigen seltenen Fettstoffwechselstörungen fehlt Apo I oder Apo B.
➤ Ein Mangel von **Apo CII** führt zu einer Fettstoffwechselstörungen mit zu viel Chylomikronen im Blut (die Triglyzeride aus der Nahrung werden in Chylomikronen zur Leber transportiert).
➤ Bestimmte Typen des **Apo E** sind mit Fettstoffwechselstörungen assoziiert.
➤ Andere Apo-E-Typen spielen möglicherweise bei der Alzheimer-Demenz (→ S. 263) eine Rolle. Da aber der Vorhersagewert des Testes

gering ist und ein positiver Test keine Konsequenzen hat, raten die meisten Ärzte derzeit von ihm ab.

💧 Bestimmung im Blut

➤ Beurteilung des Arterioskleroserisikos und des Risikos arteriosklerotischer Folgeerkrankungen (→ S. 258), insbesondere falls bei engen Verwandten schon sehr früh Arteriosklerose-Folgeerkrankungen aufgetreten sind
➤ In Einzelfällen zur weitergehenden Diagnostik bei Fettstoffwechselstörungen
➤ Verdacht auf einige seltene, angeborene Fettstoffwechselstörungen

🔄 Ursachen und Bedeutung einer Apolipoprotein-Erhöhung

➤ Erhöhung von Apo B: Risikofaktor für eine koronare Herzkrankheit (→ S. 273)
➤ Erhöhung von Apo E2: Typ III-Hyperlipoproteinämie mit hohem Arterioskleroserisiko

🔄 Ursachen und Bedeutung einer Apolipoprotein-Erniedrigung

➤ Erniedrigung von Apo AI: Risikofaktor für eine koronare Herzkrankheit (→ S. 273)
➤ Fehlen von Apo AI: **An-α-Lipoproteinämie** (*Tangier-Krankheit,* seltene erbliche Fettstoffwechselstörung mit Leber-, Nerven- und Muskelschäden schon im Kindesalter)
➤ Fehlen von Apo B-100: **A-β-Lipoproteinämie** (seltene erbliche Fettstoffwechselstörung, vor allem einhergehend mit neurologischen Störungen und Sehstörungen)
➤ Mangel von Apo CII: Typ I-Hyperlipoproteinämie

⊘ Gut zu wissen

Im Gegensatz zur Cholesterinbestimmung müssen Sie vor einer Bestimmung von Apo AI und B nicht nüchtern bleiben.

ℹ️ aPTT (Aktivierte Partielle Thromboplastinzeit) → PTT S. 128

Arsen (As)

🜚 Referenzbereich Blut [TLD]

Vollblut: < 160 nmol/l (< 12 µg/l)

🜚 Referenzbereich Urin [TLD]

24-Stunden-Sammelurin: < 618 nmol/24 Std.
(< 47 µg/24 Std.)

⚗ µg/l x 13,3 = nmol/l; nmol/l x 0,075 = µg/l

🗲 Hintergund

Arsen *(As)* kommt im Körper in Spuren vor; die Aufnahme erfolgt v. a. mit Nahrung und Trinkwasser. Ob Arsen für den Menschen ein essenzielles (notwendiges) Spurenelement ist, ist unklar. Mangelerscheinungen sind nicht bekannt.

Lange bekannt hingegen ist die Giftwirkung des Arsens. Berufliche Expositionen entstehen z. B. im Erzabbau oder in der Galvanikindustrie. In einigen Ländern wird Arsen noch als Pestizid verwendet.

Die seltenen akuten Arsenvergiftungen betreffen besonders die Schleimhäute in Magen, Darm und Atemwegen, Nieren, Herz und Nervensystem. Chronische Vergiftungen zeigen sich vor allem an Haut, Nervensystem und Blut. Arsen ist außerdem krebserzeugend, v. a. an Lunge, Haut, Blase und Leber.

🩸 Bestimmung im Blut

➤ Verdacht auf akute Arsenvergiftung
➤ »Arsenverdächtige« Erkrankungen bei möglicher Arsenbelastung
➤ Überwachung bei chronischer Arsenbelastung, z. B. am Arbeitsplatz oder beim Abbau von arsenhaltigen Bodenschätzen in der Umgebung

🔺 Arsen-Erhöhung

Akute oder chronische Arsenbelastung

⊘ Gut zu wissen

Eine Haaranalyse ist nur orientierend, da Auflagerungen auf den Haaren mitbestimmt werden und es keine genauen Referenzbereiche gibt.

ℹ Arterioskleroserisikoabschätzung → S. 173
ℹ ASAT → GOT S. 83
ℹ Ascorbinsäure → Vitamin C S. 157
ℹ ASL-Titer → Antistreptolysin-O-Titer S. 29
ℹ Aspartataminotransferase (AST) → GOT S. 83

AT III (Antithrombin III)

🜚 Referenzbereich Blut [KLL]

Aktivität: 70–120 %

Konzentration: 0,14–0,39 g/l

🗲 Hintergrund

AT III *(Antithrombin III)* ist ein in der Leber produziertes Eiweiß, das eine wichtige Rolle bei der Regulation der Blutgerinnung spielt.

Eine verminderte Gerinnungsfähigkeit des Blutes ist durch das Risiko schwerer Blutungen gefährlich. Umgekehrt ist aber auch eine zu starke Gerinnungsneigung des Blutes bedrohlich, da sich dann »ohne Grund« Blutgerinnsel vor allem in den Venen bilden. Solche Venenthrombosen (→ S. 293) der Bein- und Beckenvenen sind häufigste Ausgangspunkte von Lungenembolien (→ S. 275).

Förderung und Hemmung der Blutgerinnung müssen also im Gleichgewicht zueinander stehen. AT III hemmt mehrere Gerinnungsfaktoren (→ S. 260) und verhindert so eine überschießende Blutgerinnung. Bei einem Mangel an AT III steigt also das Thromboserisiko.

Medizinisch bedeutsam ist außerdem, dass das zur Thrombosevorbeugung gegebene Heparin (→ S. 270) nur bei Vorhandensein von AT III wirken kann.

🩸 Bestimmung im Blut

➤ Ursachenklärung bei Thrombosen, insbesondere wiederholter Thrombosen oder Thrombosen junger Menschen ohne erkennbare Risikofaktoren für eine Thrombose

➤ Beurteilung einer Thrombosegefährdung, falls bei engen Verwandten eine Thromboseneigung bekannt ist

➤ Verdacht auf Verbrauchskoagulopathie (→ S. 293)

➤ Unwirksamkeit einer Behandlung mit Heparin

➤ Steuerung einer Behandlung mit AT III bei bekanntem AT III-Mangel

AT-Erhöhung

➤ Gallenstauung (Cholestase → S. 367)

➤ Hochgradige Nierenfunktionseinschränkung

➤ Vitamin-K-Mangel, auch künstlich hervorgerufen durch Behandlung mit Cumarinen (z. B. Marcumar® → S. 276)

AT-Erniedrigung

➤ Erblicher Antithrombin-Mangel. Dieser ist selten (1:5 000 bis 1:2 000), erhöht das Thromboserisiko aber stark

➤ Ausgeprägter Eiweißverlust über die Nieren (z. B. bei nephrotischem Syndrom → S. 281), den Darm oder große Wunden (z. B. bei Verbrennungen)

➤ Schwere Lebererkrankungen, vor allem Leberzirrhose. Da aber gleichzeitig auch die Bildung von Gerinnungsfaktoren beeinträchtigt ist, kann bei Lebererkrankungen sowohl eine erhöhte Thrombosegefahr als auch ein gesteigertes Blutungsrisiko die Folge sein

➤ Entzündung (Anti-Akute-Phase-Protein)

➤ Sepsis

➤ Verbrauchskoagulopathie (→ S. 290), weil AT III hier schneller verbraucht als nachproduziert wird

➤ Nach Operationen

➤ Heparinbehandlung

! Gut zu wissen

Nach unklaren Thrombosen sollte mit der Antithrombinbestimmung bis nach Abklingen der akuten Krankheitsphase gewartet werden, da die Ergebnisse sonst nicht zuverlässig sind. Die Untersuchung sollte außerdem zur Sicherheit wiederholt werden, um eine nur vorübergehende AT III-Verminderung auszuschließen.

Autoantikörper

🜃 Referenzbereich Blut

Keine allgemeingültigen Angaben möglich (antikörper- und methodenabhängig)

🜂 Hintergrund

Im Normalfall unterscheidet das Abwehr- oder Immunsystem des Menschen sehr genau körpereigene und körperfremde Strukturen und greift nur die möglicherweise gefährlichen körperfremden Strukturen an.

Selten einmal passiert es aber, dass sich das Immunsystem »irrt« und Abwehrzellen oder lösliche Abwehrstoffe, die Autoantikörper, gegen körpereigene Strukturen bildet. Diese richten sich teilweise nur gegen ein bestimmtes Organ, teilweise gegen zahlreiche Organe (wenn ihre »Zielstruktur« in vielen Organen vorkommt).

Labordiagnostisch können mittlerweile zahlreiche Antikörper bestimmt werden. Ihre Aussagekraft ist unterschiedlich. Generell ist ein Autoantikörpernachweis nur Hinweis, nicht aber Beweis für eine bestimmte Erkrankung.

Es gibt bei fast allen Autoantikörpern sowohl Gesunde mit positivem Autoantikörpernachweis als auch Kranke ohne nachweisbare Autoantikörper.

Manche Autoantikörper werden bei Besserung der Erkrankung weniger, sodass wiederholte Bestimmungen sinnvoll sein können. Andere Autoantikörper ändern sich nicht, sodass ihre Bestimmung keine Beurteilung der Krankheitsaktivität erlaubt.

Medikamente, die das Abwehrsystem unterdrücken (z. B. Kortison), unterdrücken auch die Autoantikörperbildung. Autoantikörperbestimmungen sind dann nicht aussagekräftig.

Welche Autoantikörper bestimmt werden, hängt von der Verdachtsdiagnose ab. Schrotschussdiagnostik ist nicht sinnvoll.

Die Tabelle auf der nächsten Seite gibt einen Überblick über die wichtigsten labordiagnostisch genutzen Autoantikörper.

Autoantikörper	Damit verbundene Autoimmunerkrankung
Anti-Basalmembran-Antikörper (Anti-GBM)	Bestimmte Formen der Glomerulonephritis (→ S. 268), Goodpasture-Syndrom (→ S. 269)
Acetylcholin-Rezeptor-Antikörper (→ S. 116)	Myasthenia gravis (→ S. 280)
AMA (antimitochondriale Antikörper)	Autoimmunhepatitis (→ S. 259), primär biliäre Zirrhose (→ S. 285)
ANA (antinukleäre Antikörper mit ihren verschiedenen Unterformen → S. 257)	Entzündlich-rheumatische Erkrankungen (→ S. 265) , Kollagenosen (z. B. Lupus erythematodes → S. 291), Autoimmunhepatitis (→ S. 259)
ANCA (Anti-Neutrophilen-Cytoplasma-Antikörper) mit ihren verschiedenen Unterformen	Autoimmun bedingte Gefäßentzündungen (z. B. bestimmte Formen der Glomerulonephritis → S. 268, Wegener-Granulomatose → S. 294), Colitis ulcerosa (→ S. 262), primär sklerosierende Cholangitis (→ S. 285)
Autoantikörper gegen glatte Muskulatur (SMA → S. 116)	Polymyositis (→ S. 284), Autoimmunhepatitis (→ S. 259)
CCP-Antikörper (→ S. 55)	Rheumatoide Arthritis (→ S. 287)
Endomysium-Autoantikörper (EMA → S. 37)	Glutensensitive Enteropathie (→ S. 268), bestimmte blasenbildende Hautererkrankungen
Erythrozytäre Autoantikörper (Autoantikörper gegen rote Blutkörperchen)	Autoimmunbedingte Blutarmut (autoimmunhämolytische Anämie)
Gewebstransglutaminase-Autoantikörper (tTGA → S. 37)	Glutensensitive Enteropathie (→ S. 268)
Gliadin-Antikörper (→ S. 37)	Glutensensitive Enteropathie (→ S. 268)
Glutamat-Decarboxylase-Autoantikörper (GADA → S. 36)	Diabetes Typ 1 (→ S. 263)
Inselzell- und Insulin-Autoantikörper (→ S. 36)	Diabetes Typ 1 (→ S. 263)
Nebennierenrinden-Autoantikörper	Morbus Addison (→ S. 278)
Parietalzell-Antikörper (Antikörper gegen die säurebildenden Zellen im Magen)	Perniziöse Anämie (→ S. 283)
Rheumafaktoren (RF → S. 132)	Rheumatoide Arthritis (→ S. 287)
Schilddrüsenautoantikörper (→ S. 133)	Hashimoto-Thyreoiditis (→ S. 270), Basedow-Krankheit (→ S. 259)
Skelettmuskelautoantikörper (ASMA, → S. 116)	Myasthenia gravis (→ S. 280), Polymyositis (→ S. 284)
Thrombozytäre Autoantikörper (Autoantikörper gegen Blutplättchen)	Autoimmunbedingter Blutplättchenmangel (Morbus Werlhof)
Tyrosin-Phosphatase-Antikörper (IA-2A → S. 36)	Diabetes Typ 1 (→ S. 263)

Autoantikörper bei Typ-1-Diabetes

Inselzell-Autoantikörper (ICA), **Glutamat-Decarboxylase-Autoantikörper** (GADA), **Tyrosin-Phosphatase-IA-2-Autoantikörper** (IA-2A), **Insulin-Autoantikörper** (IAA)

🧪 Referenzbereich Blut

Keine allgemeingültigen Angaben möglich (antikörper- und methodenabhängig)

✏️ Hintergund

Die Bestimmungen der verschiedenen **Autoantikörper bei Typ-1-Diabetes** sind teure Untersuchungen. Sie gehören nicht zur Basisdiagnostik, sondern werden außerhalb von Studien nur bei speziellen Fragestellungen durchgeführt.

Der Diabetes Typ 1 ist eine Autoimmunerkrankung, bei der die Insulin produzierenden Zellen der Bauchspeicheldrüse zerstört werden. Oftmals schon vor Ausbruch der Erkrankung sind im Blut des Betroffenen verschiedene Autoantikörper nachweisbar.

Die wichtigsten Autoantikörper bei Diabetes Typ 1 sind:

➤ Inselzell-Autoantikörper *(ICA)*
➤ Glutamat-Decarboxylase-Autoantikörper *(GADA)*
➤ Tyrosin-Phosphatase-IA-2-Autoantikörper *(IA-2A)*
➤ Insulin-Autoantikörper *(IAA)*.

Die Bestimmung dieser Autoantikörper erlaubt insbesondere bei Kindern von Typ-1-Diabetikern eine Risikobeurteilung für einen Diabetes Typ 1: Sind mindestens zwei Autoantikörper nachweisbar, liegt die Wahrscheinlichkeit für einen Diabetes in den nächsten Jahren bei über ⅔. Der Nutzen dieses Wissens ist für den Einzelnen allerdings gering, denn bislang gibt es keine Möglichkeit, den Ausbruch des Diabetes auf Dauer zu verhindern. Aus diesem Grund wird die Untersuchung nicht routinemäßig empfohlen.

Zur Diabetes-Diagnose eignen sich die Autoantikörper nicht. Diese wird ausschließlich durch die Blutzuckerwerte gestellt (Näheres → S. 82).

ICA und GADA können außerdem bestimmt werden, wenn bei einem Erwachsenen trotz der Routinediagnostik unklar ist, ob er an einem Typ-1- oder -Typ-2-Diabetes leidet und diese Kenntnis Konsequenzen für die Behandlung hat. Ein negativer Befund bei den Antikörpertests macht einen Typ-1-Diabetes dann höchst unwahrscheinlich.

Die Insulin-Autoantikörper haben außerdem Bedeutung bei der Diagnose der Insulinresistenz. Patienten mit Insulinresistenz müssen immer mehr Insulin spritzen, weil ihr Körper Antikörper gegen Insulin gebildet hat, die das Insulin »abfangen« und neutralisieren.

💧 Bestimmung im Blut

➤ Unterscheidung zwischen Diabetes Typ 1 und 2, wenn andere Untersuchungen keine Klärung bringen konnten
➤ Einschätzung des Risikos für einen Typ-1-Diabetes bei erstgradigen Verwandten Betroffener, insbesondere bei Kindern Betroffener
➤ Insulin-Autoantikörper: zusätzlich Insulinresistenz

🔄 Autoantikörper-Erhöhung

➤ Autoimmunvorgänge gegen Bauchspeicheldrüsenzellen und damit Marker eines erhöhten Diabetes-Typ-1-Risikos
➤ Bei mit Insulin behandelten Diabetikern und Insulin-Autoantikörpern: Antikörperbildung gegen das von außen zugeführte Insulin mit nachfolgender Insulinresistenz. Die Tests können Antikörper gegen körpereigenes und körperfremdes Insulin nicht voneinander unterscheiden

⚠️ Gut zu wissen

Falls Sie Medikamente einnehmen, die das Immunsystem unterdrücken (beispielsweise Kortison), sind die Ergebnisse nicht verwertbar.

Autoantikörper bei glutensensitiver Enteropathie

Endomysium-Autoantikörper (EMA), Gewebstransglutaminase-Autoantikörper (tTGA), Gliadin-Antikörper

🧪 Referenzbereich Blut

Keine allgemeingültigen Angaben möglich (antikörper- und methodenabhängig)

✂ Hintergund

Die **Endomysium-Autoantikörper** *(EMA)*, **Gewebstransglutaminase-Autoantikörper** *(tTGA)* und **Gliadin-Antikörper** sind etablierte Laborwerte bei Verdacht auf glutensensitive Enteropathie (→ S. 268).

Gliadin ist ein Bestandteil des in vielen Getreidearten enthaltenen Gluten (Klebereiweiß). Die Gliadin-Antikörper sind somit keine Autoantikörper, sondern Antikörper gegen einen Getreide-Fremdstoff.

Die **Gewebstransglutaminase** ist ein Enzym, das an zahlreichen Stellen des Körpers vorkommt und das auch Gliadin verarbeitet. Gegen sie richten sich nicht nur die Gewebstransglutaminase-Autoantikörper. Sie ist auch der Hauptangriffspunkt der Endomysium-Autoantikörper.

Die genannten Antikörper werden bestimmt, wenn zwar die Möglichkeit einer glutensensitiven Enteropathie besteht, der Verdacht aber nicht so stark ist, dass sofort die belastendere Gewebeprobeentnahme aus dem Dünndarm sinnvoll ist.

Wie viele und welche Antikörper bestimmt werden, hängt auch davon ab, ob es sich um eine Screening-Untersuchung Beschwerdefreier oder eine Ursachensuche bei unklaren Krankheitszeichen handelt.

Bei negativen Antikörpern ist eine glutensensitive Enteropathie unwahrscheinlich, sodass zunächst weitere Verdachtsdiagnosen abgeklärt werden.

Bei positivem Antikörpernachweis folgt eine Gewebeprobeentnahme aus dem Dünndarm, die bei einer glutensensitiven Enteropathie typische Schleimhautveränderungen zeigt und für die Diagnosesicherung zwingend erforderlich ist.

💧 Bestimmung im Blut

➤ Ursachensuche bei lang dauernden Durchfällen oder anderen chronischen Bauchbeschwerden
➤ Ursachensuche bei Blutarmut (nach Ausschluss häufigerer Ursachen wie etwa Eisenmangel)
➤ Ursachensuche bei kindlichen Gedeih- und Wachstumsstörungen
➤ Kontrolle bei bekannter glutensensitiver Enteropathie (→ S. 268)
➤ Screening auf glutensensitive Enteropathie bei bestehender Autoimmunerkrankung, beispielsweise Diabetes Typ 1 oder Autoimmunerkrankung der Schilddrüse
➤ Verdacht auf eine Dermatitis herpetiformis (eine Hauterkrankung mit typischen Hautblasen)

🔄 Antikörper-Erhöhung

➤ Glutensensitive Enteropathie (→ S. 268)
➤ Dermatitis herpetiformis (→ S. 263), die sehr häufig in Kombination mit einer glutensensitiven Enteropathie auftritt. Letztere kann aber so leicht sein, dass sie keine Beschwerden verursacht

Beta-hCG (hCG, Humanes Choriongonadotropin) 🜁

🜃 Referenzbereich Blut [KLL; TLD]

➤ Kinder, Männer und nicht schwangere Frauen vor der Menopause: < 5 IU/l
➤ Frauen nach der Menopause: < 10 IU/l
➤ Schwangere: Abhängig von der Schwangerschaftswoche (SSW). Anstieg ab der 3. SSW, Maximum von bis zu 230 000 IU/l in der 10. SSW, danach wieder abfallend auf 20 000–80 000 in der 16. SSW

🜃 Referenzbereich Urin [TLD]

Test positiv meist bei > 20 IU/l

🖋 Hintergrund

Das Hormon *Humanes Choriongonadotropin,* kurz **Beta-hCG,** wird nach der Einnistung des Embryos von der Plazenta (dem Mutterkuchen → S. 284) gebildet. Beta-hCG erhält die Progesteronproduktion im Gelbkörper und damit die Schwangerschaft.

Chemisch betrachtet handelt es sich beim hCG um ein Eiweiß aus zwei Ketten, einer α-Kettte und einer β-Kette. Die α-Kette ähnelt Teilen des FSH, LH und TSH; die β-Kette kommt nur im hCG vor. Biologisch wirksam ist nur das intakte hCG.

Bei gesunden Kindern, nicht schwangeren Frauen und Männern sind die Beta-hCG-Spiegel im Blut minimal.

Bestimmte Keimzelltumoren sowie von Plazentazellen ausgehende Tumoren produzieren aber vollständiges hCG oder dessen β-Kette in größeren Mengen.

Praktisch alle Schwangerschaftstests in Blut und Urin basieren auf dem HCG-Nachweis. HCG wird labordiagnostisch außerdem in der pränatalen (vorgeburtlichen) Diagnostik und als Tumormarker (→ S. 143, S. 293) genutzt.

Es gibt Labortests, die nur das vollständige hCG bestimmen, solche, die nur die β-Kette messen, und solche, die beides erfassen.

🜄 Bestimmung im Blut

➤ Bei Kindern, nicht schwangeren Frauen und Männern als Tumormarker von Keimzelltumoren (→ S. 273). Hauptsächlich eingesetzt in der Verlaufskontrolle bei bekanntem Tumor, selten zur Erstdiagnostik, sehr selten als Suchtest bei sehr hohem Tumorrisiko
➤ Schwangerschaftsnachweis
➤ Verdacht auf Schwangerschaftskomplikationen (z. B. Fehlgeburt)
➤ In der Pränataldiagnostik im Rahmen des Ersttrimester-Screenings (→ S. 223) zur Früherkennung des Down-Syndroms (→ S. 264)

🜄 Bestimmung im Urin

Schwangerschaftstest

🜔 Beta-hCG-Erhöhung im Blut

Geringe Erhöhung:
➤ Frauen nach der Menopause
➤ Hochgradige Nierenfunktionseinschränkung
➤ Andere bösartige Tumoren, vor allem des Magen-Darm-Traktes

Starke Erhöhung:
➤ Schwangerschaft, besonders hoch bei Mehrlingsschwangerschaft und Down-Syndrom des Kindes
➤ Keimzelltumoren (→ S. 273) einschließlich der Blasenmole (→ S. 260) und daraus entstandener Chorionkarzinome.

🜕 Beta-hCG-Erniedrigung im Blut

Nur in der Pränataldiagnostik bedeutsam: Schwangerschaftskomplikationen, z. B. Eileiterschwangerschaft oder andere Extrauteringravidität (→ S. 265), Fehlgeburt

ⓘ Gut zu wissen

Schwangerschaftstests zum Selbsttesten sind heute sehr zuverlässig (→ S. 251).

ℹ Beta-Karotin → Vitamin A S. 153
ℹ BGA → Blutgasanalyse S. 46
ℹ BGP → Osteocalcin S. 119
ℹ Bikarbonat → Blutgasanalyse S. 46

Bilirubin und Urobilininogen

⚗ Referenzbereiche Blut [KLL]

Gesamtbilirubin: < 1,1 mg/dl (18,8 µmol/l)

Direktes Bilirubin: < 0,3 mg/dl (5,1 µmol/l)

Indirektes Bilirubin: < 0,8 mg/dl (13,7 µmol/l)

⚙ mg/dl x 17,1 = µmol/l; µmol/l x 0,058 = mg/dl

⚗ Referenzbereiche Urin

Direktes Bilirubin und Urobilinogen:
nicht nachweisbar

🔬 Hintergrund

Im Körper fallen täglich über 250 mg orangerotes **Bilirubin** an. Über 80 % davon stammen aus dem Abbau der Erythrozyten (roten Blutkörperchen → S. 261) oder genauer des Hämoglobins (roter Blutfarbstoff → S. 84). Der Rest entsteht beim Abbau anderer Häm-haltiger Eiweiße und Enzyme.

Das zunächst entstehende wasserunlösliche *unkonjugierte Bilirubin* oder **indirekte Bilirubin** wird an Albumin gebunden zur Leber transportiert. Durch Koppelung an Glukuronsäure in den Leberzellen wird es wasserlöslich *(konjugiertes Bilirubin* oder **direktes Bilirubin)** und dann mit der Galle in den Darm abgegeben. Im Darm wird Bilirubin durch Bakterien zu **Urobilinogen** verstoffwechselt. Der größere Teil des Urobilinogens wird nach weiterem Umbau letztlich als bräunlicher Stuhlfarbstoff ausgeschieden. Ein kleiner Teil wird über die Nieren entsorgt.

Steigt der Bilirubinspiegel im Blut krankhaft an, kommt es ab einem Bilirubinspiegel von 2–3 mg/dl zur sichtbaren Gelbsucht (Ikterus → S. 267).

Bei Verdacht auf Gelbsucht wird als Erstes das *Gesamtbilirubin (Gesamt-Bili)* im Blut gemessen. Nur bei erhöhtem Gesamtbilirubin werden ggf. das indirekte und direkte Bilirubin differenziert, um Hinweise auf die Ursache der Gelbsucht zu erhalten.

💧 Bestimmung in Blut und Urin

Verdacht und Verlaufskontrolle einer Gelbsucht (→ S. 267)

🔬 Bilirubin-Erhöhung

➤ Übermäßiger Abbau von roten Blutkörperchen (Hämolyse), beispielsweise bei bestimmten Formen der Blutarmut (Anämien → S. 193, S. 260), Transfusionszwischenfällen oder sehr großen Blutergüssen. Charakteristicherweise ist vor allem das indirekte Bilirubin erhöht

➤ Lebererkrankungen, etwa akute Hepatitis (→ S. 270) oder ausgeprägte Leberbeteiligung im Rahmen anderer Infektionen, Leberzirrhose, Lebertumoren oder Leberschädigung bei Vergiftungen. Das Verhältnis zwischen direktem und indirektem Bilirubin ist hier variabel

➤ Gallenstauung (Cholestase → S. 267) z.B. bei Verlegung der Gallenwege durch Gallensteine oder einen Tumor. Typischerweise ist vor allem das direkte Bilirubin erhöht

➤ Bestimmte Medikamente

➤ Angeborene Bilirubinausscheidungsstörungen. Diese haben einen sehr unterschiedlichen Krankheitswert. Beispielsweise hat das *Gilbert-Syndrom* (→ S. 268) ganz überwiegend keine schweren Folgen für die Betroffenen

➤ Sonderform bei Neugeborenen: Neugeborenengelbsucht (→ unten und S. 281)

⚠ Gut zu wissen

Bis zu einem gewissen Ausmaß normal ist die Neugeborenengelbsucht (→ S. 281) des wenige Tage alten Babys. Ursache ist ein hoher Bilirubinanfall bei gleichzeitig verminderter Fähigkeit der noch unreifen Leber zur Bilirubinverarbeitung. Gefahr für das Gehirn besteht aber erst bei sehr hohen Bilirubinwerten, die durch die heutigen Behandlungsmöglichkeiten praktisch nicht mehr erreicht werden.

ℹ BKS (Blutkörperchensenkungsgeschwindigkeit) → BSG S. 54

Blei (Pb)

🧪 Referenzbereich Blut [TLD]

Vollblut: < 100 µg/l (0,5 µmol/l)

🧪 Referenzbereich Urin

24-Stunden-Sammelurin:
< 150 µg/24 Std. (0,72 µmol/24 Std.)

⚙️ µg/l x 0,00483 = µmol/l;
µmol/l x 207 = µg/l

🔬 Hintergrund

Das Schwermetall **Blei** gehört zu den für den Menschen toxischen Metallen.

Blei kann sowohl über die Lungen als auch über den Magen-Darm-Trakt aufgenommen werden.

Akute Bleivergiftungen sind mittlerweile selten und erfordern hohe Bleidosen im Grammbereich. Leitbeschwerden sind Bleikoliken sowie bei sehr hoher Belastung Durchfälle, Hämolyse (starker Abbau roter Blutkörperchen), Leberschäden und Atemstörungen.

Chronische Bleivergiftungen hingegen sind ab einer täglichen Bleiaufnahme von 1 mg möglich, da sich Blei im Körper anreichert.

Bei nicht beruflich Exponierten spielt die Aufnahme über Lebensmittel und Trinkwasser (Bleirohre) nach wie vor eine bedeutende Rolle. Daneben sind Farben, Rostschutzmittel und Chemikalien sowie im Einzelfall Schnupftabak wichtige Quellen. Da Kinder prozentual mehr Blei aus dem Darm aufnehmen als Erwachsene, sind sie stärker gefährdet. Insgesamt ist die Bleibelastung aber in den letzten Jahrzehnten deutlich gesunken.

Eine berufliche Bleibelastung besteht vor allem in Hütten, Kohlekraftwerken und der bleiverarbeitenden Industrie (beispielsweise Batterieherstellung).

Blei hemmt die Bildung des roten Blutfarbstoffes Hämoglobin, sodass sich eine Blutarmut ausbildet. Weitere Beschwerden der chronischen Bleivergiftung sind Müdigkeit, Appetitlosigkeit, Teilnahmslosigkeit oder umgekehrt

Reizbarkeit, Hautblässe, schwärzliche Zahnfleischverfärbung, Magen-Darm-Krämpfe und Nervenschäden. Auch das Gehirn (vor allem bei Kindern) und die Nieren werden geschädigt.

Ein erhöhter Bleispiegel im Blut ist nicht gleichbedeutend mit einer Bleivergiftung, sondern beweist nur eine Bleibelastung.

Umgekehrt können die Blutspiegel trotz Bleivergiftung normal sein, wenn das Blei schon aus dem Blut in die Gewebe gewandert ist.

Aus diesen Gründen werden weitere Laborwerte bestimmt:

➤ Im Blutbild zeigt sich bei einer Bleibelastung neben einer Blutarmut eine basophile Tüpfelung der roten Blutkörperchen (→ S. 261). Diese dunklen Pünktchen sind Folge einer gestörten Blutkörperchen-Bildung
➤ Die Aktivität des durch Blei gehemmten Enzyms *Delta-Aminolävulinsäure-Dehydratase* ist vermindert.
➤ Das *Protoporphyrin* im Blut, ein Zwischenprodukt der Blutfarbstoffbildung, ist erhöht, da es »vor« dem gehemmten Enzym liegt und sich durch die Enzymhemmung anstaut.

💧 Bestimmung im Blut

➤ »Verdächtige« Beschwerden bei möglicher Bleibelastung
➤ Überwachung bei bekannter Bleibelastung, beispielsweise in der Umgebung oder im Beruf (dann zusammen mit Delta-Aminolävulinsäure im Urin)

🔁 Blei-Erhöhung

Akute oder chronische Bleibelastung

⚠️ Hinweise

Die gelegentlich angebotene Haaruntersuchung zur Feststellung einer Bleibelastung ist nicht zu empfehlen. Chronische Bleibelastung führt zwar zu einem erhöhten Bleigehalt auch der Haare. Außen auf den Haaren haftendes Blei wird aber bei der Haaruntersuchung mitbestimmt und verfälscht das Ergebnis. Außerdem besteht prinzipiell Verunreinigungsgefahr, da Blei praktisch überall in der Umgebung vorkommt.

Blut im Stuhl 🜁

🜂 Referenzbereich Stuhl

Qualitativer Blutnachweis: negativ

🔖 Hintergrund

Blut im Stuhl ist ein Warnzeichen. Dies gilt auch für geringe, mit dem bloßen Auge nicht sichtbare Blutverluste mit dem Stuhl **(okkultes Blut im Stuhl).**

Die am meisten gefürchtete und daher bekannteste Ursache eines erhöhten Blutverlustes über den Darm ist der Darmkrebs. Hinter Blutbeimengungen mit dem Stuhl können sich jedoch zahlreiche Ursachen verbergen, etwa gutartige Erkrankungen von Magen und Darm, eine erhöhte Blutungsneigung, aber auch simples Zahnfleisch- oder Nasenbluten.

Umgekehrt gibt es viele ernste Darmerkrankungen, die nicht bluten.

Grundsätzlich sind zwei Testprinzipien zu unterscheiden:

➤ Klassische Okkultblut-Tests wie z. B. Hämoccult® oder Haemofec® beruhen darauf, dass der rote Blutfarbstoff Hämoglobin ähnlich wie das Enzym Peroxidase wirkt und Guajakharz nach Zugabe von Wasserstoffperoxid blau verfärbt. Diese Tests sind preiswert, aber nicht allzu empfindlich, d. h. für einen positiven Nachweis sind verhältnismäßig große Blutmengen im Stuhl erforderlich. Da viele andere Substanzen ebenfalls peroxidase-artig wirken, gibt es außerdem eine Reihe von Störfaktoren, die durch eine Diät vor und während des Tests minimiert werden sollen
➤ Immunologische Schnelltests auf okkultes Blut im Stuhl (etwa Hemeselect®) sind empfindlicher und weniger störanfällig als die klassischen Tests und eine spezielle Diät ist nicht nötig.

Die Untersuchung auf okkultes Blut im Stuhl mittels der klassischen Okkultblut-Testbriefchen gehört zum gesetzlichen Darmkrebs-Früherkennungsprogramm. Die immunologischen Schnelltests werden nicht von den Kassen bezahlt,

ebenso wenig wie Stuhltests auf Tumor-Enzyme oder -DNA. Welche Form der Darmkrebsfrüherkennung am besten ist, ist ein Dauerbrenner und kann nicht auf die bloße Frage nach der Empfindlichkeit des Okkultblut-Stuhltests reduziert werden – auf S. 247 gehen wir ausführlich darauf ein.

💧 Bestimmung im Stuhl

➤ Ursachensuche bei Blutarmut (Anämie → S. 260)
➤ Vorsorgeuntersuchung auf Darmkrebs (→ S. 263)
➤ Verdacht auf Magen-Darm-Erkrankungen

🩸 Positiver Blutnachweis

➤ Gut- und bösartige Magen-Darm-Erkrankungen wie beispielsweise Magengeschwür, Darmpolypen, Darmdivertikel, Darmkrebs, chronisch-entzündliche Darmerkrankungen (etwa Colitis ulcerosa → S. 262), Hämorrhoiden (→ S. 269), Verletzungen der Afterschleimhaut
➤ Blut, das aus anderer Quelle in den Magen-Darm-Trakt gelangt ist, z. B. bei Zahnfleischbluten

⚠ Diät bei den klassischen Tests

Drei Tage vor und während des Tests:

➤ Kein rohes oder halbrohes Fleisch bzw. Wurst
➤ Keine Bananen, Radieschen, Rettich, Rüben und Sellerie
➤ Keine Vitamin-C-Präparate sowie eisen- und kupferhaltige Medikamente

⚠ Zusätzliche Störfaktoren bei den klassischen Tests

➤ Falsch positive Ergebnisse durch die oben genannten Nahrungsmittel sowie Einnahme von Eisentabletten
➤ Falsch negative Ergebnisse durch hoch dosiertes Vitamin C in Vitamintabletten, aber auch Säften

Durchführung → S. 14

Blut im Urin (Hämaturie)

🧪 Referenzbereich Urin [GN; TLD]

Urin-Teststreifen: Negativ

Urinsediment: < 3 rote Blutkörperchen/
Gesichtsfeld bzw. < 8/µl Urin

🔖 Hintergrund

Die gesunden Nierenkörperchen lassen keine roten Blutkörperchen aus dem Blut in den Urin übertreten, und auch aus den Harnwegen gelangen normalerweise kaum rote Blutkörperchen in den Urin. Blut im Urin ist deshalb immer verdächtig auf eine Erkrankung von Nieren oder Harnwegen.

Ist der Urin sichtbar blutig, handelt es sich um eine **Makrohämaturie.** In diesem Fall sollten Sie noch am gleichen Tag zum Arzt gehen, damit er möglichst noch während der Blutung die Ursache feststellen kann.

Hingegen sind die Blutbeimengungen bei der **Mikrohämaturie** oder *Erythrozyturie* nicht mit dem bloßen Auge sichtbar, sondern nur durch Urin-Teststreifen oder mikroskopische Urinuntersuchung feststellbar. Die Mikrohämaturie wird oft zufällig entdeckt, beispielsweise im Rahmen einer Einstellungs- oder Vorsorgeuntersuchung.

Erster Schritt bei Verdacht auf Blut im Urin ist die Urin-Teststreifen-Untersuchung. Die Nachweisgrenze der handelsüblichen Teststreifen von ~ 10 roten Blutkörperchen/µl Urin liegt kaum über dem oberen Referenzwert und reicht somit völlig aus.

Bei auffälligem Teststreifen-Befund folgt die mikroskopische Untersuchung des Urinsediments. Dabei achtet der Arzt nicht nur auf die Zahl, sondern auch das Aussehen der roten Blutkörperchen sowie auf das Vorhandensein weißer Blutkörperchen. Dies erlaub erste Rückschlüsse auf den Schädigungsort (Nieren oder Harnwege).

Die weiteren labordiagnostischen Maßnahmen hängen dann von der Verdachtsdiagnose ab.

💧 Bestimmung im Urin

➤ Teststreifen-Untersuchung: Routine-Untersuchung z. B. zur Gesundheitsvorsorge, vor Operationen. Weitere Details zur Urin-Teststreifen-Untersuchung → S. 150

➤ Urinsediment-Untersuchung: Verdacht auf Erkrankungen der Nieren oder der Harnwege bei auffälligem Teststreifenbefund oder Kontrolle bei bekannter Erkrankung. Weitere Details zur Urinsediment-Untersuchung → S. 149

🩸 Makrohämaturie

➤ Nieren- und Harnwegsinfektionen, z. B. Blasenentzündung
➤ Nieren- und Harnwegstumoren
➤ Nieren- und Harnwegsverletzungen
➤ Glomerulonephritis (→ S. 268)
➤ Harnsteine (→ S. 270)
➤ Bestimmte Medikamente, vor allem Gerinnungshemmer (z. B. Marcumar®)
➤ Bei Männern: Infektionen, Tumoren und Verletzungen der Prostata

🩸 Mikrohämaturie

➤ Wie bei Makrohämaturie
➤ Starke körperliche Anstrengungen am Untersuchungstag oder -vortag
➤ Fieber
➤ Wassermangel des Körpers (Austrocknung)

❗ Hinweise

Bei Frauen kann die Beimengung von Menstruationsblut Blut im Urin vortäuschen. Deshalb wird möglichst ein »Sicherheitsabstand« von drei Tagen zur Menstruation eingehalten.

Bei geplanten Urinuntersuchungen sollten Sie außerdem in den Tagen vor der Untersuchung keine hoch dosierten Vitamin-C-Tabletten einnehmen.

Die richtige Uringewinnung finden Sie auf S. 13 erklärt.

Urin-Teststreifen zum Selbsttesten sind in jeder Apotheke erhältlich und entsprechen denen in Arztpraxen.

Blutbild: Überblick

🜊 Referenzbereiche Blut

Siehe jeweils bei den unten aufgeführten Einzelwerten

🗲 Hintergrund

Das menschliche Blut besteht normalerweise zu knapp der Hälfte aus Zellen, den **Blutzellen** oder *Blutkörperchen*. Nicht nur bei Erkrankungen des Blutes selbst, sondern auch bei sehr vielen anderen Erkrankungen ändert sich die Zahl der Blutzellen oder das Verhältnis der einzelnen Blutzellen zueinander.

Untersuchungen, bei denen die Blutzellen ausgezählt werden, heißen ganz allgemein **Blutbild.** Die Erstellung eines Blutbildes ist eine der häufigsten Blutuntersuchungen überhaupt.

Üblicherweise werden das kleine Blutbild, das große Blutbild und das Differenzialblutbild unterschieden. Manchmal wird auch das kleine Blutbild vereinfachend nur als Blutbild bezeichnet.

Blutbild, kleines

Preiswerte Basisuntersuchung zur »Ersteinschätzung« der Blutzellen ist das **kleine Blutbild.** Das kleine Blutbild wird heute vollautomatisch durch so genannte Hämatologie-Analyzer erstellt.

Das kleine Blutbild umfasst die Auszählung:
- Der *roten Blutkörperchen* (Erythrozyten → S. 50),
- Der *weißen Blutkörperchen* (Leukozyten → S. 51) und
- Der *Blutplättchen* (Thrombozyten → S. 52)

Außerdem werden, ebenfalls maschinell, das *Hämoglobin* (roter Blutfarbstoff → S. 84) und der *Hämatokrit* (→ S. 84) bestimmt.

Heute gehört auch das Errechnen der **Erythrozytenindizes** *MCV* (→ S. 71), *MCH* (→ S. 71) und *MCHC* (→ S. 72) durch den Computer zum kleinen Blutbild.

💧 Bestimmung im Blut

- Screening-Untersuchung z. B. zur Gesundheitsvorsorge oder vor Operationen
- Verdacht auf und Verlaufskontrolle einer Blutarmut (Anämie → S. 260)
- Verdacht auf und Verlaufskontrolle einer Polyglobulie (→ S. 284)
- Verdacht auf Infektionen
- Einschätzung von Blutverlusten nach Unfällen oder Operationen
- Verdacht auf Störungen des Wasserhaushaltes

Blutbild, großes

Auch das große Blutbild ist heute durch die Verfügbarkeit entsprechender Automaten eine Basisuntersuchung.

Zusätzlich zu den Werten des kleinen Blutbildes wird ein Differenzialblutbild erstellt, bei dem die einzelnen Untergruppen der weißen Blutkörperchen ausgezählt werden.

Die Auszählung der *Retikulozyten* (→ S. 132), die ja ebenfalls zu den Blutzellen gehören, erfordert eine spezielle Färbung und ist deshalb weder im kleinen noch im großen Blutbild enthalten. Sie muss separat angefordert werden.

💧 Bestimmung im Blut

- Veränderte Zahl der weißen Blutkörperchen im kleinen Blutbild
- Infektionen
- Nicht-infektiös bedingte Entzündungen
- Verdacht auf Bluterkrankungen, insbesondere Leukämien
- Tumoren
- Vergiftungen

- **ℹ** Blutbild, Differenzial- → Differenzialblutbild S. 68
- **ℹ** Blutbild, weißes → Differenzialblutbild S. 68
- **ℹ** *Bluteiweiße:* Albumin → S. 21, Globuline → Bluteiweiß-Elektrophorese S. 44

Bluteiweiß-Elektrophorese
(Serumprotein-Elektrophorese)

🧪 **Referenzbereich Blut** [GN; TLD]

➤ Albumin: 55–69 % des Gesamt-Bluteiwei-
  ßes (35–53 g/l)
➤ Alpha-1-Globulin: 1,6–5,8 % (1,3–3,9 g/l)
➤ Alpha-2-Globulin: 5,9–11,1 % (5,4–9,3 g/l)
➤ Betaglobuline: 8–12 % (5,9–11,4 g/l)
➤ Gammaglobuline: 11–20 % (5,8–15,2 g/l)

🔬 **Hintergrund**

Die **Bluteiweiß-Elektrophorese** *(Serumprotein-
Elektrophorese)* ist eine orientierende Basisuntersuchung der Bluteiweiße.

»Das« Bluteiweiß gibt es nicht. Vielmehr zirkulieren im Blut mehr als 100 verschiedene Eiweiße mit den unterschiedlichsten Funktionen:

➤ Hauptbluteiweiß ist das Albumin (Näheres zu
  seinen Aufgaben → S. 21 und 256).
➤ Die übrigen Bluteiweiße werden als **Globuline** zusammengefasst. Ihre wichtigsten Funktionen sind Stofftransport, pH-Wert-Regulie-
  rung und Immunabwehr.

Die Bluteiweiße können in der **Eiweißelektrophorese** *(Elektrophorese)* in einem elektrischen
Feld nach Größe und elektrischer Ladung in
fünf Gruppen (Fraktionen) aufgetrennt werden. Dabei werden – abgesehen vom Albumin –
keine einzelnen Eiweiße, sondern mehrere
Eiweiße mit ähnlichem Verhalten in der Elektrophorese bestimmt:

➤ *Albumin*
➤ **Alpha-Globuline** *(Alphaglobuline, α-Globuline)* mit den Untergruppen **Alpha-1-Glo-
  bulin** *(α1-Globulin)* und **Alpha-2-Globulin**
  (α2-Globulin). In der Alpha-1-Globulin-Frakti-
  on wandern z.B. AFP (→ S. 255), Alpha-1-An-
  titrypsin (→ S. 257) oder das HDL (→ S. 246).
  Zu den Alpha-2-Globulinen zählen beispielsweise Coeruloplasmin (→ S. 62) und Haptoglobin (→ S. 86).
➤ **Beta-Globuline** *(Betaglobuline, β-Globuline).*
  Hier sind z.B. CRP (→ S. 64), Fibrinogen (→

S. 73), LDL (→ S. 246) und Transferrin (→
S. 139) zu finden.
➤ **Gamma-Globuline** *(Gammaglobuline,
  γ-Globuline)* oder *Immunglobuline* (→ S. 95),
  unterteilt in IgA, IgD, IgE, IgG und IgM.

Obwohl die Bluteiweiß-Elektrophorese keine
Bestimmung einzelner Bluteiweiße erlaubt, ist
sie eine wichtige Basisuntersuchung, da sie bei
verschiedenen Erkrankungen charakteristische
Veränderungen zeigt. So sind bei akuten Entzündungen die Alpha-1- und Alpha-2-Globuline
erhöht. Bei chronischen Entzündungen oder
Lebererkrankungen ist meist eine breitbasige
Erhöhung der Gamma-Globuline zu beobachten.

Die Bestimmung einzelner Bluteiweiße erfolgt
dann ggf. in einem zweiten Schritt.

Außerdem fällt in der Bluteiweiß-Elektrophorese eine **monoklonale Gammopathie** durch eine
zusätzliche spitze »Zacke« auf. Diese wird durch
große Mengen eines gleichförmigen Immunglobulins (eines Paraproteins → S. 284) hervorgerufen, das von den Nachkommen eines einzelnen B-Lymphozyten (bzw. der daraus hervorgehenden Plasmazelle) gebildet wird.

💧 **Bestimmung im Blut**

➤ Ursachensuche bei erhöhtem oder erniedrig-
  tem Gesamteiweiß im Blut
➤ Ursachensuche bei erhöhter BSG
➤ Diagnose und Verlaufsbeurteilung von aku-
  ten und chronischen Entzündungen
➤ Diagnose und Verlaufsbeurteilung bei Plas-
  mozytom (→ S. 284) oder anderer monoklo-
  naler Gammopathie (→ S. 278)
➤ Verdacht auf Antikörpermangel
➤ Verlaufsbeurteilung von Eiweißverlusten, vor
  allem über die Nieren (z.B. nephrotisches
  Syndrom → S. 281) oder den Magen-Darm-
  Trakt

ℹ️ *Blutfette:* → Gesamtcholesterin S. 77,
→ HDL-Cholesterin S. 89, → LDL-
Cholesterin S. 109, → LDL/HDL-Quotient
S. 109, → Triglyzeride S. 140

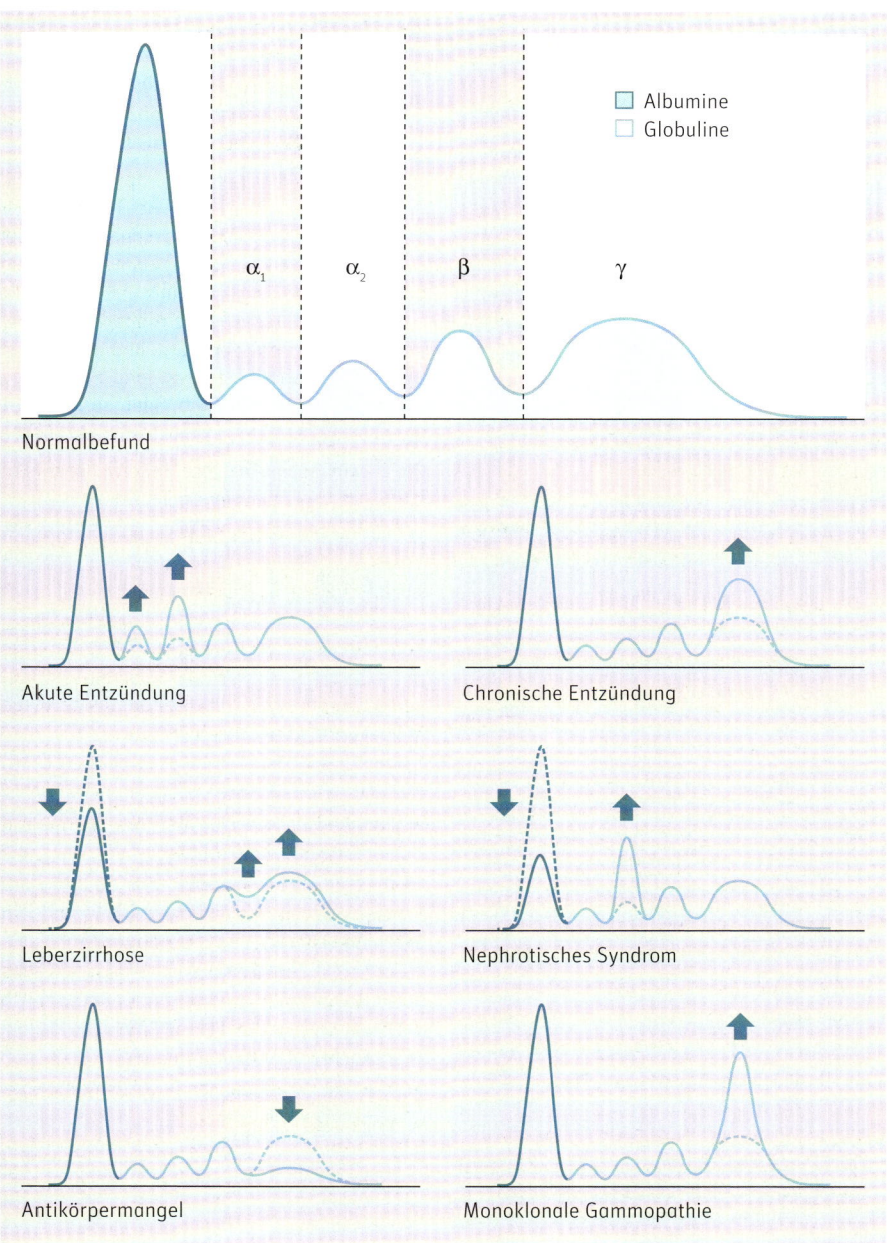

Die graphische Darstellung der Bluteiweiß-Elektrophorese erlaubt dem Arzt eine schnelle Orientierung über die Bluteiweiße. Oben die Bluteiweiß-Elektrophorese eines Gesunden (Referenzkurve). Darunter die charakteristischen Veränderungen bei bestimmten Erkrankungen (Referenzkurve zum Vergleich gestrichelt). [ASM]

Blutgasanalyse (BGA): [Blut-]pH-Wert, Standardbikarbonat und Basenüberschuss

⚗ Referenzbereich (arterielles Blut, arterialisiertes Kapillarblut) [TLD]

➤ pO_2: > 70 mmHg (> 9,5 kPa)
➤ pCO_2: Frauen 32–43 mmHg (4,3–5,7 kPa), Männer 35–46 mmHg (4,7–6,1 kPa)
➤ [Blut]Sauerstoffsättigung: 95–98,5 %
➤ pH: 7,37–7,45
➤ [Standard]Bikarbonat: 21–26 mmol/l
➤ Basenüberschuss: -2 bis +3 mmol/l

⚡ Hintergrund

Die meisten Stoffwechselvorgänge im menschlichen Körper funktionieren am besten unter bestimmten, gleich bleibenden Bedingungen. Hierzu gehören vor allem:

➤ Eine hohe Konzentration an Sauerstoff (O_2)
➤ Wenig Kohlendioxid (CO_2)
➤ Eine konstante Wasserstoffionenkonzentration (H^+-Ionen-Konzentrationen).

Damit diese Größen immer in etwa konstant sind, sind ständig Regulationsvorgänge nötig, an denen die Nieren und die Lungen maßgeblich beteiligt sind.

Die **Blutgasanalyse** erlaubt eine Beurteilung des Säure-Basen-Haushaltes und des Sauerstoff- und Kohlendioxidaustausches in der Lunge.

Die Entnahme arteriellen Blutes erlaubt die zuverlässigsten Aussagen, ist allerdings am schwierigsten und nicht komplikationslos.

Daher wird häufig arterialisiertes Kapillarblut verwendet, das einfacher und ohne Gefahr für den Patienten zu gewinnen ist und für die meisten Fragestellungen ausreicht. Dazu wird die vorgesehene Entnahmeregion (Ohrläppchen, Fingerbeere) mit einer stark durchblutungsfördernden Salbe eingerieben. Durch die Durchblutungssteigerung nähern sich die Blutgaskonzentrationen in den Kapillaren denen in den Arterien an. Wenn sich die Haut nach

etwa zehn Minuten als Zeichen der Durchblutungssteigerung sichtbar gerötet hat, kann das Kapillarblut für die Blutgasanalyse entnommen werden. Allerdings muss das Blut luftblasenfrei in das winzige Röhrchen gefüllt und sofort analysiert werden, da schon geringe Luftmengen und Wartezeiten das Ergebnis verfälschen.

Die Blutgasanalyse erfolgt heute vollautomatisch. Das Gerät misst den pO_2, den pCO_2, den pH-Wert und meist auch die [Blut-]Sauerstoffsättigung. Die übrigen Werte werden dann aus diesen Größen automatisch vom Gerät errechnet.

Bei dem **pO_2** *(paO_2, arterieller Sauerstoff-Partialdruck)* und **pCO_2** *($paCO_2$, arterieller Kohlendioxid-Partialdruck)* handelt es sich um **Partialdrücke** *(Teildrücke)* im Blut: Partialdrücke werden bei Gasgemischen als Maß für die (Teil-)Konzentration der Einzelgase genutzt. Der Partialdruck eines Gases entspricht dabei seinem Volumenanteil in dem Gasgemisch.

Normalerweise sorgen die Lungen für eine gleichbleibend hohe Sauerstoff- und niedrige Kohlendioxidkonzentration im Blut, indem sie den Sauerstoff aus der Atemluft aufnehmen und umgekehrt Kohlendioxid (und damit Wasserstoffionen) abgeben. Entsprechend geben der pO_2 und pCO_2 vor allem Auskunft über die Lungenfunktion.

Der Sauerstoff wird im Blut mithilfe des roten Blutfarbstoffs Hämoglobin (→ S. 84) transportiert. Die **[Blut-]Sauerstoffsättigung** *(O_2sat)* gibt den Anteil des mit Sauerstoff beladenen Blutfarbstoffs am gesamten Blutfarbstoff an. Bei gesunden jungen Menschen liegt sie um 95 %, im Alter niedriger.

Der **pH-Wert** (kurz *pH)* ist ein Maß für die Wasserstoffionenkonzentration in Flüssigkeiten wie Blut oder Fruchtwasser. Ein pH von 7,0 bedeutet eine neutrale, ein pH < 7,0 eine saure und ein pH > 7,0 eine alkalische Flüssigkeit.

Der normale **Blut-pH-Wert** liegt mit 7,37–7,45 ganz leicht im alkalischen Bereich. Damit er trotz des ständigen Anfalls von Säuren aus dem Stoffwechsel konstant bleibt, verfügt der

Körper über **Puffersysteme** aus Puffersäuren und Pufferbasen. Das wichtigste Puffersystem ist das Bikarbonat: Bikarbonat reagiert mit Wasserstoffionen zu Kohlendioxid und Wasser. Das Kohlendioxid wird dann über die Lungen abgeatmet, das Wasser über die Nieren ausgeschieden.

Wird die Bikarbonatkonzentration im Blut auf Standardbedingungen bezogen, so erhält man das **[Standard]Bikarbonat** *(HCO$_3^-$)*. Durch das Herausrechnen der von der Lunge bestimmten Kohlendioxid- und Sauerstoffpartialdrücke ist das Standardbikarbonat ein wichtiger Wert für die Diagnose stoffwechselbedingter Störungen des Säure-Basen-Haushaltes.

Ähnliches gilt für den **Basenüberschuss** *(BE, base excess, Basenabweichung),* der angibt, wie viele Pufferbasen in mmol/l man hinzugeben oder wegnehmen muss, um Standardbedingungen zu erhalten. Bei einem positiven Basenüberschuss sind zu viele Säuren vorhanden, bei einem negativen zu wenige.

🔹 **Bestimmung im Blut**
➤ (Schwere) Lungenerkrankungen
➤ Ausgeprägte Herz-Kreislauf-Störungen, Schock
➤ Sepsis (Blutvergiftung → S. 290)
➤ Nierenversagen
➤ Schweregradeinschätzung und Verlaufskontrolle bei Stoffwechselentgleisungen, z. B. entgleistem Diabetes
➤ Ursachenklärung bei unklarem Koma
➤ Anhaltendes Erbrechen, Durchfall und Fisteln im Magen-Darm-Trakt
➤ Veränderungen des Kaliumspiegels im Blut
➤ Überwachung während Operationen und intensivmedizinischer Maßnahmen
➤ Beim Ungeborenen während der Geburt (Fetalblutanalyse mit Blut aus der Kopfschwarte)

ℹ Blutgase → Blutgasanalyse S. 46
ℹ *Blutgerinnungstests:* → PTT S. 128, → PTZ S. 129, → Quickwert und INR S. 130

🔲 Zusammenstellung veränderter Werte

	Azidose (Übersäuerung des Bluts)		Alkalose (Mangel an Säuren/ Überschuss an Basen im Blut)	
	Metabolische Azidose	Respiratorische Azidose	Metabolische Alkalose	Respiratorische Alkalose
Häufige Ursachen	➤ Vermehrte Bildung von Säuren im Stoffwechsel ➤ Säurezufuhr von außen ➤ Gestörte Ausscheidung von Säuren in den Nieren ➤ Verlust von Basen nach außen	Störungen der Lungenfunktion	Verlust von Säuren nach außen, z. B. bei Erbrechen	Gesteigerte Atmung, z. B. als Folge psychischer Erregung (Hyperventilation)
Körper versucht gegenzusteuern durch...	Gesteigerte Atmung, dadurch Mehrabgabe von CO_2 und damit von H$^+$	Vermehrte Ausscheidung von Säuren durch die Nieren	Verminderte Atmung, was aber nur sehr begrenzt möglich ist	Zurückhalten von Säuren durch die Nieren
pH	< 7,37	< 7,37	> 7,45	> 7,45
pCO$_2$	Erniedrigt	Erhöht	Erhöht	Erniedrigt
Standardbikarbonat	Erniedrigt	Erhöht	Erhöht	Erniedrigt
Basenüberschuss	Negativ	Positiv	Positiv	Negativ

Blutgruppen (ABO-Blut-gruppen) und Rhesusfaktor

🧪 Verteilung der Blutgruppen in Mitteleuropa

Blutgruppe A: 45 %

Blutgruppe B: 10 %

Blutgruppe AB: 5 %

Blutgruppe O: 40 %

Rhesus-positiv (Rh-pos.): 85 %

Rhesus-negativ (Rh-neg.): 15 %

🦴 Hintergrund

Blutgruppensysteme oder kurz **Blutgruppen** sind ererbte und während des ganzen Lebens gleich bleibende Strukturmerkmale auf der Oberfläche der roten Blutkörperchen (Erythrozyten → S. 50). Ein Teil der Blutgruppenmerkmale kommt darüber hinaus auf anderen Blutzellen oder sogar Körperzellen außerhalb des Blutes vor.

Medizinisch bedeutsam sind die Blutgruppen deshalb, weil die Blutgruppenmerkmale antigen (→ S. 48) wirken. Eine Transfusion von Blut mit für den Empfänger fremden Blutgruppenmerkmalen kann also zu Abwehrreaktionen und damit zu Transfusionszwischenfällen führen. Am wichtigsten sind das **ABO-System** und das **Rhesussystem,** weil sie die stärksten Abwehrreaktionen hervorrufen. Sie werden deshalb bei jeder Blutgruppenbestimmung einzeln ausgetestet.

Die übrigen Blutgruppensysteme wie etwa das **Duffy-, Kell-, Kidd-** und **Lewis-System** werden nur bei besonderen Fragestellungen bestimmt, z. B. wenn bei einem Patienten unklare Abwehrreaktionen gegen frühere Bluttransfusionen bekannt sind.

■ ABO-Blutgruppen

Im ABO-System gibt es die Merkmale A und B. Hat ein Mensch Merkmal A auf seinen roten Blutkörperchen, so hat er *Blutgruppe A.* Tragen die roten Blutkörperchen Merkmal B, so hat er

Blutgruppe B. Besitzen die roten Blutkörperchen A und B, so hat der Betreffende *Blutgruppe AB* und bei der *Blutgruppe O* ist keines dieser Merkmale zu finden. Schon ab dem Babyalter schwimmen im Blut Antikörper (Abwehrstoffe) gegen die AB-Antigene, die de‾ Betreffende nicht besitzt. Menschen mit der Blutgruppe A haben also *Antikörper gegen Antigen B,* kurz *Anti-B,* Menschen mit der Blutgruppe B *Antikörper gegen Antigen A,* kurz *Anti-A* usw.

Die ABO-Merkmale sind nicht nur auf roten Blutkörperchen, sondern im ganzen Körper zu finden und werden daher auch vor Organtransplantationen bestimmt.

80 % der Menschen scheiden die ABO-Antigene mit den Körperflüssigkeiten wie z. B. Speichel aus, sodass auch hieraus eine ABO-Blutgruppenbestimmung möglich ist.

■ Rhesussystem

Am zweitwichtigsten ist das **Rhesussystem.** Es besteht aus den Antigenen C, c, D, E und e. Mit Abstand am wichtigsten ist *Antigen D.* Wer Antigen D besitzt, ist *Rh-positiv,* wer es nicht besitzt, ist *Rh-negativ.* Die anderen Antigene sind für die Bezeichnung egal. Rhesus-negative Menschen bilden erst nach Kontakt mit rhesuspositivem Blut *Anti-D (Antikörper gegen Antigen D).* Bei jeder Geburt und auch Fehlgeburt können kleine Blutmengen des Kindes in den Blutkreislauf der Mutter übertreten. Bei rhesusnegativen Frauen mit einem rhesus-positivem Ungeborenen findet also eine Übertragung rhesus-positiven Blutes statt und die Frau bildet danach Antikörper gegen Antigen D, die bei Folgeschwangerschaften Probleme bereiten können. Deshalb wird die Blutgruppe bei jeder Schwangeren bestimmt und ggf. Anti-D gespritzt, welche die kindlichen Blutkörperchen abfangen und eine Antikörperbildung bei der Mutter verhindern **(Rhesusprophylaxe).**

■ Blutgruppenbestimmung

Das Testprinzip bei Blutgruppenbestimmung und Antikörpersuchtests ist immer gleich: Testerythrozyten mit bekannten Antigenen werden mit Patientenserum oder umgekehrt Testserum mit bekannten Antikörpern mit Patientenerythrozyten vermischt. Enthält die Patientenprobe die passenden Antikörper bzw. Antigene, verklumpt (agglutiniert) das Blut sichtbar.

■ **Weitere Sicherheitsvorkehrungen vor Transfusionen**

Vor Transfusionen erfolgen weitere Untersuchungen, um das Risiko von Transfusionszwischenfällen zu minimieren.

➤ Der **Antikörpersuchtest** besteht aus einem *indirekten Coombs-Test* (→ S. 49) oder einem vergleichbaren Test. Er muss auch bei jeder Blutgruppenbestimmung durchgeführt werden.

➤ Bei der **Kreuzprobe** *(Verträglichkeitsprobe)* stellt der Arzt durch den **Majortest** sicher, dass sich das Serum des Patienten und die roten Blutkörperchen des Blutspenders vertragen, also nicht miteinander verklumpen. Der **Minortest,** bei dem der Arzt Spenderserum mit roten Blutkörperchen des Empfängers vermischt, ist heute kaum noch nötig.

◊ **Bestimmung im Blut**

➤ Transfusionen und Transplantationen
➤ Unfall- und Blutgruppenausweise vor allem bei Risikogruppen oder vor Aufenthalt in Ländern mit schlechter medizinischer Versorgung
➤ Vaterschaftsgutachten
➤ Bei Frauen: In jeder Schwangerschaft

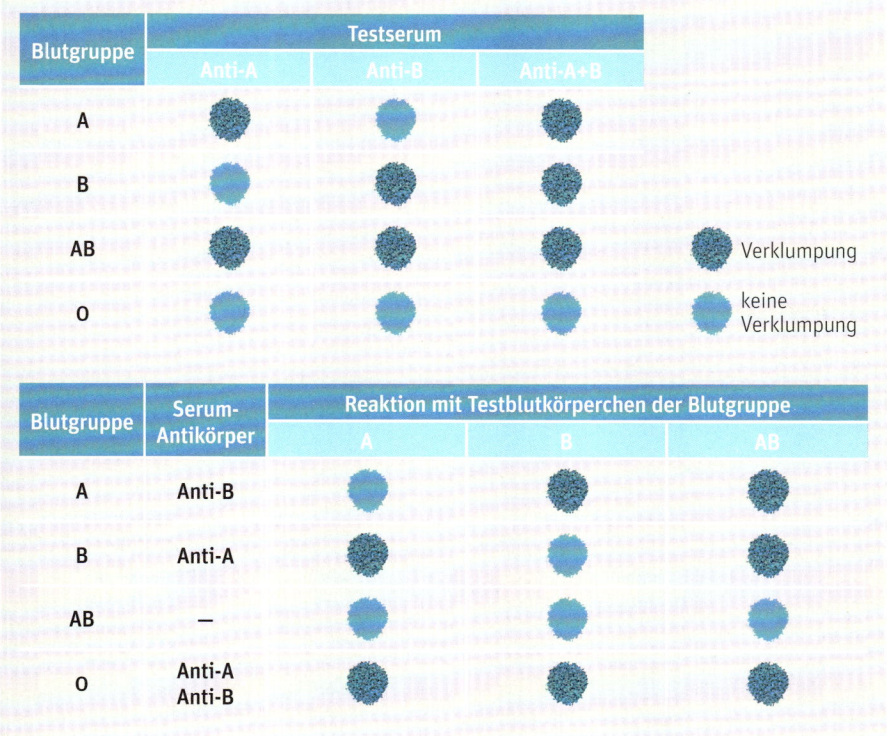

ABO-Blutgruppenbestimmung. Patientenerythrozyten werden mit Testseren vermischt (oben, Details siehe Text). Als Kontrolle dient die Serumgegenprobe (unten, Patientenserum plus Testerythrozyten). [ASL]

ℹ Blut-Kohlendioxid(gehalt) →
    Blutgasanalyse S. 46

Blutkörperchen, rote
(Erythrozyten, Erys)

⚗ Referenzbereich Blut [GN; TLD]

➤ Frauen: 4,1–5,1 Millionen rote Blut-
   körperchen/μl
➤ Männer: 4,5–5,9 Millionen rote Blut-
   körperchen/μl
➤ Kinder 4–9 Jahre: 3,9–5,1 Millionen rote
   Blutkörperchen/μl
➤ Kinder 10–12 Jahre: 4,1–5,2 Millionen rote
   Blutkörperchen/μl
➤ Während der Pubertät: Angleichung
   an Erwachsenenwerte

**⚗ Referenzbereich Urin (Näheres →
   S. 150)** [TLD]

➤ Urin-Teststreifen: Negativ
➤ Urinsediment: < 3 rote Blutkörperchen/
   Gesichtsfeld bzw. < 8/μl Urin

✍ Hintergrund

Rote Blutkörperchen *(Erythrozyten)* machen
99 % der Blutzellen aus. Es sind Scheibchen mit
einem Durchmesser von 7 μm. Ihre Hauptaufgabe ist der Sauerstofftransport im Blut.

Die roten Blutkörperchen werden im Knochenmark aus Blutstammzellen gebildet. Während
ihrer Entwicklung verlieren sie ihren Kern – die
roten Blutkörperchen sind also streng genommen gar keine Zellen mehr. Außerdem werden
die roten Blutkörperchen mit dem roten Blutfarbstoff *Hämoglobin* (→ S. 84) bepackt, der den
Sauerstoff bindet. Ganz junge rote Blutkörperchen, die gerade aus dem Knochenmark ins Blut
ausgeschwemmt wurden, heißen Retikulozyten
(→ S. 132). Nach ungefähr vier Monaten sind
rote Blutkörperchen verschlissen und werden vor
allem in der Milz aussortiert und abgebaut.

Reguliert wird die Bildung der roten Blutkörperchen durch das Hormon Erythropoetin aus der
Niere (→ S. 266).

Die Zahl der roten Blutkörperchen im Blut wird
heute vollautomatisch ermittelt. Dies ist genauer als das Auszählen in einer Zählkammer unter
dem Mikroskop. Erscheinen aber z. B. die Zahlen des Analysegerätes nicht plausibel, zählt
der Arzt in einem **Blutausstrich** manuell nach.
Dabei achtet er gleichzeitig auf das Aussehen
der roten Blutkörperchen. Krankhafte Befunde
sind:

➤ Erhebliche Größenunterschiede **(Anisozytose,**
   → RDW S. 71)
➤ Eine abnorme Form der roten Blutkörperchen,
   etwa Kugel- oder Sichelform
➤ Viele kaputte rote Blutkörperchen
➤ Einlagerungen wie etwa Parasiten bei Mala-
   ria

Die Erythrozytenzahl allein ist wenig aussagekräftig. Sie wird stets im Zusammenhang mit
den übrigen Werten des roten Blutbildes (→
S. 68) beurteilt.

💧 Bestimmung im Blut

➤ Routine-Untersuchung z. B. vor jeder Opera-
   tion
➤ Verdacht auf Blutarmut (Anämie → S. 193,
   S. 260)
➤ Verdacht auf Polyglobulie (Überzahl roter
   Blutkörperchen → S. 284)
➤ Störungen des Wasserhaushaltes

🔺 Erhöhte Werte

➤ Flüssigkeitsmangel (Austrocknung → S. 259)
   mit der Folge einer scheinbaren Polyglobulie
➤ Sauerstoffmangel, beispielsweise bei chroni-
   schen Herz- oder Lungenerkrankungen, aber
   auch bei längerem Aufenthalt im Hochge-
   birge
➤ Starkes Rauchen
➤ Polyzythämie (→ S. 284)
➤ Nierentumoren, Zystennieren (→ S. 295)
➤ Doping mit Blut oder Erythropoetin

🔻 Erniedrigte Werte

➤ Blutarmut
➤ Überwässerung (→ S. 293)

Blutkörperchen, weiße
(Leukozyten, Leukos)

🧪 Referenzbereich Blut [TLD]
➤ Erwachsene 4 000–10 000/µl
➤ Kinder 2–5 Jahre 5 000–12 000/µl
➤ Kinder 6–11 Jahre 45 00–11 000/µl
➤ Kinder 12–17 Jahre 4 500–10 500/µl

🧪 Referenzbereich Urin
(Näheres → S. 152) [TLD]
➤ Urin-Teststreifen: Negativ
➤ Urinsediment: < 5 weiße Blutkörperchen/
Gesichtsfeld bzw. < 8/µl Urin

🧪 Referenzbereich Liquor
(Näheres → S. 113) [KLL]
< 4 weiße Blutkörperchen/µl

✏️ Hintergrund

Die **weißen Blutkörperchen** *(Leukozyten)* gehören zum Immunsystem (→ S. 250). Sie bekämpfen Krankheitserreger und andere fremde Substanzen, aber auch kranke körpereigene Zellen. Dazu setzen sie Entzündungsprozesse in Gang. Die weißen Blutkörperchen sind keine einheitliche Zellgruppe, sondern werden in *Granulozyten, Lymphozyten* und *Monozyten* unterteilt (Näheres → S. 68).

Im Blut machen die weißen Blutkörperchen 1 % der Zellen aus. In anderen Körperflüssigkeiten wie Urin oder Liquor sind beim Gesunden nur ganz wenige weiße Blutkörperchen anzutreffen.

Vergleichbar dem Vorgehen bei den roten Blutkörperchen werden auch die weißen Blutkörperchen im Blut zunächst maschinell ausgezählt. Bei Unstimmigkeiten oder Verdacht z. B. auf eine Leukämie wird ein Blutausstrich angefertigt und mikroskopiert.

💧 Bestimmung im Blut
➤ Routine-Untersuchung z. B. vor Operationen
➤ Verdacht auf Infektionen, nicht-infektiöse Entzündungen oder größere Gewebezerstörungen

➤ Verdacht auf Blut- oder Knochenmarkerkrankungen
➤ Ursachenklärung bei Veränderungen der Erythrozytenzahl
➤ Ursachensuche z. B. bei unklarem Fieber oder Schmerzen
➤ Kontrolle bei Behandlungen, die erfahrungsgemäß das Knochenmark schädigen, z. B. Zytostatikabehandlung

💧 Bestimmung im Urin
➤ Teststreifen: Routine-Untersuchung z. B. zur Gesundheitsvorsorge, vor Operationen
➤ Urinsediment: Verdacht auf Erkrankungen (v. a. Entzündungen) der Nieren oder der Harnwege

💧 Bestimmung im Liquor
Verdacht auf Infektionen oder andere Entzündungen des (zentralen) Nervensystems

🔄 Leukozyten-Erhöhung im Blut (Leukozytose)
→ Differenzialblutbild S. 68

🔄 Leukozyten-Erhöhung im Urin (Leukozyturie)
Infektionen und nicht-infektiöse Entzündungen der Nieren oder Harnwege sowie der Prostata beim Mann

🔄 Leukozyten-Erhöhung im Liquor
➤ Infektionen des zentralen Nervensystems, z. B. Hirnhautentzündung (→ S. 277)
➤ Nicht-infektiöse Entzündungen des zentralen Nervensystems, z. B. Multiple Sklerose (→ S. 279)

🔄 Leukozyten-Erniedrigung im Blut (Leukozytopenie)
→ Differenzialblutbild S. 68

ℹ️ Blutkörperchensenkungsgeschwindigkeit → BSG S. 54
ℹ️ Blut-pH → Blutgasanalyse S. 46
ℹ️ Blutplasmathrombinzeit → PTZ S. 129

Blutplättchen
(Thrombozyten)

🧪 **Referenzbereich Blut** [KLL]

150–400 x 10^9/l

✏️ **Hintergrund**

Die **Blutplättchen** *(Thrombozyten)* werden im Knochenmark von riesigen **Megakaryozyten** abgeschnürt. Sie haben keinen Zellkern und sind deshalb gar keine »richtigen« Zellen.

Wird ein Blutgefäß undicht, so lagern sich sofort Blutplättchen innen an den Defekt an **(Thrombozytenaggregation)** und dichten ihn ab. Dieser **Blutplättchenpfropf** *(Thrombozytenpfropf)* stoppt die Blutung aber nur kurzzeitig. Die Blutplättchen setzen deshalb Substanzen frei, welche die Blutgerinnung und damit den endgültigen Wundverschluss einleiten (→ S. 260).

Nicht verbrauchte Thrombozyten werden nach etwa zehn Tagen in der Milz abgefangen und abgebaut.

Bei einer erheblichen Verminderung der Blutplättchen (~ 20 x 10^9/l) drohen Blutungen, bei viel zu vielen Blutplättchen (~ 900 x 10^9/l) Thrombosen.

Heutige Analysegeräte zählen die Blutplättchen automatisch bei jedem Blutbild (→ S. 43) mit aus.

Hat der Arzt den Verdacht, dass die Blutplättchen nicht richtig funktionieren, sich z.B. nicht richtig zusammenballen **(Thrombozytenfunktionsstörung,** *Thromobzytopathie),* lässt er **Thrombozytenfunktionstests** in Speziallabors durchführen.

💧 **Bestimmung**

➤ Ausschluss einer Blutungsneigung z.B. vor Operationen
➤ Ursachensuche bei unklaren Blutungen oder Thrombosen
➤ Schock
➤ Verdacht auf Blut- oder Knochenmarkerkrankungen

➤ Kontrolle während Heparin-, Zytostatika- oder Strahlenbehandlung oder Erkrankungen, die häufig mit einer veränderten Blutplättchenzahl einhergehen

🔺 **Erhöhte Thrombozytenzahlen (Thrombozytose)**

➤ Kurzzeitig bei körperlicher Anstrengung
➤ **Sekundäre Thrombozytose** als Reaktion auf Entzündungen, Tumoren, Blutarmut, nach Operationen oder Milzentfernung. Thrombosegefahr eher gering
➤ **Primäre Thrombozytose** (eigenständige Erkrankung): essenzielle Thrombozythämie (→ S. 266), Polyzythämie (→ S. 284), chronisch-myeloische Leukämie (CML → S. 262), idiopathische Myelofibrose (→ S. 272, S. 283). Hohe Thromobosegefahr wie auch Blutungsgefahr durch Funktionsstörung der Blutplättchen möglich

🔻 **Erniedrigte Thrombozytenzahlen (Thrombozytopenie)**

➤ Verminderte Blutplättchenbildung bei Knochenmarkerkrankungen bzw. -schädigungen, z.B. angeboren, bei Medikamenten (Zytostatika) oder bösartigen Erkrankungen (z.B. Leukämie)
➤ Autoantikörper (→ S. 259) gegen Blutplättchen **(Immunthrombozytopenie),** aus unklarer Ursache, durch andere Krankheiten oder Medikamente (etwa Heparin, **heparininduzierte Thrombozytopenie)**
➤ Blutvergiftung (Sepsis), Schock
➤ Überfunktion der Milz
➤ Künstliche Herzklappen

⊘ **Gut zu wissen**

Thrombozytenaggregationshemmer wie Acetylsalizylsäure und Ticlopidin hemmen die Zusammenlagerung der Blutplättchen. Sie sollen bei bekannten Arterienveränderungen einem Herzinfarkt oder Schlaganfall vorbeugen.

ℹ️ Blut-Sauerstoff(gehalt) → Blutgasanalyse S. 46

Blutungszeit

🔬 Referenzbereich Blut [KLL; TLD]

➤ In-vivo-Blutungszeit: methodenabhängig, z. B. nach Ivy 4,5–8 Minuten
➤ In-vitro-Blutungszeit: methodenabhängig, z. B. 80–160 Sekunden

✂️ Hintergrund

Die Bestimmung der **Blutungszeit** testet die erste Phase der Blutstillung (→ auch S. 260). Sie gehört nicht zur Basis-, sondern zur weitergehenden Diagnostik.

Nach einer Gefäßverletzung verengt sich das verletzte Gefäß und an der Verletzungsstelle ballen sich Blutplättchen zusammen (→ S. 52). Damit hört die Blutung zunächst auf. Ganz allgemein ist die Blutungszeit definiert als Zeit zwischen der Entstehung einer Wunde und diesem (vorläufigen) Blutungsstillstand.

Sind zu wenige Blutplättchen im Blut vorhanden oder ballen sich die Blutplättchen nicht richtig zusammen, so bleibt der provisorische Gefäßverschluss aus – die Blutung hört einfach nicht auf, die Blutungszeit ist verlängert.

Die Bestimmung der Blutplättchenzahl ist einfach und zuverlässig und reicht für die meisten Fragestellungen aus.

Die Funktion der Blutplättchen wird durch die einfache Plättchenzählung aber nicht erfasst. Hier gibt es zwei Möglichkeiten:

➤ Bei der Bestimmung der **In-vivo-Blutungszeit** (in vivo = am Lebenden), die oft mit der Bestimmung der Blutungszeit gleichgesetzt wird, fügt der Arzt dem Patienten eine kleine Verletzung zu und misst die Zeit bis zum Stillstand der Blutung. Die verschiedenen Verfahren unterscheiden sich in der genauen Durchführung, z. B. der Art der Verletzung (beispielsweise Stich mittels Lanzette oder Schnitt mittels Schnäpper). Sie haben aber ein Problem gemeinsam: Ihre Ergebnisse sind nur schlecht miteinander vergleichbar. Schon allein deshalb sind sie für die breite Anwendung nicht geeignet.

➤ Bei der Messung der **In-vitro-Blutungszeit** oder *Verschlusszeit* (in vitro = im Reagenzglas) wird Blut in einem Gerät (PFA 100) automatisch durch ein winzig dünnes Röhrchen gesaugt und gemessen, wie lange es dauert, bis das Röhrchen durch den entstehenden Blutplättchenpfropf verstopft ist. Bei Thrombozytenfunktionsstörungen ist diese Zeit verlängert. Die Bestimmung der In-vitro-Blutungszeit gehört ebenfalls nicht zur Routinediagnostik, ist aber der erste Schritt bei Verdacht auf eine Funktionsstörung der Blutplättchen.

💧 Bestimmung

Ursachensuche einer erhöhten Blutungsneigung bei normalen Gerinnungs-Suchtests und normaler Zahl der Blutplättchen

📊 Verlängerte Blutungszeit

➤ Verminderung der Blutplättchenzahl (Thrombozytopenie → S. 52)
➤ Funktionsstörung der Blutplättchen (Thrombozytopathie)
➤ Von-Willebrand-Jürgens-Syndrom (→ S. 294)
➤ Veränderungen der Blutgefäße
➤ Medikamente, darunter die »banale« und als Schmerzmittel auch in der Selbstmedikation häufig genutze Acetylsalicylsäure

ⓘ Gut zu wissen

Bei einem reinen Gerinnungsfaktormangel ist die Blutungszeit normal. Die Blutung hört zunächst auf, weil die Blutplättchen nicht gestört sind. Durch den Gerinnungsfaktormangel aber läuft die nachfolgende Gerinnungsreaktion viel zu langsam ab, es wird nicht ausreichend Fibrin gebildet und die Blutung fängt nach einer gewissen Zeit wieder an.

ℹ️ Blutzucker: → Glukose S. 80, → oGTT (oraler Glukosetoleranztest) S. 81
ℹ️ BNP → NT-proBNP S. 118
ℹ️ Bone GLA Protein → Osteocalcin S. 119

BSG (Blutkörperchensenkungsgeschwindigkeit, Blutsenkung, BKS, BSR)

🧪 Referenzbereich Blut [KLL; TLD]

➤ Frauen: unter 50 Jahren 1. Stunde bis
  20 mm, über 50 Jahren bis 30 mm
➤ Männer: unter 50 Jahren 1. Stunde bis
  15 mm, über 50 Jahren bis 20 mm

🗲 Hintergrund

Die Messung der BSG *(Blutkörperchensenkungsgeschwindigkeit, Blutsenkung, BKS, BSR)*
ist ein lange bekannter Suchtest auf Entzündungen im Körper.

Lässt man ungerinnbares Blut in einem Röhrchen stehen, so sinken die Blutzellen nach unten, da sie schwerer sind als das Blutplasma. Unter standardisierten Bedingungen ist die Geschwindigkeit, mit der sich die Blutzellen absetzen, diagnostisch verwertbar: Ein Gemisch aus vier Teilen Blut und einem Teil Zitrat wird in einem exakt senkrechten Röhrchen bei 20–24 °C stehen gelassen. Nach einer Stunde wird der klare Überstand über den Blutzellen ausgemessen. Diese Angabe in mm ist die BSG. Der früher übliche Zweistundenwert wird heute nicht mehr bestimmt, da er kaum zusätzliche Informationen liefert.

Neben der manuellen Durchführung sind zunehmend mechanisierte Verfahren im Gebrauch.

Die Bestimmung der BSG ist störanfällig: Schon unzureichendes Durchmischen des Blutes, Stehenlassen über mehr als 1–2 Stunden oder Temperaturen unter 20 oder über 25 °C verfälschen den Wert.

Die Nutzung der BSG als Entzündungswert *(Entzündungsparameter)* beruht darauf, dass sich bei stärkeren Entzündungen die Bluteiweiße verändern. Die Blutzellen haften dadurch besser aneinander, werden im Vergleich zum Plasma noch schwerer und sinken schneller nach unten. Deshalb übersieht die BSG auch Entzündungen oder andere Erkrankungen, die nicht zu einer Veränderung der Bluteiweiße führen. Umgekehrt beeinflussen Erkrankungen mit abnormer Größe oder Form der roten Blutkörperchen die BSG.

Eine beschleunigte BSG ist also ein Krankheitshinweis, aber nicht -beweis. Umgekehrt bedeutet eine normale BSG nicht, dass man gesund ist.

🔵 Bestimmung im Blut

Suchtest auf Entzündungen

⊘ Beschleunigte Blutsenkung

➤ Infektionen, vor allem bakterielle
➤ Nicht-infektiöse Entzündungen (z. B. rheumatisch-entzündliche Erkrankungen, andere Autoimmunerkrankungen)
➤ Fortgeschrittene Tumoren, besonders solche mit Metastasen
➤ Plasmozytom (stärkste Beschleunigung, die *Sturzsenkung)*
➤ Blutarmut (→ S. 193)
➤ Nephrotisches Syndrom (→ S. 281)
➤ Bei Frauen: kurz vor der Menstruation, Einnahme der »Pille«, Schwangerschaft

🔵 Verlangsamte Blutsenkung

➤ Vermehrung roter Blutkörperchen (Polyglobulie → S. 284, Polyzythämie → S. 284)
➤ Formveränderungen der roten Blutkörperchen (z. B. bei Sichelzellenanämie)
➤ Bestimmte Medikamente, z. B. Schmerzmittel aus der Gruppe der nichtsteroidalen Antirheumatika (→ S. 281), Kortison

⚠ Gut zu wissen

Die BSG ist bei Diagnostik und Verlaufskontrolle akuter Entzündungen vom CRP (→ S. 64) verdrängt worden, das empfindlicher ist und schneller reagiert.

ℹ C3-Komplement, C4-Komplement →
   Komplementsystem S. 105
ℹ CA (Carbohydrat-Antigen) 125, CA 19-9,
   CA 15-3 → Tumormarker S. 143
ℹ Ca²⁺ → Kalzium S. 102

Cadmium (Cd)

🜨 Referenzbereich Blut [TLD]

➤ Nichtraucher < 1,7 µg/l (15 nmol/l)
➤ Raucher < 8 µg/l (71 nmol/l)

🜨 Referenzbereich Urin [TLD]

24-Std.-Sammelurin:
< 1,5 µg/24 Std. (13 nmol/24 Std.)

⚙ µg/l x 8,9 = nmol/l; nmol/l x 0,11= µg/l

🖉 Hintergrund

Das Schwermetall **Cadmium** *(Cd)* kommt in Spuren überall vor.

Nicht beruflich exponierte Nichtraucher nehmen Cadmium vor allem über die Nahrung auf, starke Raucher noch einmal die gleiche Menge über den Zigarettenrauch. Am Arbeitsplatz belastet sind z. B. Arbeiter in der Farbpigment- oder Akkumulatorenherstellung.

Chronische Cadmiumvergiftungen durch Einatmen von Cadmium zeigen sich oft zuerst an den Schleimhäuten der Atemwege *(Cadmiumschnupfen,* Husten). Am meisten werden aber die Nieren geschädigt. Frühzeichen ist eine vermehrte Eiweißausscheidung. Cadmium hemmt außerdem die Eisenaufnahme und führt so zu Blutarmut, es beschleunigt eine Osteoporose und ist krebserregend.

💧 Bestimmung im Blut

➤ Akute Cadmiumvergiftung (sehr selten)
➤ Chronische, meist berufliche bedingte Cadmiumvergiftung
➤ Überwachung bei chronischer Cadmiumbelastung am Arbeitsplatz (zusammen mit β_2-Mikroglobulin im Urin)
➤ Erhöhte Proteinausscheidung über die Nieren bei möglicher Cadmiumbelastung

🠕 Cadmium-Erhöhung

Akute oder chronische Cadmiumbelastung

ⓘ Gut zu wissen

Die Untersuchung von Haaren ist unzuverlässig

ℹ Calcitonin → Kalzitonin S. 101
ℹ Carcinoembryonales Antigen → CEA S. 56
ℹ Carotin, beta → Vitamin S. 153

CCP-Antikörper (Antikörper gegen cyklische citrullinierte Peptide, CCP-AK, Anti-CCP)

🜨 Referenzbereich Blut

Methodenabhängig, z. B. negativ oder < 5 U/ml

🖉 Hintergrund

Die **CCP-Antikörper** *(Antikörper gegen z[c]yklische z[c]itrullinierte Peptide, CCP-AK, Anti-CCP)* sind heute etabliert in der Diagnostik der rheumatoiden Arthritis.

Seit langem wurden bei vielen Rheuma-Patienten weitere Autoantikörper neben dem Rheumafaktor (→ S. 132) nachgewiesen. Nutzbar wurden sie, als die Wissenschaftler erkannten, dass sich diese Autoantikörper alle gegen Eiweiße mit der seltenen Aminosäure *Citrullin* richteten, und das künstliche *zyklische zitrullinierte Peptid (cyclisches citrulliniertes Peptid)* herstellten, das die Empfindlichkeit der Tests erhöhte.

Die CCP-Antikörper entdecken etwa gleich viele Kranke wie der Rheumafaktor, sind aber weniger bei anderen Erkrankungen oder Gesunden nachzuweisen und daher aussagekräftiger. CCP-Antikörper sind bei etwa 30 % der rheumafaktor-negativen Patienten mit rheumatoider Arthritis positiv und ermöglichen ihnen eine frühe Behandlung. Sie deuten außerdem auf eine schnelle Entwicklung von Gelenkschäden hin. Zur Verlaufskontrolle eignen sie sich nicht.

💧 Bestimmung im Blut

➤ Unklare Gelenkbeschwerden
➤ Verdacht auf rheumatoide Arthritis (→ S. 287)

🠕 CCP-Nachweis/CCP-Erhöhung

➤ Rheumatoide Arthritis (→ S. 287)
➤ Andere Autoimmunerkrankungen, v. a. Lupus erythematodes mit Gelenkbeteiligung

CDT (Carbohydrate-deficient Transferrin, Kohlenhydrat-defizientes Transferrin)

🧪 Referenzbereich Blut [TLD]

< 2,7 % des Gesamt-Transferrins

🗡 Hintergrund

CDT *(Carbohydrate-deficient Transferrin, Kohlenhydrat-defizientes Transferrin)* ist der spezifischste Marker eines Alkoholmissbrauchs.

Das Eisen-Transporteiweiß *Transferrin* (→ S. 70, S. 139) hat zwei verzweigte Kohlenhydratketten. Jede Verzweigung endet in einem Sialinsäuremolekül. Alkoholeinfluss stört die Bildung der Kohlenhydratketten und die Zahl der Sialinsäuremoleküle vermindert sich. Ab einem Konsum von mindestens 50–80 g Ethanol (z. B. 1–1,6 l Bier oder 0,5–0,8 l Wein) täglich über mehr als eine Woche kann dies diagnostisch genutzt werden.

Die Bestimmung der CDT erfasst weder kurzzeitige Alkoholexzesse noch längeren Konsum von weniger als 40 g Alkohol täglich. Auch ein Rückschluss vom CDT-Wert auf die Alkoholmenge pro Tag ist nicht möglich (→ auch S. 166).

💧 Bestimmung im Blut

➤ Alkoholmissbrauch, Abstinenzkontrolle
➤ Erhöhte Leberwerte
➤ Juristische Fragestellungen (z. B. verkehrsmedizinische Gutachten)

🔄 CDT-Erhöhung

➤ Alkoholmissbrauch
➤ Lebererkrankungen ohne Alkoholmissbrauch
➤ Angeborene Transferrin-Varianten
➤ Sehr seltene Stoffwechselstörungen

⚠ Gut zu wissen

Selbst bei völligem Alkoholverzicht werden immer einige Kohlenhydratketten mit höchstens zwei Sialinsäuremolekülen gebildet. Der CDT-Wert ist also nie Null.

CEA (Carcinoembryonales Antigen, Karzinoembryonales Antigen)

🧪 Referenzbereich Blut [GN; KLL]

➤ Nichtraucher: < 5,0 µg/l (methodenabhängig)
➤ Raucher: < 10,0 µg/l (methodenabhängig)

🗡 Hintergrund

Das **CEA** *(Carcinoembryonales Antigen, Karzinoembryonales Antigen)* ist Tumormarker der Wahl bei Dick- und Mastdarmkrebs (→ S. 263).

CEA kommt beim Gesunden in geringen Mengen in der Dick- und Mastdarmschleimhaut, anderen Epithelien (Deckgeweben) und Drüsen vor, z. B. des Magens, der Bauchspeicheldrüse und der Leber. In hoher Konzentration wird CEA von vielen bösartigen Tumoren gebildet, insbesondere Karzinomen von Drüsen.

Am besten eignet sich CEA als Tumormarker des Dick- und Mastdarmkrebses, jedoch nur in der Verlaufskontrolle, nicht zur Krebsvorsorge oder Diagnostik. Dazu ist es nicht empfindlich genug und bei zu vielen anderen Erkrankungen erhöht (→ S. 7, S. 145). Werte über dem 4-fachen des Referenzbereiches machen aber eine bösartige Erkrankung wahrscheinlich. Eine gewisse Bedeutung hat CEA außerdem bei der Klärung von Lebertumoren.

💧 Bestimmung im Blut

➤ Verlaufskontrolle bei CEA-positiven Tumoren, v. a. Dick- oder Mastdarmkrebs
➤ Unklare Lebertumoren

🔄 CEA-Erhöhung

➤ Dick- und Mastdarmkrebs (Tumormarker erster Wahl)
➤ Magen-, Bauchspeicheldrüsen-, Brust-, Lungen-, Eierstock- oder Gebärmutterhalskrebs, medulläres Schilddrüsenkarzinom (Tumormarker zweiter Wahl)
➤ Entzündungen von Leber, Bauchspeicheldrüse, Magen-Darm und Lunge

Chlorid (Cl⁻)

🜂 Referenzbereich Blut [KLL]

96–110 mmol/l

🜂 Referenzbereich Urin [KLL]

24-Std.-Sammelurin: 110–260 mmol/24 Std.

🜂 Referenzbereich Schweiß [TLD]

Nach Stimulation **(Pilocarpin-Iontophorese-Schweißtest)** < 40 mmol/l

🗲 Hintergrund

Chlorid *(Cl⁻)* ist eines der wichtigsten Mengenelemente (→ S. 277) des menschlichen Körpers, wobei sich sein Hauptanteil außerhalb der Zellen befindet. In den Zellen selbst ist wenig Chlorid enthalten. Ausnahme sind die salzsäureproduzerenden Zellen im Magen und die Schweißdrüsenzellen.

Chlorid regelt zusammen mit dem Natrium-Ion (→ S. 117) wesentlich die Wasserverteilung im Körper. Gleichzeitig ist Chlorid eines der bedeutsamsten Blutsalze.

Die Interpretation veränderter Chlorid-Werte ist nur zusammen mit dem Säure-Basen-Haushalt und den Werten weiterer Elektrolyte wie Natrium und Kalzium möglich. So gehen beispielsweise Veränderungen der Natriumkonzentration im Blut meist mit einer gleichsinnigen Veränderung der Chloridkonzentration im Blut einher, da das Chlorid dem Natrium gewissermaßen hinterherfließt.

Das Chlorid im Urin wird außerdem von der Kochsalzaufnahme mit der Nahrung beeinflusst. Die Chloridbestimmung im Schweiß wird labordiagnostisch nur bei Verdacht auf Mukoviszidose eingesetzt.

💧 Bestimmung im Blut

➤ Störungen des Natrium- und Wasserhaushaltes
➤ Störungen des Säure-Basen-Haushaltes, vor allem Unterscheidung der verschiedenen Formen von metabolischen Azidosen (→ S. 273)
➤ Kontrolle unter Behandlung mit Diuretika (harntreibende Medikamente → S. 264)
➤ Kontrolle während intensivmedizinischer Behandlung

💧 Bestimmung im Urin

Veränderte Natrium- und/oder Chloridspiegel im Blut

💧 Bestimmung im Schweiß

Verdacht auf Mukoviszidose (→ S. 279)

🔴 Chlorid-Erhöhung im Blut

➤ Andauernde Durchfälle (Bikarbonatverlust)
➤ Metabolische Azidose (→ S. 273)
➤ Nebennieren-Unterfunktion (→ S. 280)
➤ Bestimmte Nierenerkrankungen, die mit Ausscheidungsstörungen von Ionen (geladenen Teilchen) in den Nierentubuli einhergehen (renale tubuläre Azidosen)
➤ (Scheinbar) durch Einnahme bromid- oder jodidhaltiger Medikamente, da diese bei der Chloridbestimmung mitbestimmt werden

🔵 Chlorid-Erniedrigung im Blut

➤ Chloridverlust durch Erbrechen (Magensaft enthält viel Chlorid)
➤ Chloridverluste über die Nieren durch Einnahme von Diuretika (harntreibende Medikamente → S. 264)
➤ Chloridverluste durch starkes Schwitzen
➤ Metabolische Alkalose → S. 47

🎚 Chlorid-Veränderungen im Urin

Wie bei Natriumveränderungen im Urin (→ S. 118), da die Natrium- und Chloridausscheidung mit dem Urin sich meist gleichsinnig verändern

🔴 Chlorid-Erhöhung im Schweiß

Mukoviszidose (→ S. 279)

ℹ️ *Cholesterin:* → Gesamtcholesterin S. 77;
→ HDL-Cholesterin S. 89;
→ LDL-Cholesterin S. 109;
→ LDL/HDL-Quotient S. 109

Cholinesterase (ChE)

🧪 Referenzbereich Blut [KLL]

➤ Kinder über ein Jahr, nicht schwangere Frauen und Männer: 4,9–12,0 kU/l (Messung bei 37 °C)
➤ Schwangere Frauen und Frauen, die die »Pille« einnehmen: 3,7–9,1 kU/l (Messung bei 37 °C)

🖋 Hintergrund

Cholinesterasen sind Enzyme, die Cholinester spalten:

➤ Eine Variante spaltet nur Cholinester. Sie kommt vor allem im Nervensystem vor und inaktiviert dort Azetycholin, einen Überträgerstoff im Nervensystem und an der Verbindung zwischen Nerv und Muskel.
➤ Eine andere Variante spaltet noch andere Ester und kommt in zahlreichen Organen vor, wobei die im Blut messbare Cholinesterase ausschließlich aus der Leber stammt.

Wenn in der Labormedizin von Cholinesterase die Rede ist, ist nur diese zweite Variante gemeint.

Da die Cholinesterase in der Leber gebildet wird, erlaubt sie zusammen mit anderen Laborwerten (z. B. Quick-Wert, Albumin) Aussagen über die Leberfunktion. Sie ist allerdings nur bei schweren Leberschäden vermindert. Darüber hinaus wird die Cholinesterase vor allem bei Pestizidvergiftungen diagnostisch genutzt.

Medizinisch bedeutsam sind außerdem verschiedene Cholinesterase-Varianten mit verminderter Aktivität. Im Alltag ist dies bedeutungslos. Wird jedoch während einer Operation Succinylcholin zur Muskelentspannung gegeben, so ist dessen Abbau verzögert, sodass die Muskel- und damit die Atemtätigkeit nach der Operation nur sehr langsam wiederkommt. Diese Komplikation ist vermeidbar, wenn sie vor der Operation bekannt ist.

Cholinesterase-Erhöhungen kommen zwar vor, werden aber nicht zur Diagnose genutzt.

🩸 Bestimmung im Blut

➤ Lebererkrankungen
➤ Verdacht auf Pestizidvergiftung
➤ Vor Narkosen bei Verdacht auf einen genetisch bedingt verzögerten Abbau des muskelentspannenden Mittels Succinylcholin

🔴 Cholinesterase-Erhöhung

➤ Diabetes (→ S. 263)
➤ Koronare Herzkrankheit (→ S. 273)
➤ Bestimmte Fettstoffwechselstörungen mit Erhöhung der Neutralfette (Triglyzeride)
➤ Erkrankungen mit länger dauerndem Eiweißverlust, z. B. Nephrotisches Syndrom (→ S. 281)
➤ Erhebliches Übergewicht (leichte Erhöhung)
➤ Fettleber (leichte Erhöhung)

🔵 Cholinesterase-Erniedrigung

➤ Lebererkrankungen mit eingeschränkter Leberfunktion und damit verminderter Cholinesterasebildung, beispielsweise Leberzirrhose (→ S. 274), chronische Hepatitis (→ S. 270)
➤ Andere schwere Erkrankungen, Schock
➤ Akuter Schub eines Morbus Crohn (→ S. 278) oder einer Colitis ulcerosa (→ S. 262)
➤ Mangelernährung
➤ Vergiftungen (v. a. Knollenblätterpilz-, Pestizidvergiftung), chronische Pestizidbelastung
➤ Bestimmte Medikamente
➤ Angeborene ChE-Varianten (leichte Erniedrigung, aber verzögerter Abbau des muskelentspannenden Mittels Succinylcholin)
➤ Schwangerschaft (leichte Erniedrigung)

⚠ Gut zu wissen

Falls Sie eine Cholinesterase-Variante mit veränderter Aktivität haben, sollten Sie immer einen entsprechenden Ausweis bei sich tragen, damit der Narkosearzt bei einer ungeplanten Operation informiert ist.

ℹ Choriongonadotropin, humanes → hCG S. 38

Chrom (Cr)

🧪 Referenzbereich Blut [KLL; TLD]

Serum: < 0,5 µg/l (10 nmol/l),
methodenabhängig

Vollblut: 0,5–4 µg/l (10–75 nmol/l),
methodenabhängig

🧪 Referenzbereich Urin [TLD]

24-Stunden-Sammelurin: < 0,7 µg/24 Std.
(< 13 nmol/24 Std.)

🧪 µg/l x 19,2 = nmol/l; nmol/l x 0,05 = µg/l

🔬 Hintergrund

Chrom *(Cr)* ist ein für den Menschen essenzielles (lebensnotwendiges) Spurenelement, das allerdings bei Überdosierung zu Vergiftungen führen kann.

Chrom wird mit der Nahrung aufgenommen und über die Nieren ausgeschieden.

Dreiwertiges Chrom (Cr^{3+}) ist nach heutigem Kenntnisstand für den Glukose- und Fettstoffwechsel von Bedeutung. Es verstärkt die Insulinwirkung und ein Chrom-Mangel hat eine verschlechterte Glukosetoleranz (→ S. 268) sowie eine Erhöhung der Blutfettspiegel zur Folge. Weitere Funktionen des Chroms im Körper sind bislang nicht gesichert.

Nach Ansicht einiger Mediziner liegt die Chromaufnahme in Mitteleuropa etwas unter dem Optimum, bei normaler Ernährung ist ein echter Chrommangel jedoch nicht zu befürchten.

Sechswertiges Chrom (Cr^{6+}) und dreiwertiges Chrom (Cr^{3+}) in sehr hoher Dosierung sind hingegen toxisch. Sechswertiges Chrom (Cr^{6+}) reizt die Schleimhäute des Magen-Darm-Trakts und der Atemwege, schädigt Gehirn und Nieren und ist außerdem krebserzeugend. Von Bedeutung sind in erster Linie chronische Vergiftungen durch langjährige Exposition am Arbeitsplatz, vor allem in der Farb-, Glas-, Metall-, Zement- und Gummiindustrie sowie in der Gerberei. Außerdem ist sechswertiges Chrom häufiger Verursacher von Kontaktallergien.

Die labordiagnostische Bestimmung von Chrom ist aus mehreren Gründen äußerst problematisch:

➤ Verunreinigungen der Probe sind kaum zu vermeiden.
➤ Die Chromkonzentration im Blut spiegelt die Versorgung des Körpers nur unzureichend wider. Selbst bei Chrommangel ist eine erhöhte Ausscheidung mit dem Urin möglich.
➤ Auch die Haaranalyse ist nicht zuverlässig.
➤ Die Werte stark methodenabhängig.

Entsprechend sind alle Chrom-Laborwerte mit Vorsicht zu betrachten.

Bei älteren Menschen sind die Chromspiegel im Blut niedriger als bei jüngeren.

💧 Bestimmung in Blut und/oder Urin

➤ Verdacht auf Chrommangel, insbesondere bei lang dauernder künstlicher Ernährung, Mangelernährung oder bei verminderter Glukosetoleranz
➤ Verdacht auf Chromvergiftung

🔺 Chrom-Erhöhung im Blut

➤ Nierenfunktionsstörung
➤ Peritonealdialyse
➤ Chromvergiftung

🔻 Chrom-Erniedrigung im Blut

➤ Mangelernährung, länger dauernde künstliche Ernährung
➤ Darmerkrankungen, die zu einer gestörten Aufnahme (Resorption) der Nährstoffe führen
➤ Infektionen
➤ Stress
➤ Schwangerschaft

⚠️ Gut zu wissen

Eine Chrombestimmung unter dem Verdacht des Chrommangels ist angesichts der methodischen Unsicherheiten und der Seltenheit eines Chrommangel nur sehr selten sinnvoll.

ℹ️ Chromogranin A → Tumormarker S. 143

Chymotrypsin im Stuhl

 Referenzbereich Stuhl [GN]

> 6 U/g Stuhl

🔬 Hintergrund

Die Bestimmung des **Chymotrypsins im Stuhl** erlaubt Rückschlüsse auf die Sekretion von Verdauungsenzymen durch die Bauchspeicheldrüse.

Die Bauchspeicheldrüse (Pankreas) besteht aus zwei Anteilen:

➤ Zum einen ist sie eine Verdauungsdrüse (sog. exokriner Bauchspeicheldrüsenanteil). Täglich werden ungefähr 1,5 l Bauchspeicheldrüsensaft produziert und in den Anfangsteil des Dünndarms abgegeben. Der Bauchspeicheldrüsensaft enthält zahlreiche Enzyme, die für die Eiweiß-, Kohlenhydrat- und Fettverdauung erforderlich sind.

➤ Zum anderen ist die Bauchspeicheldrüse eine Hormondrüse (der endokrine Bauchspeicheldrüsenanteil), die mehrere Hormone zur Regulation des Kohlenhydratstoffwechsel bildet, darunter Insulin (→ S. 272).

Beide Anteile der Bauchspeicheldrüse können unabhängig voneinander erkranken.

Chymotrypsin ist ein Enzym der Eiweißverdauung. Im Stuhl ist zwar nur ein geringer Anteil des in den Dünndarm abgegebenen Chymotrypsins zu finden. Da Chymotrypsin aber im Darm nur wenig verändert wird, kann der Arzt vom Chymotrypsingehalt im Stuhl auf die Chymotrypsinabgabe in den Darm und damit die Funktion des exokrinen Bauchspeicheldrüsenanteils schließen.

Ist die Funktion des exokrinen Bauchspeicheldrüsenanteils gestört, so wird weniger Chymotrypsin als normal in den Dünndarm abgegeben und entsprechend sinkt auch der Chymptrypsingehalt im Stuhl.

Normal ist eine Chymotrypsinaktivität über 6 U/g Stuhl. Eine Aktivität von 3–6 U/g Stuhl

gilt als zweifelhaft. Eine Aktivität unter 3 U/g Stuhl ist eindeutig zu niedrig.

Das Chymotrypsin ist allerdings erst vermindert, wenn schon große Teile des exokrinen Bauchspeicheldrüsenanteils ausgefallen sind. Für die Diagnose leichter Bauchspeicheldrüsenfunktionseinschränkungen ist es nicht geeignet.

💧 Bestimmung im Stuhl

➤ Verdacht auf (exokrine) Funktionsstörung der Bauchspeicheldrüse
➤ Ursachensuche bei unklaren Verdauungsstörungen, z. B. Durchfällen

🔄 Chymotrypsin-Erniedrigung im Stuhl

➤ Mäßige bis schwere Funktionsstörungen der (exokrinen) Bauchspeicheldrüse, beispielsweise bei chronischer Bauchspeicheldrüsenentzündung (→ S. 259), Mukoviszidose (→ S. 279)
➤ Durchfälle anderer Ursache
➤ Bestimmte Magenoperationen
➤ Eiweißmangelernährung

⚠ Vor dem Test

Es müssen mindestens drei Stuhlproben untersucht werden, wobei eine ungefähr erbsengroße Probe ausreicht. Einen entsprechenden Behälter erhalten Sie vom Arzt.

Medikamente, die Bauchspeicheldrüsenenzyme enthalten (z. B. Kreon®), müssen mindestens fünf Tage vor Gewinnung der ersten Stuhlprobe abgesetzt werden, da die in ihnen enthaltenen Enzyme sonst mitbestimmt werden.

Auch Abführmittel können das Ergebnis verfälschen und müssen ebenfalls abgesetzt werden.

⚠ Gut zu wissen

Sensitiver (empfindlicher) und spezifischer als die Chymotrypsinbestimmung im Stuhl ist die Messung der Pankreas-Elastase 1 im Stuhl (→ S. 121). Letztere hat die Bestimmung des Chymotrypsins im Stuhl deshalb weitestgehend abgelöst.

CK (Creatinkinase, Kreatinkinase)

🧪 Referenzbereich Blut [GN; KLL; TLD]

Gesamt-CK:

➤ Frauen < 145 U/l (Messung bei 37 °C)
➤ Männer < 170 U/l (Messung bei 37 °C)

CK-MB-Aktivität: < 24 U/l (Messung bei 37 °C) bzw. weniger als 6 % der Gesamt-CK

CK-MB-Masse: < 5–10 µg/l (methodenabhängig)

🖊 Hintergrund

Die CK *(Creatinkinase, Kreatinkinase)* ist einer der wichtigsten Laborwerte zur Diagnostik von Herz- und Muskelerkrankungen.

Die CK spielt eine wesentliche Rolle bei der Energieversorgung der Zellen. Sie kommt überall im Körper vor, in besonders großen Mengen im Herzmuskel, im Skelettmuskel und im Gehirn.

Im Blut sind drei Isoenzyme (Typen eines Enzyms) zu finden, die durch unterschiedliche Kombination der zwei Untereinheiten CK-M und CK-B entstehen.

➤ Die *CK-MB* aus je einer Untereinheit CK-M und CK-B ist vor allem im Herzmuskel zu finden.
➤ Die *CK-MM* aus zwei Untereinheiten CK-M kommt insbesondere im Skelettmuskel vor.
➤ Die *CK-BB* aus zwei Untereinheiten CK-B ist vor allem im Gehirn enthalten.

Ein weiteres Isoenzym, die *CK-MiMi,* ist normalerweise nicht im Blut zu finden.

Labordiagnostisch werden die Bestimmung der Gesamt-CK und der CK-MB-Aktivität bzw. -Masse zur Diagnose und Differenzierung von Skelett- und Herzmuskelerkrankungen genutzt.

💧 Bestimmung im Blut

➤ Herzmuskelerkrankungen, vor allem Verdacht auf Herzinfarkt
➤ Skelettmuskelerkrankungen

➤ Kontrolle bei Lysebehandlung eines Herzinfarkts (Versuch der Gefäßwiedereröffnung durch ein gerinnselauflösendes Medikament)

🔵 CK-Erhöhung

Gesamt-CK erhöht, CK-MB-Aktivität < 6 % der Gesamt-CK oder CK-MB-Masse normal: Skelettmuskelschäden

➤ Starke, insbesondere ungewohnte körperliche Anstrengung
➤ Intramuskuläre Injektion (Spritze in den Muskel)
➤ Alle Erkrankungen mit erhöhter Muskeltätigkeit, z. B. Krampfanfall
➤ Operation, schwere Verletzung
➤ Muskelentzündungen, z. B. Polymyositis (→ → S. 263, S. 284)
➤ Muskelschwund (Gruppe von Erkrankungen mit Degeneration der Skelettmuskulatur, oft im Kindesalter beginnend und mit extremer CK-Erhöhung einhergehend → S. 279)
➤ Bestimmte Medikamente

Gesamt-CK erhöht, CK-MB-Aktivität > 6 % der Gesamt-CK oder CK-MB-Masse erhöht: Herzmuskelschäden

➤ Akuter Herzinfarkt (→ S. 270). Je stärker die Erhöhung, desto größer in der Regel der Infarkt. Die CK beginnt meist nach ~ vier Stunden anzusteigen, der Gipfelwert wird nach ~ 20 Stunden erreicht
➤ Herzmuskelentzündung (→ S. 270)
➤ Herzoperation, Herz-Lungen-Wiederbelebung, Herzprellung (bei Unfall)

Gesamt-CK normal oder erhöht, CK-MB-Aktivität > 25 % der Gesamt-CK: *Makro-CK*

➤ *Makro-CK Typ 1* durch Bindung von CK an Immunglobuline: ohne Krankheitswert
➤ *Makro-CK Typ 2* durch Freisetzung und Zusammenlagerung von CK-MiMi: schwere Erkrankungen, Tumoren, Leberzirrhose

ℹ️ [p]CO$_2$ (Kohlendioxid-[Partialdruck]) → Blutgasanalyse S. 46
ℹ️ Cobalamin → Vitamin B12 S. 155

Cobalt (Kobalt, Co)

🧪 Referenzbereich Blut [TLD]

Serum: < 0,5 µg/l (10 nmol/l)

Vollblut: 0,5–3,9 µg/l (8,5–66 nmol/l)

🧪 Referenzbereich Urin [TLD]

24-Stunden-Sammelurin: : < 1,5 µg/24 Std. (26 nmol/24 Std.)

⚙ µg/l x 17 = nmol/l; nmol/l x 0,06 = µg/l

🖊 Hintergrund

Cobalt *(Kobalt, Co)* wird als Bestandteil von Vitamin B12 (Cobalamin → S. 155) und für einige Enzyme benötigt. Aufgenommen wird es vor allem mit Vitamin B12. Mangelerscheinungen sind nicht bekannt.

Cobalt wird über die Nieren ausgeschieden. Nur bei sehr hoher Aufnahme kommt es zu Vergiftungserscheinungen, vor allem an Schleimhäuten, Leber, Nieren und Herz. Einige Cobaltverbindungen sind krebserzeugend. Cobalt ist außerdem häufiger Auslöser von Kontaktallergien. Betroffen sind v. a. Arbeiter in der Glas-, Porzellan-, Hartmetall- und Zementverarbeitung.

Die Cobaltbestimmung ist labordiagnostisch von untergeordneter Bedeutung. Die normalen Blut- und Urinkonzentrationen sind kaum nachweisbar, sodass die häufigen Verunreinigungen die Ergebnisse stark verfälschen. Nicht messbare Spiegel haben zudem keine Konsequenzen. Auch die Diagnose einer Cobaltbelastung ist problematisch, unter anderem wegen der Verunreinigungsmöglichkeit und weil die Blut- und Urinspiegel die Belastung nur unzureichend widerspiegeln.

Eine Cobaltbestimmung ist aus diesen Gründen nur extrem selten sinnvoll.

💧 Bestimmung in Blut und/oder Urin

Verdächtige Beschwerden bei möglicher Cobaltexposition

🔵 Cobalt-Erhöhung im Blut

Cobaltvergiftung

Coeruloplasmin (Cp)

🧪 Referenzbereich Blut [TLD]

➤ Männer 0,22–0,4 g/l
➤ Nicht schwangere Frauen 0,25–0,6 g/l, Schwangere bis etwa zum Doppelten des oberen Referenzbereichswertes
➤ Kinder unter drei Jahren 0,31–0,91 g/l
➤ Kinder über drei Jahren 0,25–0,46 g/l, in der Pubertät Angleichung an Erwachsenenwerte

🖊 Hintergrund

Das Coeruloplasmin *(Cp)* ist in erster Linie für die Diagnostik des Morbus Wilson (→ S. 279), einer Kupferspeicherkrankheit, von Bedeutung.

Coeruloplasmin wird in der Leber gebildet. Es ist ein Eiweiß mit Kohlenhydratanteil und dient als Transporteiweiß für Kupfer im Blut. Ein Coeruloplasminmolekül kann 6–8 Kupferatome binden.

Außerdem nimmt Coeruplasmin Aufgaben im Eisenstoffwechsel wahr und wirkt als Antioxidans.

Coeruloplasmin zählt zu den *Akute-Phase-Proteinen,* das heißt es wird bei Entzündungen vermehrt gebildet.

Coeruloplasmin-Erhöhungen kommen vor, spielen aber labordiagnostisch nur insofern eine Rolle, als dass sie eine Coeruloplasmin-Erniedrigung verdecken können.

Die labordiagnostische Bedeutung des Coeruloplasmins liegt in der Diagnostik des Morbus Wilson, einer Störung des Kupferstoffwechsels, die mit einer Coeruloplasmin-Erniedrigung einhergeht.

Da auch andere Erkrankungen zu niedrigen Coeruloplasmin-Spiegeln führen können, müssen immer die Beschwerden des Patienten und weitere Laborwerte des Kupferstoffwechsels (→ S. 108) berücksichtigt werden.

Aus dem gleichen Grund ist die Coeruloplasmin-Bestimmung als Suchtest nicht geeignet.

🔵 Bestimmung im Blut

➤ Unklare Fütterungsschwierigkeiten, abnorm schlaffe oder steife Muskeln und Krämpfe bei Babys

➤ Unklare Lebererkrankungen bei Kindern und Jugendlichen

➤ Unklare neurologische Beschwerden, vor allem motorische Störungen (z. B. Zittern, Schreib-, Gangstörungen) und/oder Verhaltensauffälligkeiten bei Jugendlichen und Erwachsenen, vor allem wenn ein Leberschaden besteht

➤ Blutarmut mit zu kleinen und zu wenig Eisen enthaltenden roten Blutkörperchen (hypochrome mikrozytäre Anämie → S. 71), die aber nicht auf Eisengabe anspricht

🔵 Coeruloplasmin-Erhöhung

➤ Entzündungen (Akute-Phase-Protein)
➤ Tumoren, Hodgkin-Lymphom (→ S. 271)
➤ Leberentzündungen, Gallenstau
➤ Herzinfarkt
➤ Schwangerschaft, Einnahme der »Pille« oder Hormonersatztherapie in bzw. nach den Wechseljahren

🔵 Coeruloplasmin-Erniedrigung

➤ Morbus Wilson (→ S. 279) mit gestörtem Einbau des Kupfers in das Coeruloplasmin und Kupferablagerung in den Geweben. Weitere Laborbefunde sind ein niedriger Gesamtkupferspiegel im Blut, ein erhöhtes freies Kupfer im Blut und eine gesteigerte Kupferausscheidung mit dem Urin (→ S. 108)

➤ Coeruloplasminverlust über die Nieren (z. B. bei nephrotischem Syndrom → S. 281), über den Darm oder die Haut (bei großflächigen Verbrennungen)

➤ Schwere Leberschäden

➤ Kupfermangel (selten → S. 108)

➤ Angeborener Coeruloplasmin-Mangel (sehr selten, mit unterschiedlichen Beschwerden einhergehend)

➤ Menkes-Krankheit (sehr seltene Kupferstoffwechselstörung). Der Kupferspiegel im Blut ist vermindert

Coombs-Test
(Antihumanglobulintest)

🧪 Referenzbereich Blut

Direkter und indirekter Coombst-Test: Negativ

Hintergrund

Der **Coombs-Test** soll **inkomplette Antikörper** gegen rote Blutkörperchen nachweisen.

Inkomplette Antikörper (lösliche Abwehrstoffe → S. 95) heften sich an rote Blutkörperchen und schädigen diese. Aufgrund ihrer Struktur können sie die Blutkörperchen aber nicht miteinander vernetzen, sodass eine sichtbare Verklumpung ausbleibt. Zum Nachweis muss im Labor ein »Vermittler« zugefügt werden, der die Antikörper miteinander verbindet und den Brückenschlag zwischen den Blutkörperchen erlaubt. Dieser Vermittler ist das **Anti-Humanglobulin** *(AHG)* oder *Coombs-Serum*.

➤ Der **direkte Coombs-Test** weist inkomplette Antikörper auf den roten Blutkörperchen nach. Der Probe wird Anti-Humanglobulin zugegeben. Sind die roten Blutkörperchen mit inkompletten Anikörpern beladen, so kommt es zur sichtbaren Agglutination

➤ Der **indirekte Coombs-Test** sucht nach inkompletten Antiköpern im Serum. Zum Patientenserum werden Testerythrozyten mit festgelegten Antigenen hinzugefügt. Bei Vorhandensein von Antikörpern binden sich diese (zunächst unsichtbar) an die Testerythrozyten. Durch Zugabe von Anti-Humanglobulin kommt es zur Verknüpfung der roten Blutkörperchen und damit zur Agglutination.

Bei einem positiven Testausfall werden die Antikörper in einem zweiten Schritt genau differenziert.

🔵 Bestimmung im Blut

Direkter Coombs-Test:

➤ Autoimmunhämolytische Anämie (Blutarmut infolge vorzeitigen Abbaus der roten Blutkörperchen durch Autoantikörperbildung, → S. 259)

➤ Transfusionszwischenfall
➤ Rhesusunverträglichkeit beim Neugeborenen (Morbus haemolyticus neonatorum→ S. 278)
➤ Antikörpernachweis im indirekten Coombs-Test

Indirekter Coombst-Test:
➤ Autoimmunhämolytische Anämie
➤ Bei jeder Blutgruppenbestimmung (→ S. 179)
➤ Im Rahmen der Kreuzprobe vor Transfusionen (→ S. 49)
➤ Zweimal während jeder Schwangerschaft

🎲 Positiver Test

Vorhandensein inkompletter Antikörper

- ℹ️ Corticotropin → ACTH S. 18
- ℹ️ Cortisol → Kortisol S. 105
- ℹ️ Cp → Coeruloplasmin S. 62
- ℹ️ C-Peptid → Insulin S. 99
- ℹ️ Creatinkinase → CK S. 61
- ℹ️ Crosslaps → CTX S. 66
- ℹ️ Crosslinks → Desoxypyridinolin und Pyridinolin S. 67

CRP (C-reaktives Protein) **und** hsCRP (high sensitivity CRP)

🧪 Referenzbereich Blut [GN; KLL]

CRP: < 5 mg/l

hsCRP:
➤ Geringes Herzinfarktrisiko bei Gesunden bei CRP < 0,6 mg/l
➤ Erhöhtes Herzinfarktrisiko bei Gesunden bei CRP > 4 mg/l

✏️ Hintergrund

Das **CRP** *(C-reaktives Protein)* ist mittlerweile der wichtigste Entzündungswert im Blut, da es im Vergleich zu anderen Werten empfindlicher und spezifischer ist und sehr rasch reagiert.

CRP ist ein Eiweiß, das in der Leber gebildet wird. Bei Infektionen heftet CRP sich an viele Bakterien, Pilze und Parasiten, es bindet aber auch an geschädigte oder abgestorbene Körperzellen. Durch Komplementaktivierung und Anlocken weiterer Abwehrzellen leitet es die Beseitigung der Infektionserreger oder der toten körpereigenen Zellen ein.

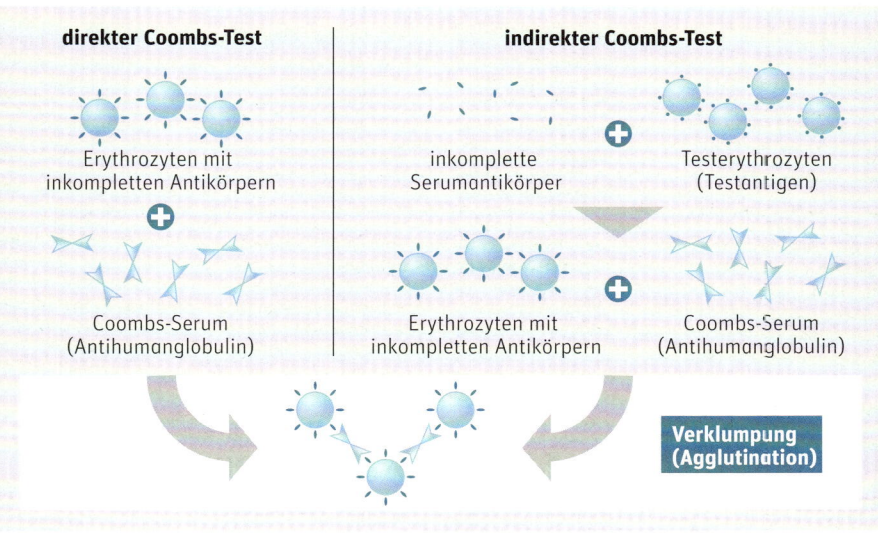

Testschema beim direkten und indirekten Coombs-Test im Vergleich [ASM]

Bei akuten Entzündungen steigt die CRP-Produktion innerhalb von 6–12 Std. an, wobei das Ausmaß des CRP-Anstiegs gewisse Rückschlüsse auf die Schwere der Entzündung erlaubt. Die stärksten Anstiege werden bei bakteriellen Infektionen beobachtet.

➤ Werte bis 50 mg/l sind typisch für leichte bis mittelschwere Entzündungen, etwa eine Blasenentzündung. Auch die Werte bei Tumoren oder Herzinfarkt bewegen sich in diesem Bereich.

➤ Werte von 50–100 mg/l zeigen eine behandlungsbedürftige Entzündung an.

➤ Patienten mit einem CRP über 100 mg/l sind in aller Regel schwer krank, meist liegt eine bakterielle Infektion vor. Diese Werte sind z. B. vereinbar mit einer bakteriellen Nierenbecken-, Lungen- oder Hirnhautentzündung oder einer Blutvergiftung.

Bei Virusinfektionen steigt der CRP-Wert typischerweise gar nicht oder nur wenig an.

Es ist aber nur eine orientierende, keine sichere Unterscheidung zwischen bakterieller und viraler Infektion möglich.

Nach Abklingen der Entzündung fällt das CRP fast ebenso schnell wieder ab wie es angestiegen ist. Dadurch eignet es sich ausgezeichnet für die Verlaufs- und Behandlungskontrolle.

Methoden, die besonders auf die Messung geringer CRP-Konzentrationen ausgelegt sind, werden als **hsCRP** (high sensitivity CRP) bezeichnet. Sie werden insbesondere zur Beurteilung des Risikos eines Herzinfarkts bei Beschwerdefreien oder zu Prognoseabschätzung bei instabiler Angina pectoris und Herzinfarkt eingesetzt. Werte über 4 mg/l zeigen bei Gesunden ein erhöhtes Herzinfarktrisiko. Allerdings gibt es bei den bisherigen Untersuchungen Widersprüche, sodass der konkrete Nutzen für den Patienten oder zumindest bestimmte Patientengruppen nach wie vor umstritten ist. Werte über 10 mg/l nach 10 Tagen sind bei Herzinfarktpatienten ein Hinweis auf eine schlechtere Prognose.

Bei gleichzeitiger Entzündung ist eine CRP-Bestimmung zur Risikobeurteilung sinnlos.

🌢 Bestimmung im Blut

CRP:
➤ Suchtest auf Infektionen
➤ Verlaufskontrolle bekannter Infektionen
➤ Verdacht auf nicht-infektiöse Entzündungen, z. B. rheumatisch-entzündliche Erkrankungen
➤ Aktivitätsbeurteilung bei Morbus Crohn und Colitis ulcerosa (→ beide S. 278)

hsCRP: Risiko- und Prognoseabschätzung für Herz-Kreislauf-Erkrankungen, vor allem Herzinfarkt (→ S. 270)

🌀 CRP-Erhöhung

➤ Infektionen, vor allem bakterielle Infektionen
➤ Nicht-infektiöse Entzündungen, beispielsweise rheumatische und andere Autoimmunerkrankungen, chronisch-entzündliche Darmerkrankungen, Bauchspeicheldrüsenentzündung
➤ Operation (Gipfel zwei Tage nach der Operation)
➤ Bösartige Tumoren
➤ Akutes Koronarsyndrom, Herzinfarkt
➤ Schwangerschaft
➤ Leichte Erhöhung bei Rauchern, Übergewicht, Hormonbehandlung, nach extremer körperlicher Anstrengung

⊘ Gut zu wissen

Das CRP ist weniger störanfällig und reagiert schneller als die früher vergleichbar eingesetzte Blutsenkungsgeschwindigkeit (BSG → S. 54). Deshalb hat es diese bei vielen Fragestellungen abgelöst.

Allerdings schließt ein normaler CRP-Wert Virusinfektionen, abgegrenzte bakterielle Infektionen und chronische nicht-infektiöse Entzündungen nicht aus.

Medikamente, die das Abwehrsystem unterdrücken, etwa Kortison, unterdrücken auch die CRP-Bildung.

🔢 cTnI, cTnT → [kardiale] Troponine S. 141

CTX (C-terminale Crosslinks)

⚗ **Referenzbereich Blut** [GN; TLD]

< 0,6 µg/l (methodenabhängig)

⚗ **Referenzbereich Urin**

Methodenabhängig

✎ **Hintergrund**

Die **CTX** (*C-terminale Crosslinks*) gehören zu den wichtigsten Labormarkern für einen Knochenabbau.

Die Kollagenfasern im Knochen sind durch Hydroxypyridinium-Querverbindungen (**Crosslinks,** *Hydroxy-Pyridinium-Crosslinks*) miteinander verknüpft. Werden diese Querverbindungen beim Knochenabbau wieder gelöst, so werden nicht nur die Querverbindungen, sondern auch die dazugehörigen Abschnitte der Kollagenmoleküle frei, gelangen ins Blut und werden über die Nieren ausgeschieden.

Die Bezeichnungen der verschiedenen Laborwerte im Zusammenhang mit diesen frei werdenden Kollagenstückchen sind ausgesprochen kompliziert und leider nicht einheitlich. Die Kollagenbruchstücke werden als **Telopeptide** bezeichnet. Je nachdem, ob sie an ihrem Ende eine Amino- oder eine Carboxylgruppe tragen, werden *N-terminale Crosslinks* (**NTX**) oder *C-terminale Crosslinks* (**CTX**) unterschieden. CTX wiederum kommen als **α-CTX** und als **β-CTX** (*β-Crosslaps*) vor. Labordiagnostisch relevant sind die β-CTX, weil sie nur aus älterem, nicht aber aus gerade erst gebildetem Knochen freigesetzt werden. Sie werden im labormedizinischen Sprachgebrauch vereinfachend oft CTX oder gar Crosslinks genannt, was sehr verwirren kann.

CTX und NTX werden auch bei Abbau von Hautkollagen frei. Das CTX kommt jedoch überwiegend aus dem Knochen und kann daher als Marker des Knochenabbaus genutzt werden. Erhöhte CTX-Werte in Blut oder Urin zeigen einen gesteigerten Knochenabbau jeglicher Ursache an.

Nachts wird mehr Knochen abgebaut als tags: Morgendliche Proben zeigen die höchsten CTX-Werte und sind am zuverlässigsten.

Knochenabbau und CTX-Werte werden darüber hinaus vom Parathormon der Nebenschilddrüse (→ S. 123) und Vitamin D beeinflusst. Im Winter mit weniger Sonnenlicht und damit verminderter Vitamin-D-Produktion ist der Knochenabbau höher als im Sommer, weshalb die CTX-Werte in den ersten Monaten eines Jahres am höchsten sind.

Da die Werte von Tag zu Tag um 10 % schwanken, sind erst Änderungen um 30 % bedeutsam.

💧 **Bestimmung in Blut/Morgenurin**

➤ Verdacht auf erhöhten Knochenabbau
➤ Therapie- und Verlaufskontrolle bei Erkrankungen mit erhöhtem Knochenabbau, z. B. Osteoporose
➤ Abschätzung des Knochenbruchrisikos

🔄 **CTX-Erhöhung**

➤ Osteoporose (→ S. 283)
➤ Nebenschilddrüsen-Überfunktion (Hyperparathyreoidismus → S. 281)
➤ Vitamin-D-Mangel
➤ Bösartige Knochentumoren, z. B. Knochenmetastasen
➤ Paget-Krankheit (→ S. 283)
➤ Kinder im Wachstum
➤ Schwangerschaft

❗ **Hinweise und Bewertung**

Am aussagekräftigsten ist die Bestimmung der CTX im Blut. Die Blutentnahme sollte morgens vor 8.30 Uhr nach zwölfstündigem Fasten erfolgen. Auch gezuckerte Getränke sind nicht erlaubt, da die CTX-Werte durch Zuckeraufnahme sinken.

ℹ Cu^{2+} → Kupfer S. 108
ℹ Cyclische citrullinierte Antikörper → CCP-Antikörper S. 55
ℹ Cyfra 21-1 → Tumormarker S. 143

Cystatin C (CysC)

🧪 Referenzbereich Blut [GN]

➤ Kinder ab ein Jahr und Erwachsene unter 60: 0,5–0,96 mg/l (methodenabhängig)
➤ Erwachsene über 60 Jahren: 0,7–1,2 mg/l (methodenabhängig)

⚡ Hintergrund

Cystatin C *(CysC)* ist ein neuer Laborwert zur Einschätzung der Nierenfunktion. Cystatin C ist ein kleines Eiweiß, das in allen Zellen in täglich ungefähr konstanter Menge entsteht. Es wird ins Blut abgegeben und gelangt ohne Verstoffwechselung in die Nieren und den Urin.

Das Cystatin C im Blut scheint den »klassischen« Nierenwerten Kreatinin (→ S. 212) und Kreatinin-Clearance (→ S. 107) teilweise überlegen zu sein, kann diese aber bislang nicht ersetzen:

➤ Die Cystatin-Bestimmung ist wenig störanfällig, Cystatin C ist nicht abhängig von Nahrungsgewohnheiten oder Muskelmasse, auch Alter und Geschlecht haben weniger Einfluss
➤ Cystatin C im Blut zeigt eine Nierenfunktionseinschränkung empfindlicher an als das Kreatinin.
➤ Die GFR (glomeruläre Filtrationsrate → S. 268) kann aus dem Cystatin C im Blut näherungsweise berechnet werden. Urinsammeln ist nicht nötig.

💧 Bestimmung im Blut

➤ Verdacht auf leichte bis mäßige Nierenfunktionseinschränkung, z. B. bei Diabetes
➤ Kontrolle der Nierenfunktion bei Leberzirrhose, unter Behandlung mit möglicherweise nierenschädigenden Medikamenten

🔄 Cystatin C-Erhöhung

➤ Eingeschränkte Nierenfunktion jeglicher Ursache
➤ Einnahme hoher Dosen Kortison

ℹ D-Dimere → Fibrin[ogen]spaltprodukte S. 73

Desoxypyridinolin und Pyridinolin

🧪 Referenzbereich Urin [GN]

➤ Desoxypyridinolin: 20–70 µg/g Kreatinin (methodenabhängig)
➤ Pyridinolin: 80–280 µg/g Kreatinin (methodenabhängig)

⚡ Hintergrund

Desoxypyridinolin *(DPD)* und Pyridinolin *(PYD)* im Morgenurin sind Marker des Knochenabbaus.

In den Querverbindungen der Kollagenfasern (Crosslinks → S. 66) werden als Hydroxypyridinium-Abkömmlinge Desoxypyridinolin und Pyridinolin verwendet. Desoxypyridinolin kommt fast nur im Knochen vor, Pyridinolin zusätzlich in Knorpel und Sehnen. Beim Kollagenabbau werden sie ins Blut freigesetzt und über die Nieren ausgeschieden.

Die Ausscheidung v. a. von Desoxypyridinolin wird zum Nachweis eines erhöhten Knochenabbaus genutzt. Für die Tages- und Jahresrhythmik gilt das Gleiche wie für die CTX (→ S. 66). Da die Werte von Tag zu Tag um 15–25 % schwanken und von der Muskelmasse beeinflusst werden, sind bei der Frage nach einer Osteoporose die CTX im Blut besser geeignet.

💧 Bestimmung im Urin

Möglicher erhöhter Knochenabbau

🔄 (Desoxy)Pyridinolin-Erhöhung

➤ Osteoporose (→ S. 283)
➤ Nebenschilddrüsen-Überfunktion (→ S. 281)
➤ Vitamin-D-Mangel
➤ Bösartige Tumoren
➤ Paget-Krankheit (→ S. 283)
➤ Schilddrüsen-Überfunktion (→ S. 288)
➤ Rheumatische Erkrankungen, Arthrose

⚠ Gut zu wissen

Die Probe darf nicht dem Sonnenlicht ausgesetzt werden.

ℹ DHEA (Dehydroepiandrosteron) →
Testosteron S. 137
ℹ DHEA-S (DHEAS, DHEA-Sulfat,
Dehydroepiandrosteron-Sulfat) →
Testosteron S. 137
ℹ Diabetes-Risiko → Igel S. 189

Differenzialblutbild
(Weißes Blutbild, Diff-BB)

⚗ **Referenzwerte Blut** [KLL]

➤ *Weiße Blutkörperchen (Leukozyten, Leukos):*
4 000–10 000/µl
➤ **Segmentkernige neutrophile**
Granulozyten: 3 000–5 800/µl
(50–70 % der Leukozyten)
➤ **Stabkernige neutrophile Granulozyten:**
150–400/µl (3–5 % der Leukozyten)
➤ **Lymphozyten:** 1500–3000/µl
(25–45 % der Leukozyten)
➤ **Eosinophile Granulozyten:** 50–250/µl
(1–4 % der Leukozyten)
➤ **Basophile Granulozyten:** 15–50/µl
(0–1 % der Leukozyten)
➤ **Monozyten:** 285–500/µl
(3–7 % der Leukozyten)

⚡ **Hintergrund**

Die drei Gruppen weißer Blutkörperchen gehören alle zum Immunsystem.

Die erste Gruppe sind die **Granulozyten.** Sie zeigen nach dem Anfärben kleine Körnchen, *Granula.* Nach der Farbe der Granula werden *neutrophile Granulozyten* mit kaum sichtbaren Granula, *eosinophile Granulozyten* mit rötlichen Granula und *basophile Granulozyten* mit bläulichen Granula unterschieden.

➤ Die **neutrophilen Granulozyten** sind Fresszellen (→ S. 266). Sie wandern aus dem Blut in die Gewebe und nehmen dort Krankheitserreger und Zelltrümmer in sich auf. Junge neutrophile Granulozyten haben einen wenig eingeschnürten Kern und heißen **stabkernige Granulozyten.** Alte neutrophile Granulozyten haben mehr als drei Abschnitte und heißen

übersegmentierte Granulozyten. Viele stabkernige Granulozyten **(Linksverschiebung)** sind ein Zeichen für Infektionen, weil das Knochenmark dann überstürzt Granulozyten freisetzt. Viele übersegmentierte Granulozyten **(Rechtsverschiebung)** weisen auf eine gestörte Granulozytenbildung hin.

➤ Die **eosinophilen Granulozyten** können neben ihrer »Fresstätigkeit« Histamin inaktivieren und Antigen-Antikörper-Komplexe aufnehmen (Histaminfreisetzung ruft die Beschwerden bei Allergien hervor).
➤ Die **basophilen Granulozyten** sind u. a. an allergischen Sofortreaktionen beteiligt.

Zweite große Gruppe sind die **Lymphozyten.** Sie sind die Zellen der spezifischen Abwehr (→ S. 290). Haben **T-Lymphozyten** »ihr« Antigen erkannt, entwickeln sie sich zu **T-Helferzellen** oder **zytotoxischen T-Zellen.** Hauptaufgabe der T-Helferzellen ist die weitere Stimulation von Abwehrzellen. Zytotoxische T-Zellen können fremde Zellen vernichten. Sie sind an der Abwehr von Viren und Pilzen sowie Tumoren beteiligt. Die **B-Lymphozyten** werden nach Kontakt mit »ihrem« Antigen zu Antikörper bildenden **Plasmazellen** (→ Immunglobuline S. 95).

Die **Monozyten** sind ebenfalls Fresszellen.

➤ Im Differenzialblutbild werden die verschiedenen Untergruppen der weißen Blutkörperchen ausgezählt. Für die meisten Fragen reicht ein **Automaten-Differenzialblutbild.**
➤ Sind die Ergebnisse jedoch nicht plausibel oder soll nach Veränderungen im Aussehen der weißen Blutzellen, roten Blutkörperchen oder Blutplättchen gesucht werden, wird ein Blutausstrich angefertigt und mikroskopiert **(manuelles Differenzialblutbild).**

💧 **Bestimmung im Blut**

➤ Zu viele oder zu wenige weiße Blutkörperchen
➤ Diagnose und Verlaufskontrolle von Infektionen und Immundefekten
➤ Diagnose und Verlaufskontrolle von Blutkrankheiten (z. B. Blutarmut, Leukämie)
➤ Kontrolle unter Behandlungen, welche (möglicherweise) die Blutbildung schädigen

⨳ Erhöhte/erniedrigte Werte (Erwachsene)

Zellart	Erhöht	Erniedrigt
Segmentkernige neutrophile Granulozyten **Stabkernige neutrophile Granulozyten**	Akute und chronische Infektionen, v. a. durch Bakterien, aber auch durch Pilze, Entzündungen, viele akute Erkrankungen, Rauchen, Stress, einige Medikamente (z. B. Kortison, »Pille«), Cushing-Syndrom, bestimmte Leukämien	Virusinfektionen, manche bakterielle Infektionen, Folsäure oder Vitamin-B12-Mangel, Autoimmunvorgänge, Knochenmarkschädigung z. B. durch Medikamente (einschließlich Zytostatika) oder Bestrahlung, bestimmte Leukämien
Lymphozyten	Virusinfektionen, manche bakterielle Infektionen (z. B. Keuchhusten), Schilddrüsen-Überfunktion, bestimmte Leukämien und Lymphome	Immundefekte (z. B. AIDS), Knochenmarkschädigung z.B durch Medikamente, Lupus erythematodes, Cushing-Syndrom, Kortisoneinnahme
Eosinophile Granulozyten	Allergien, Parasitenerkrankungen, kurz nach akuten Infektionen, bestimmte Leukämien und Lymphome, Autoimmunerkrankungen	Schwerste akute Infektionen, Stress, Kortisoneinnahme, Cushing-Syndrom
Basophile Granulozyten	Chronisch myeloische Leukämie, Polyzythämie	Nicht bekannt bzw. ohne Belang
Monozyten	Viele chronische Entzündungen und Infektionen, kurz nach akuten Infektionen, bestimmte Leukämien	Knochenmarkschädigung z. B. durch Medikamente
Besondere Zellen		
Atypische Lymphozyten	Bestimmte Virusinfektionen, v. a. infektiöse Mononukleose	
Blasten	Leukämie (Blasten = unreife Vorstufen)	
Plasmazellen	Chronische Infektion, unkontrollierte Plasmazellvermehrung (z. B. Plasmozytom)	

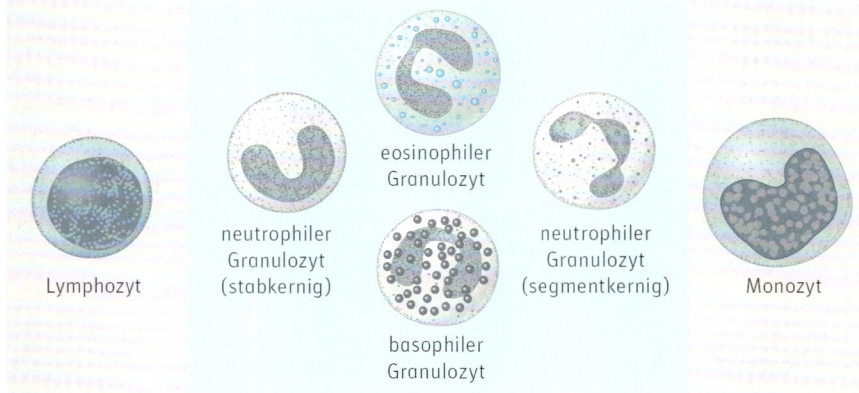

Weiße Blutkörperchen im Differenzialblutbild [GRA]

ℹ ds-DNA-Ak → Antinukleäre Antikörper
  S. 27 ANA

Eisen (Ferrum, Fe)

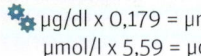 **Referenzbereich Blut** [GN; KLL]

45–160 µg/dl (7–29 µmol/l)

✱ µg/dl x 0,179 = µmol/l;
µmol/l x 5,59 = µg/dl

✍ Hintergrund

Die Bestimmung des **Eisens** im Blut erlaubt zusammen mit anderen Werten die Beurteilung des Eisenhaushaltes.

Eisen ist notwendiger Bestandteil des roten Blutfarbstoffs (Hämoglobin → S. 84). Darüber hinaus kommt Eisen auch im roten Muskelfarbstoff (Myoglobin) und in vielen Enzymen des Zellstoffwechsels vor.

Insbesondere bei Frauen ist der Eisenhaushalt nur gerade so ausgeglichen, da sie durch Menstruation und Schwangerschaft mehr Eisen verlieren als Männer. Entsprechend sind bei ihnen ein Eisenmangel und eine daraus resultierende Blutarmut recht häufig.

Bei einem Eisenmangel sind die Eisenspiegel im Blut typischerweise zu niedrig. Die Bestimmung des Eisenspiegels im Blut allein reicht aber nicht zur Einschätzung des Eisenhaushaltes, da zu viele Faktoren den Eisenspiegel beeinflussen. So schwanken z. B. die Werte im Tagesverlauf nicht selten um den Faktor drei (Eisenzufuhr mit der Nahrung oder mit Eisentabletten lässt den Blutspiegel kurzzeitig ansteigen). Umgekehrt sinkt der Eisenspiegel im Blut bei Entzündungen.

Deshalb ordnet der Arzt immer noch andere Laborwerte an, insbesondere die Bestimmung des Transporteiweißes *Transferrin,* die Berechnung der *Transferrin-Sättigung* (→ S. 139) sowie die Bestimmung des Eisenspeichereiweißes *Ferritin* (→ S. 72).

💧 Bestimmung im Blut

➤ Berechnung der Transferrin-Sättigung (→ S. 139)
➤ Verdacht auf Eisenüberladung

➤ Verdacht auf Eisenvergiftung (nur sinnvoll in den ersten Stunden nach der Eisenaufnahme)

🔄 Eisen-Erhöhung

➤ Hämolytische Anämie (→ S. 260) und andere Formen der Blutarmut, die nicht durch einen Eisenmangel verursacht sind
➤ Eisenüberladung, z. B. nach häufigen Bluttransfusionen, bei zu hoch dosierten Eisengaben
➤ Hämochromatose (→ S. 269)
➤ Porphyrien (→ S. 284)
➤ Leberschäden mit Leberzelluntergang und Freiwerden des Eisens aus den Leberzellen
➤ Eisenvergiftung

🔄 Eisen-Erniedrigung

➤ Eisenmangel durch verminderte Zufuhr mit der Nahrung, erhöhten Bedarf und/oder erhöhte Verluste durch Blutungen
➤ Anämie der chronischen Erkrankung (→ S. 257) bei chronischen Entzündungen, Infektionen und Tumoren
➤ Schwerer Eiweißmangel
➤ Transferrinmangel (selten)

ℹ️ Eiweiß → Gesamteiweiß S. 78, → Bluteiweiß-Elektrophorese S. 44
ℹ️ Eiweiß-Elektrophorese → Bluteiweiß-Elektrophorese S. 44
ℹ️ Elastase 1, Pankreatische (im Stuhl) → Pankreas-Elastase 1 S. 121
ℹ️ *Elektrolyte:* Chlorid (Cl^-) → S. 57, Kalium (K^+) → S. 100; Kalzium (Ca^{2+}) → S. 102; Magnesium (Mg^{2+}) → S. 102; Natrium (Na^+) → S. 115; Phosphat (PO_4^{3-}) → S. 124
ℹ️ Elektrophorese → Bluteiweiß-Eiweißelektrophorese S. 44
ℹ️ *Entzündungsparameter (Entzündungswerte):* → BSG S. 54; → CRP S. 64
ℹ️ Erythrozyten → Blutkörperchen, rote S. 50

Erythrozytenindizes: MCH, MCHC, MCV und RDW

🔬 Referenzbereich Blut [GN; TLD]

MCH:
➤ Erwachsene: 28–33 pg/Zelle (1,7–2,0 fmol/Zelle)
➤ Kinder über drei Jahren: 25–32 pg/Zelle (1,6–2,0 fmol/Zelle)

⚙ pg x 0,062 = fmol; fmol x 16,1 = pg

MCHC: 33–36 g/dl (20–22 mmol/l)

⚙ g/dl x0,6206 = mmol/l; mmol/l x 1,6,1 = g/dl

MCV
➤ Erwachsene: 80–96 µm³ (80–96 fl)
➤ Kinder über 3 Jahren: 77–92 µm³ (77–92 fl)

RDW: 10–15 %

🔬 Hintergrund

Aus dem kleinen Blutbild (→ S. 43) können weitere Größen abgeleitet werden, die **Erythrozytenindizes.** Sie sind wesentliche Richtungsgeber für die Ursachensuche bei Blutarmut (Anämie → S. 260).

Heute muss der Arzt die Erythrozytenindizes nicht mehr manuell berechnen, sondern sie werden bei jedem kleinen Blutbild vom Analysegerät automatisch mitgeliefert.

Die lange bekannten, »klassischen« Indizes sind MCH, MCHC und MCV.

Das **MCH** *(mean corpuscular hemoglobin)* gibt den mittleren Hämoglobingehalt des einzelnen roten Blutkörperchens an. Ist das MCH zu niedrig, spricht der Mediziner von *hypochrom,* bei normalem MCH von *normochrom* und bei zu hohem MCH von *hyperchrom.*

📖 Ursachen typischer Veränderungen

	Erhöht	Erniedrigt
MCH	Meist wie MCV ➤ Vitamin B12-Anämie ➤ Folsäuremangelanämie ➤ Eisenmangelanämie kurz nach Behandlungsbeginn ➤ Falsch hoch bei Kälteantikörpern, extremer Erhöhung der weißen Blutkörperchen und sehr hohem Blutfettspiegel	Meist wie MCV ➤ Eisenmangelanämie ➤ Vitamin-B6-Mangel ➤ Kupfermangel
MCV	➤ Vitamin B12-Anämie ➤ Folsäuremangelanämie ➤ Alkoholmissbrauch ➤ Lebererkrankungen ➤ Erhöhung der Retikulozytenzahl aus jeglicher Ursache, beispielsweise bei hämolytischen Anämien, aber auch bei Behandlung einer Eisenmangelanämie ➤ Einige (potenziell) bösartige Bluterkrankungen, z.B. aplastische Anämie (→ S. 258), myelodysplastisches Syndrom (→ S. 280)	➤ Eisenmangelanämie ➤ Anämie der chronischen Erkrankung ➤ Eisenverwertungsstörungen ➤ Vitamin-B6-Mangel ➤ Kupfermangel ➤ Thalassämie
MCHC	➤ Kugelzellenanämie (Sphärozytose → S. 274) ➤ Kälteantikörper	➤ Ausgeprägte Eisenmangelanämie ➤ Vitamin-B6-Mangel ➤ Kupfermangel
RDW	➤ Die meisten Anämien ➤ Osteomyelofibrose (→ S. 283)	

Das **MCV** *(mean corpuscular volume)* bezeichnet das mittlere Volumen des einzelnen roten Blutkörperchens. Zu kleine Blutkörperchen werden als *mikrozytär,* normal große als *normozytär* und zu große als *makrozytär* bezeichnet. MCH und MCV verändern sich bei den meisten Formen der Blutarmut gleichsinnig.

Das **MCHC** *(mean corpuscular hemoglobin concentration)* gibt die mittlere Hämoglobinkonzentration in den roten Blutkörperchen an, also den Anteil des Hämoglobins an der gesamten Masse der roten Blutkörperchen. Die MCHC zeigt Störungen weit weniger empfindlich an als MCV und MCH: MCV und MCH verändern sich bei zahlreichen Erkrankungen gleichsinnig, sodass das MCHC konstant bleibt. Damit liefert das MCHC häufig nur wenig zusätzliche Informationen.

Verhältnismäßig neu und noch nicht überall mit berechnet ist die **RDW** *(red cell distribution width, Erythrozytenverteilungsbreite).* Sie gibt an, wie stark die Größe der roten Blutkörperchen variiert, ob die roten Blutkörperchen also relativ gleich oder sehr unterschiedlich groß sind. Die theoretischen Grundlagen sind sehr mathematisch und sollen an dieser Stelle nicht erörtert werden. Normal ist eine RDW von 10–15 % oder, bei graphischer Darstellung, eine verhältnismäßig schmalbasiger Berg mit einem Gipfel bei 95 μm^3. Bedeutsam ist eine vergrößerte RDW als Frühzeichen einer Blutarmut durch Eisenmangel (Eisenmangelanämie).

Eine Übersicht über die Labordiagnostik bei Blutarmut finden Sie beim Laborwert Hämoglobin auf S. 84.

🩸 Bestimmung im Blut

➤ Bei jedem (kleinen) Blutbild
➤ Klassifizierung und Ursachenklärung einer Blutarmut

🎚 Typische Veränderungen

→ Tabelle auf der vorangehenden Seite

ℹ️ Fe (Ferrum) → Eisen S. 70

Ferritin

⚗️ Referenzbereich Blut [GN; TLD]

➤ Frauen von 20–60 Jahren: 9–140 µg/l (methodenabhängig)
➤ Männer: 18–360 µg/l (methodenabhängig)
➤ Kinder über ein Jahr und Jugendliche: 9–200 µg/l (methodenabhängig)

✂️ Hintergrund

Das Eisenspeichereiweiß **Ferritin** ist im ganzen Körper zu finden, vor allem aber in der Leber. Ferritin ist zudem ein Akute-Phase-Protein, also bei Entzündungen erhöht.

Das Ferritin ist derzeit der beste Laborwert zur Beurteilung der Eisenspeicher (→ auch Tab. auf S. 139). Bei einem Eisenmangel fällt es ab, bevor sich eine Blutarmut ausbildet. Bei einigen Erkrankungen ist Ferritin aber nur eingeschränkt geeignet, da diese den Ferritinspiegel erhöhen und so volle Eisenspeicher vortäuschen.

🩸 Bestimmung im Blut

➤ Verdacht auf Eisenmangel, Überwachung von Risikogruppen
➤ Verdacht auf Eisenüberladung
➤ Ursachenklärung bei Blutarmut (Anämie)

🔼 Ferritin-Erhöhung

➤ Anämie der chronischen Erkrankung (→ S. 257), hämolytische Anämie (→ S. 269)
➤ Eisenverwertungsstörung z. B. Pophyrie (→ S. 284)
➤ Lebererkrankungen
➤ Entzündungen
➤ Ausgeprägte Nierenfunktionsstörung, Dialyse
➤ Eisenüberladung, z. B. nach Bluttransfusionen, bei Hämochromatose (→ S. 269)
➤ Leukämien (→ S. 274), Lymphome (→ S. 276)

🔽 Ferritin-Erniedrigung

➤ Eisenmangel (mit oder ohne Anämie)
➤ Transferrinmangel (→ S. 139)

ℹ️ Ferrum, Fe → Eisen S. 70

Fibrinogen

🜕 Referenzbereich Blut [KLL; TLD]

1,5–3,5 g/l (4,4–10,3 µmol/l)

🜂 g/L x 2,93 = µmol/l; µmol/l x 0,34 = g/l

🖉 Hintergrund

Der Gerinnungsfaktor **Fibrinogen** *(Faktor I)* wird in der Leber gebildet. Durch Thrombin wird es zu Fibrin (→ S. 73). Zudem steigt Fibrinogen als Akute-Phase-Protein bei Entzündungen an.

Fibrin wird labordiagnostisch zur Beurteilung der Blutgerinnung und – mit umstrittenem Nutzen (→ S. 173) – als Risikoindikator für arteriosklerotische Herz-Kreislauf-Erkrankungen genutzt.

🜄 Bestimmung im Blut

➤ Blutungsneigung, veränderte Gerinnungstests
➤ Verbrauchskoagulopathie (→ S. 293)
➤ Erhöhte Thromboseneigung
➤ Kontrolle einer Gerinnsel auflösenden Therapie (Lysetherapie)
➤ Risikoeinschätzung für Herz-Kreislauf-Erkrankungen wie Herzinfarkt oder Schlaganfall

🜂 Fibrinogen-Erhöhung

➤ Viele akute Erkrankungen, z. B. Entzündungen, Herzinfarkt
➤ Wahrscheinlich erbliche Veranlagung und dann Risikofaktor für Herz-Kreislauf-Erkrankungen bei > 5g/l

🜄 Fibrinogen-Erniedrigung

➤ Leberschäden (verminderte Bildung)
➤ Verbrauchskoagulopathie (erhöhter Verbrauch → S. 293)
➤ Hohe Blutverluste
➤ Lysetherapie, z. B. bei Herzinfarkt (→ S. 276)
➤ Angeborener Fibrinmangel (sehr selten)

☉ Gut zu wissen

Bei Dysfibrinogenämien mit »falschem« Fibrin sind die Fibrinspiegel normal, die Aktivität aber vermindert. Die Beschwerden sind variabel.

Fibrin[ogen]spaltprodukte (FSP) und D-Dimere

🜕 Referenzbereich Blut [TLD]

➤ Fibrin[ogen]spaltprodukte: < 1 mg/l (methodenabhängig)
➤ D-Dimere: 20–150 µg/l (methodenabhängig)

🖉 Hintergrund

Die Bestimmung der **Fibrin[ogen]spaltprodukte** *(FSP)* oder der **D-Dimere** ist heute ein wichtiges Hilfsmittel zum Ausschluss einer tiefen Venenthrombose.

In der Gerinnungsreaktion (→ S. 260) wird zum Zwecke der Blutstillung aus Fibrinogen ein stabiles Fibrinnetz gebildet.

Gegenspieler der Gerinnungsreaktion ist die Fibrinolyse (→ S. 266). Das ebenfalls im Blut vorhandene Enzym Plasmin spaltet sowohl Fibrinogen als auch Fibrin und sorgt so dafür, dass sich die Blutgerinnung nicht unerwünscht ausdehnt und Blutgerinnsel nach der Wundheilung wieder aufgelöst werden.

Bei der Fibrinolyse entstehen Fibrinogen- und Fibrinbruchstücke, die labordiagnostisch bestimmt werden können.

➤ Die D-Dimere entstehen nur bei der Spaltung von Fibrin. Sie sind also nur erhöht, wenn irgendwo im Körper Blutgerinnsel in den Gefäßen entstanden sind, die nun wieder aufgelöst werden, wie es z. B. bei der tiefen Venenthrombose der Fall ist.
➤ Hingegen werden bei den Fibrin[ogen]spaltprodukten Fibrin- und Fibrinogenspaltprodukte gemeinsam bestimmt. Sie sind also nicht nur bei einem Blutgerinnsel im Körper erhöht, sondern auch bei einer Aktivierung der Fibrinolyse ohne vorherige Gerinnselbildung.

Die Tests auf Fibrinogenspaltprodukte und D-Dimere sind bislang nicht ausreichend standardisiert, sodass sich die Referenzwerte von Labor zu Labor erheblich unterscheiden.

Bei älteren Menschen sind die Werte meist etwas höher als im mittleren Erwachsenenalter.

Die Fibrinogenspaltprodukte und vor allem die D-Dimere haben mittlerweile einen etablierten Stellenwert bei Verdacht auf eine Lungenembolie.

Insbesondere können mithilfe der D-Dimer-Bestimmung und der Bestimmung weiterer Laborwerte die Patienten herausgefiltert werden, bei denen eine tiefe Thrombose unwahrscheinlich ist. Diesen Patienen können dann eingreifende Untersuchungen oft erspart werden.

Erhöhte Werte hingegen sind wenig spezifisch und somit weit weniger aussagekräftig, da nicht nur Thrombosen, sondern zahlreiche weitere Faktoren die Fibrinogenspaltprodukte und D-Dimere ansteigen lassen.

🔵 Bestimmung im Blut

➤ Ursachensuche bei unklaren Brustschmerzen
➤ Verdacht auf tiefe Bein- oder Beckenvenenthrombose
➤ Verdacht auf Lungenembolie
➤ Verdacht auf Hyperfibrinolyse bei unklarer Blutungsneigung

🔄 FSP- und D-Dimer-Erhöhung

➤ Thrombose, vor allem tiefe Bein- und Beckenvenenthrombose
➤ Embolie, vor allem Lungenembolie
➤ Verbrauchskoagulopathie (→ S. 293)
➤ Gerinnsel auflösende Therapie (Lysetherapie)
➤ Operationen, Verletzungen
➤ Größere Entzündungen
➤ Leberzirrhose
➤ (Fortgeschrittene) Tumoren
➤ Schwangerschaft. Eine weitere Erhöhung ist bei vielen Schwangerschaftskomplikationen zu beobachten

ℹ️ Follikelstimulierendes Hormon → FSH S. 76

Fluorid (F⁻)

Referenzbereich Blut

Muss beim Labor erfragt werden

Referenzbereich Urin [TLD]

Beruflich Exponierte (vor Schichtbeginn)
< 4 mg/g Kreatinin

✂️ Hintergrund

Geringe Mengen des Spurenelements **Fluorid** (F⁻) sind für einen harten Zahnschmelz und einen regelrechten Knochenaufbau wichtig.

Fluoride werden zur Vorbeugung vor Karies eingesetzt, wobei sie auf den Zahn gebracht oder geschluckt werden können (Vorsicht: Zahnverfärbung bei Überdosierung). In der Behandlung der Osteoporose (→ S. 283) sind Fluoride nur noch Reservemedikamente.

Gefährdet für ernsthafte Schäden sind in erster Linie beruflich Exponierte, z. B. in der Kunststoff- oder Aluminiumindustrie, der Arzneimittelherstellung oder Kontakt zu Pestiziden. Bei langer Aufnahme von mehr als 10 mg Fluorid täglich werden die Knochen brüchiger und bei sehr hohen Friddosen treten Nierenschäden auf.

Akute Vergiftungen sind sehr selten. Sie treten nicht nur bei Berufsunfällen auf, sondern auch bei Kindern, die umherliegende Fluoridtabletten oder mehrere Tuben Zahnpasta aufessen.

Fluorid wird schnell über die Nieren ausgeschieden. Blut- und Urinbestimmung erlauben daher nur Rückschlüsse auf wenige Tage vorher. Zur Diagnose einer Langzeitbelastung sind Knochenuntersuchungen nötig.

🔵 Bestimmung im Blut

➤ Verdacht auf Fluoridvergiftung
➤ Kontrolle bei Behandlung mit Fluoriden

🔵 Bestimmung im Urin

Überwachung bei Belastung am Arbeitsplatz

🔄 Fluorid-Erhöhung

Akute oder chronische Fluoridbelastung

Folsäure (Folat, FH4)

🧪 Referenzbereich Blut [GN; KLL; TLD]

➤ Serum oder Plasma: > 4 µg/l (> 9,1 nmol/l)
➤ Vollblut: > 220 µg/l (> 500 nmol/l)
✹ µg/l x 2,27 = nmol/l; nmol/l x 0,44 = µg/l

🗲 Hintergrund

Das Vitamin **Folsäure** kommt insbesondere in Gemüse und Vollkornprodukten, aber auch in Leber vor.

Die aktivierte Folsäure ist für viele Enzyme im Eiweiß- und Nukleinsäurestoffwechsel notwendig (Nukleinsäuren sind die Bausteine der Erbsubstanz im Zellkern).

In Mitteleuropa werden bei einer durchschnittlichen Ernährung nur knapp ausreichende Mengen an Folsäure aufgenommen, entsprechend gehört der Folsäuremangel zu den häufigsten Mangelzuständen überhaupt.

Folsäuremangel bei Frauen erhöht das Risiko für einen Neuralrohrdefekt (bestimmte Gehirn- und Rückenmarksfehlbildungen → S. 281) beim Ungeborenen. Ein Folsäuremangel gilt außerdem als häufige Ursache eines erhöhten Homozysteinspiegels (→ S. 271).

Schädliche Auswirkungen einer zu hohen Folsäureaufnahme wurden beim Menschen bislang nicht beobachtet.

Im Blut ist die meiste Folsäure in den roten Blutkörperchen zu finden.

Labordiagnostisch wird in aller Regel der Folsäurespiegel in Serum oder Plasma bestimmt, da die Messmethoden genauer sind.

Die Folsäure ist ein gutes Beispiel für die Abhängigkeit des Referenzwerten von regionalen Gegebenheiten: Während in Mitteleuropa ein Spiegel > 4 µg/l als ausreichend, ein Spiegel von 2–4 µg/l als grenzwertig und einer < 2 µg/l als eindeutig zu niedrig gilt, werden die Grenzen in den USA 1,5 µg/l höher angesetzt.

Wegen der Wechselwirkungen von Vitamin B12 und Folsäure ist es sinnvoll, die Spiegel beider Vitamine zu bestimmen.

💧 Bestimmung im Blut

➤ Megaloblastäre Anämie (Form der Blutarmut → S. 277)
➤ Kontrolle unter Behandlung mit Medikamenten, die in den Folsäurestoffwechsel eingreifen, z. B. bestimmte Antiepileptika (→ S. 258)
➤ Kontrolle bei Zuständen oder Erkrankungen, die häufig mit einem Folsäuremangel einhergehen
➤ Ursachensuche bei erhöhtem Homozysteinspiegel (→ S. 271)

🔺 Folsäure-Erhöhung

Vitamin-B12-Mangel

🔻 Folsäure-Erniedrigung

➤ Unausgewogene Ernährung, häufig bei Alkoholmissbrauch, aber auch bei alten Menschen
➤ Vermehrter Bedarf in Schwangerschaft und Stillzeit
➤ Erhöhter Bedarf bei hämolytischer Anämie (gesteigerte Bildung roter Blutkörperchen) oder bösartigen Bluterkrankungen mit gesteigerter Blutzellbildung
➤ Erhöhter Bedarf bei Schuppenflechte (gesteigerte Neubildung von Hautzellen)
➤ Verminderte Aufnahme bei chronischen Darmerkrankungen, z. B. den chronisch-entzündlichen Darmerkrankungen Morbus Crohn (→ S. 278) und Colitis ulcerosa (→ S. 262)
➤ Langzeit-Einnahme bestimmter Medikamente, beispielsweise einiger Antiepileptika oder Antibiotika
➤ Hämodialyse bei chronischem Nierenversagen.

ⓘ Gut zu wissen

Der Folsäurespiegel im Serum oder Plasma ist stark tageszeit- und nahrungsabhängig. Aus diesen Gründen wird die Blutentnahme am Morgen nach einer Nahrungspause von 12 Stunden durchgeführt

Die Blutprobe muss lichtgeschützt transportiert werden.

FSH (Follikelstimulierendes Hormon) ♠

🏺 Referenzbereich Blut [KLL;TLD]

➤ Frauen vor den Wechseljahren: am Anfang und Ende des Menstruationszyklus 2–10 U/l, um den Eisprung 8–20 U/l
➤ Frauen nach den Wechseljahren: > 20 U/l
➤ Mädchen 4–11 Jahre: < 6,6 U/l
➤ Männer: 1–10 U/l

🔖 Hintergrund

Das Hypophysenvorderlappenhormon **FSH** *(Follikelstimulierendes Hormon)* fördert bei der Frau die Eizellreifung und die Östrogenbildung in den Eierstöcken und beim Mann die Spermienbildung. Angeregt wird die FSH-Produktion durch das Releasinghormon (→ S. 286) Gn-RH des Hypothalamus.

Der Arzt beurteilt FSH stets zusammen mit anderen Geschlechtshormonen. Ausnahme ist die Frage, ob eine Frau in den Wechseljahren ist.

💧 Bestimmung im Blut

➤ Verzögerte oder verfrühte Pubertät
➤ Ungewollte Kinderlosigkeit
➤ Rückbildung der Geschlechtsmerkmale nach der Pubertät
➤ Bei Frauen: Zyklusstörungen, Verdacht auf vorzeitige Wechseljahre

🔼 FSH-Erhöhung

➤ Frauen: Funktionsstörung der Eierstöcke, z. B. angeboren, bei polyzystischen Ovarien → S. 284); nach den Wechseljahren
➤ Männer: Funktionsstörung der Hoden (z. B. Fehlanlage, Leistenhoden)

🔽 FSH-Erniedrigung

➤ Hypothalamus-, Hypophysenerkrankungen
➤ Einnahme von Geschlechtshormonen (bei Frauen auch »Pille«)
➤ Hohe Prolaktinspiegel (→ S. 126)
➤ Magersucht
➤ Stress

ℹ FSP → Fibrin[ogen]spaltprodukte S. 73
ℹ γ-Globuline, Gammaglobuline → Bluteiweiß-Elektrophorese S. 44

Gamma-GT (Gamma-Glutamyltransferase, GGT, γ-GT) ♠

🏺 Referenzbereich Blut [KLL; TLD]

➤ Frauen: < 38 U/l (Messung bei 37° C)
➤ Männer: < 55 U/l (Messung bei 37° C)
➤ Klein- und Kindergartenkinder: < 17 U/l (Messung bei 37° C)
➤ Ältere Kinder und Jugendliche: < 23 U/l (Messung bei 37° C)

🔖 Hintergrund

Das Enzym **Gamma-GT** *(Gamma-Glutamyltransferase, GGT, γ-GT)* ist ein Markerenzym für Leber und Gallenwege; insbesondere für Erkrankungen, die mit einem Gallenstau einhergehen.

Die Gamma-GT hat unter anderem Funktionen im Eiweißstoffwechsel und als Oxidationsschutz für die Zellmembran. Sie findet sich zwar in hoher Aktivität in den Nieren, die im Blut nachweisbare Gamma-GT kommt aber ganz überwiegend aus der Leber, sodass ihre Konzentration im Blut Rückschlüsse auf Leber und Gallenwege erlaubt.

Die Gamma-GT ist der derzeit empfindlichste Laborwert für Leber- und Gallenwegserkrankungen. Eine normale Gamma-GT trotz Lebererkrankung ist selten.

Die Gamma-GT ist allerdings nicht sehr spezifisch, weshalb der Arzt sie fast immer zusammen mit anderen Leberwerten (vor allem AP, GLDH, GOT, GPT) betrachtet. Dadurch kann der Arzt auch den Schweregrad der Erkrankung abschätzen:

➤ Bei leichten Leberschäden Anstieg nur der Gamma-GT. Da sie außen auf der Zellhülle sitzt, reichen schon geringe Schädigungen zur vermehrten Freisetzung.
➤ Bei mäßigen Leberschäden Anstieg auch der GPT (→ S. 83) und GOT (→ S. 83), die

ganz bzw. zu einem Drittel frei im Zellleib der Leberzellen schwimmen.

➤ Nur bei schweren Leberschäden mit Zelltod weiterer Anstieg der GOT und Anstieg der GLDH (→ S. 80). Diese Enzyme sitzen zu $2/3$ bzw. nur in den Mitochondrien, kleinen Zellorganen, die innerhalb der Zelle nochmal von einer Membran umschlossen sind.

Auch bei chronischem Alkoholmissbrauch steigt die Gamma-GT an. Typischerweise ist dann das MCV (→ S. 71) ebenfalls erhöht.

🜄 Bestimmung im Blut

➤ Suchtest auf Leber- und der Gallenwegserkrankungen

➤ Diagnose und Kontrolle bei Leber- und Gallenwegserkrankungen

➤ Diagnose und Kontrolle bei chronischem Alkoholmissbrauch

➤ Unklare Erhöhung der Alkalischen [Gesamt-] Phosphatase (Verdacht auf Leber- oder Knochenerkrankung)

🜊 Gamma-GT-Erhöhung

Sortiert nach Stärke des Gamma-GT-Anstiegs:

➤ Abflussstörungen der Galle bei Verlegung der Gallenwege durch Steine, Tumoren (auch der Bauchspeicheldrüse) oder Entzündung

➤ Akute Hepatitis (→ S. 270)

➤ Durchblutungsstörungen der Leber

➤ Leberzirrhose (→ S. 274)

➤ Alkoholmissbrauch. Übrige Leberwerte oft normal

➤ Herzinfarkt

➤ Bestimmte Medikamente, beispielsweise Medikamente gegen Epilepsie, Rheuma oder harntreibende Medikamente (Diuretika → S. 264), bei Frauen auch der »Pille«. Die übrigen Leberwerte sind in diesem Fall oft normal

➤ Schwangerschaft (Erhöhung variabel)

ℹ️ *Gerinnungswerte:* → Blutungszeit S. 53, → Quickwert S. 130, → PTT S. 128, → PTZ S. 129, → Thrombozyten S. 52

Gesamtcholesterin
(Cholesterin) 🜨

🜊 Referenzbereich Blut [GN]

< 190–200 mg/dl (< 5,0–5,2 mmol/l)

Referenzbereich strittig

⚙ mg/dl x 0,026 = mmol/l; mmol/l x 38,46 = mg/dl

🖋 Hintergrund

Das **Gesamtcholesterin** *(Cholesterin)* im Blut ist einer der wichtigsten Laborwerte zur Abschätzung des Risikos arteriosklerosebedingter Erkrankungen, vor allem des KHK- und Herzinfarktrisikos.

Cholesterin ist unverzichtbar für die Bildung von Zellmembranen, Zellorganellen (»Organe« in den Zellen), Gallensäuren sowie einigen Hormonen. Ungefähr $2/3$ des Cholesterins wird im Körper hergestellt, $1/3$ mit der Nahrung aufgenommen. Im Blut wird das kaum wasserlösliche Cholesterin gebunden an Apolipoproteine (→ S. 32) als Lipoprotein (→ S. 32) transportiert. Cholesterin wird mit den Gallensäuren in den Dünndarm abgegeben. In tieferen Darmabschnitten werden jedoch 90 % der Gallensäuren und damit des Cholesterins wieder ins Blut aufgenommen, sodass nur 10 % tatsächlich ausgeschieden werden.

Der Cholesterinspiegel im Blut ist ein Schlüsselmarker für das Risiko von Arteriosklerose-Folgeerkrankungen.

Als wünschenswert galten bislang höchstens 200 mg/dl, zunehmend wird aber eine Absenkung auf 190 mg/dl, teils sogar auf 160 mg/dl gefordert. Tatsächlich nimmt jedoch in den meisten Industrieländern der Cholesterinspiegel mit dem Alter zu und selbst ein Wert von 200 mg/dl wird von Großteilen der Bevölkerung nicht erreicht.

Bei normalem Gesamtcholesterin und Fehlen weiterer Risikofaktoren ist das Herz-Kreislauf-Risiko gering. Weitere Blutuntersuchungen sind dann nicht nötig.

Ein erhöhter Cholesterinwert muss durch eine zweite Cholesterinbestimmung etwa zwei Wochen später bestätigt werden. Es empfiehlt sich, bei dieser Wiederholungsuntersuchung für eine genaue Beurteilung des Fettstoffwechsels gleich das HDL-Cholesterin (→ S. 246) und das LDL-Cholesterin (→ S. 246) mitbestimmen zu lassen.

🜄 Bestimmung im Blut

➤ Screening-Untersuchung im Rahmen der Gesundheitsvorsorge
➤ Kontrolle bei bekannter Erhöhung des Cholesterinspiegels im Blut

🜊 Cholesterin-Erhöhung (Hypercholesterinämie)

➤ Falsche, insbesondere fett- und cholesterinreiche Ernährung
➤ Als Folge anderer Grunderkrankungen, z. B. Schilddrüsen-Unterfunktion (→ S. 289), Cushing-Syndrom (→ S. 262), Diabetes (→ S. 263), chronisches Nierenversagen (→ S. 282), nephrotisches Syndrom (→ S. 281), Gallenstauung (→ S. 267),
➤ Schwangerschaft
➤ Bestimmte Medikamente, beispielsweise einige harntreibende Medikamente (Diuretika), »Pille«
➤ Primäre (erblich bedingte) Hypercholesterinämien

🜋 Cholesterin-Erniedrigung

➤ Bei Schilddrüsen-Überfunktion oder schweren Erkrankungen. Der erniedrigte Cholesterinspiegel ist aber ohne eigenen Krankheitswert
➤ Angeborene Apolipoproteindefekte (→ S. 112) mit einem Gesamtcholesterin unter 100 mg/dl

ⓘ Hinweis

Ob man für die Blutentnahme zur Gesamtcholesterinbestimmung nüchtern sein soll, ist umstritten. Die meisten Mediziner sehen dies nicht als notwendig an.

Gesamteiweiß
(Gesamtprotein, Totalprotein)

🔬 Referenzbereich Blut [TLD]

➤ Erwachsene: 66–83 g/l
➤ Kinder über ein Jahr: 57–80 g/l

⚗ Referenzbereich Urin [TLD]

24-Stunden-Sammelurin: < 0,15 g/24 Std.

⚗ Referenzbereich Liquor [TLD]

0,2–0,4 g/l

🔬 Hintergrund

Das **Gesamteiweiß** *(Gesamtprotein, Totalprotein)* im Blutplasma besteht aus mehr als 100 verschiedenen Eiweißen unterschiedlicher Funktionen.

Hauptproduktionsort sind die Leber und bei den Gammaglobulinen die Plasmazellen. Auch beim Abbau der Eiweiße hat die Leber eine zentrale Bedeutung.

Zahlreiche Erkrankungen führen zu Veränderung einzelner Bluteiweiße, die aber meist nicht ausreichen, um die Gesamteiweißmenge im Blut über oder unter den Referenzbereich zu bringen. Veränderungen des Gesamteiweißes im Blut sind durch Veränderungen des Albumins (→ S. 256) oder der Immunglobuline (→ S. 272) verursacht oder werden durch Störungen des Wasserhaushaltes »vorgetäuscht«. Ist das Gesamteiweiß im Blut verändert, folgt eine Eiweißelektrophorese (→ S. 44) zur weiteren Abklärung.

Aus dem Blut treten normalerweise nur geringe Mengen Eiweiß in den Liquor (→ S. 275) über. Die Eiweißkonzentration im Liquor steigt bei erhöhter Durchlässigkeit der Barrieren zwischen Blut und Liquor oder bei krankhafter Eiweißproduktion im Gehirn. Die Bestimmung des Gesamteiweißes gehört zu den Basisuntersuchungen im Liquor. Aussagekräftiger als die absolute Eiweißmenge sind die Verhältnisse der verschiedenen Liquoreiweiße zueinander und zu den Bluteiweißen, weshalb das Gesamteiweiß nie für sich alleine bestimmt wird. Eine exakte

Diagnose der Erkrankung ist aber allein durch die Eiweißuntersuchungen nicht möglich.

Ähnlich verhält es sich mit dem Eiweiß im Urin. Die gesunden Nierenkörperchen sind sehr dicht, sodass der Eiweißgehalt des Urins normalerweise minimal und ein erhöhter Eiweißgehalt ein Krankheitszeichen ist. Die Gesamteiweißbestimmung im Urin ist eine orientierende Untersuchung. Bei einer krankhaften Eiweißausscheidung im Urin folgen immer weitere Untersuchungen zur Differenzierung der Eiweiße (→ S. 151).

🔵 Bestimmung im Blut
➤ Erhöhte BSG
➤ Lebererkrankungen
➤ Verdacht auf Eiweißverluste infolge Nieren- oder Darmerkrankungen
➤ Verdacht auf ernährungsbedingten Eiweißmangel
➤ Tumoren
➤ Blutungen, Verbrennungen
➤ Störungen des Wasserhaushaltes

🔵 Bestimmung im Urin
Verdacht auf vermehrte Eiweißausscheidung im Urin

🔵 Bestimmung im Liquor
Verdacht auf Entzündungen von Gehirn oder Rückenmark

🔴 Erhöhtes Blut-Gesamteiweiß
➤ Chronische Entzündungen
➤ Leberzirrhose
➤ Monoklonale Gammopathie (→ S. 278), z.B. Plasmozytom (→ S. 284)
➤ Scheinbar bei Austrocknung (→ S. 259). Die absolute Eiweißmenge ist normal, durch Wassermangel ist das Blut aber konzentrierter

🔴 Erhöhtes Urin-Gesamteiweiß
Ohne Krankheitswert bei:
➤ Langem Stehen
➤ Körperliche Anstrengung
➤ Fieber

Krankhaft bei:
➤ Eiweißverlust über die Nieren, der bei fast allen Nierenerkrankungen möglich ist, z.B. bei nephrotischem Syndrom (→ S. 281), Glomerulonephritis (→ S. 268), schweren diabetischen Nierenschäden (→ S. 264)
➤ Entzündungen, Tumoren und Verletzungen der Harnwege, bei Männern außerdem der Prostata
➤ Nierensteinen (→ S. 270)
➤ Plasmozytom (→ S. 284)

🔴 Erhöhtes Liquor-Gesamteiweiß
➤ Infektionen des ZNS
➤ Nicht-infektiöse Entzündungen des ZNS, z.B. Multiple Sklerose
➤ Zirkulationsstörungen des Liquors etwa durch einen Tumor

🔵 Erniedrigtes Blut-Gesamteiweiß
➤ Albuminerniedrigung z.B. bei erhöhten Eiweißverlusten über Darm oder Nieren, Mangelernährung, Resorptionsstörungen, Leberschäden (→ S. 256)
➤ Antikörpermangel
➤ Scheinbar bei Überwässerung (→ S. 293), z.B. in der Schwangerschaft. Die absolute Eiweißmenge ist normal, durch den Wasserüberschuss ist das Blut aber verdünnt

🔵 Erniedrigtes Gesamteiweiß in Urin oder Liquor
Nicht bekannt bzw. ohne Krankheitswert

ℹ️ Gesamt-IgE → Immunglobuline S. 95
ℹ️ Gesamtkapazität, antioxidative → Antioxidative Gesamtkapazität S. 28
ℹ️ *Geschlechtshormone:* → DHEA S. 137, → DHEA-S S. 137, → FSH → S. 120 → LH S. 111, → Östrogene S. 126, → Progesteron S. 126, → Prolaktin S. 126, → SHBG S. 137, → Testosteron S. 137
ℹ️ GGT, γ-GT → Gamma-GT S. 76
ℹ️ Globuline (Alpha-, Beta-, Gamma- oder α-, β-, γ-Globuline) → Bluteiweiß-Elektrophorese S. 44

GLDH
(Glutamat-Dehydrogenase)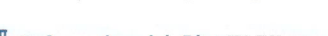

🧪 Referenzbereich Blut [KLL; TLD]

➤ Männer: < 7 U/l (Messung bei 37 °C)
➤ Frauen: < 5 U/l (Messung bei 37 °C)
➤ Kinder über ein Jahr: < 5 U/l
   (Messung bei 37 °C)

🔬 Hintergrund

Das Enzym **GLDH** *(Glutamat-Dehydrogenase)* ist ein Indikator schwerer Lebererkrankungen mit Untergang von Leberzellen.

Die GLDH kommt in allen Geweben vor, besonders aber in der Leber, wo sie am Ammoniakstoffwechsel (→ S. 26) beteiligt ist. Die im Blut messbare GLDH stammt immer aus der Leber.

In der Leberzelle ist die GLDH in den Mitochondrien lokalisiert, den von einer Membran umhüllten »Zellorganen« für die Energiegewinnung. Deshalb wird sie bei leichten Leberzellschäden nicht freigesetzt. Erst bei schweren Leberschäden mit Absterben von Leberzellen wird GLDH frei und gelangt ins Blut.

Entsprechend ist die GLDH als Suchtest auf Lebererkrankungen nicht geeignet, da sie die leichten Erkrankungen übersieht. Ihr labordiagnostischer Nutzen liegt in der Abklärung und Schweregradeinschätzung von Lebererkrankungen.

Eine Zusammenstellung der Leberwerte finden Sie auf S. 83 und 208.

💧 Bestimmung im Blut

Differenzierung und Schweregradeinschätzung von Lebererkrankungen

🔺 GLDH-Erhöhung

Lebererkrankungen jeglicher Ursache mit Absterben von Leberzellen. Stärkste Erhöhungen bei Pilzvergiftungen, akuten Durchblutungsstörungen der Leber, akuter Gallenwegsverlegung

Glukose 🔺

🧪 Referenzbereich Blut [KLL]

Nüchtern **(Nüchternblutzucker):**
➤ Kapillar- oder Venen[voll]blut:
   55–100 mg/dl (3,1–5,6 mmol/l)
➤ Blutplasma: 70–110 mg/dl
   (3,8–6,1 mmol/l)

🧪 Referenzbereich Urin [TLD]

➤ Teststreifen: negativ
➤ Spontanurin: < 16,5 mg/dl (0,92 mmol/l)

🧪 Referenzbereich Liquor [TLD]

Über 50 % des Bluzuckers

🔧 mg/dl x 0,055 = mmol/l;
   mmol/l x 18,18 = mg/dl

🔬 Hintergrund

Glukose *(Traubenzucker, Dextrose)* ist der wichtigste Energielieferant des Körpers, v. a. des Gehirns. Der Blutzuckerspiegel wird beim Gesunden recht konstant gehalten. Ein zu niedriger wie ein wesentlich zu hoher Blutzuckerspiegel führen zu Bewusstlosigkeit, und auch ein nur mäßig erhöhter Blutzucker schädigt auf Dauer alle Organe. Die Glukose gelangt mit dem Blut in die Nieren und in den (Primär-)Harn. Sie wird aber in den Nierenkanälchen fast vollständig wiederaufgenommen, sodass der Urin des Gesunden nahezu glukosefrei ist.

Der **Nüchternblutzucker** *(Nüchtern-BZ, Nüchtern-Glukose)* ist der nach wie vor wichtigste Test bei Verdacht auf Diabetes (→ S. 263).

💧 Bestimmung im Blut

➤ Screening-Untersuchung z. B. zur Gesundheitsvorsorge, bei Krankenhausaufnahme
➤ Diagnose und Therapiekontrolle des Diabetes (→ S. 263)
➤ Verdacht auf Unterzuckerung (→ S. 293)
➤ Ursachensuche bei unklarer Bewusstlosigkeit
➤ Ursachensuche bei Glukoseausscheidung mit dem Urin
➤ Bei Säuglingen: Verdacht auf Störungen des Kohlenhydratstoffwechsels

Bestimmung im Urin

➤ Screening-Untersuchung
➤ Diabetes-Selbstkontrolle bei Patienten, die die Blutzuckermessung nicht erlernen können

Bestimmung im Liquor

Verdacht auf Hirnhautentzündung

Blutzucker-Erhöhung

➤ Primärer Diabetes (→ S. 263)
➤ Schwangerschaftsdiabetes (→ S. 289)
➤ Sekundärer Diabetes bei Bauchspeicheldrüsenerkrankungen, nach Bauchspeicheldrüsenentfernung, bei anderen hormonellen Erkrankungen, z. B. Akromegalie (→ S. 256), Cushing-Syndrom (→ S. 262)
➤ Vorübergehend bei Stress, z. B. Herzinfarkt, Operationen
➤ Bestimmte Medikamente, z. B. Diuretika

Blutzucker-Erniedrigung

➤ Überdosierung oder missbräuchliche Anwendung von Insulin oder blutzuckersenkenden Medikamenten
➤ Insulinproduzierender Tumor (Insulinom → S. 272)
➤ Alkoholmissbrauch
➤ Schwere Lebererkrankungen, Nierenversagen, Schock, Sepsis
➤ Unterfunktion von Nebennierenrinde oder Hypophysenvorderlappen (Wegfall blutzuckererhöhender Hormone)
➤ (Lang dauernde) körperliche Anstrengung
➤ Bei Säuglingen: angeborene Stoffwechselstörungen

Glukose-Erhöhung im Urin

➤ Unbehandelter oder schlecht eingestellter Diabetes (Blutzucker erhöht)
➤ Renale Glukosurie bei bestimmten Nierenerkrankungen (Blutzucker normal)
➤ Schwangerschaft

Glukose-Erniedrigung im Liquor

Bakterielle Hirnhautentzündung

[oraler] Glukosetoleranztest
([o]GTT, Glukosebelastungstest)

Referenzbereich [KLL]

Zwei Stunden nach Glukosetrunk:
➤ Normal: Kapillarblut und Plasma < 140 mg/dl (< 7,8 mmol/l), venöses Vollblut < 120 mg/dl (< 6,7 mmol/l)
➤ Gestörte Glukosetoleranz: Kapillarblut und Plasma 140–199 mg/dl (7,8–11 mmol/l), venöses Vollblut 120–179 mg/dl (6,7–10 mmol/l)
➤ Diabetes: Kapillarblut und Plasma ≥ 200 mg/dl (≥ 11 mmol/l), venöses Vollblut ≥ 180 mg/dl (≥ 10 mmol/l)
mg/dl x 0,055 = mmol/l; mmol/l x 18,18 = mg/dl

Hintergrund

Der [orale] Glukosetoleranztest ([o]GTT, Glukosebelastungstest) erfasst eine gestörte Glukosetoleranz (→ S. 268) als Vorstufe des Diabetes (→ S. 263).

Sie trinken unter standardisierten Bedingungen eine Glukoselösung. Vor und zwei Stunden nach dem Trunk wird der Blutzucker gemessen.

Der Glukosetoleranztest ist empfindlicher als die Messung des Nüchternblutzuckers, wird aber wegen seines Aufwandes nicht routinemäßig zur Diabetesdiagnose empfohlen. Bei erhöhtem Nüchternblutzucker ist ein Glukosetoleranztest sinnlos und evtl. sogar gefährlich.

Bestimmung im Blut

➤ Grenzwertiger Nüchternblutzuckerwert
➤ Erhöhtes Diabetesrisiko
➤ Erhöhte Glukoseausscheidung im Urin
➤ Suchtest (Screening) auf Schwangerschaftsdiabetes (→ S. 289)

Zu hohe Blutzuckerwerte im GTT

➤ Gestörte Glukosetoleranz und Diabetes
➤ Zu lange Nüchternphase vor dem Test
➤ Einige Magenoperationen

Standardisierte Bedingungen

➤ Normale Mischkost (kein Fasten!) in den drei Tagen vor dem GGT. In den letzten 12 Std. kein Rauchen, kein Kaffee, Tee oder Alkohol, keine Nahrung für mindestens 8 Stunden
➤ Normale körperliche Aktivität
➤ Abstand nach akuten Erkrankungen mindestens zwei Wochen
➤ Ggf. Absetzen von Medikamenten. Daher sollten Sie dem Arzt alle Medikamente sagen oder zeigen, die Sie einnehmen
➤ Bei Frauen mindestens drei Tage Abstand zur Menstruation

Glukosetoleranztest zur Diagnose eines Schwangerschaftsdiabetes

Fachgesellschaften empfehlen einen weniger aufwendigen Glukosetoleranztest bei allen Schwangeren in der 24.–28. Schwangerschaftswoche. Die Schwangere muss nicht nüchtern sein und nur 50 g gelöste Glukose trinken. Normal ist ein Blutzucker unter 140 mg/dl (Kapillarblut, Plasma) bzw. unter 125 mg/dl (Vollblut) eine Stunde später. Bei Werten darüber folgt ein »normaler« Glukosetoleranztest als Bestätigungstest.

Derzeit wird der orale Glukosetoleranztest bei Schwangeren ohne Risikofaktoren nicht von den gesetzlichen Kassen bezahlt (→ S. 81).

Kriterien für die Diagnose eines Diabetes

➤ Diabetestypische Beschwerden (z. B. Durst) und Blutzucker irgenwann am Tag ≥ 200 mg/dl = 11,1 mmol/l (Kapillarblut, Plasma) oder
➤ Nüchtern-Blutzucker ≥ 126 mg/dl (7,0 mmol/l) im Kapillarblut oder Plasma oder ≥ 110 mg/dl (6,1 mmol/l) im Venenvollblut oder
➤ 2-Stunden-Wert des oralen Glukosetoleranztests im Plasma oder kapillären Vollblut ≥ 200 mg/dl = 11,1 mmol/l

ℹ Glutamat-Oxalacetat-Transferase → GOT S. 83
ℹ Glutamat-Pyruvat-Transminase → GPT S. 83
ℹ Glutathion-Peroxidase und Glutathion-Reduktase → Antioxidative Enzyme S. 28
ℹ Glykohämoglobine (glykiertes Hämoglobin, glykosyliertes Hämoglobin) → HbA1 S. 88, → HbA1c S. 83

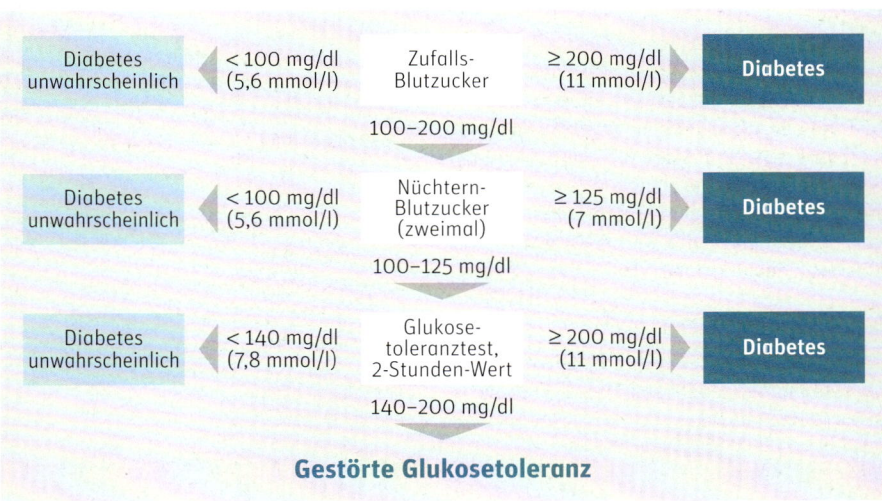

Diabetes-Diagnostik in der vereinfachten Schemazeichnung. Die genannten Werte beziehen sich auf Kapillarblut. Die Grenzwerte für Plasma und venöses Vollblut weichen teilweise etwas ab. [ASM]

GOT (Glutamat-Oxalacetat-Transaminase, AS[A]T, Aspartatamino-Transferase)

🧪 Referenzbereich Blut [TLD]

➤ Frauen: < 35 U/l (Messung bei 37 °C)
➤ Männer: < 50 U/l (Messung bei 37 °C)
➤ Kinder über ein Jahr: < 50 U/l
  (Messung bei 37 °C)

🔖 Hintergrund

Die **GOT** *(Glutamat-Oxalacetat-Transaminase, AS[A]T, Aspartatamino-Transferase)* kommt v. a. in Leber, Herz und Muskulatur vor. Als *Transaminase* überträgt sie Aminogruppen.

Die Bedeutung der GOT für die Diagnose von Herz- und Muskelerkrankungen ist gering, da es dafür bessere Werte gibt.

Auch ist die GOT weder der empfindlichste Leberwert noch spezifisch für Lebererkrankungen. Als Suchtest eignet sie sich daher weniger, wohl aber zur Schweregradeinschätzung:

Die GOT befindet sich zu ⅓ gelöst im Zelleib und zu ⅔ in den Mitochondrien. Besonders stark steigt die GOT deshalb bei Leberzelluntergang an (→ S. 208). Auch das Verhältnis von GOT zu GPT (→ S. 83) gibt Aufschlüsse. Je schwerer der Leberschaden ist, desto mehr überwiegt die GOT aus den Mitochondrien gegenüber der frei im Zelleib schwimmenden GPT und desto größer wird dieser **De-Ritis-Quotient.** Als »Grenze« zwischen leichtem und schwerem Leberschaden gilt ein Quotient von 1. Werte > 2 legen eine Muskelschädigung nahe.

💧 Bestimmung im Blut

Diagnose, Verlaufskontrolle und Schweregradbeurteilung bei Leber- und Muskelerkrankungen und Herzinfarkt

🔄 GOT-Erhöhung

➤ Lebererkrankungen, v. a. mit Leberzelltod
➤ Herzinfarkt (→ S. 270)
➤ Muskelkrankheiten

GPT (Glutamat-Pyruvat-Transminase, AL[A]T, Alaninamino-Transferase)

🧪 Referenzbereich Blut [GN; TLD]

➤ Frauen: < 35 U/l (Messung bei 37 °C)
➤ Männer: < 50 U/l (Messung bei 37 °C)
➤ Kinder über ein Jahr: < 50 U/l
  (Messung bei 37 °C)

🔖 Hintergrund

Die **GPT** *(Glutamat-Pyruvat-Transminase, AL[A]T, Alaninamino-Transferase)* ist einer der wichtigsten Leberwerte.

Die GPT gehört zu den Transaminasen (→ S. 30). Sie ist vorwiegend in der Leber zu finden, weshalb GPT-Erhöhungen meist durch Lebererkrankungen bedingt sind. Da die GPT frei im Zelleib schwimmt, gelangt sie schon bei relativ geringen Schädigungen ins Blut und eignet sich als Suchtest. Die GPT allein entdeckt mehr als 80 % aller Leberkranken (Sensitiviät).

Die GPT wird in der Regel zusammen mit weiteren Leberwerten betrachtet. Als Suchtest wird sie mit der AP (→ S. 58) und der Cholinesterase (→ S. 39) empfohlen (→ S. 79). Diese Kombination hat eine Sensitivität von 95 %. Bei bekannter Lebererkrankung werden meist AP, Bilirubin (→ S. 80), Gamma-GT (→ S. 76), GLDH (→ S. 80) und Quickwert mitbestimmt.

💧 Bestimmung im Blut

➤ Screening (Vorsorgeunterschung) auf Lebererkrankungen
➤ Diagnose und Verlaufskontrolle von Erkrankungen der Leber und Gallenwege
➤ Unklare Bauchbeschwerden, unklare Bewusstlosigkeit

🔄 GPT-Erhöhung

Lebererkrankungen jeglicher Ursache

ℹ️ Granulozyten → Differenzialblutbild
  S. 68

ℹ Großes Blutbild → Blutbild, großes S. 43   **ℹ** Hämaturie → Blut im Urin S. 42

Hämatokrit (Hk, Hkt)

🧪 Referenzbereich Blut [KLL]

➤ Frauen: 34–44 Vol% (0,34–0,44)
➤ Männer: 36–48 Vol% (0,36–0,48)
➤ Kinder ab 1 Jahr: 31–40 Vol% (0,31–0,40)

⚡ Hintergrund

Der **Hämatokrit** *(Hk, Hkt)* ist einer von mehreren Laborwerten zur Diagnose einer Blutarmut.

Der Hämatokrit gibt das Verhältnis der Blutzellen zum Gesamtvolumen des Blutes an. Manchmal wird er auch als Verhältnis der roten Blutkörperchen zum Gesamtblutvolumen definiert. Da aber die roten Blutkörperchen 99 % der Blutzellen ausmachen, ist dieser Unterschied nur in Ausnahmefällen von Bedeutung.

Der Hämatokrit wird in aller Regel automatisch von den Analysegeräten bei der Erstellung des kleinen Blutbildes mitberechnet.

💧 Bestimmung im Blut

➤ Routine-Untersuchung z. B. im Rahmen der Gesundheitsvorsorge, vor Operationen, bei jedem kleinen Blutbild
➤ Diagnose und Verlaufskontrolle bei Blutarmut (→ S. 260), Polyglobulie (→ S. 284)
➤ Störungen des Wasserhaushaltes
➤ Behandlungskontrolle, z. B. nach Transfusionen oder Blutverdünnung (Hämodilution)

🔺 Hämatokrit-Erhöhung

➤ Austrocknung (Dehydratation → S. 259)
➤ Starkes Rauchen
➤ Polyglobulie (→ S. 284), Polyzythämie (→ S. 284)
➤ Doping mit Blut oder Erythropoetin

🔻 Hämatokrit-Erniedrigung

➤ Blutarmut (→ S. 260, S. 193)
➤ Einige Stunden nach Blutverlust
➤ Schwangerschaft
➤ Überwässerung (→ S. 193)

Hämoglobin (Hb) 🔠

🧪 Referenzbereich Blut [KLL]

➤ Frauen: 12–15 g/dl (7,5–9,3 mmol/l)
➤ Männer: 13,6–17,2 g/dl (8,4–10,7 mmol/l)
➤ Kinder 1–10 Jahre: 11,3–14,9 g/dl (7,0–9,2 mmol/l)

⚙ g/dl x 0,6206 = mmol/l; mmol/l x 1,61 = g/dl

⚡ Hintergrund

Der rote Blutfarbstoff **Hämoglobin** *(Hb)* ist der zentrale Laborwert zur Feststellung einer Blutarmut (Anämie → S. 260).

Hämoglobin ist mit einem Drittel der wichtigste Bestandteil der roten Blutkörperchen (→ S. 261). Es ist ein Eiweiß aus vier Aminosäureketten, die ein eisenhaltiges **Häm-Molekül** umschließen. Mithilfe dieses Häms bindet Hämoglobin in den Lungen den »frischen« Sauerstoff, transportiert ihn zu den Geweben und gibt ihn dort an die Körperzellen ab. Hämoglobin ist außerdem an der Regulation des Blut-pH beteiligt.

Die Verminderung des Hämoglobins, die Blutarmut oder Anämie, ist mit einer Häufigkeit von 1 % aller Männer die häufigste Bluterkrankung. Bei Frauen oder Kindern ist sie noch weit häufiger. Ein Zuviel an Hämoglobin ist aber auch gefährlich, da das Blut dann dickflüssiger wird und sich leichter Blutgerinnsel in den Gefäßen bilden können (Thrombose → S. 236, S. 292).

💧 Bestimmung im Blut

➤ Routine-Untersuchung z. B. vor Operationen, im Rahmen der Gesundheitsvorsorge, bei jedem kleinen Blutbild
➤ Diagnose und Verlaufskontrolle bei Blutarmut (→ S. 193)
➤ Diagnose und Verlaufskontrolle bei Polyglobulie (→ S. 284)
➤ Störungen des Wasserhaushaltes
➤ Behandlungskontrolle in der Transfusionsmedizin und bei Maßnahmen zur Blutverdünnung (Hämodilution)

🔻 Hämoglobin-Erhöhung

➤ Austrocknung (Dehydratation → S. 259)
➤ Starkes Rauchen
➤ Polyglobulie (→ S. 284), Polyzythämie (→ S. 284)
➤ Doping mit Blut oder Erythropoetin

🔵 Hämoglobin-Erniedrigung

➤ Blutarmut (→ S. 193, S. 260)
➤ Einige Stunden nach Blutverlust
➤ Schwangerschaft
➤ Überwässerung (→ S. 293)

Labordiagnostik bei Blutarmut (Anämie)

Die Diagnosesicherung einer Blutarmut (Anämie) erfolgt durch Hb-Bestimmung. Nach WHO liegt eine Anämie vor bei einem Hb < 12 g/dl bei Frauen und einem Hb < 13 g/dl bei Männern. Bei Kindern ist die Grenze altersabhängig niedriger, im Kleinkind- und Kindergartenalter um 11,2 g/dl, bei Schulkindern um 11,5 g/dl.

Die Erythrozytenindizes werden bei jedem Blutbild automatisch mit erstellt. Sie sind erste Wegweiser, welche Laborwerte im nächsten Schritt bestimmt werden. Auch das Aussehen der roten Blutkörperchen unter dem Mikroskop kann Aufschlüsse über die Ursachen der Anämie geben.

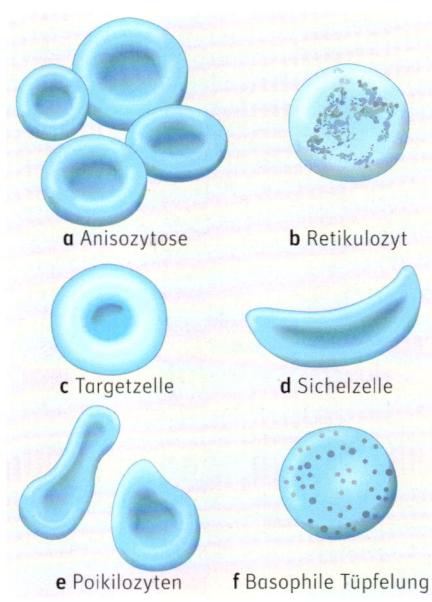

a Anisozytose   **b** Retikulozyt

c Targetzelle   **d** Sichelzelle

e Poikilozyten   **f** Basophile Tüpfelung

Rote Blutkörperchen unter dem Mikroskop: Retikulozyten (b) sind junge Erythrozyten und in geringer Zahl normal. Ungleich große oder verformte Erythrozyten (a, e) deuten wie die schießscheibenähnlichen Targetzellen (c) auf Blutarmut hin. Bei Sichelzellen (d) liegt der Verformung ein krankhaftes Hämoglobin zugrunde. Die basophile Tüpfelung (f) tritt z.B. bei Bleivergiftung auf. [GRA]

Klassifizierung einer Anämie

Erythrozytenindizes (→ S. 71)	Nächster Schritt	Ursachen
MCV und MCH zu niedrig: mikrozytäre hypochrome Anämie	Bestimmung des Ferritins	➤ Ferritin zu niedrig: Eisenmangelanämie ➤ Ferritin normal oder hoch: z. B. Eisenverwertungsstörung, abnorme Hämoglobine, bestimmte bösartige Bluterkrankungen, Thalassämie, seltener Anämie der chronischen Erkrankung bei chronischen Infektionen, nicht-infektiösen Entzündungen, Tumoren
MCV und MCH normal: normozytäre normochrome Anämie	Bestimmung der Retikulozyten	➤ Retikulozyten normal oder niedrig: z. B. Knochenmarkschädigung, Leber-, Nierenerkrankung, Anämie der chronischen Erkrankung ➤ Retikulozyten zu hoch: hämolytische Anämie (→ S. 269)
MCV und MCH zu hoch: makrozytäre hyperchrome Anämie	Bestimmung von Vit. B12 und Folsäure	➤ Vit. B12 zu niedrig: Vitamin-B12-Mangelanämie ➤ Folsäure zu niedrig: Folsäuremangelanämie ➤ Beide normal: z. B. Leber-, Nierenerkrankung

Haptoglobin (Hp) und Hämopexin (Hx)

🜁 Referenzbereich Blut [GN; TLD]

Haptoglobin: 0,3–2 g/l

Hämopexin: 0,5–1,15 g/l

🔖 Hintergrund

Das **Haptoglobin** *(Hp)* ist der empfindlichste Laborwert für eine Zerstörung von Blutkörperchen in den Blutgefäßen.

Haptoglobin ist das Transporteiweiß für freien roten Blutfarbstoff (Hämoglobin → S. 84). Es wird in der Leber gebildet.

Normalerweise werden rote Blutkörperchen überwiegend in Leber, Milz und Knochenmark abgebaut. Dies gilt auch dann, wenn der Blutkörperchenabbau krankhaft gesteigert ist (Hämolyse).

Nur wenn die Abbaukapazität in Leber, Milz und Knochenmark überschritten wird oder die roten Blutkörperchen unmittelbar nach der Schädigung zugrunde gehen (es also nicht mehr bis in Leber, Milz und Knochenmark »schaffen«), werden rote Blutkörperchen innerhalb der Blutgefäße abgebaut. In diesen Fällen wird das frei werdende Hämoglobin sofort von Haptoglobin abgefangen und binnen weniger Minuten für den weiteren Abbau zu Milz, Leber und Knochenmark gebracht.

Wird mehr Haptoglobin benötigt, als die Leber bilden kann, sinkt der Haptoglobinspiegel im Blut.

Haptoglobin ist außerdem ein Akute-Phase-Protein, das heißt es steigt bei Entzündungen an. Zur Diagnose von Entzündungen wird Haptoglobin zwar nicht genutzt. Die labordiagnostische Bedeutung liegt darin, dass Haptoglobin bei Entzündungen nicht mehr als Maß für eine Hämolyse innerhalb der Blutgefäße verwertbar ist.

In diesen Fällen ist die Bestimmung von **Hämopexin** *(Hx)* eine Alternative. Es ist ebenfalls ein Transporteiweiß für ein noch in den Gefäßen entstehendes Abbauprodukt des Hämoglobin. Hämopexin ist weniger empfindlich als Haptoglobin, wird aber nicht durch Entzündungen beeinflusst.

Hämopexin wird außerdem bei ausgeprägter Hämolyse in den Gefäßen bestimmt, wenn der Haptoglobinspiegel so niedrig ist, dass er gar nicht mehr bestimmt werden kann.

💧 Bestimmung im Blut

Diagnose und Verlaufskontrolle bei Erkrankungen mit Abbau roter Blutkörperchen (Hämolyse) innerhalb der Blutgefäße

🔵 Haptoglobin-Erhöhung

- ➤ Infektionen und nicht-infektiöse Entzündungen, bösartige Tumoren, Gewebeschäden (Akute-Phase-Protein)
- ➤ Eisenmangelanämie (→ S. 265)
- ➤ Gallenstauung
- ➤ Nephrotisches Syndrom (→ S. 281)
- ➤ Hodgkin-Lymphom (→ S. 271)
- ➤ Plasmozytom (→ S. 284)
- ➤ Einnahme männlicher Geschlechtshormone

🔵 Hämopexin-Erhöhung

Malignes Melanom (schwarzer Hautkrebs → S. 276)

🔵 Haptoglobin-Erniedrigung

- ➤ Hämolyse (→ S. 269) innerhalb der Blutgefäße jeglicher Ursache, beispielsweise bei Autoimmunvorgängen, künstlichen Herzklappen oder Infektionen (Malaria)
- ➤ Ausgeprägte Lebererkrankungen (verminderte Haptoglobinproduktion)
- ➤ Chronische Darmerkrankungen mit Resorptionsstörungen
- ➤ Angeborener Haptoglobinmangel

🔵 Hämopexin-Erniedrigung

- ➤ Wie Haptoglobin. Hämopexin fällt dabei erst ab, wenn Haptoglobin nicht mehr nachweisbar ist
- ➤ Zusätzlich schwerste Bauchspeicheldrüsenentzündung, Blutungen in Brust- oder Bauchhöhle

Harnsäure (Urat) 🜍

🧪 Referenzbereich Blut [KLL]

➤ Frauen: 2,5–6 mg/dl (149–357 µmol/l)
➤ Männer: 3,5–7 mg/dl (208–416 µmol/l)

🧪 Referenzbereich Urin [KLL]

➤ 24-Std.-Sammelurin (bei normaler Kost): < 900 mg/24 Std. (5,35 mmol/24 Std.)
➤ 24-Std.-Sammelurin (bei purinarmer Kost): < 450 mg/24 Std. (2,7 mmol/24 Std.)

⚙ mg/dl x 59,46 = µmol/l;
µmol/l x 0,0167 = mg/dl

🔬 Hintergrund

Die **Harnsäure** *(Urat)* wird zur Diagnose der Gicht eingesetzt.

Harnsäure entsteht beim Abbau von Purinen (→ S. 286) aus der Nahrung (v. a. Fleisch) oder dem Körper selbst (Zellzerfall). Die Harnsäure wird dann vor allem über die Nieren mit dem Urin ausgeschieden.

Harnsäure ist schlecht im wässrigen Milieu löslich, wobei die genaue Löslichkeit vom pH der wässrigen Lösung abhängt. Bei zu hoher Harnsäurekonzentration bilden sich daher Kristalle. Bei einer zu hohen Harnsäurekonzentrationen in den Geweben kommt es dadurch zur Gicht. Ist die Harnsäurekonzentration im Urin zu hoch, begünstigt dies Nierensteine.

💧 Bestimmung im Blut

➤ Unklare, akute Gelenkschmerzen (v. a. im Großzehengrundgelenk)
➤ Verlaufskontrolle bei bekannter Gicht
➤ Bei Erkrankungen und Situationen mit gesteigertem Harnsäureanfall, z. B. Fasten, Behandlung großer Tumoren oder einer Leukämie
➤ Verdacht auf Lesch-Nyhan-Syndrom
➤ Ursachensuche bei Nierensteinen (→ S. 270)

💧 Bestimmung im Urin

➤ Weitere Klärung einer unklaren Erhöhung der Harnsäure im Blut
➤ Nierensteine

🔼 Harnsäure-Erhöhung im Blut

➤ Hyperurikämie (zu hoher Harnsäurespiegel → S. 212) und Gicht (→ S. 268). Hauptursache ist eine verminderte Harnsäureausscheidung über die Nieren
➤ Kurzzeitig nach starker körperlicher Anstrengung
➤ Fasten
➤ Alkoholmissbrauch
➤ Chronisches Nierenversagen (→ S. 282)
➤ Bestimmte Medikamente, z. B. Diuretika (harntreibende Medikamente → S. 264), Schmerzmittel (z. B. Acetylsalicylsäure), L-Dopa (→ S. 289)
➤ Krankheits- oder behandlungsbedingter erhöhter Zellzerfall, z. B. bei bösartigen Bluterkrankungen und großen Tumoren
➤ Schilddrüsen-Unterfunktion (Hypothyreose → S. 281
➤ Nebenschilddrüsen-Überfunktion (Hyperparathyreoidismus → S. 256)
➤ Überproduktion von Wachstumshormon (Akromegalie → S. 265)
➤ Bei Schwangeren: schwere EPH-Gestose (→ S. 265)
➤ Bei Kindern: Lesch-Nyhan-Syndrom, eine seltene Stoffwechselerkrankung, die schon früh zu geistiger und körperlicher Entwicklungsverzögerung und typischen Selbstverletzungen führt

🔽 Harnsäure-Erniedrigung im Blut

➤ Schwere Leberschäden
➤ Bestimmte Medikamente, neben Überdosierung von Medikamenten gegen Gicht z. B. Östrogene, Antiepileptika, Acetylsalicylsäure in hoher Dosierung
➤ Einige Nierenerkrankungen

🔼 Harnsäure-Erhöhung im Urin

➤ Gicht durch vermehrten Zelluntergang
➤ Einige Nierenerkrankungen

⚠ Gut zu wissen

Zur Blutentnahme sollten Sie möglichst nüchtern sein.

Harnstoff (Urea)

🧪 Referenzbereich Blut [TLD]

➤ Erwachsene: 17–43 mg/dl (2,8–7,2 mmol/l)
➤ Kinder > 3 Jahre: 15–36 mg/dl (2,5–6 mmol/l)
⚙ mg/dl x 0,1665 = mmol/l; mmol/l x 6 = mg/dl

🧬 Hintergrund

Beim Eiweißabbau entsteht giftiges Ammoniak (→ S. 26), das in der Leber zu **Harnstoff** *(Urea)* umgewandelt wird. Dieser gelangt mit dem Blut in die Nieren und in den Urin. Ein Teil des Urinharnstoffs diffundiert zurück ins Blut, und zwar umso mehr, je weniger Urin produziert wird.

Der Harnstoffspiegel im Blut steigt bei Nierenfunktionseinschränkung an, allerdings erst bei Abfall der Nierenfunktion auf 25 %. Zudem hängt er stark von Eiweißzufuhr und Urinfluss ab. Zur Beurteilung der mäßig eingeschränkten Nierenfunktion eignet sich das Kreatinin (→ S. 212) deshalb besser. Die Harnstoffbestimmung ist aber z. B. bei stark eingeschränkter Nierenfunktion und zur Beurteilung des Eiweißstoffwechsels bei Nierenversagen sinnvoll.

💧 Bestimmung im Blut

➤ Hochgradig eingeschränkte Nierenfunktion
➤ Beurteilung des Eiweißstoffwechsels bei Dialysepatienten und in der Intensivmedizin

🔼 Harnstoff-Erhöhung

➤ Nierenversagen (→ S. 282)
➤ Flüssigkeitsmangel, Fieber, wenig Urin
➤ Sehr eiweißreiche Ernährung
➤ Starker Eiweißabbau z. B. nach Operationen

🔽 Harnstoff-Erniedrigung

➤ Eiweißarme Kost
➤ Hohe Urinmengen
➤ Schwere Lebererkrankungen
➤ Schwangerschaft
➤ Angeborene Stoffwechselstörungen (zeigen sich schon bei Neugeborenen)

ℹ Hb → Hämoglobin S. 84

HbA1 (HbA1) und HbA1c (HbA1c) 🔒

🧪 Referenzbereich Blut [TLD]

HbA1:
➤ Normal: 5–7 %
➤ Bei Diabetikern: gut < 8 %, mäßig 8–9,5 %, schlecht > 9,5 %

HbA1c:
➤ Normal: 4–6 %
➤ Bei Diabetikern: gut < 6,5 %, mäßig 6,5–7,5 %, schlecht > 7,5 %

🧬 Hintergrund

Das **HbA1** *(HbA1)* oder **HbA1c** *(HbA1c)* ist unverzichtbar zur Langzeitkontrolle des Diabetes (→ S. 263).

Glukose und andere Einfachzucker binden konzentrationsabhängig an Bluteiweiße und den roten Blutfarbstoff Hämoglobin. Diese »Verzuckerung« (Glykierung) ist nur in den ersten Stunden umkehrbar. Danach bleibt sie bis zum Abbau des roten Blutkörperchens bestehen (»Blutzuckergedächtnis«).

Der Anteil der **Glykohämoglobine** *(glykosylierten Hämoglobine, glykierten Hämoglobine, Zuckerhämoglobine)* am Gesamthämoglobin wird labordiagnostisch zur Blutzucker-Langzeitkontrolle bei Diabetes (→ S. 263) genutzt. Blutzuckererhöhungen über wenige Stunden erhöhen die Glykohämoglobine kaum. Bei Erkrankungen mit verkürzter Lebensdauer der roten Blutkörperchen sind die Glykohämoglobine nur eingeschränkt verwertbar.

Am häufigstem wird das HbA1c bestimmt. Es ist eine Untergruppe des HbA1, bei dem sich die Glukose an eine bestimmte Stelle des Hämoglobinmoleküls angelagert hat.

💧 Bestimmung im Blut

Langzeitkontrolle der Blutzuckereinstellung

🔼 HbA1-Erhöhung

Hoher Blutzucker in den letzten 6–8 Wochen

i HBDH → LDH S. 109
i hCG → Beta-hCG S. 38
i HCO$_3^-$ → Blutgasanalyse S. 46
i hCT → Kalzitonin S. 101

i HGH → Wachstumshormon S. 159

HDL-Cholesterin ℟

⚗ Referenzbereich Blut [KLL; TLD]

> 40 mg/dl (1,0 mmol/l)

⚙ mg/dl x 0,02586 = mmol/l;
  mmol/l x 38,67 = mg/dl

⚡ Hintergrund

Das **HDL-Cholesterin** ist einer der wichtigsten Laborwerte zur Beurteilung des Fettstoffwechsels und zur Risikoeinschätzung für arteriosklerosebedingte Erkrankungen.

Das in der Leber gebildete **HDL** *(high density lipoprotein)* ist ein Lipoprotein (→ S. 112) mit hoher Dichte. Es transportiert Cholesterin aus den Geweben (auch den Gefäßwänden) zurück zur Leber, wo Cholesterin dann in die Galle ausgeschieden wird. Durch diese »Entsorgungsfunktion« ist ein hoher HDL-Spiegel im Blut ein Schutzfaktor vor arteriosklerotischen Erkrankungen. HDL-Cholesterin wird deshalb auch als »gutes Cholesterin« bezeichnet, im Gegensatz zum »schlechten« LDL-Cholesterin.

Frauen haben durchschnittlich mehr HDL-Cholesterin als Männer. Ausdauersport steigert den HDL-Spiegel.

Eine detaillierte Bewertung von Gesamt-, HDL- und LDL-Cholesterin finden Sie auf S. 109.

💧 Bestimmung im Blut

➤ Beurteilung des Arteriosklerose-Risikos, vor allem bei erhöhtem Gesamt-Cholesterin
➤ Kontrolle bei (medikamentöser) Behandlung einer Fettstoffwechselstörung

🌙 HDL-Erniedrigung

Risikofaktor für Arteriosklerose-Folgeerkrankungen, v. a. für eine koronare Herzkrankheit (→ S. 273)

Helicobacter-pylori-Diagnostik ℟

⚗ Referenzbereich [TLD]

➤ Urease-Schnelltest in Magengewebeprobe: negativ
➤ Helicobacter-pylori-Antigen-Nachweis im Stuhl: negativ (methodenabhängig)
➤ Helicobacter-pylori-Atemtest: Anstieg $^{13}CO_2/^{12}CO_2$ normal < 4 ‰, Grauzone 4–5 ‰, krankhaft > 5 ‰
➤ Helicobacter-pylori-IgG: < 10 U/ml (methodenabhängig)

⚡ Hintergrund

Helicobacter pylori *(HP)* ist ein gramnegatives, spiraliges Bakterium. Es wird über den Mund aufgenommen, kann sich in der Magenschleimhaut ansiedeln und wird mit dem Stuhl ausgeschieden.

Helicobacter pylori ist Ursache der chronischen Magenschleimhautentzündung vom Typ B (→ S. 276) und an der Entstehung von Magen- und Zwölffingerdarmgeschwüren (→ S. 295) maßgeblich beteiligt. Es spielt auch eine Rolle bei der Entstehung von Magenkrebs (→ S. 276), die genaue Risikoerhöhung ist aber derzeit noch unklar.

Es gibt mehrere Möglichkeiten, eine Helicobacter-pylori-Infektion festzustellen. Welche davon am sinnvollsten ist, hängt vom Einzelfall ab, insbesondere vom Alter und den Beschwerden des Patienten.

Bei Erwachsenen über 40–45 Jahren mit Beschwerden ist praktisch immer eine Magenspiegelung angezeigt, um ernsthafte Magenerkrankungen auszuschließen. Standard ist dann der **Urease-Schnelltest** aus einer Gewebeprobe. Ist Helicobacter vorhanden, so führt die von ihm produzierte Urease zu einer Verfärbung der Probe. Das Ergebnis liegt nach höchstens zwei Stunden vor.

Ist keine Magenspiegelung nötig, kommen drei Tests in Betracht:

➤ Der **Helicobacter-pylori-Antigen-Nachweis im Stuhl.** Er fällt nur bei einer aktuell bestehenden Infektion positiv aus und weist gut 90 % der Infektionen nach. Der Helicobacter-pylori-Antigen-Nachweis im Stuhl kommt z. B. in Betracht zur Erstdiagnostik bei jüngeren Patienten mit leichten Beschwerden oder zur Behandlungskontrolle frühestens vier Wochen nach Behandlung einer Helicobacter-pylori-Infektion. Antibiotika, Wismutpräparate und Protonenpumpenhemmer müssen vier Wochen vor dem Test abgesetzt werden, da sie zu einem falsch-negativen Ergebnis führen können

➤ Der **Helicobacter-pylori-Atemtest** (*¹³C-Harnstoff-Atemtest*)**.** Auch er zeigt eine bestehende Helicobacter-pylori-Infektion an. Vor dem Test müssen Sie nüchtern bleiben. Zur Gewinnung des Basiswertes blasen Sie zunächst zweimal in einen Beutel oder ein Röhrchen und trinken dann eine definierte Testlösung aus ¹³C-Harnstoff und Saft. Eine halbe Stunde später geben Sie noch einmal Atemproben ab. Bei Vorhandensein von Helicobacter pylori im Magen wird der Harnstoff durch dessen Urease gespalten und es entsteht ¹³C-Kohlendioxid, das ausgeatmet wird. Der Atemtest wird vornehmlich zur Behandlungskontrolle eingesetzt. Auch er ist frühestens vier Wochen nach Behandlungsende möglich.

➤ **Helicobacter-pylori-Antikörper-Nachweis** im Blut. Im Rahmen einer Infektion werden IgG-Antikörper gegen Helicobacter pylori gebildet, die im Blut nachweisbar sind. Es kann aber nicht unterschieden werden, ob die Infektion noch besteht oder von selbst wieder ausgeheilt ist. Die Antikörperbestimmung eignet sich deshalb nur als Suchtest bei Beschwerdefreien oder auch zu epidemiologischen Zwecken.

🔢 Positiver Test

Helicobacter-pylori-Infektion

Hepatitis-Serologie

⚗ Referenzbereich Blut

Suchprogramm auf Hepatitis A–C: Anti-HAV, HBs-Antigen, Anti-HBc, Anti-HCV negativ

🔖 Hintergrund

Es gibt sechs **Hepatitis-Viren,** die eine akute oder chronische Leberentzündung (**Virushepatitis** → S. 270) hervorrufen können. Sie können aufgrund der Krankheitszeichen weder untereinander noch von einer schweren Mitentzündung der Leber im Rahmen anderer Virusinfektionen abgegrenzt werden.

Bei Verdacht auf Virushepatitis ist die Labordiagnostik zweigleisig:

➤ Blutuntersuchungen sollen zum einen die Schwere der Entzündung und unmittelbare Gefährdung für den Patienten klären. Die wichtigsten Werte diesbezüglich sind die GPT (→ S. 83), die GOT (→ S. 83), die Gamma-GT (→ S. 76), die AP (→ S. 30), das Bilirubin (→ S. 39), die Cholinesterase (→ S. 58), der Quickwert (→ S. 130) und das Albumin (→ S. 256).

➤ Zum anderen versucht der Arzt durch die **Hepatitis-Serologie** das ursächliche Virus herauszufinden. Die Suchtests umfassen Tests auf die in Deutschland häufigen Hepatitis-Viren A–C. Ggf. folgen weitere Tests, z. B. bei positivem Ergebnis zur Klärung der Infektiosität (Ansteckungsfähigkeit), bei negativem Ergebnis Tests auf die in Deutschland seltenen Hepatitis-D- und -E- oder andere Viren.

💧 Bestimmung im Blut

➤ Diagnose und Verlaufskontrolle bei Virushepatitis
➤ Ausschluss einer Hepatitis bei Blutspendern
➤ Nach Impfung Kontrolle des Impferfolges

🔢 Positive Hepatitis-Serologie

Akute, chronische oder früher durchgemachte Virushepatitis oder Impfung

Übersicht Hepatitis-Serologie

Test auf...	Kurzcharakterisierung	Aussagekraft
Hepatitis A (HA)		
Anti-HAV	IgG- und IgM-Ak* gegen das Hepatitis-A-Virus	Basisdiagnostik. Ab Beginn der Beschwerden jahre- bis lebenslang positiv. Indikator einer Infektion oder Impfung
Anti-HAV-IgM	IgM-Ak gegen das Hepatits-A-Virus	Durchgeführt bei positivem Anti-HAV. Indikator einer frischen Infektion. Nach Beschwerdebeginn etwa 3–6 Monate positiv
HA-Antigen (im Stuhl) HA-RNA (in Blut oder Stuhl)	Hepatitis-A-Virus-Antigen bzw. -Erbsub-stanz	Keine Basisdiagnostik. Nur in der Inkubationsphase (bei Beschwerdebeginn sind schon Antikörper nachweisbar). Test auf HA-RNA wegen höherer Empfindlichkeit heute bevorzugt
Hepatitis B (HB)		
HBs-Antigen	Antigen in der Hülle des Hepatitis-B-Virus (s = surface = Oberfläche)	Basisdiagnostik. Nachweisbar 1 Monat vor Beschwerdebeginn bis zum Ausheilen der Infektion (methodenabhängig). Falls nach 6 Monaten noch positiv → chronische Hepatitis B. Bei 5–10 % der Betroffenen negativ, deshalb kombiniert mit Test auf Anti-HBc
Anti-HBc	Ak gegen ein Kernantigen (c = core)	Basisdiagnostik. Positiv kurz vor oder mit Beschwerdebeginn, danach jahre- bis lebenslang. Beweis für Infektion, da nach Impfung negativ
Anti-HBs	Ak gegen das HBs-Antigen	Basisdiagnostik. Wird bei Ausheilung einer Infektion positiv. Kontrolle des (Impf-)Schutzes (Impfung erfolgt mit künstlich hergestelltem HBs-Antigen)
HBe-Antigen	Abbauprodukt des Kernantigens HBc	Früher verwendet als Marker für Verlauf und Infektiosität (Ansteckungsfähigkeit). Heute weitgehend abgelöst von der Bestimmung der HBV-DNA
Anti-HBe	Ak gegen HBe	
HBV-DNA	Erbsubstanz des Hepatitis-B-Virus	Bei speziellen Fragestellungen zum frühestmöglichen Nachweis und zur Beurteilung von Infektiosität und Behandlungsnotwendigkeit einer Infektion
Hepatitis C (HC)		
Anti-HCV	Ak gegen das Hepatits-C-Virus	Basisdiagnostik. Meist erst 2–6 Monate nach der Infektion positiv, daher zum Ausschluss einer akuten Infektion nicht geeignet. Immer Bestätigungstest erforderlich
HCV-RNA	Erbsubstanz des Hepatitis-C-Virus	Bei speziellen Fragestellungen zum frühestmöglichen Nachweis und zur Beurteilung von Aktivität, Infektiosität und Behandlungsnotwendigkeit einer Infektion

*Ak = Antikörper

Herzenzyme: → CK S. 61; → kardiale Troponine S. 141

 High sensitivity CRP → CRP S. 64

 Histon-AK → ANA S. 27

HIV-Serologie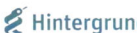

🧪 Referenzbereich Blut

Antikörpertests, p24-Antigen-Test, PCR auf HIV-RNA: negativ

📎 Hintergrund

Die erworbene Immunschwächekrankrankheit **AIDS** (→ S. 255) wird verursacht durch das *Humane Immundefizienz-Virus,* kurz **HIV.**

Es gibt verschiedene Tests, die entweder Virusbestandteile oder Antikörper gegen das Virus nachweisen. Sie werden im Sprachgebrauch als **AIDS-Tests** zusammengefasst. Dies ist strenggenommen nicht korrekt, da die Tests das Virus nachweisen, »AIDS« aber das Vollbild der Erkrankung bezeichnet.

Als Suchtest wird meist ein **HIV-ELISA-Test** auf Antikörper gegen das HI-Virus eingesetzt. Üblicherweise werden Kombinationstests verwendet, die sowohl Antikörper gegen HIV Typ 1 als auch gegen HIV Typ 2 erfassen. Die Tests werden frühestens 3–4 Wochen nach der Infektion positiv und bleiben es dann lebenslang. Falsch positive Befunde sind selten, aber möglich durch ähnliche Antikörper, die mit den künstlich hergestellten Antigenen des ELISA-Tests kreuzreagieren.

Deshalb erfordert jeder positive (Erst-)Befund im Suchtest einen methodisch andersartigen Bestätigungstest. In der Regel wird hierzu ein **HIV-Immunoblot** *(HIV-Westernblot)* auf definierte HIV-Antigene eingesetzt, der auch die Unterscheidung zwischen HIV Typ 1 und Typ 2 erlaubt.

In Deutschland ist wegen der schwerwiegenden Folgen der Diagnose »HIV-positiv« die Untersuchung einer zweiten Blutprobe vorgeschrieben, da Blutproben trotz aller Vorsichtsmaßnahmen verwechselt werden können.

Bei speziellen Fragestellungen, beispielsweise zur Frühdiagnostik, werden Tests eingesetzt, die Teile des Virus selbst nachweisen.

Eine Möglichkeit ist der **p24-Antigen-Test,** der einen Teil eines Eiweißes aus der Virushülle bestimmt. Mittlerweile ist der p24-Antigen-Test in einem Teil der modernsten Suchtests zusätzlich enthalten.

Eine andere Möglichkeit ist der Nachweis von Erbsubstanz des HIV mittels molekularbiologischer Methoden, die **HIV-PCR** (PCR = Polymerasekettenreaktion). Die PCR auf HIV-RNA ist heute auch unverzichtbarer Bestandteil für die Verlaufskontrolle bei bereits bekannter HIV-Infektion.

🩸 Bestimmung im Blut

➤ Routine-Untersuchung (z. B. bei Krankenhausaufnahme und vor Operationen, um mögliche Gefährdungen des Personals auszuschließen)

➤ Beschwerden, die auf eine HIV-Infektion oder AIDS verdächtig sind

➤ Ausschluss einer HIV-Infektion z. B. bei Blutspendern, aber auch nach möglichem Kontakt mit dem Virus

➤ HIV-PCR: Verlaufskontrolle bei bekannter HIV-Infektion

🔖 Positiver Antikörpertest

➤ HIV-Infektion mit dem HIV

➤ Neugeborene: Übertragung von HIV-Antikörpern der infizierten Mutter

ⓘ Gut zu wissen

Trotz verbesserter Diagnostik bleibt ein Zeitabstand zwischen Infektion und positivem Testausfall, in dem eine Infektion nicht sicher ausgeschlossen werden kann (»diagnostisches Fenster«). Deshalb müssen die Tests nach einem (fraglichen) Kontakt mit dem HIV bis zu sechs Monate lang in festgelegten Abständen wiederholt werden.

 Hk, Hkt → Hämatokrit S. 84

HLA-System

Die **HLA** *(Humane-Leukozyten-Antigene, HL-Antigene)* sind genetisch festgelegte Moleküle auf der Oberfläche von Körperzellen, vergleichbar den Blutgruppenantigenen auf den roten Blutkörperchen. Sie sind von Mensch zu Mensch unterschiedlich. Der für die Kodierung der HLA zuständige Abschnitt der Erbsubstanz heißt **Haupthistokompatibilitätskomplex** *(major histocompatibility complex, MHC)*, daher heißen die HLA auch *MHC-Moleküle*.

➤ **HLA der Klasse I** kommen auf allen kernhaltigen Zellen, Blutplättchen und Samenzellen vor.

➤ **HLA der Klasse II** finden sich v. a. auf bestimmten Abwehrzellen (z. B. B-Lymphozyten).

➤ Gelegentlich wird von **HLA der Klasse III** gesprochen. Es handelt sich hierbei um Botenstoffe des Abwehrsystems wie z. B. die Komplementfaktoren.

Alle HLA spielen eine Rolle bei Abwehrvorgängen, v. a. bei der Unterscheidung körpereigener und körperfremder Strukturen. Die HLA sind zunächst einmal eine Eigenschaft, keine Erkrankung.

Bestimmt werden sie, überwiegend mit molekularbiologischen Methoden:

➤ In der Transplantationsmedizin zur Optimierung der Transplantationsaussichten. Je ähnlicher die Gewebe zwischen Spender und Empfänger sind und je weniger Antikörper gegen HLA-Antigene des Spenders beim Empfänger vorhanden sind (z. B. nach früheren Transfusionen), desto größer sind die Chancen auf eine erfolgreiche Transplantation. Deshalb erfolgt vor Blutstammzell- oder Organtransplantationen eine *HLA-Typisierung* von Spender und Empfänger. Dabei werden aber nicht alle HLA, sondern HLA A, B, DR und meist auch DQ berücksichtigt.

➤ In der Transfusionsmedizin in Sonderfällen

➤ Bei Verdacht auf einige (Autoimmun-)Erkrankungen, bei denen bestimmte HLA-Antigene gehäuft auftreten. Am deutlichsten ist die Beziehung zwischen HLA-B27 und Morbus Bechterew (→ S. 278). Die Bestimmung der HLA kann hier unsichere Diagnosen stützen, sie aber weder beweisen noch widerlegen.

➤ Im Rahmen von Vaterschaftsgutachten.

Da die HLA genetisch festgelegt sind, ändern sie sich nicht. Verlaufskontrollen sind also sinnlos.

Zusammenhang zwischen HLA und bestimmten Erkrankungen

HLA	Erkrankung	Relatives Risiko*
B8	Morbus Addison	3,9
	Systemischer Lupus erythematodes	2,8
B13, B17	Schuppenflechte	4,7
B27	Morbus Bechterew	87,4
	Morbus Reiter	37
DR2	Multiple Sklerose	4,1
DR3	Morbus Addison	6,3
	Diabetes Typ 1	3,3
	Glutensensitive Enteropathie	10,8
	Sjögren-Syndrom	9,7
	Systemischer Lupus erythematodes	5,8
DR4	Diabetes Typ 1	6,4
	Rheumatoide Arthritis	4,2
DR11	Hashimoto-Schilddrüsenentzündung	3,2
* im Vergleich zu jemandem ohne dieses Merkmal		

Auswahl, Zahlen nach Thomas, Labor und Diagnose, 7. A. 2008

Homozystein (Homocystein)

🧪 Referenzbereich Blut [TLD]

‹ 10–12 µmol/l

🔋 Hintergrund

Homozystein ist einer der »neuen« Risikofaktoren für arteriosklerosebedingte Erkrankungen und Thrombosen.

Homozystein ist eine Aminosäure, die im Eiweißstoffwechsel aus der Aminosäure Methionin entsteht. Da Homozystein ein Zellgift ist, wird es normalerweise rasch wieder umgebaut (metabolisiert). Für diese Umwandlung werden Folsäure (→ S. 75), Vitamin B6 (→ S. 155) und Vitamin B12 (→ S. 155) benötigt.

Erhöhte Homozysteinspiegel *(Hyperhomocysteinämie)* schädigen nach heutigem Kenntnisstand die Gefäßwände und verstärken die Verklumpungsneigung der Blutplättchen. Dadurch sind erhöhte Homozysteinspiegel ein eigenständiger Risikofaktor für Arteriosklerose und Thrombosen.

Die Risikoerhöhung beginnt wahrscheinlich schon bei Werten um 10 µmol/l. Sie ist in ihrem genauen Ausmaß umstritten. Pro Erhöhung um 5 µmol/l scheint eine 30- bis 50%ige Risikoerhöhung realistisch.

Ob ein erhöhter Homozysteinspiegel außerdem ein Risikofaktor für eine Demenz (→ S. 263) ist, ist unklar.

Eine Homozysteinbestimmung erfolgt derzeit vor allem bei Patienten mit erhöhtem Risiko für Herz-Kreislauf-Erkrankungen oder Mangelernährung. Bei zu hohen Homozysteinspiegeln wird eine Bestimmung von Folsäure, Vitamin B6 und B12 zur weiteren Abklärung empfohlen.

💧 Bestimmung im Blut

➤ Beurteilung des Arterioskleroserisikos, vor allem bei Patienten mit erhöhtem Risiko für Arteriosklerose oder Vitaminmangel
➤ Ursachensuche bei unklaren Thrombosen
➤ Verdacht auf Homozystinurie

🔄 Homozystein-Erhöhung

➤ Mangel an Folsäure (→ S. 75), Vitamin B6 (→ S. 155) und Vitamin B12 (→ S. 155), beispielsweise bei Mangelernährung, Resorptionsstörungen
➤ Alkoholmissbrauch
➤ Rauchen
➤ Ausgeprägte Nierenfunktionsstörungen
➤ Schilddrüsen-Unterfunktion (Hypothyreose → S. 289)
➤ Angeborener Enzymmangel, z. B. an MTHFR (Methylentetrahydrofolatreduktase)
➤ *Homozystinurie.* Dies sind mehrere seltene, angeborene Stoffwechselstörungen mit starker Erhöhung des Homozysteins, die sich schon ab dem Babyalter durch geistige Behinderung sowie je nach Typ Augen-, Blut- und Skelettveränderungen zeigen. Es bildet sich außerdem sehr früh eine Arteriosklerose aus.

⚠ Gut zu wissen

Die Blutentnahme erfolgt morgens nüchtern. Die Probe muss sofort weiterverarbeitet werden.

Die Zufuhr von Vitamin B6, B12 und Folsäure senkt die Homozysteinspiegel. Strittig ist aber nach wie vor, ob sie auch das Herz-Kreislauf-Risiko vermindert.

ℹ Hormonstatus bei der Frau → FSH S. 76, → LH S. 111, → Östrogene S. 120, → Progesteron S. 126, → Prolaktin S. 126
ℹ Hormonstatus beim Mann → FSH S. 76, → LH S. 111, → Prolaktin S. 126, → Testosteron S. 173
ℹ Hp → Haptoglobin S. 86
ℹ hsCRP (high sensitivity CRP) → CRP S. 64
ℹ Humanes Choriongonadotropin → Beta-hCG S. 38
ℹ Human growth hormone → Wachstumshormon S. 159
ℹ Hydroxybutyratdehydrogenase → LDH S. 109

ℹ️ Hydroxypyridinium-Crosslinks →
Desoxypyridinolin S. 267

ℹ️ IgA, IgD, IgE, IgG, IgM →
Immunglobuline S. 95

ℹ️ IGF-1 → Wachstumshormon S. 159

Immunglobuline (Antikörper, IgA, IgD, IgE, IgG, IgG-Subklassen, IgM) 🜨

🧪 Referenzbereich Blut [GN; TLD]

IgA:
➤ Erwachsene: 0,7–4 g/l
➤ Kinder 5–10 Jahre: 0,41–2,97 g/l
➤ Kinder 10–15 Jahre: 0,44–4 g/l

IgD: 0,03–0,14 g/l

IgE (Gesamt-IgE):
➤ Erwachsene: < 240 µg/l
➤ Kinder 5–10 Jahre: < 216 µg/l
➤ Kinder 10–15 Jahre: < 480 µg/l

IgG (Gesamt-IgG):
➤ Erwachsene: 7–16 g/l
➤ Kinder 5–10 Jahre: 5–13 g/l
➤ Kinder 10–15 Jahre: 4–14 g/l

IgM:
➤ Erwachsene: 0,4–2,3 g/l
➤ Kinder 5–10 Jahre: 0,4–1,6 g/l
➤ Kinder 10–15 Jahre: 0,4–1,5 g/l

🧪 Referenzbereich Speichel [GN; TLD]

Sekretorisches IgA: 0,08–0,2 g/l

✍️ Hintergrund

Immunglobuline oder *Antikörper* sind Eiweißmoleküle, die von B-Lymphozyten oder genauer den aus diesen hervorgehenden Plasmazellen als Antwort auf Antigene aller Art produziert werden. Im Regelfall sind dies potenzielle »Angreifer« wie Bakterien oder Viren, es können aber auch Antikörper gegen Pollen oder körpereigene Strukturen gebildet werden. Die Immunglobuline leiten dann weitere Abwehrvorgänge ein.

Alle Immunglobuline bestehen aus einer gemeinsamen Grundstruktur: Zwei leichte und zwei schwere Aminosäureketten bilden zusammen ein Y. Von den schweren Ketten gibt es neun verschiedene Typen, von den leichten nur zwei.

IgA (*Antikörper der Klasse IgA*) findet sich im Blut und in den Flüssigkeiten der Schleimhäute (z. B. in Tränen, Speichel, Bronchial- und Darmschleim). Das Blut-IgA und das **sekretorische IgA** der Schleimhäute werden getrennt voneinander produziert. Der IgA-Spiegel im Blut erlaubt deshalb keine zuverlässigen Rückschlüsse auf den IgA-Spiegel der Schleimhäute. Zur Bestimmung des IgA auf den Schleimhäuten wird meist eine Speichelprobe untersucht. Ein Mangel an sekretorischem IgA kann gehäufte Schleimhautinfektionen, aber auch Autoimmunerkrankungen zur Folge haben.

IgD (*Antikörper der Klasse IgD*) kommt mit IgM auf B-Lymphozyten vor. Seine genaue Funktion ist nicht bekannt.

IgE (*Antikörper der Klasse IgE*) vermittelt die Allergien vom Typ I (→ S. 256) und ist an der Parasitenabwehr beteiligt. Entsprechend ist es bei Allergien und Parasitenerkrankungen oft erhöht. Erhöhte Gesamt-IgE-Spiegel beweisen aber keine Allergien, und umgekehrt kann trotz normaler IgE-Spiegel eine Allergie vorliegen. Auch das **allergenspezifische IgE,** also die gegen ein ganz bestimmtes Antigen gebildeten IgE, muss nicht mit den Beschwerden des Patienten übereinstimmen.

IgG (*Antikörper der Klasse IgG*) macht mengenmäßig den größten Anteil der Immunglobuline aus. Es kommt in Blut und in anderen Körperflüssigkeiten vor. Nach Erstkontakt mit einem Antigen wird IgG erst als zweiter Antikörper nach IgM gebildet, nach einem erneuten Kontakt später aber sehr schnell. Das *Gesamt-IgG* gliedert sich in vier **IgG-Subklassen, *IgG1, IgG2, IgG3* und *IgG4*.** Welche Subklasse im Rahmen der Immunantwort gebildet wird, hängt vor allem vom Antigen ab.

IgM (*Antikörper der Klasse IgM*) ist im Blut und in den Körperflüssigkeiten zu finden. Es ist der erste Antikörper, der nach Erstkontakt mit einem Antigen gebildet wird. Nach einem abermaligen Kontakt wird kein IgM mehr gebildet. IgM weist deshalb eine frische Infektion nach. Auch die Blutgruppenantikörper im ABO-System und Rheumafaktoren sind IgM-Antikörper.

In der Bluteiweiß-Elektrophorese wandern die Immunglobuline überwiegen in der Gamma-Globulin-Fraktion. Die einzelnen Immunglobuline können in Speziallabors mengenmäßig bestimmt werden. Diese Untersuchungen sind recht aufwendig und teuer und gehören nicht zur Basisdiagnostik.

◊ Bestimmung im Blut

➤ Verdacht auf Immundefekt
➤ (Erweiterte) Allergiediagnostik
➤ Verdacht auf monoklonale Gammopathie, z. B. Plasmozytom (→ S. 284)
➤ Chronische Infektionen, nicht-infektiöse Entzündungen und Autoimmunerkrankungen
➤ Chronische Lebererkrankungen
➤ Auffällige Bluteiweiß-Elektrophorese
➤ Nach Knochenmarktransplantation
➤ Bei Immunsuppression
➤ Verdacht auf eine Infektion bei Neugeborenen

▯▯ Übersicht Immunglobulinveränderungen

	Erhöht	Erniedrigt
IgA	➤ Chronische Infektionen ➤ Lebererkrankungen, z. B. Leberzirrhose, alkoholische Leberschäden ➤ Autoimmunerkrankungen, z. B. Zöliakie ➤ Schleimhautinfektionen ➤ Paraproteine	➤ Eiweißverlust über den Darm ➤ Verschiedene Antikörpermangelsyndrome, z. B. selektiver IgA-Mangel (nur IgA fehlt), Agammaglobulinämie durch Störung/Fehlen der B-Lymphozyten
IgD	➤ Chronische Infektionen ➤ Autoimmunerkrankungen, z. B. Zöliakie ➤ Paraproteine	➤ Eiweißverlust über den Darm ➤ Verschiedene Antikörpermangelsyndrome
IgE	➤ Allergie, Atopie ➤ Parasitenbefall ➤ Bestimmte Infektionen ➤ Paraproteine	➤ Eiweißverlust über den Darm
IgG	➤ Viele chronisch-entzündliche Erkrankungen ➤ Lebererkrankungen, z. B. Leberzirrhose, chronische Hepatitis ➤ Paraproteine	➤ Eiweißverlust über den Darm, die Haut oder die Nieren (nephrotisches Syndrom) ➤ Bei Behandlungen, die das Immunsystem unterdrücken, z. B. mit Zytostatika ➤ Bestimmte hormonelle Erkrankungen, z. B. Cushing-Syndrom ➤ Verschiedene Antikörpermangelsyndrome, z. B. Agammaglobulinämie durch Störung/Fehlen der B-Lymphozyten
IgM	➤ Akute Infektionen ➤ Lebererkrankungen, z. B. Leberzirrhose ➤ Paraproteine ➤ Hyper-IgM-Syndrom (die B-Zellen produzieren nur IgM, aber kein IgA und IgG)	➤ Eiweißverlust über den Darm, die Haut oder die Nieren (nephrotisches Syndrom) ➤ Bei Behandlungen, die das Immunsystem unterdrücken, z. B. mit Zytostatika ➤ Verschiedene Antikörpermangelsyndrome, z. B. Agammaglobulinämie durch Störung/Fehlen der B-Lymphozyten, selektiver IgM-Mangel (nur IgM fehlt)

Immunglobulin-Erhöhung

➤ Infektionen
➤ Autoimmunerkrankungen (z. B. Kollagenosen, rheumatische Erkrankungen)
➤ Lebererkrankungen
➤ Monoklonale Gammopathie (→ S. 44 und 278), z. B. bei Plasmozytom (→ S. 284).

Immunglobulin-Eniedrigung

➤ Bösartige Tumoren (insbesondere lymphatische Leukämien und Lymphome)
➤ Behandlungen, die zu einer Unterdrückung des Abwehrsystems führen, z. B. Immunsuppressiva (→ S. 272), Zytostatika (→ S. 295), Strahlenbehandlung
➤ Bestimmte Infektionen wie Masern, Röteln, Ebstein-Barr-Viren, Zytomegalie, HIV, Tuberkulose
➤ Eiweißverlust bei Nierenkrankheiten, über den Darm oder bei ausgedehnten Verbrennungen
➤ Schwere Verdauungsstörungen und Mangelernährung
➤ Angeborener (primärer) Immunglobulinmangel, der ein Immunglobulin isoliert oder mehrere betreffen kann.

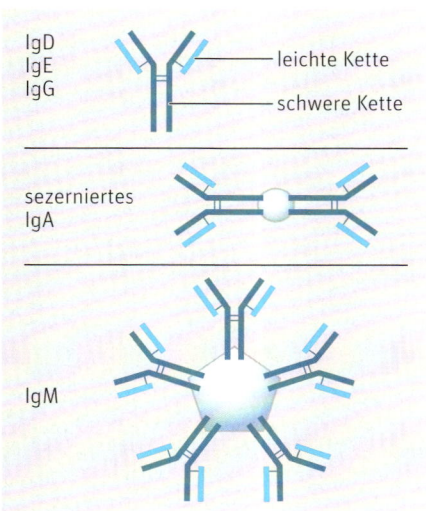

Schematischer Aufbau der Immunglobuline [ASM]

Infektionsdiagnostik

Infektionskrankheiten, kurz Infektionen, werden durch Mikroorganismen (Viren, Bakterien, Pilzen, Protozoen), aber auch parasitär lebende Tiere wie etwa Würmer verursacht. Manche Infektionskrankheiten wie z. B. die Windpocken kann der Arzt allein durch Untersuchung des Patienten diagnostizieren. Manchmal aber ist eine umfangreiche Diagnostik einschließlich Laboruntersuchungen notwendig.

Die labormedizinische **Infektionsdiagnostik** fußt auf drei Säulen:

➤ Der Erfassung der mit einer Infektion verbundenen Entzündung
➤ Dem direkten Erregernachweis
➤ Dem indirekten Erregernachweis

Weitere Laboruntersuchungen erfassen die Organschädigungen durch die Infektion und damit die Gefährdung für den Patienten. So werden etwa bei einer Virushepatitis die sog. Leberwerte bestimmt. Diese Untersuchungen zählen zwar zur Diagnostik bei Infektionen, sind aber keine Infektionsdiagnostik im engeren Sinne.

■ Erfassung der mit einer Infektion verbundenen Entzündung

Der Körper reagiert auf jede ausgeprägte Infektion mit einer Aktivierung des Abwehrsystems und einer Entzündung, die sich labordiagnostisch erfassen lassen. An erster Stelle stehen das CRP (→ S. 64) und das Blutbild einschließlich Differenzialblutbild (→ S. 68). Demgegenüber hat die BSG (→ S. 54) insbesondere in der Diagnostik akuter Infektionen an Bedeutung verloren.

■ Direkter Erregernachweis

Dass die Infektionserreger mit dem bloßen Auge sichtbar sind (etwa Würmer im Stuhl), ist selten. Manchmal können die Erreger durch einfache mikroskopische Untersuchung, evtl. nach vorherigem Anfärben der Probe, festgestellt werden. So kann der Arzt z. B. Pilze bei einer Scheiden- oder Hautinfektion unter dem Mikroskop sehen.

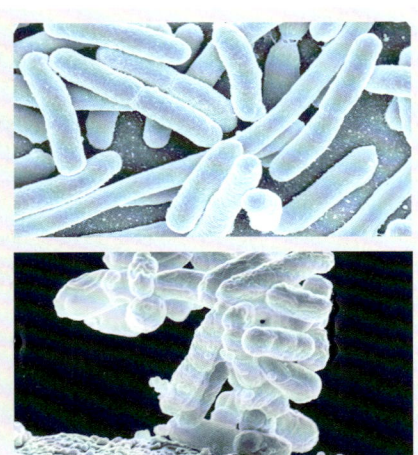

Escherischia-coli-Bakterien unter dem Mikroskop. Diese stäbchenförmigen Bakterien sind Teil der natürlichen Darmflora, einige Typen lösen jedoch auch Durchfall aus. [NIA/UDA]

Nach wie vor eines der wichtigsten Verfahren in der Infektionsdiagnostik ist das Anlegen einer **Erregerkultur,** am häufigsten einer **Bakterienkultur.** Kulturen können aus Flüssigkeiten wie Urin **(Urinkultur)** oder Blut **(Blutkultur)** angelegt werden, aber auch aus Abstrichen z. B. des Rachens. Das Prinzip ist immer das gleiche: Die Probe wird in ein Nährmedium gegeben und das Gefäß in einen Brutschrank gestellt. Unter diesen optimalen Bedingungen vermehren sich die Bakterien schnell und können dann z. B. mikroskopisch oder durch chemische Untersuchungen nachgewiesen und differenziert werden. Anschließend kann der Arzt die Antibiotikaempfindlichkeit der Bakterien testen **(Antibiogramm).** Nachteil ist der Zeitaufwand: Für eine Bakterienkultur müssen mindestens zwei Tage veranschlagt werden, für die Antibiotikatestung nochmal mindestens ein Tag. **Pilzkulturen** dauern sogar mehrere Wochen.

Erregerkulturen sind zwar für viele Fragestellungen der Goldstandard, 100%ige Sicherheit bieten sie aber nicht: Manche Bakterien benötigen spezielle Nährmedien, sodass Kulturen auf »normalen« Nährmedien negativ ausfallen, und gerade bei Blutkulturen schließt ein einzelner negativer Befund eine Infektion nicht aus. Umgekehrt ist das Anwachsen von Bakterien nicht gleichbedeutend mit einer Infektion, denn es kann sich auch um Verunreinigungen handeln (z. B. wenn Bakterien aus der Genitalregion mit in die Urinprobe gelangt sind).

Eine weitere Möglichkeit des direkten Erregernachweises ist der **immunologische Antigennachweis.** Im Labor werden künstliche Antikörper gegen den gesuchten Erregerbestandteil hergestellt. Diese Antikörper werden zur Probe gegeben. Ist der Erreger vorhanden, binden Antigen und Antikörper aneinander. In einer zweiten Reaktion werden die Antigen-Antikörper-Komplexe sichtbar gemacht. Für einen Teil von Infektionen gibt es auch Schnelltests (am bekanntesten ist wohl der Streptokokkenschnelltest bei Verdacht auf eine Streptokokken-Angina).

Molekularbiologische Erregernachweise werden vor allem eingesetzt, wenn die Erregerkultur sehr aufwendig und schwierig ist, was bei Viren der Fall ist. Im typischen Falle wird die Erbsubstanz des Erregers erst vermehrt (z. B. durch *Polymerase-Kettenreaktion,* kurz **PCR)** und dann in einem zweiten Schritt nachgewiesen.

■ Indirekter Erregernachweis

Der **indirekte Erregernachweis** beruht darauf, dass der Organismus bei ausgeprägten Infektionen Antikörper gegen den Erreger bildet. So sind z. B. nach einer Hepatitis-B-Infektion Antikörper gegen das Hepatitis-B-Virus im Blut nachweisbar. Beweisend für eine frische Infektion sind IgM-Antikörper oder eine erheblicher Konzentrationsanstieg der Antikörper **(Titeranstieg).** Allerdings hilft der indirekte Erregernachweis dem Arzt beim Behandlungsentscheid oft nicht weiter, da die Antikörperproduktion Zeit braucht und bei vielen Erkrankungen erst nach der akuten Krankheitsphase positiv wird.

ℹ INR → Quick S. 130

ℹ Inselzell-, Insulin-Autoantikörper → S. 36

Insulin, C-Peptid, Proinsulin und HOMA-Index

🧪 Referenzbereich Blut

Nach 12-stündigem Fasten:
Insulin: 6–25 mU/l (36–150 pmol/l)
🐝 mU/l x 6 = pmol/l; pmol/l x 0,17 = mU/l

C-Peptid: 0,7–2,0 µg/l (0,2–0,6 nmol/l)
🐝 µg/l x 0,28 = nmol/l; nmol/l x 3,57 = µg/l

Proinsulin: < 45 ng/l (5 pmol/l)
🐝 ng/l x 0,11 = pmol/l; pmol/l x 9,1= ng/l

HOMA-Index: < 1

📕 Hintergrund

Insulin (→ S. 272), **C-Peptid, Proinsulin** und **HOMA-Index** (HOMA = *Homeostasis Model Assessment*) dienen der Beurteilung des Kohlenhydratstoffwechsels.

Bei der Insulinproduktion wird zunächst das Vorläuferhormon Proinsulin hergestellt und in den Bauchspeicheldrüsenzellen gespeichert. Bei Blutzuckeranstieg wird Proinsulin in Insulin und C-Peptid gespalten, die beide ins Blut abgegeben werden. Proinsulin gelangt nur in geringen Mengen ins Blut.

Bei metabolischem Syndrom (→ S. 277) und Typ-2-Diabetes (→ S. 264) führen Übergewicht und Bewegungsmangel auf dem Boden einer erblichen Veranlagung zu einer Insulinresistenz, bei der die Gewebe nur vermindert auf das normal vorhandene Insulin ansprechen. Erhöhte Insulinspiegel sind auch bei (noch) normalem Blutzucker ein Risikofaktor für eine Arteriosklerose, insbesondere eine KHK (→ S. 273).

Labordiagnostisch werden Insulin, C-Peptid und Proinsulin nur bei speziellen Fragestellungen bestimmt, oft im Rahmen von Funktionstests. Ihr Haupteinsatzgebiet ist die Ursachensuche bei unklaren Unterzuckerungen (Hypoglykämien). Die Beurteilung erfolgt zusammen mit dem Blutzuckerspiegel (→ S. 80). Gelegentlich ordnet der Arzt die Werte bei einem Erwachsenen mit Diabetes an, wenn unklar ist, ob es sich um einen Typ-1- oder Typ-2-Diabetes handelt.

Der HOMA-Index errechnet sich aus Nüchternblutzucker und Insulinspiegel. Beim Gesunden liegt er unter oder um 1. Der HOMA-Index ist ein Maß für die Insulinresistenz, das heißt er zeigt eine verminderte Insulinwirkung an. Auch der HOMA-Index wird aber nicht routinemäßig bei Übergewicht oder Verdacht auf gestörte Glukosetoleranz bestimmt, sondern nur in besonderen Fällen.

💧 Bestimmung im Blut

Insulin, C-Peptid, Proinsulin:
➤ Ursachenklärung bei Unterzuckerung
➤ In Ausnahmefällen zur Einordnung eines Diabetes beim Erwachsenen
➤ Abschätzung der Rest-Insulinproduktion beim Typ-1-Diabetes

HOMA-Index: Verdacht auf Insulinresistenz, vor allem bei Patientinnen mit Polyzystischen Ovarien (→ S. 284), unerfülltem Kinderwunsch oder bei Patienten mit normalem Körpergewicht und (noch) normalem Glukosetoleranztest.

📊 Typische Veränderungen

➤ Alle drei erhöht: Insulinom (Insulin-produzierender Tumor → S. 272), Einnahme von die Insulinsekretion steigernden Medikamenten (v. a. Sulfonylharnstoffe → S. 291) bei Nichtdiabetikern
➤ Insulin erhöht, C-Peptid und Proinsulin erniedrigt: Spritzen von Insulin bei Nichtdiabetikern.

🔵 Erhöhter HOMA-Index

Insulinresistenz:
➤ HOMA-Index 1–2: Grauzone
➤ HOMA-Index > 2: Insulinresistenz möglich, bei steigendem HOMA-Index immer wahrscheinlicher werdend. Bei Typ-2-Diabetes liegt der HOMA-Index typischerweise um 5.

ℹ️ Insulin-Hypoglykämie-Test → Wachstumshormon S. 159
ℹ️ Insulin like growth factor → Wachstumshormon S. 159

Jod (J)

🧪 **Referenzbereich Blut** [TLD]

40–80 µg/l (0,31–0,61 µmol/l)

🧪 **Referenzbereich Urin** [TLD]

24-Stunden-Sammelurin: 20–70 µg/24 Std.
(0,16–0,55 µmol/24 Std.)

⚙️ µg/l x 0,0078 = µmol; µmol x 128 = µg

📃 Hintergrund

Jod (J) ist ein lebensnotwendiges Spurenelement und unverzichtbar für die Bildung der
Schilddrüsenhormone.

Mit der Nahrung aufgenommenes Jod (empfohlen wird für Erwachsene eine Aufnahme von
200 µg täglich) wird in der Schilddrüse angereichert. Ein Jod-Überschuss wird mit dem Urin
ausgeschieden.

Schädliche Wirkungen durch zu viel Jod treten
bei Gesunden erst bei längerer Zufuhr von über
1 mg Jod täglich auf. Bei bestimmten Schilddrü-
senstörungen (latente Hyperthyreose → S. 289)
reicht aber eine kurzzeitige Zufuhr von 1 mg, um
eine unkontrollierte Überproduktion von Schilddrüsenhormonen auszulösen.

Labordiagnostisch spielt die Jodbestimmung
nur bei dem Verdacht einer wesentlich zu hohen
Jodzufuhr eine Rolle. Bei Verdacht auf Jodmangel wird das TSH (→ S. 142) bestimmt, das die
aus dem Jodmangel resultierende Schilddrüsen-
Unterfunktion erfasst.

Das Jod im Urin spiegelt wegen seiner Nahrungsabhängigkeit die Versorgungslage der
Schilddrüse nicht ausreichend zuverlässig
wider.

💧 Bestimmung in Blut oder Urin

Verdacht/Ausschluss einer Jod-Überdosierung

🔼 Jod-Erhöhung

Jod-Überdosierung

🔽 Jod-Erniedrigung

Jodmangel

Kalium (K, K⁺)

🧪 **Referenzbereich Blut** [TLD]

➤ Erwachsene: 3,6–4,8 mmol/l
➤ Kinder über ein Jahr: 3,3–4,6 mmol/l

🧪 **Referenzbereich Urin** [TLD]

24-Std.-Sammelurin: 34–126 mmol/24 Std.

📃 Hintergrund

Kalium (K) ist eines der wichtigsten Mengenelemente des Körpers. 98 % befinden sich in, 2 %
außerhalb der Zellen. Dieses Gefälle ist Voraussetzung für die normale Erregbarkeit der Ner-
ven- und Muskelzellen (einschließlich der des
Herzens). Kalium ist zudem an der Regulation
des Säure-Basen-Haushalts beteiligt.

Eine angepasste Kaliumausscheidung über die
Nieren hält den Blutkaliumspiegel trotz unterschiedlicher Kaliumaufnahme mit der Nahrung
beim Gesunden konstant. Die Bestimmung des
Kaliums im Blut ist eine Basisuntersuchung bei
praktisch allen akuten Erkrankungen.

Das Urinkalium schwankt je nach Kaliumzufuhr.
Der Arzt lässt es v. a. bei verändertem Blutkali-
um bestimmen, um einzugrenzen, ob die Ursache innerhalb oder außerhalb der Nieren liegt.

💧 Bestimmung im Blut

➤ Ursachensuche bei Herzrhythmusstörungen,
   Bluthochdruck
➤ Störungen des Säure-Basen-Haushalts
➤ Nierenversagen
➤ Kontrolle bei Behandlung mit Diuretika (harn-
   treibenden Medikamenten → S. 264), Digita-
   lispräparaten (→ S. 264), Abführmitteln
➤ Kontrolle bei Durchfall und Erbrechen
➤ Kontrolle bei Nebennierenrindenüber- oder
   -unterfunktion
➤ Kontrolluntersuchung in der Intensivmedizin

💧 Bestimmung im Urin

➤ Veränderte Blutkaliumspiegel
➤ Verdacht auf unkontrollierte Diuretika-Ein-
   nahme

⚡ Kalium-Erhöhung im Blut

➤ Nierenversagen
➤ Azidose (Kaliumumverteilung)
➤ Bestimmte Medikamente, z.B. kaliumsparende Diuretika, ACE-Hemmer, einige Antibiotika, nichtsteroidale Antirheumatika (→ S. 281). Digitalis-Überdosierung
➤ Mangel an Aldosteron (Hypoaldosteronismus → S. 271)
➤ Massiver Zelluntergang z.B. bei Verletzungen, Hämolyse (Zerfall roter Blutkörperchen)

⚡ Kalium-Erniedrigung im Blut

➤ Bestimmte Nierenerkrankungen, Durchfälle, Erbrechen
➤ Exzessiver Verzehr von Lakritze
➤ Alkalose (Kaliumumverteilung)
➤ Überproduktion von Aldosteron (Hyperaldosteronismus → S. 271)
➤ Überproduktion von Kortisol (Cushing-Syndrom → S. 262)
➤ Medikamente, z.B. Abführmittel, Diuretika (Schleifendiuretika, Thiazide), Kortison
➤ Alkoholmissbrauch
➤ Ursachen einer Kalium-Erhöhung im Urin
➤ Einige Diuretika (Schleifendiuretika und Thiazide)
➤ Überproduktion von Aldosteron (Hyperaldosteronismus → S. 271)
➤ Bestimmte Nierenerkrankungen (renale tubuläre Azidosen)
➤ Wasserüberschuss mit vermehrtem Urinfluss in den Nierenkanälchen
➤ Störungen des Säure-Basen-Haushalts

⚡ Kalium-Erniedrigung im Urin

➤ Bestimmte Medikamente, z.B. sog. kaliumsparende Diuretika
➤ Nierenversagen
➤ Mangel an Aldosteron (Hypoaldosteronismus → S. 272)

⚠ Gut zu wissen

Längeres Stauen oder »Pumpen« bei der Blutentnahme erhöht den Kaliumspiegel der Probe bis zu 20 %.

Kalzitonin
([humanes]Calcitonin, hCT)

🧪 Referenzbereich Blut [GN]

➤ Frauen: < 7 ng/l (2 pmol/l, methodenabhängig)
➤ Männer: < 10 ng/l (3 pmol/l, methodenabhängig)
⚗ ng/l x 0,292 = pmol/l; pmol/l x 3,42 = ng/l

📎 Hintergrund

Kalzitonin *([humanes]Calcitonin, hCT)* wird in der Schilddrüse in den C-Zellen gebildet, die zwischen den Schilddrüsenhormone produzierenden Schilddrüsenfollikeln liegen. Kalzitonin ist an der Regulation des Blutkalziumspiegels und des Knochenstoffwechsels beteiligt.

Kalzitonin-Erhöhungen sind bei mehreren Erkrankungen möglich. Die labordiagnostische Bedeutung des Kalzitonins liegt jedoch in seiner Nutzung als Tumormarker (→ S. 293) des medullären Schilddrüsenkarzinoms (C-Zell-Karzinom der Schilddrüse → S. 277).

💧 Bestimmung im Blut

➤ Verdacht und Verlaufskontrolle medullärer Schilddrüsenkarzinome
➤ Ursachensuche bei unklaren Durchfällen
➤ Multiple endokrine Neoplasie (MEN) Typ 2
➤ Screening beschwerdefreier Familienangehöriger von Patienten mit medullärem Schilddrüsenkarzinom und MEN Typ 2

⚡ Kalzitonin-Erhöhung

➤ Medulläres Schilddrüsenkarzinom
➤ Selten beim kleinzelligen Typ des Lungenkrebses (→ S. 275), Bauchspeicheldrüsenkrebs (→ S. 260), Phäochromozytom (→ S. 283), Karzinoid (→ S. 273)
➤ Nierenversagen (→ S. 282)
➤ Hashimoto-Schilddrüsenentzündung (→ S. 270)
➤ Schwangerschaft
➤ Bestimmte Medikamente, Einnahme der »Pille«

Kalzium (Calcium, Ca, Ca2⁺)

🧪 Referenzbereich Gesamtkalzium Blut [GN]

➤ Erwachsene: 2,2–2,6 mmol/l (8,8–10,4 mg/dl)
➤ Kinder über ein Jahr: 2,14–2,7 mmol/l (8,6–10,6 mg/dl)

🧪 Referenzbereich Ionisiertes Kalzium Blut [GN]

Erwachsene 1,15–1,35 mmol/l (4,6–5,4 mg/dl)

🧪 Referenzbereich Urin [GN]

24-Stunden-Urin: 2–4 mg/kg Körpergewicht
➤ Frauen < 7 mmol/24 Std. (< 280 mg)
➤ Männer < 8 mmol/24 Std. (< 320 mg)

🎗 Hintergrund

Die Bestimmung des **Kalziums** *(Calcium, Ca)* im Blut ist eine Basisuntersuchung zur Kontrolle des Mineralienhaushaltes und des Knochenstoffwechsels.

Der Gesamtkalziumbestand des menschlichen Körpers beträgt ungefähr 1 kg. 99 % davon befinden sich in den Knochen, denn Kalzium bildet mit Phosphat (→ S. 124) den wichtigsten Teil der Knochen- und Zahnsubstanz. Kalzium ist außerdem beteiligt an der Erregungsübertragung von Nerven auf Muskeln, jeder Muskelkontraktion und der Blutgerinnung. Reguliert wird der Kalziumhaushalt vor allem durch das Parathormon (→ S. 123) und Vitamin D (→ S. 157).

Meist reicht dem Arzt die Bestimmung des Gesamtkalziums im Blut. Es setzt sich zusammen aus dem an Eiweiße gebundenen Kalzium, dem ionisierten (freien) Kalzium und dem an kleinere negativ geladene Teilchen gebunden Kalzium. Die Bestimmung des ionisierten Kalziums ist z. B. sinnvoll bei Störungen des Säuren-Basen-Haushaltes oder bei so stark veränderten Bluteiweißen, dass die Veränderungen nicht mehr herausgerechnet werden können. Sie ist aber nicht überall möglich.

💧 Bestimmung des Gesamtkalziums im Blut

➤ Ursachensuche bei häufigen Muskelkrämpfen, starkem Durst, hohen Urinausscheidungen

➤ Ursachensuche bei Nierensteinen
➤ Ursachensuche bei unklaren Knochenbrüchen, -schmerzen
➤ Verdacht auf Osteoporose
➤ Akute Bauchspeicheldrüsenentzündung
➤ Bösartige Tumoren, insbesondere mit Knochenbeteiligung
➤ Verdacht auf Nebenschilddrüsenüber- oder -unterfunktion, nach Schilddrüsen-OPs
➤ Verdacht auf Vitamin-D-Mangel oder Vitamin-D-Überdosierung
➤ Unklare EKG-Veränderungen
➤ Kontrolle unter Behandlung mit bestimmten Medikamenten

💧 Bestimmung des ionisierten Kalziums im Blut

➤ Wenn Gesamtkalzium nicht ausreichend, vor allem bei erheblichen Veränderungen des Blut-Albumins
➤ Störungen des Säure-Basen-Haushalts

💧 Bestimmung im Urin

➤ Klärung veränderter Blutkalziumspiegel
➤ Ursachensuche bei Nierensteinen
➤ Verdacht auf Nebenschilddrüsen-Unterfunktion
➤ Verdacht auf Vitamin-D-Mangel oder Vitamin-D-Überdosierung

🔎 Kalzium-Erhöhung im Blut

➤ Bösartige Tumoren einschließlich Plasmozytom. Bedingt durch knochen auflösende Knochenmetastasen oder durch Produktion von Eiweißen mit parathormonähnlicher Wirkung
➤ Nebenschilddrüsen-Überfunktion (→ S. 281)
➤ Nebennierenrinden-Unterfunktion (→ S. 280)
➤ Schilddrüsen-Überfunktion (gelegentlich)
➤ Überdosierung von Vitamin A oder D
➤ Sehr hohe Kalziumzufuhr (durch Tabletten)
➤ Lange Bettlägerigkeit
➤ Einige Medikamente, z. B. Thiazid-Diuretika (harntreibende Medikamente → S. 264)
➤ Sarkoidose (→ S. 287)
➤ Selten: erbliche Formen

Kalzium-Erniedrigung im Blut

➤ Vitamin-D-Mangel
➤ Chronische Darmerkrankungen mit Resorptionsstörungen
➤ Nebenschilddrüsen-Unterfunktion (→ S. 281), meist durch versehentliche Entfernung oder Schädigung der Nebenschilddrüsen bei Schilddrüsenoperationen
➤ Nebennierenrinden-Überfunktion (→ S. 282)
➤ Chronisches Nierenversagen (→ S. 282), nephrotisches Syndrom (→ S. 281)
➤ Einige Medikamente, z. B. Kortison, sog. Schleifendiuretika (harntreibende Medikamente → S. 264), bestimmte Mittel gegen Epilepsie
➤ Akute Bauchspeicheldrüsenentzündung

Kalzium-Erhöhung im Urin

➤ Bösartige Tumoren
➤ Bestimmte Nierenerkrankungen
➤ Nebenschilddrüsen-Überfunktion (→ S. 280)
➤ Nebennierenrinden-Überfunktion (→ S. 282)
➤ Sarkoidose
➤ Überdosierung von Vitamin A oder D
➤ Sehr hohe Kalziumzufuhr (durch Tabletten)
➤ Sehr kochsalzreiche Ernährung
➤ Einige Medikamente, z. B. Kortison, Schleifendiuretika (harntreibende Medikamente → S. 264)
➤ Bei Frauen: Östrogenmangel nach den Wechseljahren

Kalzium-Erniedrigung im Urin

➤ Vitamin-D-Mangel
➤ Chronisches Nierenversagen (→ S. 282), nephrotisches Syndrom (→ S. 281)
➤ Nebenschilddrüsen-Unterfunktion (→ S. 281)
➤ Nebennierenrinden-Unterfunktion (→ S. 280)
➤ Akute Bauchspeicheldrüsenentzündung
➤ Lange Bettlägerigkeit
➤ Selten: erbliche Formen

ℹ️ Karotin, beta (β-Karotin) → Vitamin A S. 153
ℹ️ Karzinoembryonales Antigen → CEA S. 56

Katecholamine und Katecholaminabbauprodukte

🧪 Referenzbereich Blut [KLL]

➤ Adrenalin: < 80 ng/l (4,4 nmol/l)
➤ Noradrenalin: < 600 ng/l (3,6 nmol/l)
➤ Dopamin: < 150 ng/l (0,9 nmol/l)
➤ Metanephrin: < 112 ng/l (612 pmol/l)
➤ Normetanephrin: < 61 ng/l (310 pmol/l)

🧪 Referenzbereich Urin [KLL]

24-Stunden-Sammelurin, Kinder über 10 Jahre und Erwachsene:

Adrenalin: < 20 µg/24 Std. (< 0,11 µmol/24 Std.)
⚗️ ng/l x 0,0055 = nmol/l; nmol/l x 181,8 = ng/l

Noradrenalin: < 105 µg/24 Std. (< 0,62 µmol/24 Std.)
⚗️ ng/l x 0,0059 = nmol/l; nmol/l x 169,5 = ng/l

Dopamin: < 450 µg/24h (< 2,9 µmol/24 Std.)
⚗️ ng/l x 0,0065 = nmol/l; nmol/l x 154 = ng/l

Vanillinmandelsäure: < 6,5 mg/24 Std. (< 33 µmol/24 Std.)
⚗️ mg/l x 5,05 = µmol/l; µmol/l x 0,198 = mg/l

Homovanillinsäure: < 7,4 mg/24 Std. (< 41 µmol/24 Std.)
⚗️ mg/l x 5,49 = µmol/l; µmol/l x 0,182 = mg/l

Metanephrine: < 1,2 mg/24 Std. (< 6,3 µmol/24 Std.)
⚗️ ng/l x 5,08 = pmol/l; µmol/l x 0,2 = ng/l

Alle Referenzbereiche sind stark methodenabhängig.

📎 Hintergrund

Die Katecholamine **Adrenalin, Noradreanlin** und **Dopamin** sind Überträgerstoffe im vegetativen Nervensystem. Außerdem werden sie vom Nebennierenmark (→ S. 280) bei Stress ins Blut freigesetzt.

Adrenalin, Noradreanlin und Dopamin steigern Herz-Kreislauf-Tätigkeit und Blutdruck und haben katabole (abbauende) Wirkungen auf Muskulatur und Fettgewebe.

Vanillinmandelsäure, Homovanillinsäure und **Metanephrine** sind Abbauprodukte der Katecholamine.

Diagnostische Bedeutung haben die Katecholamine bei Verdacht auf hormonproduzierende Tumoren des sympathischen Nervensystems. Problematisch sind allerdings unter anderem die zahlreichen Störeinflüsse.

💧 **Bestimmung in Blut/Urin**

➤ Ursachensuche bei Bluthochdruck
➤ Diagnose und Behandlungskontrolle katecholaminproduzierenden Tumoren
➤ Screening von Familienangehörigen z.B. von Patienten mit Multipler endokriner Neoplasie

🔁 **Katecholamin-Erhöhung**

➤ Katecholaminproduzierende Tumoren, vor allem Phäochromozytom (→ S. 283), Neuroblastom (→ S. 281)
➤ Stress, körperliche Anstrengung (→ S. 235)
➤ Unterzuckerung (Hypoglykämie → S. 293)
➤ Bluthochdruck (→ S. 261)
➤ Cushing-Syndrom (→ S. 262)

⊘ **Gut zu wissen**

Je nach dem eingesetzten Testverfahren dürfen Sie vor der Untersuchung z. B. keinen Käse, keine Bananen, keine Zitrusfrüchte und keine Nüsse essen und keinen Kaffee trinken. Oft sollen auch Medikamente, insbesondere gegen Bluthochdruck, 1–2 Wochen vorher abgesetzt werden. Fragen Sie auf jeden Fall rechtzeitig vorher Ihren Arzt.

Die Blutabnahme erfolgt unter möglichst stressfreien Bedingungen und nach halbstündigem Ruhen im Liegen.

Dem Gefäß für den Sammelurin wird Säure zugesetzt. Wegen der Verätzungsgefahr sollten Sie nicht direkt ins Sammelgefäß Wasser lassen.

ℹ️ Kleines Blutbild → Blutbild, kleines S. 43

Ketone (Ketonkörper) 🜊

🜊 **Referenzbereich Blut** ⟦TLD⟧
Beta-Hydroxybuttersäure < 3,5 mg/dl (340 µmol/l)

🜊 **Referenzbereich Urin:** Teststreifen: negativ

📄 **Hintergrund**

Acetessigsäure, Aceton und *Beta-Hydroxybuttersäure* heißen *Ketonkörper* oder **Ketone.** Sie entstehen in der Leber durch Verstoffwechselung von Fettsäuren, werden ins Blut abgegeben und von den Geweben »entsorgt«. Bei gesteigerter Produktion reicht die Kapazität der Gewebe nicht mehr aus, sodass die Blutkonzentration ansteigt bis zur bedrohlichen **Ketoazidose.**

Früher wurde der Nachweis von Ketonen im Urin mittels Teststreifen zur Diabetiker-Selbstkontrolle eingesetzt.

💧 **Bestimmung in Blut oder Urin**

➤ Unklare Azidose (→ S. 273)
➤ Stoffwechselkontrolle bei Diabetes (heute durch Blutzuckerselbstkontrolle selten)

🔁 **Keton-Erhöhung**

➤ Diabetische Ketoazidose (→ S. 273). Blutzucker erhöht/Teststreifen auf Glukose positiv
➤ Fasten, extreme körperliche Belastung, massives Erbrechen, Alkoholvergiftung *(Alkoholische Ketoazidose).* Teststreifen auf Glukose negativ

ℹ️ *Knochenabbaumarker:* → CTX S. 66, → Desoxypyridinolin und Pyridinolin S. 67, → tartrat-resistente saure Phospshatase TRACP S. 134
ℹ️ *Knochenaufbaumarker:* → Knochen-AP S. 30, Osteocalcin S. 119
ℹ️ Knochen AP → AP S. 30
ℹ️ Kohlendioxid im Blut → Blutgasanalyse S. 46
ℹ️ Kohlenhydrat-defizientes Transferrin → CDT S. 56

Komplementsystem
(C3-Komplement, C4-Komplement)

🛡 **Referenzbereich Blut** [KLL; TLD]
➤ CH_{50}-Komplementaktivität: 19,5–60 U/ml
➤ C3-Komplement: 0,75–135 g/l
➤ C4-Komplement: 0,09–0,36 g/l

🔖 **Hintergrund**

Das Komplementsystem besteht aus 30 **Komplementfaktoren,** die (vergleichbar den Gerinnungsfaktoren → S. 127) nacheinander aktiviert werden. Das Komplementsystem dient der Abwehr von Krankheitserregern und der Verhinderung von Autoimmunerkrankungen (→ S. 259). Aktiviert wird es z. B. durch Antikörper, Krankheitserreger oder geschädigte Körperzellen. Viele Komplementfaktoren sind außerdem Akute-Phase-Proteine (→ S. 256).

Die Erhöhung bei Entzündungen wird diagnostisch nicht genutzt, kann aber einen Komplementmangel verdecken. Diagnostisch bedeutsam sind die Komplementfaktoren bei Verdacht auf angeborenen Komplementmangel oder Autoimmunerkrankungen, bei denen der Komplementverbrauch durch Bildung von Antigen-Antikörper-Komplexen erhöht ist.

💧 **Bestimmung im Blut**
➤ Komplementmangel oder -defekte
➤ Diagnose und Verlaufskontrolle bestimmter Autoimmunkrankheiten
➤ Ursachenklärung z. B. bei Glomerulonephritis, autoimmun bedingter Gefäßentzündung (Vaskulitis → S. 293)

🌙 **Komplement-Erniedrigung**
➤ Autoimmunerkrankungen, z. B. systemischer Lupus erythematodes (→ S. 291), bestimmte Formen der Glomerulonephritis (GN → S. 268) und der Vaskulitiden
➤ Angeborener Komplementmangel
➤ Weitere schwere Erkrankungen, z. B. akute Bauchspeicheldrüsenentzündung

Kortisol (Cortisol)

🛡 **Referenzbereich Blut** [GN]
Gesamt-Kortisol, Erwachsene:
➤ 8–9 Uhr: 50–230 µg/l (138–635 nmol/l)
➤ 20 Uhr: 25–125 µg/l (70–318 nmol/l)
➤ 24 Uhr: < 50 µg/l (< 140 nmol/l)

🛡 **Referenzbereich Speichel** [TLD]
Freies Kortisol, Erwachsene:
➤ 6–9 Uhr: 2–12 µg/l (5–32 nmol/l)
➤ 20–24 Uhr: 0,8–1,3 µg/l (2–4 nmol/l)

🛡 **Referenzbereich Urin** [GN]
Freies Kortisol im 24-Stunden-Urin:
20–70 µg/24 Std. (55–193 nmol/24 Std.)
⚙ µg/l x 2,76 = nmol/l; nmol/l x 0,36 = µg/l

🔖 **Hintergrund**

Die Bestimmung des **Kortisol** *(Cortisol)* ist keine Basisuntersuchung, sondern erfolgt nur bei konkretem Verdacht auf Kortisolmangel oder -überschuss.

Das Kortisol aus der Nebennierenrinde ist das körpereigene Kortison (→ S. 274, Regelkreis → S. 106). Kortisol ist ein Stresshormon. Es fördert den Protein- und Fettabbau, steigert den Blutzuckerspiegel, hemmt das Abwehrsystem und damit Entzündungsreaktionen und verändert Denken und Verhalten. Im Blut ist Kortisol ist zu 90 % an das Transporteiweiß **Transcortin** gebunden, weitere 7 % an Albumin. Biologisch aktiv ist nur das freie Kortisol.

Die Kortisolabgabe ist nicht nur stark tageszeitabhängig, sondern steigt zudem bei Stress, körperlicher Anstrengung und nach dem Essen. Deshalb ist ein Einzelwert wenig aussagekräftig.

Bei Verdacht auf einen Kortisolüberschuss ist der nächtliche Blutwert am empfindlichsten. Alternativ kommen die nächtliche Bestimmung des freien Kortisols im Speichel oder die Bestimmung des freien Kortisols im 24-Stunden-Urin in Betracht. Die weitere Abklärung erfolgt durch Funktionstests, meist zunächst den **niedrig dosierten Dexamethason-Hemmtest.** Spätabendliche Gabe von 2 mg Dexamethason führt beim Gesunden zu einem Absinken des morgendlichen Kortisolwertes. Bei niedrigem morgendlichen Kortisol ist ein Cushing-Syndrom (→ S. 262) so gut wie ausgeschlossen. Ansonsten ist eine weitere Diagnostik notwendig, z. B. durch den **hoch dosierten Dexamethason-Hemmtest** mit längerer und höher dosierter Dexamethason-Gabe, oft ergänzt durch die Kortisolbestimmung im 24-Stunden-Urin.

Umgekehrt hilft bei (fraglich) zu niedrigen Kortisolwerten der **ACTH-Kurztest** weiter, bei dem die Kortisolfreisetzung eine halbe und eine Stunde nach Gabe von künstlichem ACTH gemessen wird. Ein ausreichender Anstieg schließt eine Nebennierenrinden-Unterfunktion aus. Bei unzureichendem Anstieg ist eine weitere Diagnostik erforderlich.

Eine Veränderung des Transporteiweißes Transcortin verändert das Gesamt-Kortisol im Blut. Zu einer Transcortin-Erhöhung kommt es z.B. in der Schwangerschaft und bei Einnahme von Östrogenen (auch der Pille). Das freie, also wirksame

Kortisol ist aber normal, es liegt kein krankhafter Zustand vor. Bei Veränderungen des Transcortins muss das freie Kortisol in Speichel oder Urin bestimmt werden.

Bestimmung in Blut oder Urin
➤ Verdacht auf Kortisolmangel oder -überschuss
➤ Im Rahmen von Funktionstests

Kortisol-Erhöhung
➤ Cushing-Syndrom (→ S. 262)
➤ (Endogene) Depression (→ S. 263)
➤ Über- oder Untergewicht
➤ Alkoholmissbrauch
➤ Schwere Krankheiten, größere Operationen
➤ Stress, unregelmäßiger Tagesrhythmus

Kortisol-Erniedrigung
➤ Nebennierenrinden-Unterfunktion durch Schäden von Nebennierenrinde, Hypophysenvorderlappen oder Hypothalamus
➤ Adrenogenitales Syndrom (→ S. 255)
➤ Langzeitbehandlung mit Kortison

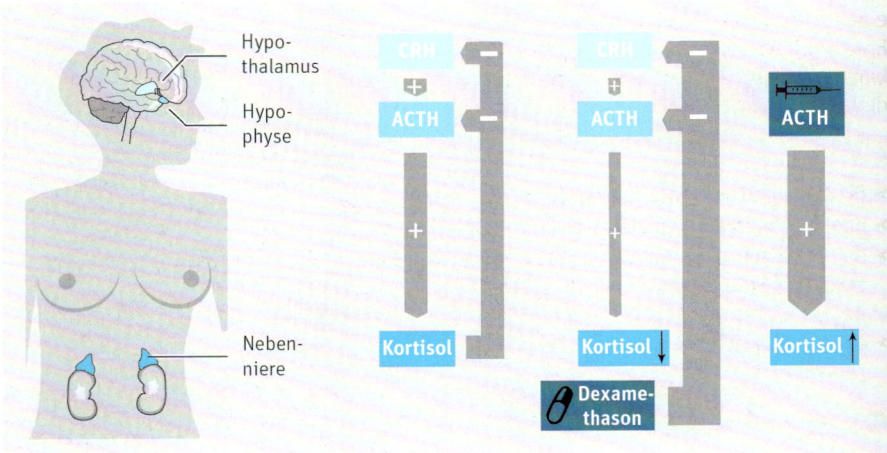

Links der Kortisol-Regelkreis: CRH stimuliert die Abgabe von ACTH, welches wiederum die Kortisolproduktion fördert. Das Kortisol gelangt mit dem Blut ins Gehirn und hemmt dort die CRH- und ACTH-Abgabe. In der Mitte das Prinzip des Dexamethason-Hemmtests: Dexamethason hemmt beim Gesunden wie das körpereigene Kortisol die CRH- und ACTH-Abgabe – in der Folge sinkt der Kortisolspiegel im Blut. Rechts der ACTH-Kurztest: Bei normal funktionierendem Regelkreis regt von außen zugeführtes ACTH die Kortisolproduktion an. [ASL]

Kreatinin (Creatinin)

🧪 Referenzbereich Blut [TLD]

➤ Frauen: < 0,9 mg/dl (methodenabhängig)
➤ Männer: < 1,1 mg/dl (methodenabhängig)
➤ Kinder über ein Jahr < 0,7 mg/dl
  (methodenabhängig)

🗲 Hintergrund

Das **Kreatinin** *(Creatinin)* im Blut ist wohl der bekannteste Nierenwert überhaupt.

Kreatinin stammt aus dem Muskelstoffwechsel und dem Fleisch in der Nahrung. Es gelangt mit dem Blut in die Nieren und wird mit dem Urin ausgeschieden.

Labordiagnostisch wird das Kreatinin im Blut als Marker einer Nierenfunktionsstörung eingesetzt. Als Suchtest eignet es sich nicht, da es erst bei einer Nierenfunktionseinschränkung um 50 % ansteigt. Hier sind die Kreatinin-Clearance (→ S. 107) oder das Cystatin C (→ S. 67) besser. Außerdem muss die Muskelmasse berücksichtigt werden. Alte Menschen und Frauen haben weniger Muskelgewebe als Männer und daher einen niedrigeren Kreatininspiegel. Geringe Eiweißaufnahme und verstärkte Nierendurchblutung (etwa in der Schwangerschaft) vermindern den Kreatininspiegel.

💧 Bestimmung im Blut

➤ Routineuntersuchung, z. B. vor Operationen
➤ Kontrolle bei Nierenfunktionseinschränkung
➤ Bei praktisch allen akuten Erkrankungen sowie bei Gabe potenziell nierenschädigender Medikamente
➤ Als Bezugsgröße bei anderen Laboruntersuchungen

🔄 Kreatinin-Erhöhung

➤ Nierenversagen (→ S. 282)
➤ Flüssigkeitsmangel (v. a. bei älteren Patienten)
➤ Exzessive Fleischaufnahme
➤ Akromegalie (→ S. 256)
➤ Bodybuilding, ausgedehnte Muskelverletzungen

Kreatinin-Clearance
(Creatinin-Clearance)

🧪 Referenzbereich [KLL]

➤ Bis zum 30. Lebensjahr: Frauen 70–110 ml/Min., Männer 95–140 ml/Min., bezogen auf 1,73 m² Körperoberfläche
➤ Danach pro Jahrzehnt etwa - 10 ml/Min.

🗲 Hintergrund

Die **Kreatinin-Clearance** erlaubt eine bessere Abschätzung der Nierenfunktion als das Kreatinin im Blut.

Kreatinin wird im Blut und im 24-Stunden-Sammelurin gemessen. Daraus wird die Kreatininausscheidung pro Minute berechnet und auf die Körperoberfläche bezogen. Abschätzen aus dem Kreatinin im Blut ist möglich, aber ungenau. Bei einem Kreatinin > 2 mg/dl ist die Bestimmung der Kreatinin-Clearance nicht sinnvoll. Dann geben die Nierenkanälchen Kreatinin ab, sodass eine zu gute Nierenfunktion vorgetäuscht wird.

Die Bestimmung der Kreatinin-Clearance wird zunehmend von der des Cystatin C (→ S. 67) im Blut verdrängt.

💧 Bestimmung

Kontrolle der Nierenfunktion bei normalen oder leicht erhöhten Kreatininwerten im Blut, v. a. bei Erkrankungen, die häufig zu einer Nierenfunktionseinschränkung führen

🔄 Erniedrigung der Kreatinin-Clearance

Nierenfunktionsstörung jeglicher Ursache

ⓘ Gut zu wissen

Die Werte sind nur brauchbar, wenn der Kreatininhaushalt im Gleichgewicht ist. Deshalb sollten Sie während des Tests kein Fleisch essen und sich nicht körperlich anstrengen. Häufigste Ursache einer fehlerhaft bestimmten Kreatininclearance ist aber ungenaues Urin-Sammeln.

ℹ Kreatinkinase → CK S. 61

Kupfer (Cu2⁺)

🔬 Referenzbereich Blut [KLL]

80–120 µg/dl (12,6–19,2 µmol/l)

🔬 Referenzbereich Urin [KLL]

24-Stunden-Sammelurin: 10–50 µg/24 Std.
(0,16–0,79 µmol/24 Std.)

⚙ µg/dl x 0,157 = µmol/l; µmol/l x 6,37 = µg/dl

✎ Hintergrund

Kupfer *(Cu2⁺)* wird nur bei Verdacht auf Kupfermangel oder -speicherkrankheit bestimmt.

Das Spurenelement Kupfer ist für viele Enzyme
in Bindegewebe, Blut und Nervensystem nötig.
Über 90 % des Kupfers im Blut sind an Coeruloplasmin (→ S. 62) gebunden.

Eine Kupfererhöhung im Blut ist häufig, z.B. bei
Coeruloplasmin-Erhöhung (→ S. 63), und wenig
aussagekräftig. Am zuverlässigsten ist derzeit
die Beurteilung von Kupfer im Blut, Kupfer im
Urin und Coeruloplasmin im Blut.

💧 Bestimmung

➤ Unklare Lebererkrankungen bei Kindern und
Jugendlichen
➤ Unklare Bewegungs- und Verhaltensauffäl-
ligkeiten bei Jugendlichen und Erwachsenen,
v.a. bei gleichzeitigem Leberschaden
➤ Blutarmut (hypochrome mikrozytäre Anämie
→ S. 139), die nicht auf Eisengabe anspricht
➤ Krämpfe, Entwicklungsverzögerung und
gedrehte Haare bei Säuglingen

🔧 Typische Veränderungen

➤ Morbus Wilson (→ S. 294): Kupfer und Coeruloplasmin im Blut zu niedrig, Kupfer im Urin
zu hoch
➤ Kupfermangel. Kupfer in Blut und Urin zu
niedrig. Sehr selten, praktisch nur bei Neugeborenen, langer künstlicher Ernährung,
unkontrollierter Zink-Einnahme (mehr als
50 mg täglich)
➤ *Menkes-Krankheit.* Kupfer in Blut und Urin
und Coeruloplasmin zu niedrig. Sehr selten.

Laktat (Lactat, Milchsäure)

🔬 Referenzbereich Blut und Liquor [KLL]

< 20 mg/dl (< 2,2 mmol/l)

⚙ mg/dl x 0,11 = mmol/l; mmol/l x 9,1 mg/dl

✎ Hintergrund

Bei Anwesenheit von Sauerstoff wird Glukose in
vielen Geweben vollständig abgebaut, da dies
die meiste Energie liefert. Als Zwischenprodukt
entsteht Pyruvat (Brenztraubensäure), das
teilweise zu **Laktat** *(Milchsäure)* umgewandelt
wird. Im Muskel aber wird Glukose immer nur
bis zum Pyruvat bzw. Laktat abgebaut. Das Laktat wird mit dem Blut zur Leber gebracht und
dort verstoffwechselt. Bei Sauerstoffmangel
verwerten immer mehr Organe und im Extremfall auch die Leber die Glukose nur noch bis zum
Pyruvat bzw. Laktat.

💧 Bestimmung im Blut

➤ Verdacht auf Sauerstoffmangel der Gewebe,
z.B. bei Kreislaufschock
➤ Azidose (→ S. 252)
➤ Trainingsberatung von Leistungssportlern
➤ Verdacht auf angeborene Stoffwechseler-
krankungen bei Säuglingen

💧 Bestimmung im Liquor

Unklare Hirnhautentzündung (*Meningitis*)

🔄 Laktat-Erhöhung im Blut

➤ Starke körperliche Anstrengung (ohne Azi-
dose)
➤ Herz-Kreislauf-Versagen, z.B. bei Schock
Herzschwäche
➤ Ausgeprägte Lungenfunktionsstörungen
➤ Verschluss von Darmarterien
➤ Vergiftungen, v.a. Alkoholvergiftung
➤ Diabetische Ketoazidose (→ S. 273), Diabe-
tesbehandlung mit Biguaniden (→ S. 260)
➤ Schwere Leberfunktionsstörungen
➤ Angeborene Stoffwechselstörungen

🔄 Laktat-Erhöhung im Liquor

Bakterielle Hirnhautentzündung

ℹ Laktatdehydrogenase → LDH siehe unten

LDH (Laktatdehydrogenase)

🧪 Referenzbereich Blut [KLL]
➤ Erwachsene < 250 U/l (Messung bei 37° C)
➤ Kinder über ein Jahr < 400 U/l
   (Messung bei 37°C)

✂ Hintergrund

Die **LDH** *(Laktatdehydrogenase)* ist ein Enzym aller Gewebe. Jeweils vier Untereinheiten des Typs H (Herz) und/oder M (Muskel) sind zu fünf **LDH-Isoenzymen** kombiniert. Die **LDH1** und **LDH2** kommen vor allem in Herz und roten Blutkörperchen vor, die **LDH3** in Lymphgewebe und Lungen und die **LDH4** und **LDH5** in Muskulatur und Leber. LDH1 und 2 werden auch als **HBDH** *(Hydroxybutyrat-Dehydrogenase)* zusammengefasst.

Wegen ihrer niedrigen Spezifität ist eine erhöhte Gesamt-LDH von eher geringem diagnostischen Wert. Die aufwendige Bestimmung der Isoenzyme lohnt meist nicht, da es für die meisten Organe bessere Laborwerte gibt. Deshalb wird die LDH nur ergänzend sowie zur Verlaufskontrolle bestimmt.

💧 Bestimmung im Blut
➤ Verdacht auf Herzinfarkt vor mehreren Tagen
➤ Differenzierung einer Gelbsucht, von Leberschäden oder einer Blutarmut (Anämie)
➤ Verlaufsbeobachtung bei einigen bösartigen Tumoren (z. B. Non-Hodgkin-Lymphomen)

🔴 LDH-Erhöhung
➤ Herzerkrankungen, vor allem Herzinfarkt, Herzmuskelentzündung
➤ Lungenembolie
➤ Bluterkrankungen, vor allem hämolytische oder megaloblastäre Anämie
➤ Muskelerkrankungen
➤ (Fortgeschrittene) Tumoren
➤ Lebererkrankungen, vor allem Hepatitis, akute Leberschäden durch Vergiftungen

LDL-Cholesterin und LDL/HDL-Quotient
(LDL/HDL-Verhältnis) 🅰

🧪 Zielwerte für LDL-Cholesterin im Blut

Empfehlungen des NCEP (National Cholesterol Education Program) 2004:
➤ < 160 mg/dl (< 4,1 mmol/l) bei Patienten mit höchstens einem Risikofaktor für eine Arteriosklerose (→ S. 258)
➤ < 130 mg/dl (< 3,4 mmol/l) bei Patienten mit zwei oder mehr Risikofaktoren und einem 10-Jahres-Herzinfarkt-Risiko < 20 %
➤ < 100 mg/dl (< 2,6 mmol/l) bei Patienten mit zwei oder mehr Arteriosklerose-Risikofaktoren und einem 10-Jahres-Herzinfarkt-Risiko von > 20 % sowie bei Patienten mit Arteriosklerose (beispielsweise koronarer Herzkrankheit → S. 273) oder Diabetes
➤ < 70 mg/dl (< 2,1 mmol/l) als Option bei Patienten mit Arteriosklerose mit mehreren und/oder schlecht eingestellten weiteren Risikofaktoren oder akuten Beschwerden durch eine koronare Herzkrankheit

Empfehlungen der ESC (European Society of Cardiology) 2007: < 115 mg/dl (< 3 mmol/l) in der Primärprävention, das heißt für alle Menschen

🧪 Zielwerte für den LDL/HDL-Quotienten
➤ < 4 bei Patienten mit höchstens einem Risikofaktor
➤ < 3 bei Patienten mit zwei oder mehr Risikofaktoren für eine Arteriosklerose
➤ < 2 bei Patienten mit Arteriosklerose oder Diabetes

Risikofaktoren sind beispielsweise:
➤ Alter (Frauen über 55 Jahre, Männer über 45 Jahre),
➤ Bluthochdruck
➤ Rauchen

🔖 Hintergrund

Das **LDL-Cholesterin** und der **LDL/HDL-Quotient** werden zur genauen Beurteilung der Blutfette bei erhöhtem Gesamt-Cholesterin und zur Einschätzung des Arterioskleroserisikos bestimmt.

Das Cholesterin im Blut teilt sich in zwei Hauptfraktionen auf:

➤ Ungefähr ein Viertel des Cholesterins im Blut ist »gutes« HDL-Cholesterin, das vor Arteriosklerose schützt (Näheres → S. 89).

➤ Rund zwei Drittel des Cholesterins im Blut hingegen ist »schlechtes« LDL-Cholesterin. **LDL** *(low density lipoprotein)* ist ein Lipoprotein (→ S. 112) mit geringer Dichte. Es transportiert Cholesterin aus der Leber in die Gewebe und lädt dabei, vereinfacht ausgedrückt, Cholesterin in den Gefäßwänden ab. Dadurch fördert ein hohes LDL-Cholesterin die Entwicklung einer Arteriosklerose.

Ein Gesamt-Cholesterin unter 190 mg/dl ist in aller Regel mit einem geringen und ein Gesamt-Cholesterin über 260 mg/dl fast immer mit einem erhöhten Herz-Kreislauf-Risiko verbunden.

Schlüsselindikator für eine Fettstoffwechselstörung und damit ein erhöhtes Arterioskleroserisiko ist aber weniger das Gesamt-Cholesterin als vielmehr ein erhöhtes LDL-Cholesterin oder ein erhöhter LDL/HDL-Quotient.

Einheitliche Referenzwerte gibt es nicht, unter anderem weil die statistischen »Normalwerte« in unserer Zivilisationsgesellschaft nicht den biologischen Normalzustand wiedergeben, sondern höher sind.

Die Fachgesellschaften definieren deshalb keine starren Referenzwerte, sondern legen je nach dem gesamten Herz-Kreislauf-Risiko eines Patienten wünschenswerte Zielwerte fest. Auch diese sind allerdings umstritten und wurden bislang stetig abgesenkt.

Die LDL-Bestimmung ist eine Basisuntersuchung bei Menschen mit erhöhtem Gesamtcholesterin im Blut oder weiteren Herz-Kreislauf-Risikofaktoren.

Das LDL-Cholesterin kann auch näherungsweise nach der *Friedewald-Formel* errechnet werden, wenn Gesamt-Cholesterin, HDL-Cholesterin und Triglyzeride bekannt sind:

> LDL-Cholesterin = Gesamtcholesterin – Triglyzeride/5 – HDL-Cholesterin (bei Angaben in mg/dl)

oder

> LDL-Cholesterin = Gesamtcholesterin – Triglyzeride/2,2 – HDL-Cholesterin (bei Angaben in mmol/l).

💧 Bestimmung im Blut

➤ Verdacht auf Fettstoffwechselstörung
➤ Verlaufskontrolle bei bekannter Fettstoffwechselstörung
➤ Einschätzung des Risikos einer Arteriosklerose (→ S. 173), vor allem des Risikos einer koronaren Herzkrankheit

🔄 Erhöhung des LDL-Cholesterins oder des LDL/HDL-Quotienten

➤ Primäre, also genetisch bedingte Hyperlipoproteinämien
➤ Sekundäre Hyperlipoproteinämien, beispielsweise falsche Ernährung, Bewegungsmangel, nephrotisches Syndrom (→ S. 281), Schilddrüsen-Unterfunktion, bestimmte Medikamente

⚠️ Gut zu wissen

Vor einer Bestimmung des LDL-Cholesterins dürfen Sie 12–14 Stunden lang nichts essen. Auch (ungewohnte) körperliche Anstrengung sowie größere Mengen Alkohol am Tag vor der Blutabnahme verfälschen die Ergebnisse.

➤ *Leberwerte:* → AP S. 30, → Bilirubin S. 39, → Cholinesterase S. 58, → Gamma-GT S. 76, → GLDH S. 80, → GOT (AS[A]T) S. 83, → GPT (AL[A]T) S. 83
➤ Leukozyten (weiße Blutkörperchen) → Blutkörperchen, weiße S. 51, → Differenzialblutbild S. 68

LH (Luteinisierendes Hormon) 🔒

🧪 Referenzbereich Blut [KLL; TLD]

➤ Frauen vor den Wechseljahren: am Anfang und Ende des Menstruationszyklus 2–8 U/l, um den Eisprung 6–20 U/l
➤ Frauen nach den Wechseljahren: > 30 U/l
➤ Mädchen 4–11 Jahre: < 6,6 U/l
➤ Männer: 0,8–8,3 U/l

Alle stark methodenabhängig.

🔬 Hintergrund

Das Hypophysenvorderlappenhormon **LH** *(Luteinisierendes Hormon)* fördert bei der Frau die Eizellreifung, löst den Eisprung aus und regt die Östrogen- und Progesteronproduktion in den Eierstöcken an. Beim Mann stimuliert LH die Testosteronproduktion in den Hoden.

LH wird vornehmlich im Rahmen der Sterilitätsdiagnostik und -behandlung bestimmt. Da LH in kleinen »Stößen« freigesetzt wird, schwanken die Werte im Tagesverlauf stark.

💧 Bestimmung im Blut

➤ Verzögerte oder verfrühte Pubertät
➤ Ungewollte Kinderlosigkeit
➤ Unzureichende Ausbildung oder Rückbildung der primären Geschlechtsmerkmale
➤ Bei Frauen: Zyklusstörungen, Verdacht auf vorzeitige Wechseljahre

🔺 LH-Erhöhung

➤ Frauen: Erkrankungen/Funktionsstörung der Eierstöcke (z. B. angeboren, polyzystische Ovarien → S. 284); nach den Wechseljahren
➤ Männer: Erkrankungen/Funktionsstörung der Hoden (z. B. Fehlanlage, Leistenhoden)

🔻 LH-Erniedrigung

➤ Erkrankungen von Hypothalamus oder Hypophyse
➤ Einnahme von Geschlechtshormonen (auch »Pille«)
➤ Hohe Prolaktinspiegel (→ S. 126)
➤ Magersucht, Stress

Lipase (Pankreaslipase)

🧪 Referenzbereich Blut [GN; KLL; TLD]

< 60 U/l (Messung bei 37 °C)

🔬 Hintergrund

Die **Lipase** ist mit der Amylase (→ S. 24) der wichtigste Laborwert bei Verdacht auf Bauchspeicheldrüsenentzündung.

Lipasen sind fettspaltende Enzyme. Sie werden in mehreren Organen des Magen-Darm-Traktes gebildet, die Lipase im Blut stammt aber fast nur aus der Bauchspeicheldrüse. Normalerweise wird kaum Lipase ins Blut abgegeben. Bei einer Entzündung gelangt vermehrt Lipase ins Blut. Im Urin ist die Lipase beim Nierengesunden nicht zu finden.

Bezüglich Empfindlichkeit und Spezifität ist die Lipase vergleichbar mit der Pankreas-Alpha-Amylase (→ S. 24). Da sie aber langsamer aus dem Blut entfernt wird, eignet sich die Lipase auch bei der Frage nach einer mehrere Tage zurückliegenden Bauchspeicheldrüsenentzündung.

💧 Bestimmung im Blut

➤ Verdacht auf Bauchspeicheldrüsenerkrankung oder Mitbeteiligung der Bauchspeicheldrüse bei anderen Baucherkrankungen
➤ Unklare Oberbauchbeschwerden

🔺 Lipase-Erhöhung

➤ Bauchspeicheldrüsenentzündung, Bauchspeicheldrüsenbeteiligung bei anderen Baucherkrankungen
➤ Nach ERCP (→ S. 266)
➤ Virushepatitis (→ S. 90), Morbus Crohn (→ S. 278), Colitis ulcerosa (→ S. 262),
➤ Diabetische Ketoazidose (→ S. 273),
➤ Nierenversagen (→ S. 282)

ℹ️ Lipide: → Gesamt-Cholesterin S. 47, → HDL-Cholesterin S. 89, → LDL-Cholesterin und LDL/HDL-Quotient S. 109, Triglyzeride → S. 140

i Lipidperoxide → Antioxidative Enzyme S. 28

Lipoproteine und Lipoprotein [a] (Lp [a])

🧪 **Referenzbereich Blut** [GN; TLD]

Lipoprotein [a] < 300 mg/l

✂ **Hintergrund**

Fette (Lipide) sind im wässrigen Blut unlöslich. Daher werden sie zum Transport an verschiedene Eiweiße gebunden, die als *Apoliproteine* bezeichnet werden (Näheres → S. 32). Der Komplex aus Apoliprotein und Lipid heißt **Lipoprotein.** Die unten stehende Tabelle gibt eine Übersicht über die Hauptlipoproteine.

Das Lipoprotein [a] wird zur erweiterten Blutfettdiagnostik bestimmt, insbesondere bei erhöhtem LDL-Cholesterin. Allerdings ist die Bestimmung aus methodischen Gründen nicht unproblematisch.

Lipoprotein [a] ähnelt dem LDL. Es besitzt ebenfalls das Apoliprotein B100, zusätzlich aber noch **Apolipoprotein [a].** Die Funktionen des Lipoprotein [a] sind im Detail noch unklar.

Ein erhöhter Lipoprotein [a]-Spiegel ist ein eigenständiger Risikofaktor für die Arteriosklerose (→ S. 258) und damit für eine koronare Herzkrankheit. Zum einen fördert Lipoprotein [a] nach heutigem Kenntnisstand die arteriosklerotischen Gefäßwandveränderungen selbst. Zum anderen hemmt Apoliprotein [a] möglicherweise die Fibrinauflösung im Rahmen der Fibrinolyse (→ S. 266) und begünstigt dadurch Blutgerinnsel in Gefäßen.

Die Risikoerhöhung durch eine Lipoprotein [a]-Erhöhung scheint bei hohem LDL-Cholesterin besonders ausgeprägt. Ein niedriges Lipoprotein [a] hat keine Bedeutung.

Der Lipoprotein [a]-Spiegel ist nach heutigem Wissen im Wesentlichen angeboren. Derzeit ist er im Gegensatz zum LDL weder durch Medikamente noch durch Ernährung entscheidend zu beeinflussen.

💧 **Bestimmung im Blut**

Beurteilung des Arterioskleroserisikos, insbesondere bei erhöhtem LDL-Cholesterin

🔁 **Lipoprotein-Erhöhung**

➤ Erbliche Veranlagung
➤ Infektionen, Herzinfarkt (Akute-Phase-Protein)
➤ Schlecht eingestellter Diabetes
➤ Nierenversagen, nephrotisches Syndrom (→ S. 281)
➤ Schilddrüsen-Unterfunktion

Übersicht über die Lipoproteine

	Chylomikronen	VLDL	LDL	HDL
Wichtigster Fettbestandteil	Triglyzeride (Neutralfette)	Triglzeride, Phospholipide, Cholesterin	Cholesterin, Phospholipide	Phospholipide, Cholesterin
Wichtigste Apolipoproteine	Apo AI, Apo C, Apo E	Apo C, Apo B-100, Apo E	Apo B-100	Apo AI, Apo AII
Funktion	Transport von Nahrungs-Triglyzeriden vom Darm in die Leber	Transport in Leber und Darm gebildeter Triglyzeride in die Körpergewebe	Transport von Cholesterin von der Leber in die Körpergewebe	Transport von Cholesterin aus den Geweben zurück in die Leber
Arteriosklerose-risiko bei Erhöhung	Keine Risikoerhöhung	Mögliche Risikoerhöhung (über Abbauprodukte)	Erheblicher Risikofaktor	Schutzwirkung

Liquoruntersuchung

🧪 Referenzbereiche Liquor [KLL]

- Zellen: < 4/µl ($^2/_3$ Lymphozyten, keine roten Blutkörperchen)
- Gesamteiweiß: < 450 mg/l
- Albumin: < 35 mg/dl (wenig aussagekräftig). Liquor-Serum-Albumin-Quotient: Kinder 1–6 Jahre < 0,0035, 6–15 Jahre < 0,005. Erwachsene unter 40 Jahre < 0,0065, über 40 Jahre < 0,008
- Oligoklonale IgG: Keine
- Glucose: ~ 50–60 % des Blutzuckers
- Laktat: < 2,5 mmol/l
- Kein Nachweis von Krankheitserregern

✂ Hintergrund

Liquoruntersuchungen sind weit seltener als Blutuntersuchungen: Die Liquormenge ist mit ~ 150 ml viel geringer ist als die Blutmenge, und die nötige Lumbalpunktion (→ S. 15) ist zwar risikoarm, aber nicht risikolos. Zusätzlich wird Blut abgenommen, da der Arzt einige Werte nur mit Kenntnis der entsprechenden Blutwerte interpretieren kann.

Diagnostisch unverzichtbar ist die Liquoruntersuchung vor allem bei Verdacht auf infektiöse und nicht-infektiöse Entzündungen des zentralen Nervensystems (ZNS) sowie bei Tumoren, die häufig ins Gehirn streuen.

Erwähnt werden sollen die **oligoklonalen IgG** *(oligoklonale Banden)* im Liquor. Oligoklonale (deutlich abgrenzbare) Banden entsprechen Eiweißen, die zwar im Liquor, aber nicht im Blut nachweisbar sind. Oligoklonale IgG sind Immunglobuline, die nicht über das Blut in den Liquor gelangt sind, sondern im ZNS selbst produziert wurden. Sie sind typisch für chronische ZNS-Entzündungen und werden diagnostisch v. a. bei Verdacht auf Multiple Sklerose (→ S. 279) genutzt.

🩸 Bestimmung im Liquor

- Verdacht auf und Verlaufskontrolle bei ZNS-Infektionen, vor allem Hirnhautentzündung (→ S. 277)
- Verdacht auf nicht-infektöse Entzündungen des ZNS, z. B. Multiple Sklerose
- Unklare psychische Veränderungen oder Demenz (Ausschluss organischer Erkrankungen)
- Verdacht auf eine Gehirnblutung, wenn Computer- und Kernspintomographie keine Klärung gebracht haben
- Bestimmte Tumoren, vor allem Leukämien

🔵 Erhöhung der Zellzahl

Entzündungen, vor allem Infektionen des ZNS.
- Stärkste Zellvermehrung bei bakterieller Hirnhautentzündung, meist über 1000 Zellen/µl (→ Liquor sieht trübe = eitrig aus)
- Bei virusbedingter Hirnhautentzündung mäßige Zellzahlvermehrung, oft um 100 Zellen/µl
- Bei nichtinfektiösen Entzündungen wie z. B. der Multiplen Sklerose leichte Zellerhöhung um 30 Zellen/µl

🔲 Abnorme Zellen/Zellverhältnisse in der Zytologie

- Tumorzellen
- Rote Blutkörperchen bei ZNS-Blutung, Blutbeimengung durch die Punktion
- Überwiegen von Granulozyten z. B. bei Hirnhautentzündung

🔵 Erhöhtes Gesamteiweiß/Albumin

Störung der normalen Barrieren zwischen Blut und Liquor, z.B. bei Entzündungen, Tumoren und ZNS-Blutungen

🔲 Nachweis oligoklonaler IgG

Vor allem Multiple Sklerose

🔵 Erniedrigung der Glukose

- Bakterielle Hirnhautentzüng
- Tumorstreuung ins ZNS

🔵 Erhöhung des Laktats

- Bakterielle Hirnhautentzündung
- ZNS-Blutung
- Schlaganfall
- Tumoren

i Luteinisierendes Hormon → LH S. 111

i *Lymphozyten:* → Differenzialblutbild
S. 68, → Lymphozyten-Differenzierung,
siehe unten

Lymphozyten-Differenzierung
(Lymphozyten-Typisierung,
Lymphozyten-Immunphäno-
typisierung)

🧪 Referenzbereich Blut [KLL]

➤ Natürliche Killerzellen: 130–250/μl
(8–15 % der Gesamtlymphozyten)
➤ B-Lymphozyten: 160–270/μl (11–16 % der
Gesamtlymphozyten)
➤ T-Lymphozyten: 1 000–1 500/μl (71–79 %
der Gesamtlymphozyten)
➤ T4-Zellen: 600–980/μl (43–54 % der
Gesamtlymphozyten)
➤ T8-Zellen: 420–660/μl (28–37 % der
Gesamtlymphozyten)
➤ *CD4/CD8-Ratio* (Verhältnis der T4- zu den
T8-Zellen): 1,2–1,9

Alle Referenzbereiche sind stark methodenabhängig.

🔖 Hintergrund

Die **Lymphozyten-Differenzierung** *(Lymphozyten-Typisierung, Lymphozyten-Immun-Phä-
notypisierung)* ist eine Spezialuntersuchung,
die vorwiegend bei Verdacht auf hochgradige
Abwehrschwäche sowie bei bösartigen Bluterkrankungen eingesetzt wird.

Auch Lymphozyten, die unter dem Mikroskop
gleich aussehen, sind nicht alle gleich. Sie tragen auf ihrer Oberfläche eine Vielzahl unterschiedlicher *Differenzierungsantigene,* die
CD-Moleküle (CD = cluster of differentiati-
on). Heute kann man im Labor monoklonale (=
genau gleiche) Antikörper herstellen, die exakt
zu diesen CD-Molekülen passen und dadurch
die Oberfläche eines Lymphozyten »kartieren«.
So lassen sich mehrere Lymphozytenuntergrup-
pen mit verschiedenen Aufgaben unterscheiden
und je nach Fragestellung qualitativ und quan-
titativ bestimmen:

➤ **Natürliche Killerzellen** *(NK-Zellen)* vernichten virusinfizierte und bösartige körpereigene Zellen. Charakteristisches CD-Molekül ist
das CD59.
➤ **B-Lymphozyten** wandeln sich nach Antigenkontakt zu Plasmazellen um, welche Immunglobuline produzieren. B-Lymphozyten werden
durch Antikörper gegen ihr CD19 erkannt.

Stadienzuordnung der HIV-Infektion [nach CDC 1993]

Laborkategorie	Klinische Kategorie		
CD4-Zellen	**A**	**B**	**C**
1 ≥ 500/μl	Stadium I	Stadium I	Stadium III
2 200–499/μl	Stadium I	Stadium II	Stadium III
3 ≤ 200/μl	Stadium II	Stadium II	Stadium III

A: keine Beschwerden, grippeähnliche Beschwerden kurz nach der Infektion oder lang dauernde
Lymphknotenvergrößerungen. Akute HIV-Infektion (grippeähnliche Beschwerden wenige Wochen
nach der Ansteckung)

B: Beschwerden, die aber nicht zu C gehören, z. B. länger dauerndes Fieber, länger dauernde Durchfälle, Candida-Pilz-Infektion an »untypischen« Stellen oder schlecht behandelbar

C: Mindestens eine Erkrankung aus der Liste der sog. AIDS-definierenden Erkrankung, z. B. Lungen-
entzündung durch den Erreger Pneumocystis jiroveci, Gehirnentzündung durch Toxoplasmen oder
fortschreitendes Abmagern

➤ **T-Lymphozyten,** feststellbar durch ihr CD3, können nach Antigenkontakt zu **T-Helfer-zellen** oder **zytotoxischen T-Zellen** werden. Da die T-Helferzellen das CD4-Molekül auf ihrer Oberfläche tragen, werden sie auch als *T4-Zellen* oder *CD4-Zellen* bezeichnet, die zytotoxischen T-Zellen aufgrund des CD8-Moleküls entsprechend als *T8-Zellen* oder *CD8-Zellen*

➤ Auch unreife weiße Blutkörperchen lassen sich anhand der CD-Moleküle differenzieren.

Die Lymphozyten-Differenzierung ist arbeits-, zeit- und kostenintensiv. Sie gehört nicht zu den Basisuntersuchungen.

➤ Im Blut wird sie vor allem bei den verschiedenen Immundefekten und bei bösartigen Bluterkrankungen durchgeführt.

➤ Die Differenzierung der Zellen im Bronchialsekret hilft bei einigen Lungenerkrankungen weiter.

🔵 Bestimmung im Blut

➤ Verdacht auf angeborene und erworbene Immundefekte, vor allem der T-Zellen
➤ Verlaufskontrolle bei HIV-Infektion/AIDS
➤ Diagnostik bei Erkrankungen mit erhöhten Lymphozytenzahlen, z. B. bestimmte (bösartige) Bluterkrankungen, genaue Klassifikation z. B. von Leukämien
➤ Überwachung einer Behandlung mit monoklonalen Antikörpern gegen Lymphozyten, z. B. bei Autoimmunerkrankungen oder nach Transplantatation

🔵 Bestimmung im Bronchialsekret

➤ Verdacht auf Sarkoidose (→ S. 287)
➤ Verdacht auf exogen allergische Alveolitis (→ S. 266)

🔵 Erniedrigte T4-Zellwerte (Blut)

➤ Fortgeschrittene HIV-Infektion und AIDS (zur Stadieneinteilung, Verlaufsbeobachtung und Therapiekontrolle)
➤ Vorübergehend bei Virusinfekten
➤ Autoimmunerkrankungen, fortgeschrittene Tumoren

Magnesium (Mg^{2+})

🧪 Referenzbereich Blut [KLL]

0,7–1,0 mmol/l (1,7–2,4 mg/dl)

🧪 Referenzbereich Urin [KLL]

24-Stunden-Sammelurin: 3–5 mmol/24 Std. (7,3–12,2 mg/24 Std.)

⚙️ mg/dl x 0,411 = mmol/l; mmol/l x 2,43 = mg/dl

✂️ Hintergrund

Magnesium *(Mg^{2+})* ist nötig für viele Enzyme und dämpft die Muskelerregbarkeit. 98 % des Magnesiums finden sich in den Zellen, davon 60 % in den Knochen.

Das Magnesium im Blut gibt die Versorgung des Körpers nur eingeschränkt wider. Oft ist eine Messung der Magnesiumausscheidung im Urin sinnvoll. Da sich ein Magnesiummangel ähnlich äußert wie ein Kalium- oder Kalziummangel, werden diese meist zusammen bestimmt.

🔵 Bestimmung

➤ Muskelkrämpfe, -schwäche
➤ Herzrhythmusstörungen
➤ Zu niedriges Blut-Kalium oder -Kalzium
➤ Kontrolle z. B. bei Nierenversagen

🔵 Magnesium-Erhöhung im Blut

Nierenversagen (→ S. 282)

🔵 Magnesium-Erniedrigung im Blut

➤ Magnesiumverlust über die Niere (→ unten)
➤ Verminderte Zufuhr (z. B. Resorptionsstörungen, Alkoholmissbrauch)

🔵 Magnesium-Erhöhung im Urin

➤ Nebenschilddrüsen-Überfunktion (→ S. 281)
➤ Hyperaldosteronismus (→ S. 271)
➤ Diabetes insipidus (→ S. 263), nephrotisches Syndrom (→ S. 281), Diuretika (→ S. 264)

ℹ️ Malondialdehyd → Antioxidative Enzyme S. 28, S. 171

Mangan (Mn)

🔬 **Referenzbereich Vollblut** [TLD]

6–11 µg/l (110–200 nmol/l)

🔬 **Referenzbereich Serum** [TLD]

0,3–1,1 µg/l (5–20 nmol/l)

🔬 **Referenzbereich Urin** [TLD]

1,25–2,25 µg/l (27–40 nmol/24 Std.)

⚙ µg/l x 18,2 = nmol/l; nmol/l x 0,055 = µg/l

🔖 Hintergrund

Mangan (Mn) ist ein essenzielles Spurenelement. Es wird über Lunge oder Nahrung aufgenommen und v. a. über die Galle wieder ausgeschieden.

Manganmangel ist selten, da Mangan überall vorkommt. Manganvergiftungen sind in erster Linie durch Einatmen von Mangan verursacht, etwa bei Arbeitern in der Stahl- und Farbstoffindustrie. Sie zeigen sich vor allem durch Lungenentzündungen und Bewegungsstörungen.

💧 Bestimmung im Blut

➤ Verdacht auf Manganvergiftung bei möglicher Exposition
➤ Lange künstliche Ernährung

🔋 Mangan-Erhöhung im Blut

➤ Einatmen manganhaltiger Dämpfe oder Stäube am Arbeitsplatz
➤ Lebererkrankungen (v. a. mit Gallenstauung), schwerste koronare Herzkrankheit, Nierenversagen, Eisenmangel. Bedeutung unklar

🔋 Mangan-Erniedrigung im Blut

Vor allem längere künstliche Ernährung

ℹ MCA → Tumormarker S. 146
ℹ MCH, MCHC, MCV → Erythrozytenindizes S. 71
ℹ Mg^{2+} → Magnesium S. 115
ℹ Milchsäure → Laktat S. 108
ℹ Monozyten → Differenzialblutbild S. 68
ℹ Multi-IgE-Suchtest → S. 157

Muskel-[Auto-]Antikörper: ASMA, SMA, AChR-Ak

🔬 **Referenzbereich (Blut)** [KLL; TLD]

➤ ASMA: Titer < 1:20 bis 1:100 (methodenabhängig)
➤ SMA: negativ (methodenabhängig)
➤ AChR-Ak: < 0,4 nmol/l (methodenabhängig)

🔖 Hintergrund

Auch Muskelerkrankungen können autoimmun (mit-)verursacht sein:

➤ *Skelettmuskelantikörper* (kurz **ASMA** von engl. *Anti-striated muscle antibodies*) sind z. B. gegen die Muskeleiweiße Aktin, Myosin oder Titin gerichtet.
➤ *Antikörper gegen glatte Muskulatur* heißen *smooth muscle antibodies* oder **SMA.** Sie richten sich am häufigsten gegen Aktin.
➤ *Acetylcholinrezeptor-Antikörper (AChR-Ak)* sind spezifisch für die Myasthenia gravis. Der Acetylcholinrezeptor ist die Andockstelle für Acetylcholin, das die Erregungsübertragung vom Nerv auf den Muskel vermittelt.

Alle genannten Untersuchungen sind Spezialuntersuchungen. Die Tests sind immer nur ein Baustein der Diagnostik.

💧 Bestimmung im Blut

➤ Unklare Muskelschwäche
➤ Unklare Muskelentzündung

🧪 SMA-Nachweis

➤ Polymyositis (→ S. 284)
➤ Autoimmunhepatitis, primär biliäre Zirrhose
➤ Vorübergehend nach Virusinfektionen

🧪 ASMA-Nachweis

➤ Myasthenia gravis (→ S. 280)
➤ Polymyositis (→ S. 284)
➤ Thymom (Geschwulst des Thymus)
➤ Chronische Hepatitis

🧪 AChR-Ak-Nachweis

Myasthenia gravis (→ S. 280)

Myoglobin

🧪 **Referenzbereich Blut** [KLL]: < 70 μg/l

🧪 **Referenzbereich Urin** [KLL]: < 7 μg/l

🖋 Hintergrund

Das **Myoglobin** ist ein ergänzender Laborwert bei Herzinfarkt und Skelettmuskelschäden.

Der rote Muskelfarbstoff Myoglobin ist Sauerstoffspeicher der Skelett- und Herzmuskulatur. Er ähnelt dem roten Blutfarbstoff Hämoglobin. Beide binden Sauerstoff mithilfe eines eisenhaltigen Häm-Moleküls. Da Myoglobin viel kleiner ist, wird es über die Nieren ausgeschieden.

Myoglobin ist einer von mehreren Laborwerten bei Verdacht auf Herzinfarkt (→ S. 270). Es steigt rascher an als die CK (→ S. 67) und die Troponine (→ S. 141), ist aber nicht herz-spezifisch. Myoglobin eignet sich somit vor allem zum Herzinfarktausschluss und zur Kontrolle einer gerinnselauflösenden Behandlung (rasches Ansteigen bei Erfolg). Für Intensivstationen und Notarztwagen gibt es auch Myoglobin-Schnelltests.

💧 Bestimmung im Blut

➤ Verdacht auf Herzinfarkt, Kontrolle einer Lysebehandlung
➤ Verlaufskontrolle von Skelettmuskelerkrankungen
➤ Beurteilung des Trainingszustandes bei Sportlern

🔁 Myoglobin-Erhöhung im Blut

➤ Herzinfarkt (Anstieg nach 1–2 Stunden, Gipfel nach 4–6 Stunden, Normalisierung nach 12–24 Stunden)
➤ Starke körperliche Anstrengung
➤ Skelettmuskelerkrankungen und -schäden jeder Art, auch z. B. durch Spritzen in den Muskel (i.m.-Injektionen)
➤ Nierenversagen

🔁 Myoglobin-Erhöhung im Urin

Massive Myoglobin-Erhöhung im Blut bei schwersten Skelettmuskelschäden

Natrium (Na, Na⁺)

🧪 **Referenzbereich Blut** [GN]
132–146 mmol/l

🧪 **Referenzbereich Urin** [GN]
40–300 mmol/24 Std.

🖋 Hintergrund

Natrium (Na, Na⁺) ist eines der wichtigsten Mengenelemente (→ S. 277) des Körpers und ein wesentliches Blutsalz. 98 % befinden sich außerhalb der Zellen. Das Natrium bestimmt somit die Teilchenkonzentration außerhalb der Zellen und auch in den Blutgefäßen. Da Wasser dem Natrium »hinterherfließt«, bestimmt Natrium auch die Wasserverteilung im Körper.

Natrium wird über die Nahrung aufgenommen. Die Ausscheidung erfolgt ganz überwiegend über die Nieren und wird v. a. hormonell gesteuert.

Die Natriumbestimmung im Blut gehört zu den Basisuntersuchungen des Mineralienhaushalts und erfolgt bei fast jeder akuten Erkrankung.

💧 Bestimmung im Blut

➤ Routine-Untersuchung, z. B. vor Operation
➤ Störungen des Elektrolythaushalts, z. B. Änderungen anderer Elektrolyte im Blut
➤ Störungen des Wasserhaushalts, z. B. Ödeme (krankhafte Wassereinlagerungen), krankhafte Urinmenge
➤ Nierenversagen
➤ Ursachensuche bei Bluthochdruck
➤ Verlaufskontrolle bei künstlicher Ernährung über Infusionen
➤ Extreme Natriumzufuhr mit der Nahrung

💧 Bestimmung im Urin

Störungen des Elektrolythaushalts, vor allem veränderte Natriumkonzentration im Blut

🔁 Natrium-Erhöhung im Blut

➤ Flüssigkeitsmangel (Austrocknung → S. 259) durch verminderte Flüssigkeitszufuhr oder erhöhten Flüssigkeitsverlust

- Bestimmte chronische Nierenerkrankungen
- ADH-Mangel (Diabetes insipidus → S. 263)
- Primärer Hyperaldosteronismus (Conn-Syndrom → S. 262)
- Exzessive Aufnahme von Natrium, z. B. durch Trinken von Seewasser
- Fehlgesteuerte Infusionstherapie

Natrium-Erniedrigung im Blut

- Vermehrung des Körperwassers, z. B. bei Herzschwäche (→ S. 270), Leberzirrhose, (→ S. 274), Nierenversagen (→ S. 282), nephrotischem Syndrom (→ S. 281). Teils sichtbar krankhafte Wassereinlagerungen (Ödeme)
- Krankheiten mit einem vermehrten Natriumverlust, beispielsweise Erbrechen oder Durchfälle
- Überproduktion von ADH (→ S. 19), z. B. bei bestimmten Tumoren, SIADH (Syndrom der inadäquaten ADH-Sekretion, Schwartz-Bartter-Syndrom → S. 290)
- Behandlung mit harntreibenden Medikamenten (→ Diuretika S. 264)
- Unterfunktion der Nebennierenrinde (→ S. 280)
- Fehlgesteuerte Infusionstherapie

Natrium-Erhöhung im Urin

- Nebennierenrinden-Unterfunktion (→ S. 281) mit Aldosteronmangel
- Bestimmte Nierenerkrankungen
- Behandlung mit harntreibenden Medikamenten (→ Diuretika S. 264)
- SIADH

Natrium-Erniedrigung im Urin

- Sehr geringe Natriumaufnahme
- Hyperaldosteronismus (→ S. 271)

- **i** Neuronenspezifische Enolase (NSE) → Tumormarker S. 146
- **i** Neutralfette → Triglyzeride S. 140
- **i** Nitrit im Urin → Urinteststreifen-Untersuchung S. 150
- **i** NMP22 → Igel S. 176, Tumormarker S. 146

NT-proBNP und BNP

🔬 Referenzbereich Blut [GN]

BNP: 5,3–31,5 ng/l (1,5–9 pmol/l)

⚙ ng/l x 0,29 = pmol/l; pmol/l x 3,5 = ng/l

NT-proBNP:
- Frauen < 50 Jahre < 156 ng/l (18,1 pmol/l)
- Frauen 50–65 Jahre < 339 ng/l (39,4 pmol/l)
- Männer < 50 Jahre < 89 ng/l (10,4 pmol/l)
- Männer 50–65 Jahre < 230 ng/l (26,8 pmol/l)

⚙ ng/l x 0,12 = nmol/l; pmol/l x 8,6 = ng/l

Alle Werte sind stark methodenabhängig.

📖 Hintergrund

Natriuretische Peptide *(natriuretische Eiweiße)* sind Hormone, die bei Dehnung des Herzens in Blut abgegeben werden. Sie steigern die Natrium- und Wasserausscheidung, senken den Blutdruck und entlasten so das Herz.

Diagnostisch genutzt werden **BNP** *(Typ B natriuretischen Peptid)* und sein Vorläufer **NT-proBNP** *(N-terminales proBNP)*. Beide sind bei einer Herzschwäche erhöht.

Allerdings gibt es bislang keine einheitlichen Referenzwerte und die Überlappungsbereiche zwischen Gesunden und Kranken sind groß.

🩸 Bestimmung im Blut

- Ursachensuche bei plötzlicher Luftnot
- Ausschluss, Verlaufskontrolle und Prognoseabschätzung bei Herzschwäche (→ S. 199)
- Prognoseschätzung bei akutem Koronarsyndrom (→ S. 256) und Herzinfarkt, S. 173)

NT-proBNP-/BNP-Erhöhung

- Herzschwäche
- Lungenembolie und Cor pulmonale (→ S. 262)
- Nierenversagen
- Leberzirrhose
- Kurzzeitig nach körperlicher Anstrengung

⚠ Gut zu wissen

Eine geplante Blutentnahme sollte morgen nüchtern und ohne vorherige körperliche Anstrengungen erfolgen.

ℹ Nüchternblutzucker → Glukose S. 80
ℹ Nukleäre Antikörper/Faktoren → ANA
  S. 27
ℹ Nukleäres Matrixprotein → S. 146, S. 176
ℹ [p]O2 (Sauerstoff-[Partialdruck]) →
  Blutgasanalyse S. 46
ℹ 17-beta-Östradiol, Östriol → Östrogene
  S. 120
ℹ oGTT (Oraler Glukosetoleranztest) →
  GTT (Glukosetoleranztest) S. 81

Osteocalcin
(OC, bone GLA Protein, BGP)

🧪 **Referenzbereich** [KLL]

2–15 µg/l (stark methodenabhängig)

📋 **Hintergrund**

Das **Osteocalcin** *(OC, bone GLA Protein, BGP)* ist ein Knochenstoffwechselmarker mit derzeit noch unklarem Stellenwert.

Osteocalcin ist ein Eiweiß, das von den knochenbildenden Zellen (Osteoblasten) produziert wird. Es bindet wahrscheinlich Kalzium und andere Knochenmineralien und ist somit für eine normale Knochengrundsubstanz notwendig. Die Bildung von Osteocalcin wird durch Parathormon (→ S. 123) und Vitamin D (→ S. 157) reguliert und erfordert außerdem die Anwesenheit von Vitamin K (→ S. 159). Ins Blut gelangt nur ein geringer Anteil des Osteocalcin.

Vorteilhaft am Osteocalcin ist sein hohe Knochenspezifität. Die Osteocalcin-Werte sind tageszeitabhängig und am frühen Morgen am höchsten. Es gibt verschiedene Verfahren zur Bestimmung des Osteocalcin. Ein Teil misst nur das intakte Osteocalcin als Knochenaufbaumarker. Diejenigen Methoden, die auch Osteocalcin-Bruchstücke mitbestimmen, erfassen eher den Knochenumsatz als den Knochenaufbau, da Osteocalcin-Bruchstücke auch beim Knochenabbau ins Blut gelangen. Die bislang fehlende Standardisierung der Messmethoden, der schnelle Osteocalcinabbau im Blut und der große Überlappungsbereich zwischen Gesun-

den und Kranken bei hohem Preis sind wesentliche Gründe dafür, dass die teure Osteocalcinbestimmung nicht routinemäßig durchgeführt wird. Insbesondere können Patienten mit einer Osteoporose je nach Knochenumsatz zu hohe, normale oder zu niedrige Werte aufweisen, sodass sich die Osteocalcinbestimmung nicht als Suchtest (Screening) auf Osteoporose eignet.

💧 **Bestimmung im Blut**

➤ Einteilung und Behandlungskontrolle der Osteoporose
➤ Beurteilung des Knochenstoffwechsels z.B. bei Behandlung mit Kortison oder fortgeschrittener Nierenfunktionseinschränkung
➤ Verdacht auf Nebenschilddrüsen-Überfunktion (Hyperparathyreoidismus → S. 281)
➤ Knochenmetastasen

🔄 **Osteocalcin-Erhöhung**

➤ Osteoporose mit hohem Knochenumsatz
➤ Osteomalazie (→ S. 283)
➤ Nebenschilddrüsen-Überfunktion (Hyperparathyreoidismus → S. 281)
➤ Paget-Krankheit (→ S. 283)
➤ Heilungsphase nach Knochenbrüchen
➤ Nierenversagen
➤ Kinder in der Wachstumsphase

🔄 **Osteocalcin-Erniedrigung**

➤ Osteoporose mit niedrigem Knochenumsatz
➤ Behandlung mit Kortisonpräparaten (hemmen die knochenbildenden Zellen)

⊘ **Gut zu wissen**

Die Blutabnahme zur Osteocalcinbestimmung sollte morgens nüchtern erfolgen. Die Probe muss sofort weiterverarbeitet oder gekühlt werden.

ℹ *Osteoporosediagnostik:* → CTX S. 66, → Desoxypyridinolin und Pyridinolin S. 67, → Kalzium S. 102, → Knochen-AP S. 30, → Osteocalcin S. 119, → Parathormon S. 123, → Phosphat S. 124, → Vitamin D S. 157, → TRAP S. 134, → Vitamin-D3-Rezeptor S. 215

Östrogene: Östradiol, Estron und [freies] Östriol

🔬 Referenzbereich (Blut) [KLL]

Östradiol (17-Beta-Östradiol, E2):
➤ Frauen vor den Wechseljahren: in der ersten Hälfte des Menstruationszyklus 30–200 ng/l (110–740 pmol/l), um den Eisprung 200–400 ng/l (735–1470pmol/l), in der letzten Zyklusphase 100–200 pg/ml (370–740 pmol/l)
➤ Mädchen vor der Pubertät und Frauen nach den Wechseljahren < 20 ng/l (74 pmol/l)
➤ Männer < 40 ng/l (150 pmol/l)
⚙ pg/ml x 3,7 = pmol/l; pmol/l x 0,27 = pg/ml

Estron: 50–80 pg/ml (185–300 pmol/l)
⚙ pg/ml x 3,7 = pmol/l; pmol/l x 0,27 = pg/ml

[Freies] Östriol (E3): 1,3–20,3 μg/l (4,6–71 nmol/l) je nach Schwangerschaftswoche
⚙ μg/l x 3,5 = nmol/l; nmol/l x 0,29 = μg/l

✏ Hintergrund

Östrogene gehören zu den weiblichen Geschlechtshormonen. Bei der Frau werden sie vor allem in den Eierstöcken sowie während der Schwangerschaft in der Plazenta gebildet, in geringen Mengen in Nebennieren und Fettgewebe. Auch in Hoden und Fettgewebe des Mannes werden gerine Mengen an Östrogenen gebildet.

Hauptfunktion der Östrogene ist die Steuerung der Fortpflanzungsfunktionen. Darüber hinaus wirken sie z.B. auf Knochen, Blutgerinnung und Stoffwechsel.

➤ **Östradiol** *(17-beta-Östradiol, Estradiol, E2)* ist das wirksamste Östrogen der nichtschwangeren Frau. Es stammt ganz überwiegend aus den reifenden Eizellen in den Eierstöcken.
➤ **Estron** *(E1)* ist schwächer wirksam. Es wird bei der Frau vor den Wechseljahren je zur Hälfte in den Eierstöcken und im Fettgewebe hergestellt. Bei Frauen nach den Wechseljah-

ren ist es das wichtigste Östrogen und wird zu über 90 % im Fettgewebe durch Umwandlung aus anderen Hormonen gebildet.
➤ **[Freies] Östriol** *(E3)* wird vor allem in der Schwangerschaft aus kindlichen Hormonvorstufen im Mutterkuchen hergestellt.

Labordiagnostisch ist in erster Linie das Östradiol von Bedeutung. Das [freie] Östriol wurde früher im ersten Schwangerschaftsdrittel beim Triple-Test zur Risikoabschätzung für ein Down-Syndrom und im letzten Schwangerschaftsdrittel bei Verdacht auf Funktionsstörungen der Plazenta eingesetzt. Es ist durch andere Blutwerte und weitere Untersuchungsverfahren wie z.B. CTG und Ultraschall abgelöst.

🩸 Bestimmung im Blut

Östradiol:
➤ Verfrühte oder verzögerte Pubertät
➤ Zyklusstörungen
➤ Kontrolle einer Hormonbehandlung bei Unfruchtbarkeit
➤ Östradiol produzierender Tumor

Estron:
➤ Verdacht auf Östrogenmangel bei Frauen nach den Wechseljahren

🔄 Östrogen-Erhöhung

Östradiol:
➤ Reifen mehrerer Eizellen gleichzeitig unter Hormonbehandlung
➤ Östradiol produzierende Tumoren z.B. des Eierstocks
➤ Zu hoch dosierte Hormonersatztherapie
➤ Bei Männern: massives Übergewicht, Leberzirrhose

Estron:
➤ (Massives) Übergewicht
➤ Hormonpräparate

🔄 Östrogen-Erniedrigung

Östradiol:
➤ Funktionseinschränkung des Eierstocks (z. B. nach den Wechseljahren)
➤ Zyklus ohne Eisprung
➤ Pilleneinnahme

Oxalat (Oxalsäure) im Urin

🧪 **Referenzbereich Urin** [KLL; TLD]

24-Stunden-Sammelurin: < 0,5 mmol/24 Std. (< 45 mg/24 Std.)

⚗️ mmol x 90 = mg; mg x 0,011 = mmol

📎 Hintergrund

Oxalat *(Oxalsäure)* wird in sehr unterschiedlicher Menge mit der Nahrung aufgenommen und resorbiert. Es wird im Urin angereichert und ausgeschieden.

Oxalat zählt zu den lithogenen (steinbildenden) Substanzen, die bei vermehrter Ausscheidung mit dem Urin das Risiko von Nierensteinen (hier Kalziumoxalatsteinen), erhöhen. Diagnostisch wird das Oxalat im Urin bestimmt, um die Steinzusammensetzung zu klären und die Behandlung festzulegen.

💧 Bestimmung im Urin

Ursachensuche und Behandlungskontrolle bei Nierensteinen (→ S. 270)

🌀 Ursache einer Oxalat-Erhöhung

➤ Hoher Oxalatgehalt der Nahrung
➤ Vermehrte Resorption von Oxalsäure bei Bauchspeicheldrüsen- und Darmerkrankungen mit einschränkter Fettresorption
➤ Angeborene Stoffwechselstörungen mit Steinbildung meist schon im Kindesalter

⚠️ Gut zu wissen

Einen Tag vor sowie während der Urinsammlung sollten Sie auf große Mengen Vitamin C und oxalsäurehaltige Lebensmittel (Spinat, Rhabarber, Schokolade, schwarzer Tee) verzichten, da diese die Werte verfälschen. Auch während Harnwegsinfekten sollte nicht gesammelt werden. Dem Urin muss vor dem Sammeln ein Stabilisator zugesetzt werden.

ℹ️ Pankreas-Amylase, -Lipase → Alpha-Amylase S. 24, → Lipase S. 111
ℹ️ pCO_2, pO_2 → Blutgasanalyse S. 46

Pankreas-Elastase 1 im Stuhl (Pankreatische Elastase 1 im Stuhl)

🧪 **Referenzbereich Stuhl** [GN; TLD]

175–2500 µg/g Stuhl

📎 Hintergrund

Die **Pankreas-Elastase 1 im Stuhl** *(Pankreatische Elastase 1 im Stuhl)* ist Suchtest erster Wahl bei Verdacht auf exokrine Bauchspeicheldrüsenfunktionsstörung (→ S. 266).

Die Pankreas-Elastase 1 ist ein Verdauungsenzym, das in den exokrinen Anteilen der Bauchspeicheldrüse gebildet und in den Dünndarm ausgeschieden wird. Sie wird in den weiteren Darmabschnitten nicht verändert, sodass die Menge im Stuhl Rückschlüsse auf die exokrine Bauchspeicheldrüsenfunktion zulässt.

Aufgrund ihrer hohen Sensitivität (Empfindlichkeit) und Spezifität bei einfacher Durchführung hat die Bestimmung der Pankreas-Elastase 1 im Stuhl die früher üblichen Verfahren bei Verdacht auf (exokrine) Bauchspeicheldrüsenfunktionsstörung praktisch verdrängt.

💧 Bestimmung im Stuhl

Verdacht auf Funktionsschwäche der Bauchspeicheldrüse (→ S. 266)

🌀 Erniedrigung der Pankreas-Elastase

➤ Verminderte Produktion von Verdauungsenzymen bei (exokriner) Bauchspeicheldrüsenfunktionsstörung z. B. infolge chronischer Bauchspeicheldrüsenentzündung (→ S. 259) oder – bei Kindern – Mukoviszidose
➤ Durchfälle

⚠️ Gut zu wissen

Eine ungefähr erbsengroße Stuhlprobe reicht für die Bestimmung aus. Falls Sie Enzympräparate gegen eine Bauchspeicheldrüsenfunktionsstörung einnehmen, brauchen Sie diese nicht vor der Untersuchung abzusetzen.

PAPP-A

Referenzbereich Blut

Muss im Labor erfragt werden bzw. wird im Bericht für die jeweilige Schwangerschaftswoche angegeben

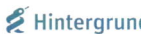 Hintergrund

Die **PAPP-A** *(pregnancy associated plasma protein a,* deutsch: *schwangerschaftsassoziiertes Plasmaprotein A)* ist ein Eiweiß mit Kohlenhydratanteil, das ab dem zweiten Schwangerschaftsmonat vom kindlichen Teil der Plazenta (des Mutterkuchens) in steigenden Mengen gebildet wird und ins Blut der Mutter gelangt.

Labordiagnostisch wird die PAPP-A zur pränatalen (vorgeburtlichen) Diagnostik von Chromosomenstörungen des Ungeborenen genutzt, allen voran des Down-Syndroms (→ S. 264). Hier ist wahrscheinlich die Plazentaentwicklung verzögert, sodass die PAPP-A-Konzentration im mütterlichen Blut »hinterherhinkt«. Die Untersuchung muss in der 11.–14. Schwangerschaftswoche erfolgen.

Die PAPP-A wird immer zusammen mit anderen Laborwerten bestimmt, meist dem AFP (→ S. 20) und dem Beta-hCG (→ S. 38).

💧 Bestimmung im Blut

In der Pränataldiagnostik im Rahmen des Ersttrimester-Screenings (→ S. 223) zur Früherkennung des Down-Syndroms (→ S. 264)

🔄 PAPP-A-Erniedrigung

➤ Down-Syndrom
➤ Andere Chromosomenstörungen

! Gut zu wissen

Auffällige PAPP-A-Konzentrationen bzw. auffälliges Ersttrimester-Screening ist nur Hinweis, aber nie Beweis für eine kindliche Erkrankung. Umgekehrt schließen normale Blutwerte eine kindliche Chromosomenstörung nicht aus. Aus diesen wie auch aus ethischen Gründen ist es umstritten.

Paraproteine und Bence-Jones-Proteine

Referenzbereich Blut und Urin [KLL]

Qualitativer Nachweis von Paraproteinen/Bence-Jones-Proteinen: negativ

Quantitative Bestimmung der Kappa- und Lambda-Leichtketten mit Berechnung des Kappa/Lambda-Quotienten: Methodenabhängig, keine Angaben von Referenzbereichen möglich

💉 Hintergrund

Die Untersuchungen auf **Paraproteine** oder **Bence-Jones-Proteine** in Blut und/oder Urin sind Spezialuntersuchungen, die nur bei entsprechendem Krankheitsverdacht durchgeführt werden.

Immunglobuline oder Antikörper sind lösliche Abwehrstoffe im Blut (→ S. 95). Sie werden von den Plasmazellen (→ S. 68) produziert, die aus den B-Lymphozyten hervorgehen. »Grundeinheit« aller Immunglobuline ist eine Y-förmige Struktur aus zwei kleineren (leichten) und zwei größeren (schweren) Aminosäureketten (→ S. 95). Bei den leichten Ketten gibt es nur zwei Typen (Kappa = κ und Lambda = λ), bei den schweren hingegen neun.

Entartet eine Plasmazelle bösartig, so vermehren sich ihre Nachkommen unkontrolliert und produzieren ungehemmt ganze Immunglobuline, nur leichte oder nur schwere Ketten. Diese funktionslosen Immunglobuline heißen Paraproteine. Da sie alle genau gleich sind, sprechen die Mediziner von **monoklonaler Gammopathie.**

Das Bence-Jones-Protein ist ein nach seinem Erstbeschreiber bezeichnetes kleines Paraprotein, das nur aus freien leichten Ketten besteht. Weil es so klein ist, wird es mit dem Urin ausgeschieden **(Bence-Jones-Proteinurie).** Es ist stark nierenschädigend.

Suchtest bei Verdacht auf Paraproteine im Blut ist die Bluteiweiß-Elektrophorese (→ S. 44), die eine spitzzackige Gammaglobulinvermehrung zeigt. Nicht selten wird ein Paraprotein im Blut auch zufällig bei einer Bluteiweiß-Elektrophorese aus anderem Grunde festgestellt. Bei verdächtiger Bluteiweiß-Elektrophorese oder trotz normalen Befundes weiter bestehendem Verdacht folgt ein qualitativer Nachweis der Paraproteine in Blut und Urin z. B. durch **Immunfixations-Elektrophorese**. Letzter Schritt in der Diagnostik und auch für die Verlaufskontrolle sinnvoll ist eine quantitative Bestimmung der freien Leichtketten in Blut und/oder Urin mit Berechnung des Verhältnisses von Kappa- und Lambda-Ketten zueinander.

Die üblichen Urinteststreifen erfassen Paraproteine im Urin nicht.

🔻 **Bestimmung in Blut und/oder Urin**

➤ Veränderte Serumeiweißelektrophorese (Albuminerniedrigung, spitzzackige Gammaglobulinerhöhung) oder andere verdächtige Blutbefunde
➤ Massiv beschleunigte Blutkörperchensenkungsgeschwindigkeit (»Sturzsenkung«)
➤ Unklare Nierenfunktionseinschränkung
➤ Andere plasmozytom-verdächtige Beschwerden oder Befunde, z. B. typische Knochenveränderungen im Röntgenbild
➤ Primäre Amyloidose (→ S. 257)

🔄 **Paraproteinnachweis in Blut und/oder Urin**

➤ **Monoklonale Gammopathie unklarer Signifikanz** *(MGUS),* d. h. zum Zeitpunkt der Untersuchung hat die monoklonale Gammopathie keinen Krankheitswert und die Konzentration der Paraproteine bleibt über längere Zeit konstant. Es kann somit nicht beurteilt werden, ob sich jemals eine »echte« Erkrankung entwickeln wird
➤ Morbus Waldenström (→ S. 279)
➤ Plasmozytom (→ S. 284) und andere Non-Hodgkin-Lymphome (→ S. 282)
➤ Vorübergehend beispielsweise bei chronischen Infektionen, bestimmten Autoimmunerkrankungen

Parathormon (PTH)

⚗️ **Referenzbereich (Blut)** [TLD]

Intaktes Parathormon 15–65 ng/l (1,5–6,5 pmol/l)

⚙️ ng/l x 0, 106 = pmol/l; pmol/l x 9,4 = ng/l

✂️ **Hintergrund**

Parathormon *(PTH)* wird in den Nebenschilddrüsen gebildet. Es steigert den Knochenabbau und dadurch die Kalziumfreisetzung, aktiviert Vitamin D und damit die Kalziumaufnahme im Darm und vermindert die Kalziumausscheidung in den Nieren. Als Folge steigt der Kalziumspiegel an. Der Arzt beurteilt den Parathormonspiegel im Blut immer im Zusammenhang mit dem Blutkalziumspiegel.

🔻 **Bestimmung im Blut**

➤ Unklare Knochenerkrankungen
➤ Ursachensuche bei verändertem Kalzium- oder Phosphatspiegel im Blut
➤ Ursachensuche bei Nierensteinen oder Nierenverkalkungen
➤ Kontrolle bei chronischem Nierenversagen (→ S. 282)
➤ Kontrolle bei länger dauernden Darmerkrankungen mit Resorptionsstörungen

🔄 **Parathormon-Erhöhung**

➤ Nebenschilddrüsen-Überfunktion (Hyperparathyreoidismus → S. 281)
➤ Reaktion auf erniedrigten Kalziumspiegel im Blut, z. B. bei Nierenversagen, Vitamin-D-Mangel

🔄 **Parathormon-Erniedrigung**

➤ Nebenschilddrüsen-Unterfunktion (Hypoparathyreoidismus → S. 281)
➤ Reaktion auf erhöhten Kalziumspiegel im Blut, am häufigsten bei bösartigen Tumoren

❗ **Gut zu wissen**

Wegen der Tageszeitabhängigkeit der Parathormonausschüttung erfolgt die Blutentnahme morgens.

ℹ️ Partielle Thromboplastinzeit → PTT S. 128
ℹ️ [p]CO$_2$ → Blutgasanalyse S. 46
ℹ️ pH, Blut → Blutgasanalyse S. 46
ℹ️ pH, Urin → Urinteststreifen-
Untersuchung S. 152

Phosphat (anorganisches Phosphat, PO$_4^{3-}$)

🧪 Referenzbereich Blut [KLL; TLD]

➤ Erwachsene 2,6–4,5 mg/dl
(0,84–1,45 mmol/l)
➤ Kinder über ein Jahr 3,4–6 mg/dl
(1,1–2,0 mmol/l)
⚙️ mg/dl x 0,323 = mmol/l; mmol/l x 3,1 = mg/dl

🧪 Referenzbereich Urin [TLD]

24-Stunden-Sammelurin: 0,6–1,55 g
(20–50 mmol/24 Std.)

🧪 Referenzbereich Phosphat-Clearance [KLL; TLD]

5,4–16,2 ml/Min.

📏 Hintergrund

Der **Mineralstoff** Phosphat ist ein lebenswichtiger Bestandteil jeder Zelle, z. B. als Bestandteil der Zellhüllen, der Erbsubstanz und des für die Energiegewinnung unverzichtbaren **ATP** *(Adenosintriphosphat)*. Rund 80 % des Körperphosphats befinden sich in den Knochen.

Phosphat wird mit der Nahrung aufgenommen. Ausgeschieden wird Phosphat zu ²⁄₃ über die Niere und ¹⁄₃ über den Darm. Reguliert wird der Phospatstoffwechsel durch Hormone, v. a. das Parathormon (→ S. 123) der Nebenschilddrüsen und Vitamin D (→ S. 157).

Der Phosphatspiegel im Blut ist tageszeit- und nahrungsabhängig.

Die Phosphatausscheidung mit dem Urin hängt stark von der Phosphatzufuhr mit der Nahrung ab. Die alleinige Bestimmung der Phosphatausscheidung mit dem Urin ist störanfällig und wenig aussagekräftig. Besser ist die Berechnung der **Phosphat-Clearance** aus Phosphatkonzentration im Blut und Phosphatausscheidung mit dem Urin. Sie gibt an, wie viel Blut pro Minute von Phosphat »gereinigt« werden kann.

Da der Phosphatstoffwechsel in engen Wechselbeziehungen zum Kalziumstoffwechsel steht, betrachtet der Arzt beide stets zusammen.

💧 Bestimmung im Blut

➤ Störungen des Kalziumstoffwechsels
➤ Störungen des Vitamin-D-Stoffwechsels
➤ Chronisches Nierenversagen (→ S. 282)
➤ Nierenerkrankungen mit gestörter Phosphat-Wiederaufnahme in den Nieren
➤ Nierensteine
➤ Knochenerkrankungen
➤ Kontrolle bei länger dauernder künstlicher Ernährung, Alkoholmissbrauch
➤ Kontrolle nach Schilddrüsenoperation
➤ Zur Berechnung der Phosphat-Clearance

💧 Bestimmung im Urin

Zur Berechnung der Phosphat-Clearance

💧 Bestimmung der Phosphat-Clearance

➤ Erkrankungen der Nebenschilddrüsen
➤ Nierenerkrankungen mit Phosphatverlust

🔺 Phosphat-Erhöhung im Blut

➤ Chronisches Nierenversagen (→ S. 282)
➤ Nebenschilddrüsen-Unterfunktion (Hypoparathyreoidismus → S. 281)
➤ Überproduktion von Wachstumshormon
➤ Vermehrte Phosphatzufuhr
➤ Knochenmetastasen, Behandlung von (großen) Tumoren mit Zytostatika
➤ Metabolische Azidose (→ S. 47)

🔻 Phosphat-Erniedrigung im Blut

➤ Nebenschilddrüsen-Überfunktion (Hyperparathyreoidismus → S. 281)
➤ Vitamin-D-Mangel
➤ Zu geringe Phosphatzufuhr mit der Nahrung, z. B. bei Alkoholmissbrauch
➤ Chronische Darmerkrankungen mit Resorptionsstörungen
➤ Einnahme aluminiumhaltiger Antazida (→ S. 257), die Phosphat binden

➤ Angeborene und erworbene Nierenerkrankungen mit vermehrten Phosphatverlusten über die Nieren

➤ Vermehrte Phosphatverluste über den Magen-Darm-Trakt, beispielsweise bei Erbrechen, Durchfällen

➤ Respiratorische Alkalose, schwere Infektionen oder Operationen

⟳ Erhöhung des Phosphats im Urin/der Phosphat-Clearance

➤ Nebenschilddrüsen-Überfunktion (Hyperparathyreoidismus → S. 281)

➤ Angeborene und erworbene Nierenerkrankungen mit vermehrter Phosphatausscheidung

⟳ Erniedrigung des Phosphats im Urin und

⟳ Erniedrigung der Phosphat-Clearance

➤ Nierenversagen

➤ Nebenschilddrüsen-Unterfunktion (Hypoparathyreoidismus → S. 281)

➤ Überproduktion von Wachstumshormon

⊙ Gut zu wissen

Die Bestimmung des Phophats im Blut erfolgt morgens nüchtern,

Durchführung des Tests zur Phosphat-Clearance

Zur Bestimmung der Phosphat-Clearance trinken Sie morgens nüchtern 500 ml Tee, eine Stunde später nochmals 250 ml Tee. Gleichzeitig beginnt die zweistündige Urinsammelperiode: Zuerst Urin lassen und verwerfen, dann Urin von erster und zweiter Stunde getrennt sammeln. Außerdem ist eine Blutentnahme erforderlich.

ℹ *Phosphatasen:* Alkalische Phosphatase → AP S. 30; tartrathemmbare saure Phosphatase → S. 134; Tartatresistente saure Phosphatase (TRAP) → S. 135

ℹ Blutplasmathrombinzeit → PTZ S. 129

ℹ PO_4^{3-} → Phosphat siehe linke Seite

ℹ Porphobilinogen → Porphyrine siehe rechts

Porphyrine

⚗ Referenzbereich Urin [KLL; TLD]

24-Stunden-Sammelurin:

➤ Delta-Aminolävulinsäure: < 6,5 mg/24 Std. (< 50 µmol/24 Std.)

    ⚙ mg x 7,626 = µmol; µmol x 0,13 = mg

➤ Porphobilinogen: < 1,7 mg/24 Std. (< 7,5 µmol/24 Std.)

    ⚙ mg x 4,42 = µmol; µmol x 0,23 = mg

➤ Gesamtporphyrine: < 100 µg/24 Std. (< 7120 nmol/24 Std.)

✂ Hintergrund

Angeborene wie erworbene Stoffwechselstörungen können die Häm-Bildung beeinträchtigen. **Porphyrine** als Zwischenprodukte der Häm-Bildung und ihre Vorstufen **Delta-Aminolävulinsäure (DALS)** und **Porphobilinogen (PBG)** reichern sich vor dem »Engpass« an, lagern sich in Organen ab und werden mit dem Urin ausgeschieden. Die Bestimmung der *Delta-Aminolävulinsäure (DALS),* des *Porphobilinogen (PBG)* und der *Gesamtporphyrine im Urin* sind Suchtests auf Porphyrie (→ S. 284). Bei auffälligem Befund folgen eine genaue Porphyrindifferenzierung und ggf. weitere Untersuchungen.

💧 Bestimmung im Urin

➤ Unklare Bauchschmerzen, v. a. mit neurologischen oder psychiatrischen Beschwerden

➤ Hauterkrankungen mit Lichtempfindlichkeit, Blasen und Narben

➤ Dunkler Urin

➤ Verdacht z. B. auf Bleivergiftung

⟳ Ursachen erhöhter Werte

➤ Porphyrie (→ S. 284)

➤ Bestimmte Vergiftungen (z. B. mit Blei)

➤ Leberschädigungen, bestimmte Bluterkrankungen

⊙ Gut zu wissen

Der Urin muss in einer dunklen Flasche gesammelt und gekühlt werden.

Progesteron

🧪 Referenzbereich Blut [KLL; TLD]

➤ Frauen vor den Wechseljahren: In der
  1. Hälfte des Menstruationszyklus < 1 µg/l,
  in der 2. Zyklushälfte > 12 µg/l. In der
  Schwangerschaft weiter ansteigend
➤ Frauen nach den Wechseljahren < 1 µg/l

⚡ Hintergrund

Das Hormon **Progesteron** (→ S. 126) wird in der
zweiten Hälfte des Menstruationszyklus und in
der Frühschwangerschaft vom Gelbkörper sowie
später in der Schwangerschaft von der Plazenta (Mutterkuchen) gebildet. Progesteron sorgt
dafür, dass die Gebärmutterschleimhaut der
befruchteten Eizelle optimale Bedingungen bietet. In der Schwangerschaft verhindert es den
Eisprung, stellt die Gebärmutter »ruhig« und
bereitet die Milchbildung in den Brüsten vor.

Der Arzt lässt Progesteron vor allem bei unerfülltem Kinderwunsch bestimmen, wobei mehrfache Analysen und meist die Bestimmung weiterer Geschlechtshormone nötig sind. Erschwert
wird die Beurteilung durch Schwankungen des
Progesteronspiegels.

💧 Bestimmung im Blut

➤ Ungewollte Kinderlosigkeit
➤ Verdacht auf Progesteron produzierenden
  Tumor
➤ Seltener zur Beurteilung der Frühschwanger-
  schaft

🔼 Progesteron-Erhöhung

➤ Reifung mehrerer Eizellen unter Hormonbe-
  handlung
➤ Adrenogenitales Syndrom (→ S. 255)
➤ Progesteron produzierende Eierstocktumoren
➤ Blasenmole (→ S. 260)

🔽 Progesteron-Erniedrigung

➤ Zyklus ohne Eisprung, Gelbkörperschwäche
  (→ S. 267)
➤ Dauerhafte Unterfunktion der Eierstöcke
➤ Gestörte Frühschwangerschaft

Prolaktin

🧪 Referenzbereich Blut [KLL]

➤ Frauen vor den Wechseljahren: In der
  1. Hälfte des Menstruationszyklus < 15 µg/l
  (480 mU/l), in der 2. Hälfte < 20 µg/l
  (650 mU/l)
➤ Frauen nach den Wechseljahren und Männer: < 15 µg/l (480 mU/l)

⚡ Hintergrund

Das Hypophysenvorderlappenhormon **Prolaktin**
regt vor allem die Milchbildung nach der Geburt
an. Die Prolaktinbestimmung gehört zur Basisdiagnostik bei unerfülltem Kinderwunsch.

💧 Bestimmung im Blut

➤ Verdacht auf Hypophysentumor
➤ Frauen: Zyklusstörungen, ungewollte Kinder-
  losigkeit, Vermännlichung (z. B. männliches
  Behaarungsmuster → S. 293), Milchsekretion
  aus der Brust außerhalb der Stillphase
➤ Männer: Potenzstörungen, Rückbildung der
  Geschlechtsmerkmale, Brustbildung

🔼 Prolaktin-Erhöhung

➤ Stress
➤ Prolaktin produzierender Hypophysenvorder-
  lappentumor (Prolaktinom → S. 285)
➤ Hypothalamusschäden mit Ausfall bremsen-
  der Steuerhormone
➤ Medikamente, z. B. Östrogene, Metoclopramid
  (Paspertin®) gegen Übelkeit, einige Antide-
  pressiva und Bluthochdruck-Medikamente
➤ Schilddrüsen-Unterfunktion
➤ Nierenversagen

🔽 Prolaktin-Erniedrigung

Unterfunktion des Hypophysenvorderlappens
(→ S. 271)

⚠ Gut zu wissen

Medikamente, welche die Prolaktinspiegel
beeinflussen, sollten eine Woche vor der Blutentnahme abgesetzt werden. Zeigen Sie deshalb alle Medikamente dem Arzt.

ℹ️ Prostataspezifisches Antigen → PSA S. 128
ℹ️ Protein → Gesamteiweiß S. 78

Protein C und Protein S

🧪 **Referenzbereich Blut** [KLL]

Protein-C-, -S-Aktivität: 70–140 %

Protein-C-Konzentration: 2–6 mg/l

Protein-S-Konzentration: 17–35 mg/l

🧬 **Hintergrund**

Protein C und **Protein S** werden bei Vorhandensein von Vitamin K in der Leber gebildet. Protein C hemmt im Blut die Blutgerinnung und fördert die Auflösung von Blutgerinnseln. Damit es wirken kann, ist Protein S nötig.

Bedeutsam ist vor allem der angeborene Protein-C- oder -S-Mangel als Ursache einer erhöhten Thromboseneigung. Allerdings sind die Bestimmungsmethoden nicht unproblematisch. Ein erworbener Mangel hat oft keine erhöhte Thromboseneigung zur Folge, da oft gleichzeitig die Gerinnungsfaktoren vermindert sind.

💧 **Bestimmung im Blut**

➤ Ursachensuche bei Thrombosen, v. a. wiederholter Thrombosen oder Thrombosen junger Menschen ohne erkennbare Risikofaktoren

➤ Einschätzung der Thrombosegefährdung, falls bei nahen Verwandten eine Thromboseneigung bekannt ist

➤ Verbrauchskoagulopathie (→ S. 293)

🩸 **Protein-C- oder -S-Erniedrigung**

➤ Angeborener Mangel bzw. Bildung eines »falschen«, unwirksamen Proteins

➤ Vitamin-K-Mangel

➤ Starke Leberschäden (verminderte Bildung)

➤ Verbrauchskoagulopathie, Sepsis (erhöhter Verbrauch)

➤ Frauen: Schwangerschaft, Pilleneinnahme

⚠️ **Gut zu wissen**

Zu Suchtests auf Protein-C- oder -S-Mangel bei beschwerdefreien Menschen → S. 236

Prothrombin und Prothrombin-Gen-Mutation-20210A

🧪 **Referenzbereich Blut** [GN; KLL; TLD]

Prothrombin-Aktivität: 70–130 %

Prothrombin-Gen-A-Mutation-20210: nicht nachweisbar

🧬 **Hintergrund**

Prothrombin oder *Gerinnungsfaktor II* wird in der Leber bei Anwesenheit von Vitamin K gebildet. Es ist Bestandteil der Gerinnungsreaktion (→ S. 260).

Ein angeborener, isolierter Prothrombinmangel ist selten. Häufiger ist ein erworbener Mangel an Prothrombin und weiteren Gerinnungsfaktoren durch Leberschäden, Vitamin-K-Mangel oder Cumarinbehandlung (z. B. Marcumar®). Folge ist eine erhöhte Blutungsneigung. Diese Mangelzustände werden durch die üblichen Suchtests der Gerinnung wie beispielsweise Quickwert oder PTT erfasst. Eine Aktivitätsbestimmung oder Einzelfaktoranalyse ist nur sehr selten sinnvoll.

Bei der **Prothrombin-Gen-Mutation-20210A** ist der für die Prothrombinbildung zuständige Abschnitt der Erbsubstanz so verändert, dass zu viel Prothrombin gebildet wird. Sie ist mit einem Vorkommen in der Bevölkerung von ~ 3 % die zweithäufigste Ursache einer erblich bedingten erhöhten Thromboseneigung (→ auch S. 236). Bei Verdacht ordnet der Arzt die direkte DNA-Untersuchung auf die Mutation an, da die Prothrombin-Aktivität oder -Konzentration im Blut oft normal ist.

💧 **Bestimmung im Blut**

➤ Ursachensuche bei Thrombosen, vor allem wiederholter Thrombosen oder Thrombosen junger Menschen ohne erkennbare Risikofaktoren

➤ Einschätzung der Thrombosegefährdung bei erhöhter Thromboseneigung in der nahen Verwandtschaft

PSA (Prostataspezifisches Antigen) 🔒

🧪 Referenzbereich Blut [GN; KLL; TLD]

➤ Gesamt-PSA (Total-PSA, T-PSA,): < 4 µg/l (methodenabhängig)
➤ Quotient Freies PSA/Gesamt-PSA: > 0,15 (abhängig von Gesamt-PSA und Methode)

🔬 Hintergrund

Das Enzym **PSA** *(Prostataspezifisches Antigen)* wird fast nur in der Prostata gebildet. Labordiagnostisch wird es als Tumormarker für den Prostatakrebs genutzt.

Der Wert des PSA in der Verlaufskontrolle ist unstrittig. Umstritten ist hingegen die PSA-Bestimmung als Suchtest (Screening → S. 216). Problematisch ist der breite Überlappungsbereich zwischen gut- und bösartigen Erkrankungen.

Manche Ärzte bestimmen v. a. bei Werten in der Grauzone von 4–10 µg/l zusätzlich das Verhältnis zwischem freiem (nicht eiweiß-gebundenem) PSA und Gesamt-PSA. Auch dies erlaubt aber keine klare Abgrenzung. Besser ist die Betrachtung des PSA-Zuwachses in 24 Monaten. Da die Bestimmung methodenabhängig ist, muss sie immer im gleichen Labor erfolgen.

💧 Bestimmung im Blut

➤ Therapie- und Verlaufskontrolle bei Prostatakrebs
➤ Zusammen mit anderen Untersuchungen Diagnose eines Prostatakrebses

🔄 PSA-Erhöhung

➤ Prostatakrebs (→ S. 216, S. 285)
➤ Gutartige Prostatavergrößerung (→ S. 285), Prostataentzündung (→ S. 285)
➤ Für mehrere Tage bis Wochen nach Radfahren, rektaler Untersuchung oder anderen Manipulationen an Prostata und Harnröhre

ℹ️ PTH → Parathormon S. 123

[a]PTT ([aktivierte] Partielle Thromboplastinzeit)

🧪 Referenzbereich Blut [GN]

25–38 Sek. (methodenabhängig)

🔬 Hintergrund

Bei der Blutgerinnung (→ S. 260) werden mehrere Gerinnungsfaktoren (→ S. 127) nacheinander aktiviert. Ist diese Kette nur an einer Stelle unterbrochen, ist eine Blutungsneigung die Folge.

Die **[a]PTT** *([aktivierte] Partielle Thromboplastinzeit)* ist ein Suchtest auf Blutgerinnungsstörungen. Erfasst werden die Gerinnungsfaktoren II, V, VIII, IX, X, XI, XII. Die PTT ist bei 95 % der Blutungsneigungen krankhaft verlängert. Bestätigt sich die Verlängerung bei einer zweiten Untersuchung, folgen weitere Gerinnungstests bis zur Bestimmung der einzelnen Gerinnungsfaktoren, um die Ursache einzugrenzen. Da einige Faktoren bei Entzündungen und Stress vermehrt freigesetzt werden, kann die PTT hier trotz Faktorenmangels normal sein.

💧 Bestimmung im Blut

➤ Screening-Untersuchung z. B. vor Operationen
➤ Unklare Blutungsneigung
➤ Überwachung einer hoch dosierten Heparin-Behandlung (→ S. 270)
➤ Überwachung der Faktor-Ersatz-Behandlung bei Bluterkrankheit (Hämophilie A oder B → S. 260)

🔄 PTT-Erhöhung

➤ Behandlung mit Heparin (Clexane®, Fraxiparin®), Hirudin (Refludan®), Cumarinen (Marcumar®)
➤ Angeborener Gerinnungsfaktormangel, z. B. von-Willebrand-Jürgens-Syndrom (→ S. 294), Bluterkrankheit
➤ Erworbener Gerinnungsfaktormangel, z. B. bei Leberschäden, Vitamin-K-Mangel
➤ Antikörper gegen Gerinnungsfaktoren oder andere Hemmkörper (Lupus-Antikoagulanz)

PTZ (Blutplasmathrombinzeit, Thrombinzeit, TZ)

 Referenzbereich Blut [TLD]: **16–24 Sek.**

Hintergrund

Die **PTZ** *(Blutplasmathrombinzeit, Thrombinzeit, TZ)* testet die letzte Phase der Blutgerinnung vom Fibrinogen zum Fibrin (→ S. 73).

Bestimmung im Blut

➤ Veränderte PTT, veränderter Quickwert
➤ Verdacht auf Fibrinbildungsstörungen
➤ Unklare Blutungs- oder Thromboseneigung
➤ Überwachung einer Gerinnsel auflösenden Therapie (Lysetherapie), seltener einer Heparinbehandlung

PTZ-Erhöhung

➤ Behandlung mit Heparin, Hirudin
➤ Fibrinogenmangel oder Bildung eines falschen Fibrinogens, Fibrinspaltprodukte
➤ Verbrauchskoagulopathie (→ S. 293), gesteigerte Fibrinolyse (→ S. 266)

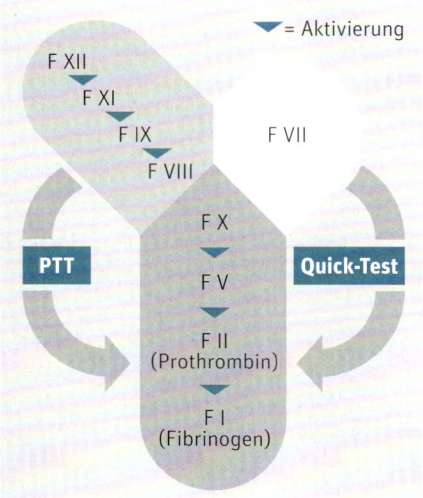

Übersicht über die Gerinnungsreaktion. F steht für die verschiedenen Gerinnungsfaktoren. [ASM]

ℹ Pyridinium-Crosslinks → Desoxypyridinolin und Pyridinolin S. 67
ℹ Pyridoxin → Vitamin B6 S. 155

Quecksilber

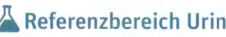 **Referenzbereich Blut** [TLD]

Vollblut: < 5 µg/l (< 25 nmol/l)

Referenzbereich Urin [TLD]

24-Stunden-Sammelurin: < 10,5 µg/24 Std. (< 52 nmol/24 Std.)

Hintergrund

Das giftige Schwermetall **Quecksilber** wird über die Atemluft oder Nahrung aufgenommen.

Akute Quecksilbervergiftungen sind Raritäten. Die ebenfalls seltenen chronischen Quecksilbervergiftungen sind v. a. durch Einatmen von Quecksilber am Arbeitsplatz verursacht. Gefährdet sind z. B. Arbeiter in der Quecksilberverarbeitung oder der Landwirtschaft. Leitbeschwerden sind Übelkeit, Metallgeschmack, Haut- und Schleimhautveränderungen, Schäden des Nervensystems sowie (seltener) der Nieren. Bei Nahrungsmitteln kann v. a. Fisch belastet sein.

Nach wie vor kontrovers diskutiert ist die Belastung durch Amalgamfüllungen (zumal auch die Alternativen nicht problemlos sind). Nach heutigem Wissen liegt die Belastung bei intakten Füllungen deutlich unter dem Grenzwert. Ausnahmen sind Menschen, die viel Kaugummi kauen oder nachts mit den Zähnen knirschen. Eine vorübergehende, erhebliche Quecksilberbelastung tritt auch auf, wenn alte Amalgamfüllungen durch Aufbohren vom Zahnarzt entfernt werden.

Bestimmung in Blut oder Urin

Verdacht auf Quecksilbervergiftung

Gut zu wissen

Die Haaranalyse ist orientierend, die Quecksilberbestimmung im Speichel (Kaugummitest) unzuverlässig.

Quickwert (Thromboplastin-zeit, TPZ) und INR 🐎

🧪 Referenzbereich Blut [KLL; TLD]

➤ Quickwert: 70–130 %
(methodenabhängig)
➤ INR: 0,85–1,15

🔋 Hintergrund

Quickwert *(Thromboplastinzeit, TPZ)* und **INR** *(international normalized ratio)* sind Suchtests auf Gerinnungsstörungen (→ S. 261).

Erfasst werden die Gerinnungsfaktoren I, II, V, VII und X.

In der (ungerinnbar gemachten) Blutprobe wird durch ein Testreagenz die Gerinnung ausgelöst und die Zeit bis zur Blutgerinnung gemessen. Quickwert und INR sind lediglich zwei verschiedene Arten, das Ergebnis anzugeben.

Quickwert und INR dienen vor allem der Diagnostik von Gerinnungsstörungen und der Steuerung einer gerinnungshemmenden Therapie mit Cumarinen. Sie sind hierzu die geeignetsten Tests. Zur Kontrolle einer Heparinbehandlung hingegen eignen sie sich nicht. Da alle geprüften Gerinnungsfaktoren in der Leber hergestellt werden, kann der Arzt mit Hilfe von Quickwert bzw. INR auch die Leberleistung bei Leberschäden beurteilen.

Bei einer krankheits- oder behandlungsbedingten Gerinnungsstörung wird der Quickwert kleiner und die INR größer. Dies ist verwirrend, aber rein rechnerisch bedingt.

Da der Quickwert stark methodenabhängig ist und somit die Quickwerte verschiedener Labors schlecht vergleichbar sind, wird zur Steuerung einer Cumarin-Behandlung zunehmend die INR benutzt, bei der die Methodenabhängigkeit »herausgerechnet« wird.

Heute gibt es etwa handgroße Geräte zur Selbstkontrolle der Gerinnung und Selbststeuerung der Cumarinbehandlung (Coaguchek®). Die Geräte kommen mit Kapillarblut aus und sind ähnlich zu bedienen wie die Geräte zur Blutzuckerselbstmessung. Die Ergebnisse werden in Thromboplastinzeit in Sekunden, Quickwert in % und INR angegeben. Pflicht ist eine vorangegangene Schulung.

Möglicherweise weist ein erhöhter Quickwert auf eine Thromboseneigung hin.

🩸 Bestimmung im Blut

➤ Screening-Untersuchung z. B. vor Operationen
➤ Ursachensuche bei unklarer Blutungsneigung
➤ Schwere Lebererkrankungen
➤ Verdacht auf Vitamin-K-Mangel
➤ Überwachung der Behandlung mit Cumarinen (Marcumar® → S. 276). Diese rufen im Körper gewissenmaßen einen künstlichen Vitamin-K-Mangel hervor

🔽 Quickwert-Erniedrigung/INR-Erhöhung

➤ Behandlung mit Cumarinen
➤ Vitamin-K-Mangel
➤ Schwere Lebererkrankungen
➤ Angeborener Mangel an Gerinnungsfaktoren
➤ Fibrinogenmangel
➤ Verbrauchskoagulopathie (→ S. 293)
➤ Gesteigerte Fibrinolyse (→ S. 73)
➤ Hemmkörper der Blutgerinnung (sog. Lupus-Antikoagulanz)

❗ Gut zu wissen

Der Zielbereich (therapeutische Bereich) für den Quickwert bei einer Cumarinbehandlung hängt von der Grunderkrankung ab:

➤ Nach vorangegangener Thrombose, bei Vorhofflimmern oder Herzklappenbioprothese: Mäßige Gerinnungshemmung angestrebt. Zielwert für den Quickwert 25–35 %, für die INR 2,0–3,0
➤ Bei mechanischen Herzklappenprothesen: Starke Gerinnungshemmung angestrebt. Zielwert für den Quickwert 15–25 %, für die INR 3,0–4,5

ℹ️ RDW (red cell distribution width) → Erythrozytenindizes S. 71

Renin

🔬 Referenzbereich Blut [KLL]

➤ Liegend: 3–28 ng/l (methodenabhängig)
➤ Stehend: 4–45 ng/l (methodenabhängig)
➤ Kinder altersabhängig höhere Werte

⚡ Hintergrund

Das in der Niere gebildete **Renin** ist an der Blutdruckregulation beteiligt. Über Zwischenschritte verengt es die Blutgefäße und vermindert die Natrium- und Wasserausscheidung der Nieren. So erhöht Renin den Blutdruck. Bei Natriummangel, vermindertem Blutvolumen oder verringerter Nierendurchblutung wird Renin vermehrt freigesetzt.

Die Reninbestimmung ist eine Spezialuntersuchung. Sie erfolgt immer zusammen mit anderen Blutuntersuchungen, vor allem des Aldosterons und des Mineralstoffhaushalts.

💧 Bestimmung im Blut

➤ Bluthochdruck (→ S. 261)
➤ Zu niedriges Blut-Kalium (→ S. 101)
➤ Verdacht auf Überproduktion von Aldosteron (Hyperaldosteronismus → S. 262)
➤ Verdacht auf Renin produzierende Tumoren

🔄 Renin-Erhöhung

➤ Sekundärer Hyperaldosteronismus (→ S. 271) bei Verengung der Nierenarterien, Bluthochdruck anderer Ursache (→ S. 261)
➤ Morbus Addison (primärer Hypoaldosteronismus → S. 281, → S. 278)

➤ Bestimmte Medikamente, vor allem Abführmittel, harntreibende Medikamente (Diuretika → S. 264), ACE-Hemmer (→ S. 255)
➤ Leberzirrhose (→ S. 274)
➤ Adrenogenitales Syndrom (→ S. 255)
➤ Renin produzierender Tumor (am häufigsten Nieren- oder Lungenkrebs)
➤ Schwangerschaft

🔄 Renin-Erniedrigung

➤ Conn-Syndrom (primärer Hyperaldosteronismus → S. 262)
➤ Bestimmte Medikamente, z. B. Betablocker (→ S. 260), NSAR-Schmerzmittel (→ S. 281)

ⓘ Gut zu wissen

Wegen der Beeinflussung des Reninspiegels durch zahlreiche Medikamente sollten Sie alle eingenommenen Medikamente rechtzeitig vorher dem Arzt mitteilen, damit sie ggf. abgesetzt werden können (→ auch S. 23).

Insbesondere beim primären Hyperaldosteronismus erfolgt der **Renin-Aldosteron-Orthostase-Test.** Zuerst sammelt der Patient einen Tag lang Urin für eine Aldosteronbestimmung. Die erste Blutabnahme erfolgt am Ende der Sammelperiode nach sechs Stunden Nachtruhe oder – bei ambulanten Patienten – nach mindestens 1–2 Stunden Liegen. Die folgenden zwei Stunden muss der Patient in aufrechter Körperhaltung verbringen, am besten gehen. Dann wird die zweite Blutprobe abgenommen. Beide Male werden Aldosteron und Renin im Blut bestimmt. Normal ist ein deutlicher Anstieg beider Werte.

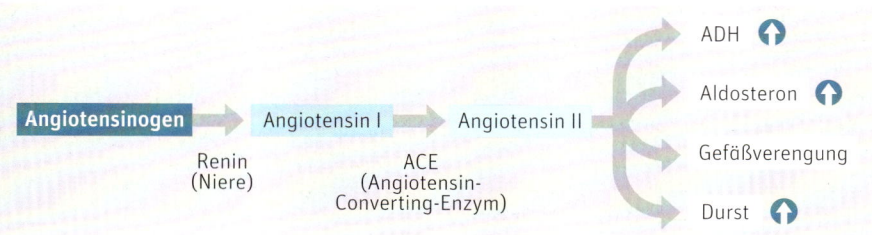

Das Renin-Angiotensin-Aldosteron-System ist an der Steuerung von Blutdruck und Wasserhaushalt beteiligt. Übrigens: Am ACE setzen die ACE-Hemmer zur Blutdrucksenkung an. [ASM]

Retikulozyten

🧪 **Referenzbereich Blut** [GN]
- ➤ Erwachsene: 0,5–2,5 % der roten Blutkörperchen (methodenabhängig)
- ➤ Kinder etwas mehr

⚡ **Hintergrund**

Retikulozyten sind ganz »junge« rote Blutkörperchen, die vor höchstens zwei Tagen aus dem Knochenmark ins Blut freigesetzt wurden. Sie sind an dunklen Körnchen oder einer netzartigen Struktur unter dem Mikroskop erkennbar.

Der Arzt beurteilt mithilfe der Retikulozytenzahl die Blutbildung im Knochenmark. So ist das Knochenmark nach einem Blutverlust hochaktiv, um den Verlust auszugleichen. Die Retikulozytenzahlen sind hoch. Umgekehrt sind sie bei gedrosselter Blutbildung niedrig, etwa bei Mangelanämien.

Die Bestimmung der Retikulozytenzahlen erfolgt nicht automatisch bei jedem Blutbild, ist aber eine Basisuntersuchung bei Blutarmut.

💧 **Bestimmung im Blut**
- ➤ Ursachensuche und Behandlungskontrolle bei Blutarmut (Anämie → S. 85)
- ➤ Krebsbehandlung mit Zytostatika

🔴 **Retikulozyten-Erhöhung**
- ➤ Hämolytische Anämie (→ S. 269)
- ➤ Mehrere Tage nach Blutverlust
- ➤ Behandlung einer Eisen-, Folsäure- oder Vitamin-B12-Mangel-Anämie
- ➤ Erholung des Knochenmarks nach Knochenmarkschädigung

🔵 **Retikulozyten-Erniedrigung**
- ➤ Anämie infolge von Eisen-, Vitamin-B12- oder Folsäure-Mangel
- ➤ Anämie der chronischen Erkrankung bei chronischen Entzündungen oder Tumoren
- ➤ Anämie durch Erythropoetinmangel (→ S. 260) bei Nierenversagen (renale Anämie)
- ➤ Anämie bei Knochenmarkschädigung

Rheumafaktoren

🧪 **Referenzbereich Blut** [KLL]
Negativ oder < 40 U/ml (methodenabhängig)

⚡ **Hintergrund**

Die Bestimmung der **Rheumafaktoren** ist ein Suchtest auf rheumatische Erkrankungen, v. a. die rheumatoide Arthritis (→ S. 287). Die klassischen Rheumafaktoren sind IgM-Autoantikörper gegen körpereigenes IgG.

Rheumafaktoren sind bei rheumatoider Arthritis (→ S. 287) in etwa 80 % nachweisbar. Allerdings sind sie bei vielen anderen Erkrankungen und selbst bei Gesunden ebenfalls positiv: Jeder Vierte über 70 Jahre hat positive Rheumafaktoren, aber kein Rheuma. Somit bedeuten positive Rheumafaktoren nicht zwangsläufig Rheuma und umgekehrt schließen negative Rheumafaktoren es nicht aus.

💧 **Bestimmung im Blut**
- ➤ Unklare Gelenkschmerzen
- ➤ Verdacht auf rheumatoide Arthritis (→ S. 287)
- ➤ Verdacht auf Kryoglobulinämie

🔴 **Rheumafaktor-Nachweis/-Erhöhung**
- ➤ Rheumatoide Arthritis (70–90 % positiv)
- ➤ Andere rheumatische Erkrankungen, z. B. Sjögren-Syndrom (→ S. 290, 75–95 %), Mischkollagenose (→ S. 278, 50–60 %),
- ➤ Chronische Lebererkrankungen, z. B. chronische Hepatitis
- ➤ Chronisch-entzündliche Lungenerkrankungen
- ➤ Sarkoidose (→ S. 287)
- ➤ Infektionen

ℹ️ *Rhesusfaktor* → Blutgruppen S. 48
ℹ️ *Rheumawerte:* → CCP-Antikörper S. 55, → Rheumafaktoren S. 132
ℹ️ Riboflavin → Vitamin B2 S. 145
ℹ️ S 100 → Tumormarker S. 147
ℹ️ Sauerstoff im Blut → Blutgasanalyse S. 46
ℹ️ SCC → Tumormarker S. 147

Schilddrüsen-[Auto]antikörper (SD-AK): **MAK, TAK, TRAK und TPO-AK**

⚗ Referenzbereich Blut [KLL]

MAK, TPO-AK:
- ➤ Frauen < 100 IU/ml (methodenabhängig)
- ➤ Männer < 60 IU/ml (methodenabhängig)

TRAK: < 10 IU/ml (methodenabhängig)

🔬 Hintergrund

Labordiagnostisch sind **Schilddrüsen-[Auto]antikörper** vor allem bei Verdacht auf autoimmun bedingte Schilddrüsenentzündungen von Bedeutung.

Routinemäßig werden bestimmt:

- ➤ *Schilddrüsenperoxidase-[Auto]Antikörper* **(TPO-AK).** Die Schilddrüsen- oder Thyroid-Peroxidase (TPO) ist an der Bildung der Schilddrüsenhormone beteiligt
- ➤ *TSH-Rezeptor-[Auto]Antikörper* **(TRAK, *TSH-R-AK).*** Am TSH-Rezeptor der Schilddrüsenzelle dockt das Hypophysenhormon TSH an. Ganz überwiegend führen die TRAK wie das TSH zu einer Schilddrüsenvergrößerung und gesteigerten Bildung von Schilddrüsenhormonen.
- ➤ **(TAK,** *Thyreoglobulin-[Auto]antikörper, Tg-Ak).* Thyreoglobulin ist ein wichtiger Schilddrüsenhormon-Vorläufer.

Seltener sind die Bestimmung der **MAK** *(Schilddrüsen-Mikrosomen-[Auto]antikörper)* gegen die Mikrosomen der Schilddrüse (abgegrenzte Strukturen in den Schilddrüsenzellen) oder die *T3-[Auto]antikörper* und *T4-[Auto]antikörper)* gegen die Schilddrüsenhormone T3 (Trijodthyronin) bzw. T4 (Thyroxin).

Die Referenzwerte aller genannten Schilddrüsen-Autoantikörper sind stark methodenabhängig.

Auch die Zahlen eines positiven Antikörpernachweises bei den verschiedenen Erkrankungen und bei Gesunden schwanken teils erheblich. Sicher ist aber: Das Vorhandensein von Schilddrüsenantikörpern ist nicht gleichbedeutend mit einer Autoimmunerkrankung. Insbesondere leicht erhöhte Werte sind auch bei Gesunden möglich und nehmen mit dem Alter zu.

🩸 Bestimmung im Blut

- ➤ Schilddrüsenfunktionsstörung oder Schilddrüsenvergrößerung
- ➤ Diagnose und zum Teil Verlaufskontrolle bei autoimmuner Schilddrüsenentzündung
- ➤ Screening bei familiären oder vorhandenen Autoimmunerkrankungen

- ℹ *Schilddrüsenwerte:* Schilddrüsen-Autoantikörper → S. 133, Thyroxin (T4) → S. 136, Trijodthyronin (T3) → S. 135, TSH → S. 142
- ℹ Schwangerschaftstest → hCG S. 251
- ℹ SD-AK → Schilddrüsen-[Auto-]Antikörper S. 133

▊▊ Antikörpernachweis

Erkrankung	TPO-Ak positiv	TRAK positiv	TAK positiv
Basedow-Krankheit (→ S. 259,→ S. 278)	60–70 %	80–100 %	10–20 %
Hashimoto-Thyreoiditis (→ S. 270)	60–90 %	10 %	30–40 %
Postpartale Thyreoiditis (Autoimmun-Schilddrüsenentzündung nach der Geburt)	50–70 %	10–30 %	20–40 %
Schilddrüsenautonomie (→ S. 288)	5 %	5 %	5 %
Gesunde	5 %	0–5 %	5 %

Die verschiedenen Schilddrüsenantikörper bei den drei häufigsten Autoimmunerkrankungen der Schilddrüse, bei der Schilddrüsenautonomie und bei Gesunden.

Selen

Referenzbereich Blut [GN]

➤ Plasma: 63–79 µg/l (0,8–1 µmol/l)
➤ Vollblut: 71–142 µg/l (0,9–1,8 µmol/l)

Referenzbereich Urin [GN]

24-Stunden-Sammelurin: 4–16 µg/l (0,05–
0,2 µmol/l)

⚙ µg/l x 0,0127 = µmol/l; µmol/l x 79 = µg/l

🔖 Hintergrund

Das Spurenelement **Selen** ist notwendiger
Bestandteil von Eiweißen, des Enzyms Gluta-
thionperoxidase (→ S. 28) und beteiligt an der
Umwandlung von T4 in T3.

Unstrittig ist die Selenbestimmung im Blut beim
seltenen Verdacht auf Selenmangel oder -ver-
giftung. Äußerst umstritten sind die viel häufigeren Selenbestimmungen zur Anti-Aging-Diagnostik (→ S. 169) oder beim sog. Antioxidanzien-Status (→ S. 171).

💧 Bestimmung im Blut

➤ Unklare Muskelschwäche, Kardiomyopathie
(→ S. 273)
➤ Lang dauernde künstliche Ernährung, Alko-
holmissbrauch
➤ Verdacht auf Selen-Vergiftung

🔄 Selen-Erhöhung

➤ Belastung am Arbeitsplatz (Glas-, Porzellan-
und Elektroindustrie)
➤ Überdosierung von Selenpräparaten

🔄 Selen-Erniedrigung

Lang dauernde künstliche Ernährung

ℹ Serumprotein-Elektrophorese →
Bluteiweiß-Elektrophorese S. 44
ℹ *Sexualhormone:* → DHEA S. 137, →
DHEA-S S. 137, → FSH S. 76, → LH S. 111,
Östrogene S. 120, → Progesteron S. 126,
→ Prolaktin S. 126, → SHBG S. 137, →
Testosteron S. 137

ℹ SHBG (Sexualhormonbindendes
Globulin) → Testosteron S. 137
ℹ Somatomedin C und somatotropes
Hormon → Wachstumshormon S. 159

SP (Saure [Gesamt-]Phospha-
tase), **Prostata-Phosphatase**
(tartrathemmbare saure Phosphatase) **und TRACP5b**

🧪 Referenzbereiche Blut [TLD]

Gesamt-SP:

➤ Erwachsene: 4,8–13,5 U/l (methodenabhängig, Messung bei 37° C)
➤ Kinder und Jugendliche altersabhängig
10–29 U/l (methodenabhängig, Messung
bei 37° C)

Prostata-Phosphatase: Erwachsene < 3,7 U/l
(methodenabhängig, Messung bei 37° C)

TRACP und TRACP5b: methodenabhängig,
keine Angabe von Referenzbereichen möglich

🔖 Hintergrund

Saure Phosphatasen *(SP)* sind Enzyme, die
Phosphatgruppen abspalten und am besten im
sauren Milieu (pH < 7) arbeiten. Sie kommen in
Blut- und Abwehrzellen, Knochen und Prostata
vor. Da die **saure [Gesamt-]Phosphatase** wenig
spezifisch ist, hat sie kaum mehr labordiagnostische Bedeutung.

Es gibt fünf Varianten (Isoenzyme → S. 272) der
sauren Phosphatase, SP-1 bis SP-5. Nur zwei
davon werden in Einzelfällen genutzt:

➤ *SP-2* ist vor allem in der Prostata (gering aber
auch in Blutzellen) zu finden und kann durch
Tartrat gehemmt werden. Deshalb heißt sie
tartrathemmbare saure Phosphatase oder
nicht ganz korrekt **Prostata-Phosphatase.**
Die Prostata-Phosphatase ist bei Prostataerkrankungen einschließlich Prostatakrebs
erhöht. Da aber das PSA (→ S. 128) aussagekräftiger ist, hat die Prostata-Phosphatase
wenig Bedeutung

➤ *SP-5* kommt hauptsächlich im Knochen vor. Sie wird durch Tartrat nicht gehemmt, ist also tartrat-unempfindlich oder -resistent. Da diese *tartratresistente saure Phosphatase (TRACP)* überwiegend aus den knochenabbauenden Osteoklasten stammt, wurde sie als Marker des Knochenabbaus genutzt. Heute lässt der Arzt eher die spezifischeren CTX (→ S. 66) oder Pyridinoline (→ S. 67) bestimmen. Mittlerweile kann auch der Untertyp TRACP5b bestimmt werden, der nur aus den knochenabbauenden Zellen kommt. Vorteile hat dies allerdings nur bei Patienten mit eingeschränkter Nierenfunktion, da die TRACP5b nicht von der Nierenfunktion beeinflusst wird.

🩸 Bestimmung im Blut

➤ Verdacht auf Knochenerkrankungen
➤ Verdacht auf Protatakrebs
➤ Verdacht auf bestimmte angeborene Stoffwechselstörungen

🔼 SP-Erhöhung

➤ Knochenerkrankungen, vor allem mit gesteigertem Knochenabbau, z. B. Nebenschilddrüsen-Überfunktion (Hyperparathyreoidismus → S. 281), Morbus Paget (→ S. 283), Osteoporose (→ S. 283) mit hohem Knochenumsatz, Knochenmetastasen
➤ Prostataerkrankungen, z. B. Prostataentzündung (→ S. 285), Prostatakrebs (→ S. 285)
➤ Bestimmte Bluterkrankungen, Thrombosen, Embolien
➤ Gaucher-Krankheit (seltene angeborene Stoffwechselstörungen)

ℹ️ *Spurenelemente:* Eisen → S. 70, → S. 290, Fluor → S. 74, Jod → S. 100, Kupfer → S. 108, Mangan → S. 116, Selen → S. 134; Zink → S. 161
ℹ️ STH → Wachstumshormon S. 159
ℹ️ Squamous cell carcinoma antigen → Tumormarker → S. 147
ℹ️ Superoxiddismutase → Antioxidative Enzyme S. 28

T3 (Trijodthyronin, Triiodthyronin)

⚗️ Referenzbereich Blut [TLD]

➤ Gesamt-T3: 0,8–1,8 µg/l (1,2–2,8 nmol/l)
➤ fT3: 2,5–4,4 ng/l (3,9–6,7 pmol/l)
⚙️ µg/l x 1,54 = nmol/l; nmol/l x 0,65 = µg/l

📄 Hintergrund

Das Schilddrüsenhormon **T3** *(Trijodthyronin)* ist wirksamer als T4 (→ S. 136). Es wird überwiegend durch Jod-Abspaltung aus T4 gebildet.

Der Arzt ordnet die Bestimmung des T3 an, wenn TSH und T4 nicht ausreichen. Dies ist z. B. der Fall, wenn TSH niedrig ist (also für eine Schilddrüsen-Überfunktion spricht), aber T4 normal ist. Obschon T3 im Blut überwiegend an Eiweiße gebunden und nur das *freie Trijodthyronin (fT3* oder **Freies T3)** wirksam ist, ist dessen Aussagekraft nicht viel höher als die des *Gesamt-Trijodthyronin (Gesamt-T3, TT3).*

🩸 Bestimmung im Blut

➤ Verdacht auf Schilddrüsenfunktionsstörung
➤ Überwachung einer Behandlung mit T3

🔼 T3-Erhöhung

➤ Schilddrüsen-Überfunktion (Hyperthyreose → S. 288)
➤ Isolierte T3-Hyperthyreose (5–10 % der Patienten mit Hyperthyreose)

🔽 T3-Erniedrigung

➤ Schilddrüsen-Unterfunktion (→ S. 289)
➤ Behandlung mit Thyreostatika (hemmen die Schilddrüsentätigkeit → S. 292)
➤ *Low-T3-Syndrom* durch verminderte Umwandlung von T4 zu T3 bei Schwerstkranken, Einnahme bestimmter Medikamente (z. B. Kortison) oder im Alter

❗ Gut zu wissen

Bei Behandlung mit Schilddrüsenhormonen, sollten Sie die Hormone erst nach der Blutabnahme einnehmen.

T4 (Thyroxin)

🧪 Referenzbereich (Blut) [TLD]

➤ Gesamt-T4: 56–123 µg/l (72–158 nmol/l)
➤ Freies T4: 9,9–16,2 ng/l (12,7–20,8 pmol/l)

⚙️ µg/l x 1,287 = nmol/l; nmol/l x 0,78 = µg/l

⚡ Hintergrund

Gesamt-Thyroxin (Gesamt-T4, TT4) oder – besser – *freies Thyroxin (Freies T4, fT4)* sind Basiswerte zur Beurteilung der Schilddrüsenfunktion.

Thyroxin (T4 wegen seiner vier Jodatome), ist eines der beiden Schilddrüsenhormone. T4 ist im Blut größtenteils an **TBG** *(Thyroxinbindendes Globulin)* gebunden. Nur 0,025 % liegen als biologisch aktives freies T4 vor.

💧 Bestimmung im Blut

➤ Veränderter TSH-Wert (→ S. 142)
➤ Verdacht auf Über- oder Unterfunktion der Schilddrüse (Hyper- bzw. Hypothyreose)
➤ Kontrolle einer Behandlung mit Schilddrüsenhormonen

↗️ T4-Erhöhung

➤ Schilddrüsen-Überfunktion (→ S. 288), z. B. bei autonomem Schilddrüsenadenom (→ S. 288), Morbus Basedow (→ S. 278) oder zu Beginn einer chronischen Schilddrüsenentzündung (→ S. 288)
➤ Überdosierung von Schilddrüsenhormonen
➤ Gabe jodhaltiger Medikamente oder Kontrastmittel bei unerkannter Schilddrüsenfunktionsstörung

↘️ T4-Erniedrigung

➤ Schilddrüsen-Unterfunktion (→ S. 289), beispielsweise angeboren, bei chronischer Schilddrüsenentzündung (→ S. 288), nach Schilddrüsenoperation oder Radiojodtherapie, bei Funktionseinschränkung der Hypophyse
➤ Überdosierung von Thyreostatika (→ S. 292)
➤ Unterdosierung der Ersatzbehandlung mit Schilddrüsenhormonen
➤ Ausgeprägter Jodmangel

Stufendiagnostik der Schilddrüsenfunktion

➤ Als Suchtest (Screening) bei Beschwerdefreien: TSH (→ S. 142)
➤ Verdacht auf Schilddrüsen-Überfunktion: TSH, fT4, fT3
➤ Verdacht auf Schilddrüsen-Unterfunktion: TSH, fT4
➤ Verdacht auf Schilddrüsenentzündung: Schilddrüsenantikörper

Erkrankung	TSH	T4, fT4	T3, fT3
Primäre Hypothyreose: Schilddrüsen-Unterfunktion durch Schädigung der Schilddrüse selbst (z. B. nach Entzündung)	↑	↓	↓
Sekundäre Hypothyreose: Schilddrüsen-Unterfunktion durch Mangel stimulierender Steuerhormone, z. B. bei Hypophysenvorderlappenschädigung	↓	↓	↓
Low-T3-Syndrom durch Umwandlungshemmung von T4 zu T3	n	n	↓
Primäre Hyperthyreose: Schilddrüsen-Überfunktion durch Störung in der Schilddrüse selbst (z. B. Autonomie)	↓	↑	↑
Sekundäre Hyperthyreose: Schilddrüsen-Überfunktion durch Überschuss stimulierender Steuerhormone	↑	↑	↑
Isolierte T3-Hyperthyreose	↓	n	↑

Typische Veränderungen bei häufigen Schilddrüsenfunktionsstörungen (n = normal).

Testosteron und DHEAS

🧪 Referenzbereich Blut [KLL]

Gesamt-Testosteron:
➤ Männer: 3–10 ng/ml (10,4–34,7 nmol/l)
➤ Jungen vor der Pubertät:
  < 0,14 ng/ml (< 0,49 nmol/l)
➤ Frauen vor den Wechseljahren:
  < 0,86 ng/ml (< 3 nmol/l)
➤ Frauen nach den Wechseljahren:
  < 0,05 ng/ml (< 0,17 nmol/l)

Freies Testosteron:
➤ Männer: 80–280 pg/ml (280–970 pmol/l)
➤ Frauen vor den Wechseljahren:
  3–13 pg/ml (10,5–45 pmol/l)
⚙ ng/ml x 3,47 = nmol/l; nmol/l x 0,29 = ng/ml

Dihydrotestosteron: Männer 250–750 ng/l

DHEAS:
➤ Männer: 50–560 µg/dl (129–1440 nmol/dl)
➤ Frauen vor den Wechseljahren: 30–430 µg/dl (77–1105 nmol/dl)
➤ Frauen nach den Wechseljahren: 32–204 µg/dl (82–525 nmol/dl)
⚙ µg/dl x 2,57 = nmol/dl; nmol/dl x 0,29 = µg/dl

🔬 Hintergrund

Testosteron ist das wichtigste männliche Geschlechtshormon.

➤ Beim Mann stammt es vor allem aus den Hoden.
➤ Auch bei der Frau werden geringe Mengen Testosteron gebildet, und zwar in Eierstöcken, Nebennierenrinde und durch Umwandlung aus Vorstufen.

Eine dieser Testosteron-Vorstufen ist das **DHEAS** *(Dehydroepiandrosteronsulfat)* aus der Nebennierenrinde.

Die Testosteronbildung wird durch LH (→ S. 111) stimuliert.

Testosteron entfaltet zahlreiche Wirkungen im ganzen Körper: Es fördert die männlichen Geschlechtsmerkmale und die Samenproduktion, regt die Blutbildung an, wirkt muskelaufbauend und beeinflusst das Verhalten.

Im Blut ist Testosteron zu über 95 % an **SHBG** *(Sexualhormonbindendes Globulin)* gebunden, wirksam ist aber nur das freie Testosteron.

Testosteron wird zum einen in **Dihydrotestosteron *(DHT)*** umgewandelt, das in vielen Geweben die Testosteronwirkung vermittelt. Vor allem im Fettgewebe kann aus Testosteron auch Östradiol (→ S. 120) gebildet werden.

Unstrittig ist die Bestimmung des Testosterons im Blut bei konkretem Verdacht auf Testosteronmangel oder -überschuss, etwa bei Schwinden der Schambehaarung beim Mann oder Ausbildung eines männlichen Schambehaarungstypes bei der Frau.

Das DHEAS lässt der Arzt vor allem bestimmen, um festzustellen, ob das Testosteron aus der Nebenniere stammt.

Höchst umstritten sind aber Testosteronbestimmungen bei Beschwerdefreien z. B. im Rahmen der Anti-Aging-Diagnostik (Näheres → S. 169).

Der Testosteronspiegel wird z. B. von der Tageszeit, bei Frauen auch dem Zeitpunkt im Menstruationszyklus beeinflusst.

💧 Bestimmung im Blut

➤ Gestörte Pubertätsentwicklung
➤ Nebennierenrindentumore
➤ Bei Männern zusätzlich: Rückbildung der Geschlechtsmerkmale (Kleinerwerden der Hoden, Rückgang der Schambehaarung), unerfüllter Kinderwunsch, Impotenz, Nebennierenrindentumoren, Kontrolle bei Testosteronersatzbehandlung (→ S. 202) oder antiandrogener Behandlung bei Prostatakrebs (→ S. 285)
➤ Bei Frauen zusätzlich: Zyklusstörungen, Verdacht auf Polyzstische Ovarien (→ S. 284), Vermännlichung (→ S. 293), Nebennierenrindentumoren

🔺 Testosteron-Erhöhung

➤ Testosteron produzierender Nebennierenrindentumor
➤ Adrenogenitales Syndrom (→ S. 255)
➤ Doping mit Androgenen

➤ Bei Männern zusätzlich: Testosteron produzierende Hodentumoren, Androgenresistenz und Androgenrezeptor-Defekte mit unzureichender Wirkung des ausreichend vorhandenen Testosteron durch Unempfindlichkeit der Gewebe

➤ Bei Frauen zusätzlich: Polyzystische Ovarien (→ S. 284), Testosteron produzierende Eierstocktumoren, Cushing-Syndrom (→ S. 262)

Testosteron-Erniedrigung

➤ Leberzirrhose
➤ Erhebliche Unterernährung
➤ Schwere Erkrankungen jeglicher Art
➤ Drogenmissbrauch
➤ Anabolikaeinnahme
➤ Bei Männern zusätzlich: Störungen der Hodenfunktion, beispielsweise angeboren bei Klinefelter-Syndrom (→ S. 273) oder erworben bei Wegfall stimulierender Steuerhormone infolge Hypophysenvorderlappenschädigung. Dihydrotestosteron ist außerdem bei gestörter Umwandlung durch Enzymmangel vermindert
➤ Bei Frauen zusätzlich: Nebennierenrinden-Unterfunktion (→ S. 280), Einnahme weiblicher Geschlechtshormone einschließlich der »Pille«

DHEAS-Erhöhung

➤ Testosteron produzierender Nebennierenrindentumor
➤ Nebennierenrindenhyperplasie (Vermehrung des gesamten Nebennierenrindengewebes)
➤ Adrenogenitales Syndrom (→ S. 255)

DHEAS-Erniedrigung

Ohne medizinische Bedeutung

Thyreoglobulin (Tg)

🌡️ Referenzbereich Blut [GN]

< 50 µg/l (methodenabhängig)

Nach Schilddrüsenentfernung nicht messbar

🔬 Hintergrund

Thyreoglobin wird in der Schilddrüse gebildet und dient als Speicher für T3 und T4. Werden Schilddrüsenhormone benötigt, nehmen die Schilddrüsenzellen das Thyreoglobulin aus den Follikeln auf, spalten T3 und T4 ab und setzen diese ins Blut frei.

Thyreoglobulin ist zwar bei mehreren gutartigen Schilddrüsenerkrankungen erhöht. Seine medizinische Bedeutung liegt aber in seiner Nutzung in der Verlaufskontrolle des differenzierten Schilddrüsenkrebses. Zur Erstdiagnostik eignet es sich nicht.

💧 Bestimmung im Blut

➤ Verlaufskontrolle des differenzierten Schilddrüsenkarzinoms nach Behandlung
➤ Verdacht auf unkontrollierte Schilddrüsenhormoneinnahme

🔺 Thyreoglobulin-Erhöhung

➤ Schilddrüsenkrebs (differenziertes Schilddrüsenkarzinom → S. 288)
➤ Gutartige Schilddrüsenerkrankungen, z. B. Schilddrüsenvergrößerung (→ S. 289), Morbus Basedow (→ S. 278), autonomes Adenom (→ S. 288)

🔻 Thyreoglobulin-Erniedrigung

➤ Fehlen der Schilddrüse
➤ Unkontrollierte, überdosierte Einnahme von Schilddrüsenhormonen. Bei erhöhten Schilddrüsenhormonspiegeln durch »echte« Schilddrüsen-Überfunktion ist Thyreoglobulin hoch, bei unkontrollierter Einnahme von Schilddrüsenhormonen niedrig.

ℹ️ Totalprotein → Gesamteiweiß S. 78
ℹ️ TPZ → Quickwert S. 130
ℹ️ TRACP → SP S. 134
ℹ️ *Transaminasen:* → GOT S. 83, → GPT S. 83

Transferrin, Transferrin-Sättigung (TfS) und löslicher Transferrin-Rezeptor

🏺 Referenzbereich Blut [GN; KLL; TLD]

➤ Transferrin: 2–3,6 g/l
➤ Transferrin-Sättigung: 15–45 %
➤ Löslicher Transferrinrezeptor: 0,8–2,3mg/l (methodenabhängig)

⚡ Hintergrund

Das Eiweiß **Transferrin** transportiert Eisen zu den Geweben. Außerdem ist es ein Anti-Akute-Phase-Protein, also bei Entzündungen vermindert.

Der isolierte Transferrinwert ist zur Beurteilung des Eisenhaushalts wertlos. Er wird aber benötigt zur Berechnung der **Transferrin-Sättigung** (Eisenkonzentration im Blutserum geteilt durch die Transferrinkonzentration). Die Transferrin-Sättigung gibt an, wieviel Prozent des Transferrins mit Eisen beladen sind. Da auch sie störanfällig ist, wird der Ferritinspiegel im Blut mit bestimmt (→ S. 72). Bei erheblich veränderter Transferrinkonzentration ist die Transferrin-Sättigung kaum aussagekräftig.

Vor allem die Vorstufen der roten Blutkörperchen tragen Transferrin-Rezeptoren und setzen einen Teil davon ständig ins Blut frei. Diese **löslichen Transferrin-Rezeptoren** bringen Transferrin-Eisen in die Zellen. Der Arzt beurteilt mithilfe des löslichen Transferrinrezeptors den Eisenhaushalt und die Bildung roter Blutkörperchen, da bei einer Vermehrung der Vorstufen mehr Rezeptoren freigesetzt werden. Der Transferrin-Rezeptor wird durch Entzündungen nicht beeinflusst.

💧 Bestimmung der Transferrin-Sättigung
Verdacht auf Eisenmangel oder -überladung

💧 Bestimmung des Transferrin-Rezeptors
➤ Verdacht auf Eisenmangel
➤ Behandlungskontrolle z. B. bei Erythropoetingabe

🔺 Erhöhung der Transferrin-Sättigung
➤ Hämolytische oder megaloblastäre Anämie (→ S. 269 , S. 277)
➤ Eisenüberladung, z. B. bei primärer Hämochromatose (→ S. 269)
➤ Porphyrie (→ S. 125), Bleivergiftung

🔻 Erniedrigung der Transferrin-Sättigung
➤ Eisenmangel
➤ Chronische Entzündungen, Tumoren, Leberschäden, Nierenversagen

🔺 Erhöhung des Transferrin-Rezeptors
➤ Eisenmangel
➤ Gesteigerte Bildung roter Blutkörperchen

Übersicht über den Eisenhaushalt bei Blutarmut (Anämie)

	Blutbild	Eisen	Ferritin	Transferrin	Transferrin-Sättigung
Eisenmangelanämie	mikrozytär hypochrom	↓	↓	↑	↓
Anämie der chronischen Erkrankung bei Tumoren, Entzündungen	normozytär normochrom oder mikrozytär hypochrom	↓	↑	↓	(↓)
Hämolytische Anämie	meist normozytär normochrom	↑	↑	(↓)	(↑)
Vitamin-B$_{12}$-, Folsäuremangelanämie	makrozytär hyperchrom	(↑)	(↑)	(↓)	(↓)

ℹ️ TRH (Thyreotropin Releasinghormon) und TRH-[Stimulations-]Test → TSH S. 142

Triglyzeride (Neutralfette)

🧪 **Referenzbereich (Blut)** [TLD]

< 150 mg/dl (< 1,71 mmol/l)

Normgrenzen strittig

⚗️ mg/dl x 0,0114 = nmol/l; nmol/l x 88 mg/dl

📚 Hintergrund

Die Bestimmung der **Triglyzeride** oder *Neutralfette* im Blut gehört zu den Basisuntersuchungen des Fettstoffwechsels.

Triglyzeride dienen dem Körper vor allem als Speicherfett. Die Triglyzeride im Blut stammen aus zwei Quellen:

➤ Triglyzeride werden zum einen mit der Nahrung aufgenommen und dann im Blut als Chylomikronen (einer Lipoproteinart) transportiert.

➤ Zum anderen werden sie in der Leber hergestellt und in Lipoproteinen mit sehr geringer Dichte *(VLDL)* zu den Geweben gebracht.

Der Arzt lässt die Triglyzeride im Blut zur Beurteilung des Fettstoffwechsels bestimmen, meist zusammen mit dem Cholesterin.

Die meisten Mediziner setzen den oberen Grenzwert für die Triglyzeride bei 150 mg/dl an, einige bei 200 mg/dl. Tatsächlich sind die Grenzen wohl aber ebenso »zivilisationsbeeinflusst« und fließend wie beim Cholesterin (→ S. 77).

Inwieweit eine isolierte Triglyzeriderhöhung die Arteriosklerose fördert, ist nach wie vor umstritten. Sind aber erhöhte Triglyzeride mit einem erhöhten LDL-Cholesterin-Spiegel (→ S. 109) vergesellschaftet, scheint das Risiko überproportional anzusteigen.

Sehr hohe Triglyzeride über 1000 mg/dl können außerdem eine akute Bauchspeicheldrüsenentzündung (→ S. 259) verursachen.

Sehr niedrige Triglyzeridwerte haben, von Ausnahmen abgesehen, keinen Krankheitswert.

💧 Bestimmung im Blut

➤ Screening-Untersuchung z. B. im Rahmen der Gesundheitsvorsorge, in aller Regel zusammen mit den Cholesterinwerten

➤ Diagnose, Klassifikation und Verlaufskontrolle einer Fettstoffwechselstörung

➤ Ursachensuche bei Fetteinlagerungen in der Haut oder Hornhaut oder Leberverfettung bei jungen Menschen

➤ Ursachensuche bei akuter, sonst nicht erklärbarer Bauchspeicheldrüsenentzündung

🔄 Triglyzerid-Erhöhung (Hypertriglyzeridämie)

➤ Primäre Fettstoffwechselstörung (→ S. 266), d. h. Fettstoffwechselstörung als eigenständige Erkrankung, am häufigsten *familiäre Hypertriglyzeridämie*

➤ Sekundäre Fettstoffwechselstörung (→ S. 266) als Folge von Fehlernährung (zu viel Fett und/oder Kohlenhydrate), schlecht eingestelltem Diabetes (→ S. 263), Cushing-Syndrom (→ S. 262), Nierenversagen (→ S. 282), nephrotischem Syndrom (→ S. 281), Schilddrüsen-Unterfunktion (→ S. 289)

➤ Alkoholmissbrauch

➤ Bestimmte Medikamente, z. B. Kortison, »Pille«, einige harntreibende Medikamente (sog. Thiazid-Diuretika)

➤ Schwangerschaft

⚠️ Hinweise

Am Vortag der Blutabnahme sollten Sie »normal« essen und keinen Alkohol trinken. Außerdem sollten Sie sich ab dem Vortag der Blutabnahme nicht zu sehr anstrengen

Wegen der starken Nahrungsabhängigkeit der Triglyzeridwerte dürfen Sie vor der Blutabnahme mindestens 12 Stunden, besser 14 Stunden, nichts essen.

ℹ️ Trijodthyronin → T3 S. 135

[kardiale] Troponine: cTnT und cTnI

⚗ Referenzbereich Blut [GN]
➤ cTnT: < 0,03 µg/l
➤ cTnI: < 0,06– 0,8 µg/l (methodenabhängig)

🔬 Hintergrund

Die **[kardialen] Troponine** gehören zu den wichtigsten Laborwerten bei Verdacht auf Herzinfarkt:

Troponine sind Eiweiße in Skelett- und Herzmuskel, die bei der Muskelkontraktion eine Rolle spielen. Die Troponine von Skelett- und Herzmuskel unterscheiden sich geringfügig. Mit heutigen Analysemethoden können die kardialen Troponine **cTnT** und **cTnI** aus dem Herz separat bestimmt werden. Sie steigen nicht schneller an als die CK-MB (→ S. 61), sind aber herzmuskelspezifisch und daher sehr aussagekräftig.

Ein geringer Teil der Troponine ist im Zellleib gelöst und wird bei einem Infarkt in wenigen Stunden freigesetzt. Der größere Teil ist an Strukturen in der Zelle gebunden. Er wird bei Untergang von Herzmuskelgewebe erst ab dem zweiten Tag freigesetzt, dafür aber in erheblich stärkerem Umfang. Deshalb spielen die Troponine in der Frühdiagnostik des Herzinfarkts wie auch bei Verdacht auf einen mehrere Tage zurückliegenden Infarkt eine Rolle.

Außerdem ermöglichen die Troponine eine Risikoeinschätzung bei instabiler Angina pectoris und Herzinfarkt. Je höher die Troponine, desto schlechter die Prognose.

Nach heutigem Wissen sind die cTnT und cTnI gleichwertig und es reicht, einen der beiden Werte zu bestimmen. Problematisch beim cTnI ist das Fehlen einheitlicher Referenzbereiche.

Für den Einsatz außerhalb des Krankenhauses gibt es einen *Troponin-Schnelltest.*

🩸 Bestimmung im Blut
➤ Risikoeinschätzung bei instabiler Angina pectoris
➤ Diagnose und Schweregradeinschätzung bei akutem Herzinfarkt, auch bei gleichzeitiger Skelettmuskelschädigung
➤ Erfolgskontrolle einer gerinnselauflösenden Behandlung (Lysetherapie) bei Herzinfarkt
➤ Diagnose kleinerer Herzmuskelschädigungen anderer Ursache, beispielsweise bei Vergiftungen, bei Herzmuskelentzündung (Myokarditis → S. 270) oder Kardiomyopathie (→ S. 273)

🔺 Troponin-Erhöhung
➤ Akuter Herzinfarkt
➤ Lungenembolie mit Rechtsherzinsuffizienz, schwere Myokarditis oder Kardiomyopathie
➤ Herzoperation, Herzprellung
➤ Nierenversagen (→ S. 282)

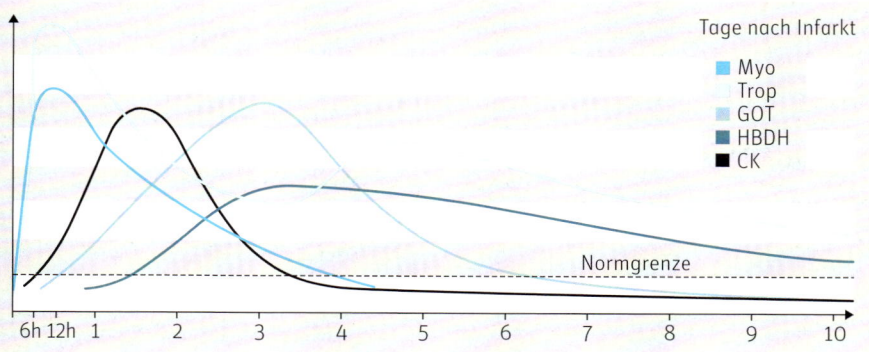

Labordiagnostik bei Herzinfarkt [ASM]

TSH (Thyreoidea Stimulierendes Hormon) und TRH-[Stimulations-]Test

⚗ Referenzbereich Blut [TLD]

➤ TSH: Kinder über ein Jahr und Erwachsene
   0,4–4,0 mU/l
➤ TRH-[Stimulations-]Test: Anstieg des TSH
   nach TRH-Gabe um 2–25 mU/l

🗲 Hintergrund

Die TSH-Bestimmung ist der wichtigste Suchtest
auf Schilddrüsenfunktionsstörungen.

Das Hypophysenvorderlappenhormon **TSH**
(Thyreoidea Stimulierendes Hormon) fördert
die Jodaufnahme in die Schilddrüse sowie die
Bildung und Abgabe von Schilddrüsenhormonen. Reguliert wird die TSH-Freisetzung durch
das **TRH** *(Thyreotropin Releasinghormon)* aus
dem Hypothalamus.

Die labormedizinische Bedeutung des TSH-
Wertes liegt in seiner hohen Empfindlichkeit.
Ein normales TSH macht bei Beschwerdefreien
eine Schilddrüsenfunktionsstörung so unwahrscheinlich, dass eine weitere Diagnostik überflüssig ist.

Veränderte TSH-Werte dienen als Wegweiser
für die weitere Diagnostik (→ Tabelle S. 136).
In jedem Fall lässt der Arzt dann die Schilddrüsenhormone T3 und T4 (→ S. 135, S. 136)
bestimmen.

Selten nötig ist der **TRH-[Stimulations-]Test.**
Zunächst wird der TSH-Wert bestimmt. Danach
wird TRH gegeben und geprüft, um wie viel der
TSH-Wert hierauf ansteigt.

💧 Bestimmung im Blut

TSH:
➤ Screening/Verdacht auf Schilddrüsenfunktionsstörungen
➤ Kontrolle unter Behandlung mit Schilddrüsenhormonen
➤ Ursachensuche bei Cholesterin- oder Prolaktinerhöhung im Blut
➤ Im Rahmen eines TRH-Testes

TRH-[Stimulations-]Test:
➤ Schilddrüsenfunktionsstörungen, die durch
   Bestimmung von T3, T4 und TSH nicht zu
   klären sind
➤ Erkrankungen von Hypothalamus und Hypophyse

➚ TSH-Erhöhung

➤ Primäre Hypothyreose (→ S. 289), d. h.
   Schilddrüsen-Unterfunktion durch Schädigung der Schilddrüse selbst. Es wird dann
   mehr TSH ausgeschüttet, um doch noch
   genug Schilddrüsenhormone zu produzieren.
➤ Selten: TSH-produzierende Tumoren der
   Hypophyse (mit nachfolgender Schilddrüsen-
   Überfunktion)

➘ TSH-Erniedrigung

➤ Primäre Hyperthyreose (Schilddrüsen-Überfunktion mit Ursache in der Schilddrüse →
   S. 288). Das Zuviel an Schilddrüsenhormonen durch die ungehemmte Produktion in
   der Schilddrüse bremst die TSH-Produktion
   im Hypophysenvorderlappen.
➤ Hypophysen- oder Hypothalamusschädigung
   mit verminderter TSH- bzw. TRH-Bildung
➤ Erstes Schwangerschaftsdrittel
➤ Schwere Krankheiten
➤ Bestimmte Medikamente, z. B. Kortison,
   Dopamin (z. B. bei Parkinson-Krankheit)

➚ Zu starker Anstieg im TRH-Test

➤ Primäre Hypothyreose, Schilddrüsenhormon-
   Resistenz (Nicht-Ansprechen der Gewebe auf
   vorhandene Schilddrüsenhormone)
➤ Jodmangel

➘ Zu geringer Anstieg im TRH-Test

➤ Frühstadien verschiedener Schilddrüsenerkrankungen
➤ Behandlung mit Schilddrüsenhormonen, primäre Hyperthyreose (Schilddrüsen-Überfunktion mit Ursache in der Schilddrüse → S. 288)
➤ Sekundäre Hypothyreose (Schilddrüsen-
   Unterfunktion durch Hypophysenstörung)

Tumormarker

🕮 Hintergrund

Tumormarker (→ S. 293) sind Substanzen, die von den Krebszellen selbst oder vom Körper als Reaktion auf die Krebszellen gebildet werden.

Es gibt viele verschiedene Tumormarker. Ein Teil davon bleibt auf den (Krebs-)Zellen. Ein Teil aber wird ins Blut oder andere Körperflüssigkeiten freigesetzt.

Die Hoffnung, dass eine Konzentrationserhöhung ins Blut freigesetzter Tumormarker frühzeitig (vor Einsetzen erster Beschwerden) und zuverlässig Hinweise auf eine bestehende Tumorerkrankung gibt, hat sich bislang nicht erfüllt.

➤ Zum einen steigen Tumormarker nicht bei allen Patienten an. Es gibt z. B. Tumoren, die den Tumormarker gar nicht tragen, obwohl es an sich »ihr« Tumormarker ist. Andere Tumoren tragen den Tumormarker zwar, setzen ihn aber nicht frei oder sind so schlecht durchblutet, dass nur wenig ins Blut gelangt. Die Tumormarker übersehen also sehr viele Tumoren, d. h. ihre Empfindlichkeit (Sensitität) ist gering.

➤ Zum anderen sind Tumormarker nicht nur bei bösartigen Tumoren erhöht, sondern auch bei gutartigen Tumoren und oft sogar ganz anderen Erkrankungen. Ihre Spezifität ist somit ebenfalls niedrig.

■ Tumormarker als Suchtest bei Beschwerdefreien

Tumormarker sind aus den oben genannten Gründen nicht als Suchtest auf Krebs geeignet.

Von dieser Regel gibt es praktisch keine Ausnahmen, und selbst die sind unter Wissenschaftlern umstritten.

➤ Die eine ist die PSA-Bestimmung zur Früherkennung des Prostatakrebses. Obschon die Diskussion schon Jahrzehnte läuft, ist sie nach wie vor nicht beendet. Es werden durch das Screening Beschwerdefreier zwar mehr Tumoren entdeckt, es ist bislang aber nicht belegt, dass dies zu einem höheren Gesamt-Überleben führt (Details → S. 216 und S. 250).

➤ Die andere Ausnahme ist die NMP-Bestimmung im Urin. Der Wert ist noch ziemlich neu und große, neutrale Studien zu seinem Nutzen im Screening sind uns nicht bekannt.

■ Tumormarker zur Tumor-Früherkennung in Risikogruppen

Es gibt einige wenige Tumormarker, deren Bestimmung in regelmäßigen Abständen bei Risikogruppen zur Früherkennung sinnvoll ist:

➤ Das AFP (→ S. 20) bei Menschen mit erkrankungsbedingt hohem Risiko eines Leberzellkarzinoms und

➤ Das Kalzitonin (→ S. 101) bei Menschen mit familiärem Schilddrüsenkarzinom oder multipler endokriner Neoplasie.

■ Tumormarker in der Erstdiagnostik

Selbst wenn ein Patient mit tumorverdächtigen Beschwerden zum Arzt kommt, sind Tumormarker nicht Diagnoseverfahren der ersten Wahl. Sie sind lediglich in Einzelfällen zur Abgrenzung hilfreich, etwa wenn bei dem Verdacht auf Lungen- oder Lebermetastasen besteht, aber es keinen Anhaltspunkt gibt, wo der Ursprungstumor sitzt.

■ Tumormarker in der Behandlungs- und Verlaufskontrolle

Auch wenn die Tumormarker in der Erstdiagnostik nur eine geringe Rolle spielen, so sucht der Arzt trotzdem bei fast jeder Tumor-Erstdiagnostik nach einem geeigneten (also erhöhten) Tumormarker.

Denn in der Behandlungs- und Verlaufskontrolle haben die Tumormarker einen hohen und unbestrittenen Stellenwert.

➤ Ist ein Tumormarker zum Zeitpunkt der Diagnose erhöht, so sinkt er danach bei einer erfolgreichen Behandlung ab.

➤ Im weiteren Verlauf weist ein Wiederansteigen des Tumormarkers auf einen Rückfall hin, oft bevor erste Beschwerden auftreten.

Normales Vorkommen	Grenzwert[1]	Tumormarker für	Andere Gründe für Erhöhung
AFP (Alpha-Fetoprotein) → S. 20			
Vor allem beim ungeborenen Kind. Später in geringen Mengen im Magen-Darm-Trakt	8 IU/ml[2] [TLD]	Marker 1. Wahl für Leberzellkarzinom (→ S. 274), Keimzelltumoren (→ S. 273)	Gutartige Lebererkrankungen, vor allem Leberzirrhose (→ S. 274), Hepatitis (→ S. 270)
Beta-hCG (Humanes Choriongonadotropin) → S. 38, S. 251			
Praktisch nur in der Plazenta (Mutterkuchen)	5 IU/l[2] [TLD]	➤ Keimzelltumoren (→ S. 273) ➤ Blasenmole (→ S. 260) und daraus entstandene Chorionkarzinome	➤ Frauen nach den Wechseljahren ➤ Hochgradige Nierenfunktionseinschränkung
CA 15-3 (Carbohydrat-Antigen 15-3)			
In Schleimhäuten und den Membranen um (Mutter-)Milchfett-Kügelchen	40 U/ml [TLD]	➤ Marker 1. Wahl für Brustkrebs (→ S. 261) ➤ Marker 2. Wahl für Eierstockkrebs (→ S. 264)	➤ Zahlreiche gutartige Erkrankungen, v. a. der weiblichen Brust, der Leber und der Lungen ➤ Nierenversagen (→ S. 282)
CA 19-9[2] (GICA, gastrointestinal cancer antigen)			
In vielen Schleimhäuten/Organen des Magen-Darm-Traktes, der Lungen sowie als Bestandteil des Lewis-Blutgruppensystems	37 U/ml [TLD]	➤ Marker 1. Wahl für Bauchspeicheldrüsenkrebs (→ S. 260), Gallenblasen-/-gangskrebs (→ S. 260) ➤ Marker 2. Wahl für Magenkrebs (→ S. 267), Dickdarm- und Mastdarmkrebs (→ S. 276),	➤ Leberzirrhose (→ S. 274), -entzündung (→ S. 270) ➤ Colitis ulcerosa (→ S. 262), Morbus Crohn (→ S. 278) ➤ Bauchspeicheldrüsenentzündung (→ S. 259) ➤ Gutartige Gallenwegserkrankungen, v. a. solche mit Gallenstau
CA 549 (Carbohydrat-Antigen 549)			
In den Membranen um (Mutter-)Milchfett-Kügelchen	12 kU/l [KLL]	Alternativ-Marker statt CA 15-3 für Brustkrebs (→ S. 261). Dem CA 15-3 verwandt und vergleichbar	Zahlreiche gutartige Erkrankungen, vor allem der weiblichen Brust, der weiblichen Geschlechtsorgane sowie der Leber
CA 72-4 (Carbohydrat-Antigen 72-4)			
Vor allem beim ungeborenen Kind in vielen Geweben. Später in normalen Geweben höchstens in Spuren	6 U/ml [TLD]	➤ Marker 1. Wahl für Magenkrebs (→ S. 276) ➤ Marker 2. Wahl für Eierstockkrebs (→ S. 264), nicht-kleinzelligen Lungenkrebs (→ S. 275), Bauchspeicheldrüsenkrebs (→ S. 260), Speiseröhrenkrebs (→ S. 290)	➤ Leberzirrhose (→ S. 274) ➤ Bauchspeicheldrüsenentzündung (→ S. 259) ➤ Gutartige Lungenerkrankungen, z. B. Lungenentzündung ➤ Rheumatische Erkrankungen

Normales Vorkommen	Grenzwert[1]	Tumormarker für	Andere Gründe für Erhöhung
CA 125 *(Carbohydrat-Antigen 125)*			
Vor allem in Epithelzellen der weiblichen Geschlechtsorgane. In geringen Mengen in anderen Epithelien (Deckgeweben)	35 U/ml [TLD]	➤ Marker 1. Wahl für Eierstockkrebs (→ S. 264) ➤ Marker 2. Wahl für Gebärmutterkrebs (→ S. 267), Bauchspeicheldrüsenkrebs (→ S. 260), Leber-, Gallenwegskrebs (→ S. 274), Magenkrebs (→ S. 276), Lungenkrebs(→ S. 275)	Erkrankungen des Bauches und der weiblichen Geschlechtsorgane, z. B.: ➤ Leberzirrhose (→ S. 274), -entzündung (→ S. 270) ➤ Bauchspeicheldrüsenentzündung (→ S. 259) ➤ Endometriose (→ S. 269), Eileiterentzündung
CEA *(Carcinoembryonales Antigen)* → S. xxx			
Vor allem in der Dick- und Mastdarmschleimhaut, aber auch in vielen weiteren Epithelien (Deckgeweben) und Drüsen	5,0 µg/l [TLD]	➤ Marker 1. Wahl für Dickdarmkrebs (→ S. 263) ➤ Marker 2. Wahl für Magenkrebs (→ S. 276), Bauchspeicheldrüsenkrebs (→ S. 260), Brustkrebs (→ S. 261), Lungenkrebs (→ S. 275), Eierstockkrebs (→ S. 264), Gebärmutterhalskrebs (→ S. 267), (medullärer) Schilddrüsenkrebs (→ S. 288)	Entzündungen von Leber, Bauchspeicheldrüse, Magen-Darm-Trakt und Lunge
Chromogranin A *(Cg A)*			
Im Sekret neuroendokriner Zellen (Nervenzellen oder -verwandte, die Hormone produzieren)	53 µg/l [TLD]	Marker 1. Wahl für neuroendokrine Tumoren, z. B. Phäochromozytom (→ S. 283), Neuroblastom (→ S. 281), Insulinom (→ S. 272), medullären Schilddrüsenkrebs (→ S. 288), v. a. wenn diese nicht mehr »ihr« Hormon produzieren.	Hypophysenadenom
CYFRA 21-1 *(Cytokeratin-19-Fragment)*			
Bestandteil des inneren Gerüsts von Epithelzellen (Deckgewebszellen). V. a. in den Bronchien, aber auch in der Harnblase	3,3 µg/l [KLL]	➤ Marker 1. Wahl für Lungenkrebs (v. a. nicht-kleinzelligen → S. 275) ➤ Marker 2. Wahl für fortgeschrittenes Harnblasenkarzinom (→ S. 269)	➤ Zahlreiche gutartige Erkrankungen vor allem der Lungen und des Magen-Darm-Traktes ➤ Nierenversagen (→ S. 282)

Tab. Übersicht über die häufigsten **Tumormarker.** *Viele Tumormarker sind außerdem bei anderen fortgeschrittenen Tumoren erhöht, werden aber bei diesen nicht als Marker genutzt.*

Normales Vorkommen	Grenzwert[1]	Tumormarker für	Andere Gründe für Erhöhung
Kalzitonin *(Calcitonin)* → S. 101			
Hormon aus den C-Zellen der Schilddrüse, das den Kalzium- und Knochenstoffwechsel mit reguliert	Frauen 7 ng/l, Männer 10 ng/l [GN]	➤ Marker 1. Wahl für medullären Schilddrüsenkrebs (→ S. 288) ➤ Marker 2. Wahl für kleinzelligen Lungenkrebs (→ S. 276), Bauchspeicheldrüsenkrebs (→ S. 260), Phäochromozytom (→ S. 283), Karzinoid (→ S. 273)	➤ Nierenversagen (→ S. 282) ➤ Hashimoto-Schilddrüsenentzündung (→ S. 270) ➤ Schwangerschaft ➤ Bestimmte Medikamente, Einnahme der »Pille«
MCA *(mucin-like carcinoma-associated antigen)*			
In zahlreichen Epithelien	15 kU/l [KLL]	Alternativ-Marker statt CA 15-3 für Brustkrebs (→ S. 261)	➤ Schwangerschaft ➤ Gutartige Brust- und Lebererkrankungen
NMP22 *(Nukleäres Matrixprotein)*[3]			
In den Zellkernen des Harnblasen- und Harnwegsepithels	6 U/ml	Marker für Harnblasenkrebs (→ S. 269)	➤ Viele gutartige Blasenerkrankungen ➤ Manipulationen an der Harnblase (Blasenkatheter, -spiegelung)
NSE *(Neuronenspezifische Enolase)*			
In Nervenzellen und mit diesen verwandten Zellen, die Hormone produzieren	12,5 µg/l [KLL]	➤ Marker 1. Wahl für kleinzelligen Lungenkrebs (→ S. 275), Neuroblastom (→ S. 281) ➤ Marker 2. Wahl für neuroendokrine Tumoren, z. B. Karzinoide (→ S. 273), medullären Schilddrüsenkrebs (→ S. 288)	➤ Verschiedene gutartige Lungenerkrankungen ➤ Gehirnerkrankungen, z. B. Entzündungen, Schlaganfall (→ S. 173) ➤ Nierenversagen (→ S. 282)
ProGRP *(Pro Gastrin Releasing Peptide)*			
Vorstufe des GRP, das in geringen Mengen in neuroendokrinen Zellen von Magen, Zwölffingerdarm, Lungen und Gehirn gebildet wird	22 ng/l [TLD]	➤ Marker 1. Wahl für kleinzelligen Lungenkrebs (→ S. 275) ➤ Marker 2. Wahl für andere kleinzellige neuroendokrine Tumoren, z. B. medullären Schilddrüsenkrebs (→ S. 288), Prostatakrebs (→ S. 285), Speiseröhrenkrebs (→ S. 290)	➤ Zahlreiche gutartige Erkrankungen, vor allem des Magen-Darm-Trakts, der Lungen, der weiblichen Brust und der weiblichen Geschlechtsorgane ➤ Nierenversagen (→ S. 282)

Normales Vorkommen	Grenzwert[1]	Tumormarker für	Andere Gründe für Erhöhung
PSA (*Prostataspezifisches Antigen*) → S. 128, S. 250			
Praktisch nur in der Prostata	4 µg/l [TLD]	Marker 1. Wahl für das Prostatakarzinom	➤ Gutartige Prostataerkrankungen ➤ Manipulationen an der Prostata
S 100			
In ZNS, Herz- und glatten Muskelzellen, Haut (Epithelzellen, Melanozyten) und Nieren	0,1 µg/l [TLD]	Marker 1. Wahl für das (fortgeschrittene) maligne Melanom	➤ Herzinfarkt ➤ Verschiedene Gehirnerkrankungen ➤ Leberzirrhose ➤ Nierenversagen
SCC (*Squamous cell carcinoma Antigen*)			
In Plattenepithelzellen	3 µg/l [KLL]	➤ Marker 1. Wahl für Gebärmutterhalskrebs (→ S. 267), Plattenepithel-Lungenkrebs (→ S. 275), Karzinome im HNO-Bereich (z. B. Mundhöhle, Rachen), Analkarzinom	➤ Leberzirrhose (→ S. 274) ➤ Bauchspeicheldrüsenentzündung (→ S. 259) ➤ Gutartige Lungenerkrankungen ➤ Einige Hauterkrankungen, z. B. Schuppenflechte (→ S. 289), Ekzeme ➤ Nierenversagen (→ S. 282)
Thyreoglobulin (*Tg*) → S. 138			
Nur in der Schilddrüse	50 µg/l [GN]	Schilddrüsenkrebs (differenziertes Schilddrüsenkarzinom → S. 288)	Gutartige Schilddrüsenerkrankungen, z. B. Schilddrüsenvergrößerung (→ S. 289), Morbus Basedow (→ S. 259), autonomes Adenom (→ S. 255)
TPA (*tissue polypeptide antigen*)			
Eiweißgemisch in zahlreichen Epithelien, das bei Zellteilungen freigesetzt wird	95 U/l	Eher Proliferations- als Tumormarker. Bei vielen bösartigen Tumoren erhöht, z. B. Brustkrebs (→ S. 261), Lungenkrebs (→ S. 275), Prostatakrebs (→ S. 285), Blasenkrebs (→ S. 176)	➤ Zahlreiche gutartige Erkrankungen der Leber, der Lungen, des Magen-Darm- und Harntraktes und der Geschlechtsorgane, rheumatische Erkrankungen ➤ Schwangerschaft

[1] Oberer Grenzwert, gemessen im Blut
[2] Schwangere mehr
[3] Bestimmung aus dem Urin. Näheres zum NMP22 → S. 176

Fortsetzung Tab. Übersicht über die häufigsten **Tumormarker.** *Viele Tumormarker sind außerdem bei anderen fortgeschrittenen Tumoren erhöht, werden aber bei diesen nicht als Marker genutzt.*

ℹ️ Urat → Harnsäure S. 87
ℹ️ Urea → Harnstoff S. 88

Urineiweiß-Differenzierung

🧪 Referenzbereich [GN; KLL]

➤ Albumin: < 30 mg/24 Stunden
  (20 mg/g Kreatinin)
➤ IgG: < 15 mg/24 Stunden
  (10 mg/g Kreatinin)
➤ α_1-Mikroglobulin: < 20 mg/24 Stunden
  (14 mg/g Kreatinin)

✏️ Hintergrund

Der Arzt kann aus der **Urineiweiß-Differenzierung** bei einer erhöhten Eiweißausscheidung mit dem Urin Rückschlüsse auf deren Ursache ziehen. Die Urineiweiß-Differenzierung gehört nicht zur Basisdiagnostik, sondern wird nur bei speziellen Fragestellungen durchgeführt.

Bei der häufigen Frage nach einer beginnenden Nierenschädigung durch Diabetes oder Bluthochdruck reicht zum Screening ein entsprechender Streifentest (z. B. Micral®). Die Albuminbestimmung im Labor folgt dann als Bestätigungstest.

Bei Verdacht auf Paraproteine im Urin lässt der Arzt diese immer gezielt suchen und sie ggf. näher bestimmen (→ S. 280).

💧 Bestimmung im Urin

➤ Erhöhte Eiweißausscheidung mit dem Urin
➤ Amyloidose (→ S. 257)
➤ Nur Albumin: Diagnose und Verlaufskontrolle einer beginnenden Nierenfunktionsstörung bei Diabetes (→ S. 263) oder Bluthochdruck (→ S. 261)

📊 Typische Veränderungen

Entstehungsmechanismus	Markerproteine	Mögliche Ursachen (Beispiele)
Pränale Proteinurie: Ursache vor den Nieren		
Durch die hohe Konzentration kleiner Eiweiße im Blut gelangen davon so viele in den Urin, dass sie in den Nierenkanälchen nicht wieder ins Blut rückresorbiert werden können	➤ Hämoglobin ➤ Myoglobin ➤ Paraproteine	➤ Auflösung der roten Blutkörperchen ➤ Muskelschäden ➤ Monoklonale Gammopathie (→ S. 122), Plasmozytom (→ S. 284)
Renale Proteinurie: Ursache in den Nieren		
Glomeruläre Proteinurie: Durch Schädigung der Nierenkörperchen (Glomeruli) gelangt vermehrt Eiweiß in den Urin, bei leichter Schädigung nur kleine, bei schwerer kleine und große	➤ Leichte Schädigung: Albumin ➤ Schwere Schädigung: Albumin und IgG	Nierenschädigung durch Diabetes oder Bluthochdruck, Glomerulonephritis (→ S. 268) jeglicher Ursache
Tubuläre Proteinurie: Die Eiweißkonzentration am Beginn der Nierenkanälchen ist normal, die Wiederaufnahme in den Nierenkanälchen aber gestört	α_1-Mikroglobulin	Nierenbeckenentzündung (→ S. 282), interstitielle Nephritis (→ S. 272), bestimmte angeborene Nierenerkrankungen, Nierenschädigungen durch Medikamente und Gifte
Postrenale Proteinurie: Ursache hinter den Nieren		
Die Eiweiße gelangen durch Entzündungen oder Blutungen der Harnwege in den Urin	➤ Albumin ➤ α_1-Mikroglobulin ➤ Oft ähnlich den Bluteiweißen	➤ Harnleiterstein ➤ Harnblasentumor ➤ Harnblasenentzündung

Urinsediment-Untersuchung

🔬 Referenzbereich [TLD]

➤ Weiße Blutkörperchen (Leukozyten):
< 5/Gesichtsfeld bzw. < 8/µl Urin
➤ Rote Blutkörperchen (Erythrozyten):
< 3/Gesichtsfeld bzw. < 8/µl Urin
➤ Plattenepithelien: vereinzelt
➤ Zylinder: ganz vereinzelt hyaline Zylinder

📎 Hintergrund

Die **Urinsediment-Untersuchung** wird bei auffälligem Befund der Urin-Teststreifen-Untersuchung (→ S. 150) oder bei bestimmten Nieren- und Harnwegserkrankungen durchgeführt.

Der Urin wird zentrifugiert und der Bodensatz unter dem Mikroskop untersucht. Früher geschah dies von Hand. Heute werden die Zellen und Zylinder oft von Analysegeräten ausgezählt und der Arzt mikroskopiert nur bei Auffälligkeiten.

Wirc Sammelurin verwendet und die Zellen pro Minute oder Tag angegeben, spricht der Arzt von **Addis-Count.**

Wegen des erhöhten Aufwandes wird die Urinsediment-Untersuchung beim Screening durch die Urin-Teststreifen-Untersuchung verdrängt. Die Urinsediment-Untersuchung bietet vor allem drei Vorteile.

➤ Der Arzt kann das Aussehen der Zellen beurteilen. Beispielsweise weisen bei einem vermehrten Auftreten roter Blutkörperchen im Urin viele verformte oder kaputte rote Blutkörperchen auf eine Ursache in der Niere hin, wohingegen normales Aussehen eher für eine Ursache im Bereich der Harnwege spricht.
➤ Mithilfe der Urinsediment-Untersuchung können Zylinder erkannt werden. Zylinder sind Ausgüsse der Nierenkanälchen. Hyaline Zylinder bestehen nur aus Eiweiß und treten ganz vereinzelt auch beim Gesunden auf, vor allem nach körperlicher Anstrengung oder bei Fieber. Zylinder mit Zellen sind immer Zeichen einer Nierenerkrankung, da sie nur dort und nicht in den Harnwegen entstehen können.

➤ Auch Kristalle durch Übersättigung des Harns mit Salzen sind im Sediment sichtbar und zeigen oft je nach ihren Bestandteilen eine charakteristische Form. Kristalle sind in erster Linie bei Nierensteinen von Bedeutung.

💧 Bestimmung im Urin

➤ Auffällige Urin-Teststreifen-Untersuchung
➤ Diagnose und Verlaufskontrolle von Nierenerkrankungen, z. B. Glomerulonephritis
➤ Seltener als Screening-Untersuchung

🔵 Erhöhte Zahl weißer Blutkörchen im Urin

Infektionen und nicht-infektiöse Entzündungen der Nieren oder Harnwege, bei Männern auch der Prostata

🔵 Erhöhte Zahl roter Blutkörchen im Urin

➤ Infektionen, nicht-infektiöse Entzündungen, Steine und Tumoren der Nieren oder Harnwege, bei Männern auch der Prostata. Bei vermehrtem Auftreten verformter roter Blutkörperchen nur Nierenerkrankungen, z. B. Glomerulonephritis (→ S. 268)
➤ Blutgerinnungsstörungen

🟦 Zylinder im Urin

➤ Vor allem Glomerulonephritis (→ S. 268), nephrotisches Syndrom (→ S. 281), Nierenversagen (→ S. 282), massiv erhöhte Eiweißausscheidung mit dem Urin
➤ Isolierte Vermehrung hyaliner Zylinder: auch körperliche Anstrengung, Fieber, Austrocknung (→ S. 259), Herzschwäche (→ S. 270)

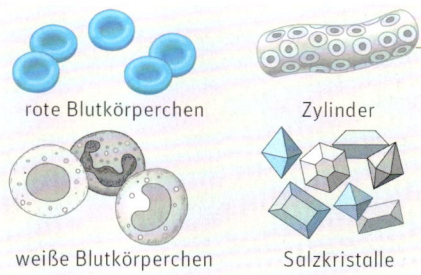

rote Blutkörperchen   Zylinder

weiße Blutkörperchen   Salzkristalle

Verschiedene Befunde des Urinsediments (stark vereinfachte Schemazeichnung) [GRA]

Urin-Teststreifen-Untersuchung 🜨

🜨 Referenzbereich (Multiteststreifen) [GN; KLL]

➤ Testfelder auf Bilirubin, Blut/rote Blutkörperchen, Eiweiß, Glukose, Ketone, Nitrit, Urobilinogen, weiße Blutkörperchen: negativ
➤ Konzentration: 1000–1030
➤ pH: 5–7

🗲 Hintergrund

Die **Urin-Teststreifen-Untersuchung** ist heute Suchtest der Wahl für die Urinuntersuchung Beschwerdefreier. Auch bei Verdacht auf einen Harnwegsinfekt wird sie als Basistest eingesetzt.

Die Betrachtung des Urins mit dem bloßen Auge (Farbe? Trübung? Flockung?), die Urin-Teststreifen-Untersuchung und die Urinsediment-Untersuchung (→ S. 149) ergeben zusammen den **Urinstatus,** die Zusammenschau der wichtigsten Urinbefunde. Zunehmend umfasst der Begriff auch nur die Betrachtung und die Urin-Teststreifen-Untersuchung.

Zum Screening werden Multiteststreifen auf 9–10 Werte verwendet. Es sind aber auch Teststreifen mit weniger Feldern bis hin zu Einzeltests erhältlich.

Darüber hinaus gibt es Spezialteststreifen für besondere Fragestellungen wie beispielsweise eine erhöhte Albuminausscheidung mit dem Urin.

Die Testreagenzien befinden sich in trockener Form in der saugfähigen Unterlage des Teststreifens. Wird der Teststreifen mit Urin benetzt, so saugt sich die Unterlage voll und die Substanzen im Urin können mit den Reagenzien reagieren. Die Teststreifen werden dann nach einer vom Hersteller angegebenen Zeit mit bloßem Auge abgelesen oder in einem speziellen Gerät ausgewertet. Sie erlauben allerdings nur qualitative oder semi-(halb-)quantitative Aussagen.

Die Teststreifen zeigen das Vorhandensein von roten und weißen Blutkörperchen und Nitrit ausreichend genau, sofern der Test korrekt durchgeführt wurde (→ unten). Beim Eiweiß sind sie aber wenig empfindlich, sodass erst starke Eiweißausscheidungen mit dem Urin erfasst werden. Der Urin sollte innerhalb von 2–4 Stunden untersucht werden, da die Ergebnisse sonst verfälscht werden.

Zeigen alle Felder einen Normalbefund und ist der Patient beschwerdefrei, sind keine weiteren Untersuchungen erforderlich.

Auffällige Befunde in der Teststreifen-Untersuchung werden durch weitergehende Untersuchungen abgeklärt.

💧 Bestimmung im Urin

Multiteststreifen:
➤ Screening vor allem auf Infektionen der Nieren und Harnwege, z. B. bei Krankenhausaufnahme, zur Gesundheits- oder Schwangerenvorsorge
➤ Patientenselbstkontrolle bei Harnwegsinfektionen

📖 Die einzelnen Testfelder und Ursachen positiver Befunde

▪ Testfeld auf Bilirubin

➤ Nachweisgrenze (herstellerabhängig): 5 mg/l
➤ Normalbefund: negativ
➤ Ursachen eines positiven Befundes: erhöhter Bilirubinspiegel im Blut, v. a. bei Lebererkrankungen
➤ Weiterführende Laboruntersuchungen: z. B. Bilirubin (→ S. 39), GOT (→ S. 83), GPT (→ S. 83), AP (→ S. 30) im Blut
➤ Besonderes: insgesamt wenig bedeutsam

▪ Testfeld auf Blut/rote Blutkörperchen

➤ Nachweisgrenze (herstellerabhängig): 5–10 rote Blutkörperchen/µl bzw. 1,5–6 mg Hämoglobin/l. Keine Differenzierung zwischen roten Blutkörperchen, dem roten Blutfarbstoff Hämoglobin und dem Muskelfarbstoff Myoglobin
➤ Normalbefund: negativ

➤ Ursachen eines positiven Befundes: Meist Infektion der Nieren oder der ableitenden Harnwege, bei Männern zusätzlich der Prostata. Seltener beispielsweise Glomerulonephritis (→ S. 268), Nierensteine (→ S. 2710), Tumoren der Nieren oder Harnwege, Blutgerinnungsstörungen, schwere Skelettmuskelschäden

➤ Weiterführende Laboruntersuchungen: meist Urinsediment (→ S. 149), Urinkultur zur Suche nach einem Harnwegsinfekt. Ansonsten je nach vermuteter Erkrankung.

■ **Testfeld auf Eiweiß (Protein):**

➤ Nachweisgrenze (herstellerabhängig): 150–300 mg Albumin/l

➤ Normalbefund: negativ

➤ Ursachen eines positiven Befundes: z. B. schwere Infektionen der Nieren oder ableitenden Harnwege (→ S. 269), Glomerulonephritis (→ S. 268), nephrotisches Syndrom (→ S. 281), andere fortgeschrittene Nierenerkrankungen. Über Tag gelegentlich z. B. nach schwerer körperlicher Anstrengung oder langem Stehen

➤ Weiterführende Laboruntersuchungen: genaue Messung und Bestimmung der Urineiweiße im 24-Stunden-Urin

➤ Besonderes: Falsch positive Ergebnisse sind bei einem alkalischen pH möglich, etwa infolge von Harnwegsinfektionen. Der Test ist wenig empfindlich. Gering erhöhte Albuminausscheidungen mit dem Urin als Zeichen einer beginnenden Nierenschädigung bei Diabetikern und Bluthochdruckpatienten werden übersehen. Hier muss ein Spezialteststreifen verwendet werden (siehe unten). Paraproteine (→ S. 122) oder andere kleine Eiweiße werden gar nicht erfasst.

■ **Testfeld auf Glukose (Zucker)**

➤ Nachweisgrenze (herstellerabhängig): 0,5–1 g/l

➤ Normalbefund: negativ

➤ Ursachen eines positiven Befundes: Diabetes (→ S. 263), verminderte Wiederaufnahme der Glukose in den Nierenkanälchen (sog. renale Glukosurie) durch Nierenerkrankungen. Vor allem in der Schwangerschaft kann eine vermehrte Zuckerausscheidung im Urin aber ohne Krankheitswert sein.

➤ Weiterführende Laboruntersuchungen: meist zunächst Diabetes-Diagnostik, z. B. Nüchtern-Blutzucker (→ S. 80), oraler Glukosetoleranztest (→ S. 81)

➤ Ascorbinsäure = Vitamin C führt zu falsch negativen Ergebnissen. Die Menge, die in Vitamintabletten oder vitamin-angereicherten Fruchtsäften enthalten ist, kann dazu ausreichen. Deshalb haben manche Teststreifen ein zusätzliches Feld für Ascorbinsäure.

Der Test wurde früher für die Selbstkontrolle bei Diabetikern eingesetzt. Heute ist er nur eine Notlösung, wenn der Patient die Blutzuckerselbstmessung nicht erlernt.

■ **Testfeld auf Ketone:**

➤ Nachweisgrenze: 50–100 mg/l

➤ Normalbefund: negativ

➤ Ursachen eines positiven Befundes: sehr schlecht eingestellter Diabetes, längeres Fasten, Schwangerschaftserbrechen

➤ Weiterführende Laboruntersuchungen: vor allem Bluzucker, Blutgasanalyse bei Diabetikern zur Feststellung einer Ketoazidose

■ **Testfeld auf Nitrit:**

➤ Nachweisgrenze (herstellerabhängig): 0,6–1 mg/l

➤ Normalbefund: negativ

➤ Ursachen eines positiven Befundes: Bakterielle Harnwegsinfektion, z. B. Blasenentzündung (→ S. 269), Nierenbeckenentzündung (→ S. 282)

➤ Weiterführende Laboruntersuchungen: vor allem Urinkultur (→ S. 98)

➤ Besonderes: Ein unauffälliges Nitrit-Testfeld schließt einen Harnweginsfekt nicht aus, da nicht alle verursachenden Bakterien Nitrat in Nitrit umwandeln. Umgekehrt ist ein auffälliger Nitrit-Testfeld bei ansonsten normalem Urinbefund nicht gleichbedeutend mit einem Harnwegsinfekt

■ **Testfeld auf pH:**

➤ Messbereich (herstellerabhängig): pH 5–9
➤ Normalbefund: pH 5–7 (ernährungsabhängig, bei Vegetariern alkalisch, bei fleischreicher Kost sauer)
➤ Ursachen eines zu hohen/zu niedrigen pH: Harnwegsinfekte, Störungen des Säure-Basen-Haushaltes
➤ Weiterführende Laboruntersuchungen: je nach vermuteter Erkrankung, keine pauschalen Angaben möglich
➤ Besonderes: Der Test wird auch zur Risikoeinschätzung für die (abermalige) Nierensteinbildung eingesetzt

■ **Testfeld auf Urinkonzentration/Urindichte:**

➤ Messbereich: 1 000–1 030
➤ Normalbefund: mindestens 1 010, Morgenurin mindestens 1 020
➤ Ursachen eines zu niedrigen/zu hohen Wertes: z. B. beeinträchtigte Konzentrationsleistung der Niere
➤ Besonderes: vor allem Hilfe zur Beurteilung der anderen Testfelder, z. B. zur Erkennung stark verdünnter Urine oder Einordnung fraglich positiver Befunde

■ **Testfeld auf Urobilinogen:**

➤ Nachweisgrenze (herstellerabhängig): 2 mg/l
➤ Normalbefund: negativ
➤ Ursachen eines positiven Befundes: Leberschäden jeder Art, Hämolyse (→ S. 269), Porphyrien (→ S. 284)
➤ Weiterführende Laboruntersuchungen: z. B. Bilirubin (→ S. 39), GOT (→ S. 83), GPT (→ S. 83), AP (→ S. 30) im Blut

■ **Testfeld auf weiße Blutkörperchen (Leukozyten)**

➤ Nachweisgrenze (herstellerabhängig): 10–20 weiße Blutkörperchen/µl. Erfasst werden nur die Granulozyten (→ S. 68), die aber die häufigsten weißen Blutkörperchen im Urin sind.
➤ Normalbefund: negativ

➤ Ursachen eines positiven Befundes: Meist Infektion der Nieren oder der ableitenden Harnwege, bei Männern auch der Prostata. Selten Glomerulonephritis
➤ Weiterführende Laboruntersuchungen: vor allem Urinkultur (→ S. 98)

Spezielle Streifentests

Neben den Multi-Teststreifen für das Screening gibt es spezielle Teststreifen für besondere Fragestellungen. Erwähnenswert sind vor allem die Teststreifen auf eine Mikroalbuminurie, z. B. Micral®, Microabustix® oder PreventID Albumin®. Ihre Nachweisgrenze für Albumin liegt mit 20 mg/l erheblich niedriger.

⚠ Korrekte Durchführung

Am besten geeignet ist in aller Regel Mittelstrahl-Morgenurin (→ S. 13).

➤ Sie tauchen den Teststreifen kurz so in den Urin, dass er ganz benetzt ist,
➤ Dann streifen Sie überschüssigen Urin am Rand des Probenbehälters ab und legen den Teststreifen Felder nach oben z. B. auf ein Stück Küchenpapier.
➤ Nach der vom Hersteller angegeben Wartezeit vergleichen Sie die Farben auf den Testfeldern mit der Farbskala auf dem Behälter. Veränderungen, die nennenswert später auftreten, »zählen« nicht.

Die Teststreifen können in der verschlossenen Dose bei Zimmertemperatur aufbewahrt werden.

Nach dem Herausnehmen eines Teststreifens sollten Sie die Dose sofort wieder schließen. Nach dem Anbrechen sind die Teststreifen etwa drei Monate haltbar, falls der Hersteller keine anderen Angaben macht.

Teststreifen, die feucht geworden sind oder schon vor der Benutzung verfärbte Testfelder haben, sind unbrauchbar.

ℹ Urobilininogen → Bilirubin S. 39
ℹ Vasopressin → ADH S. 19

Vitamine: Übersicht

Hintergrund

Vitamine sind lebensnotwendige organische Substanzen, die der Körper nicht selbst herstellen kann.

Entsprechend muss der Mensch entweder die Vitamine selbst oder ihre Vorstufen **(Provitamine)** mit der Nahrung aufnehmen. Einige Vitamine werden außerdem von Darmbakterien gebildet.

Eine Sonderstellung hat das Vitamin D, das der Körper unter bestimmten Bedingungen selbst bilden kann und das deshalb auch Vitamin-D-Hormon heißt.

Vitaminmangelzustände werden nicht nur von Laien für eine Vielzahl meist uncharakteristischer Beschwerden verantwortlich gemacht. Tatsächlich ist aber ein Vitaminmangel hierzulande bei Menschen ohne Vorerkrankungen, die sich auch nur einigermaßen normal ernähren, selten. Ausnahme ist die Folsäure, bei der die Versorgung in Mitteleuropa häufig nur grenzwertig ist.

Umgekehrt sind auch Schäden durch ein Zuviel nur bei fettlöslichen Vitaminen A, D, E und K möglich (wasserlösliche werden über die Nieren ausgeschieden) und nur bei den Vitaminen A und D gesichert.

Bei vielen Vitaminen gibt der Blutspiegel die tatsächliche Vitaminversorgung des Körpers nur unzureichend wider, etwa infolge Kurzzeitschwankungen durch die Nahrung.

Außerdem gibt es nicht für alle Vitamine ausreichend definierte Normbereiche.

Vitaminspiegelbestimmungen sind somit eher selten und nur bei konkreten Verdachtsmomenten von Nutzen. Dies ist am ehesten bei Folsäure (→ S. 75), Vitamin B12 und Vitamin D der Fall.

Vitaminspiegelbestimmungen »um sicherzugehen, dass es dem Körper an nichts fehlt«, sind abzulehnen. Näheres dazu finden Sie auf S. 240.

Vitamin A

Referenzbereich Blut [KLL]

100–1 000 µg/l (0,35–3,5 µmol/l), stark methodenabhängig

µg/l x 0,0035 = µmol/l; µmol/l x 286 = µg/l

Hintergrund

Das fettlösliche Vitamin A **(Retinol, Retinal** und **Retinsäure)** kommt v. a. in tierischen Lebensmitteln vor. Pflanzen enthalten Vitamin-A-Vorstufen **(Karotinoide),** die der Körper umwandeln kann. Vitamin A wird in der Leber gespeichert.

Die Vitamin-A-Bestimmung ist aufwendig, ihre Aussagekraft begrenzt. Eine Überdosierung kann gut festgestellt werden. Hingegen sinkt der Blutspiegel bei einem Mangel erst bei weitgehend leeren Speichern. Zudem ist der Normbereich umstritten. Wird die Probe nicht lichtgeschützt transportiert, sind die Werte falsch niedrig.

Bestimmung im Blut

➤ Verdacht auf Vitamin-A-Mangel, z. B. bei Nachtblindheit
➤ Chronische Verdauungs- oder Resorptionstörungen
➤ Verdacht auf Vitamin-A-Überdosierung

Vitamin-A-Erhöhung

Unkontrollierte Langzeiteinnahme hochdosierter Vitamintabletten

Vitamin-A-Erniedrigung

➤ Mangel-, Fehl- und künstliche Ernährung
➤ Chronische Magen-Darm-Erkrankungen mit Resorptionsstörungen
➤ Chronische Leber- und Bauchspeicheldrüsenerkrankungen mit Störungen der Fett- und somit der Vitamin-A-Aufnahme
➤ Alkoholmissbrauch

Gut zu wissen

Positive Effekte von Vitamin-A-Tabletten sind bislang nicht nachgewiesen (→ S. 240).

Vitamin B1 (Thiamin)

⚗ Referenzbereich Blut [KLL]

Vollblut: 15–90 µg/l (55–335 nmol/l),
stark methodenabhängig

✿ µg/l x 3,75 = nmol/l; nmol/l x 0,27 = µg/l

✎ Hintergrund

Vitamin B1 *(Thiamin)* zählt zu den wasser-löslichen Vitaminen. Obwohl es in vielen Nah-rungsmitteln enthalten ist, haben Vitamin-B1-Mangelerscheinungen durchaus medizinische Bedeutung. Sie zeigen sich v. a. an Gehirn und Nerven. Eine Überdosierung ist dagegen kaum möglich, da Vitamin B1 bei einem Überangebot nicht weiter aus dem Darm aufgenommen und ein Überschuss über die Nieren ausgeschieden wird.

Die Vitamin-B1-Bestimmung ist aufwendig, der Referenzbereich strittig. Seine untere Grenze schwankt zwischen 15 und 45 µg/l, die obere zwischen 50 und 90 µg/l. Wegen der starken Methodenabhängigkeit sind die Werte verschie-dener Labors schlecht vergleichbar. Deshalb ist die Vitamin-B1-Bestimmung im Blut problema-tisch.

💧 Bestimmung im Blut

Verdacht auf Vitamin-B1-Mangel

🗲 Vitamin-B1-Erhöhung

Einige bösartige Erkrankungen des Blut- und Lymphsystems, z. B. Leukämien

🗲 Vitamin-B1-Erniedrigung

➤ Mangel- und Fehlernährung, etwa bei Alko-holmissbrauch. Künstliche Ernährung
➤ Chronische Magen-Darm-Erkrankungen mit Resorptionsstörungen, z. B. chronische Darm-entzündungen (→ S. 262), glutensensitive Enteropathie (→ S. 268)
➤ Chronische Bauchspeicheldrüsen-, Leber- und Gallenwegserkrankungen mit daraus resultierenden Verdauungsstörungen
➤ Schwangerschaft, Stillzeit (erhöhter Bedarf)

Vitamin B2 (Riboflavin, Lactoflavin)

⚗ Referenzbereich Blut [GN]

6–12 µg/l (16–32 nmol/l),
stark methodenabhängig

✿ µg/l x 2,7 = nmol/l; nmol/l x 0,37 µg/l

✎ Hintergrund

Das wasserlösliche **Vitamin B2** *(Riboflavin, Lac-toflavin)* ist beispielsweise für Zellenzyme der Energiegewinnung notwendig. Es kommt vor allem in Milch, Eiern, Fleisch, Hefe und Voll-korngetreide vor.

Mangelerscheinungen zeigen sich durch Verän-derungen von Haut, Schleimhäuten und Augen. In ausgeprägten Fällen kann sich eine Blutar-mut (Anämie → S. 260) entwickeln. Sie treten aber nur bei sehr einseitiger Ernährung auf, so z. B. bei Veganern, die nicht nur auf Fleisch, son-dern auch auf Milch und Milchprodukte und Eier verzichten.

Ein Überschuss an Vitamin B2 kann wie bei allen wasserlöslichen Vitaminen über die Nieren ausgeschieden werden. Negative Folgen durch Vitamin-B2-Überdosierung sind beim Menschen nicht bekannt.

Die Vitamin-B2-Bestimmung im Blut ist teuer und die Normbereiche stark methodenabhängig.

💧 Bestimmung im Blut

Verdacht auf Vitamin-B2-Mangel

🗲 Vitamin-B2-Erniedrigung

➤ Einseitige Ernährung, z. B. bei Veganern, alten Menschen
➤ Alkoholmissbrauch
➤ Chronische Magen-Darm-Erkrankungen mit Resorptionsstörungen, z. B. chronische Darm-entzündungen (→ S. 262)
➤ Ausscheidung sehr hoher Urinmengen von mehreren Litern täglich
➤ Bestimmte Medikamente
➤ Schwangerschaft, Einnahme der »Pille«

Vitamin B6

⚖ Referenzbereich Blut [GN]

4–6 µg/l (20–30 nmol/l), stark methodenabhängig

⚙ µg/l x 5 = nmol/l; nmol/l x 0,2 = µg/l

⚡ Hintergrund

Der Begriff **Vitamin B6** umfasst **Pyridoxin, Pyri-
doxal** und **Pyridoxamin** und deren Phosphate.
Alle sind wasserlöslich und können ineinander
umgewandelt werden. Vitamin B6 ist nötig für
Enzyme im Eiweißstoffwechsel und für die im
roten Blutfarbstoff enthaltenen Porphyrine. Vitamin B6 ist außerdem am Abbau der Aminosäure Homozystein beteiligt.

Vitamin B6 ist in vielen Lebensmitteln vorhanden. Deutliche Mangelerscheinungen sind selten. Am häufigsten sind Schäden des Nervensystems und eine Blutarmut. Umstritten ist, ob
und in welchem Ausmaß ein Vitamin-B6-Man-
gel zu einem erhöhten Homozysteinspiegel
führt, der als Risikofaktor für Herz-Kreislauf-
Erkrankungen gilt.

Vergiftungserscheinungen treten erst bei sehr
hohen Vitamin-B6-Dosierungen auf, die durch
handelsübliche Vitaminpräparate nicht erreicht
werden.

Die Vitamin-B6-Bestimmung ist aufwendig, einheitliche Referenzbereiche fehlen.

💧 Bestimmung im Blut

➤ Verdacht auf Vitamin-B6-Mangel
➤ Ursachensuche bei zu hohem Homozysteinspiegel im Blut (→ S. 94)

🔵 Vitamin-B6-Erniedrigung

➤ Mangel- und Fehlernährung, z. B. bei Alkohol-
missbrauch
➤ Chronische Magen-Darm-Erkrankungen mit
Resorptionsstörungen
➤ Langzeiteinnahme bestimmter Medikamente,
z. B. Isoniazid (gegen Tuberkulose → S. 292)
➤ Dialysebehandlung
➤ Seltene Stoffwechselerkrankungen

Vitamin B12 (Cobalamin) und Holotranscobalamin II (HoloTC)

⚖ Referenzbereich Blut [KLL; TLD]

Vitamin B12: > 250 ng/l

Holo-Transcobalamin II: 37–171 pmol/l

⚡ Hintergrund

Das **Vitamin B12** *(Cobalamin)* gehört zu den
wenigen Vitaminen, deren Bestimmung verhältnismäßig häufig von Nutzen ist.

Das wasserlösliche Vitamin B12 hat Bedeutung
für jede Zellteilung, da es für die Bildung der
Erbsubstanz gebraucht wird. Vor allem ist es
unverzichtbar für die Bildung der roten Blutkörperchen und ein normales Funktionieren des
Nervensystems. Darüber hinaus ist Vitamin B12
beteiligt am Homozysteinabbau (→ S. 94) und
an der Folsäurebildung (→ S. 75).

Vitamin B12 ist insbesondere in tierischen
Lebensmitteln vorhanden. In geringem Maß
wird es außerdem von den Darmbakterien
gebildet.

Damit Vitamin B12 aus dem Darm aufgenommen werden kann, muss im Magen ausreichend
Intrinsic Faktor (→ S. 272) gebildet werden.

In der Leber kann der Vitamin-B12-Bedarf für
mehrere Jahre gespeichert werden. Trotzdem
sind Mangelerscheinungen verhältnismäßig
häufig.

Die Referenzbereiche für Vitamin B12 im Blut
sind methodenabhängig. Als Faustregel kann
aber gelten:

➤ Bei einem Vitamin-B12-Spiegel im Blut < 150
ng/l liegt ein eindeutiger Mangel vor.
➤ Werte von 150–250 ng/l gelten als nicht
beurteilbar.
➤ Werte > 1000 ng/l gelten zwar als erhöht,
führen aber nicht zu Beschwerden.

Wegen der engen Beziehungen zwischen Vitamin B12 und Folsäure ist oft eine Bestimmung
beider sinnvoll.

Ein neuer Laborwert ist das **Holotranscobalamin II** *(HoloTC)*. Das Vitamin ist hier an das Eiweiß **Transcobalamin II** gebunden. Holotranscobalamin II ist die für die Zellen verfügbare, biologisch aktive Form des Vitamin B12. Holotranscobalamin II ist bei einem Mangel schon vermindert, wenn die Vitamin-B12-Spiegel noch im Graubereich liegen.

🜄 Bestimmung des Vitamin B12 im Blut

➤ Risikogruppen für einen Vitamin-B12-Mangel, z. B. Patienten mit Resorptionsstörungen, alte Menschen
➤ Ursachensuche bei hyperchromer, makrozytärer Anämie (→ S. 71 und S. 139)
➤ Ursachensuche bei unklarer Gangunsicherheit, Missempfindungen, Lähmungen
➤ Ursachensuche bei zu hohem Homozysteinspiegel im Blut (→ S. 94)

🔄 Vitamin-B12-Erhöhung

➤ Hohe Zufuhr durch Vitamin-B12-Tabletten oder -Spritzen
➤ Verstärkte Freisetzung aus der Leber, z. B. bei Leberentzündung (Hepatitis → S. 270) oder Lebermetastasen
➤ Bestimmte Bluterkrankungen, z. B. Leukämie

🔄 Vitamin-B12-Erniedrigung

➤ Vegetarische Ernährung, Mangel- und Fehlernährung
➤ Mangel an Intrinsic Faktor durch eine chronische Magenschleimhautenzündung Typ A (→ S. 276) sowie vollständige oder teilweise Entfernung des Magens
➤ Mangel an Magensäure, z. B. im Alter, aber auch durch Langzeit-Behandlung mit Medikamenten, welche die Magensäurebildung vermindern (→ S. 257)
➤ Darmerkrankungen mit Resorptionsstörungen, z. B. chronische Darmentzündungen (→ S. 262), glutensensitive Enteropathie (→ S. 268)
➤ Fischbandwurm-Erkrankung
➤ Chronisches Nierenversagen
➤ Schwangerschaft

🩸 Vitamin-B12-Resorptionstest (Schilling-Test)

Bei einem Vitamin-B12-Mangel kann der Arzt durch einen **Vitamin-B12-Resorptionstest** *(Schilling-Test)* die Ursache des Mangels eingrenzen.

Der Test wird wie folgt durchgeführt:

➤ Vitamin-B12-Tabletten müssen Sie eine halbe Woche vorher absetzen.
➤ Am Morgen des Tests entleeren Sie die Blase.
➤ Dann trinken Sie nüchtern eine Lösung mit radioaktiv markiertem Vitamin B12 (die Dosis ist nicht gesundheitsschädlich).
➤ Ab diesem Zeitpunkt sammeln sie für 24 Stunden Urin (Urinsammeln → S. 13)
➤ Zwei Stunden später bekommen Sie eine Vitamin-B12-Spritze. Dieses (nicht-radioaktive) Vitamin verdrängt das mittlerweile aus dem Darm aufgenommene radioaktive Vitamin B12 von seinen Bindungseiweißen, sodass es über die Nieren ausgeschieden wird.
➤ Drei Stunden nach dem Vitamin-B12-Trunk dürfen Sie wieder essen.
➤ Am nächsten Tag geben Sie den Sammelurin in der Praxis ab.
➤ Gemessen wird dann die Menge des radioaktiven Vitamin B12 im 24-Stunden-Urin.

Es gibt mehrere Varianten des Vitamin-B12-Resorptionstests, z. B. mit Testwiederholung nach Gabe von Intrinsic Faktor.

🩸 Bewertung des Schilling-Tests

➤ Normal: > 10 % des geschluckten Vitamins im Urin
➤ Ausscheidung ohne Intrinsic Faktor < 5 %, nach Gabe von Intrinsic Faktor > 8 % → Intrinsic-Faktor-Mangel
➤ Ausscheidung ohne und mit Intrinsic Faktor < 5 % → Ursache im Darm, z. B. Resorptionsstörung

⚠ Gut zu wissen

Die Blutproben für Vitamin-B12-Bestimmungen müssen lichtgeschützt transportiert werden, da die ermittelten Werte sonst falsch niedrig sind.

Vitamin C (Ascorbinsäure)

⚗ Referenzbereich Blut [GN]

5–15 µg/l

✎ Hintergrund

Das wasserlösliche **Vitamin C** *(Ascorbinsäure)* wirkt als Antioxidanz (→ S. 258) und ist an vielen Stoffwechselreaktionen beteiligt. Unter anderem ist es wichtig für die Bildung von Bindegewebe (und damit z. B. die Blutgefäßwände) und Nebennierenrindenhormonen sowie für das Immunsystem. Vitamin C fördert außerdem die Eisenaufnahme aus dem Darm. Vitamin C wird im Körper praktisch nicht gespeichert. Überschüsse werden mit dem Urin ausgeschieden.

Ausgeprägte Mangelerscheinungen sind hierzulande selten. Bei Langzeiteinnahme sehr hoher Dosen über 1 g täglich können Nierensteine auftreten, dies ist jedoch mit handelsüblichen Multivitaminpräparaten im Alltag nicht zu erzielen.

Die Vitamin-C-Spiegel hängen stark von der Ernährung in den letzten Tagen vor der Blutabnahme ab. Sie sind immer nur Momentaufnahmen und spiegeln nicht die Langzeitversorgung des Körpers wider.

🩸 Bestimmung im Blut

Verdacht auf Vitamin-C-Mangel, v. a. bei wegweisenden Beschwerden wie z. B. verzögerte Wundheilung, Haut- und Schleimhautveränderungen, Blutarmut.

↗ Vitamin-C-Erhöhung

Hoch dosierte Vitamin-C-Gabe

↘ Vitamin-C-Erniedrigung

➤ Fehl- und Mangelernährung, z. B. bei älteren Menschen, Alkoholmissbrauch oder überwiegender Ernährung von Fertigprodukten
➤ Chronische Darmerkrankungen mit Resorptionsstörungen
➤ Nierenversagen
➤ Rauchen
➤ Schwangerschaft und Stillzeit

Vitamin D

⚗ Referenzbereich Blut [TLD]

Calcidiol:
➤ Erwachsene: 20–70 µg/l (50–175 nmol/l)
➤ Kinder etwa 20 % mehr
🔧 µg/l x 2,5 = nmol/l; nmol/l x 0,4 = µg/l
Calcitriol:
➤ Erwachsene: 30–80 ng/l (75–200 pmol/l)
➤ Kinder 40–100 ng/l (100–250 pmol/l)
🔧 ng/l x 2,5 = pmol/l; pmol/l x 0,4 = ng/l

✎ Hintergrund

Vitamin D *(Kalziferol, Calciferol)* bezeichnet eine Gruppe fettlöslicher Vitamine.

➤ **Vitamin D3** *(Cholekalziferol, Cholecalciferol)* wird bei Sonnenlicht in der Haut gebildet oder mit der Nahrung aufgenommen.
➤ In der Leber wird Vitamin D3 zu *25-Hydroxy-Cholekalziferol* **(Calcidiol)** umgewandelt, der Speicherform des Vitamins.
➤ In den Nieren entsteht daraus das biologisch aktive Vitamin D, das *1,25-Dihydroxy-Cholekalziferol* oder **Calcitriol** mit Hauptwirkungen im Kalzium- und Knochenstoffwechsel.

Weil Vitamin D vom Körper selbst gebildet werden kann und Calcitriol typische Hormoneigenschaften besitzt, heißt Vitamin D auch **Vitamin-D-Hormon.**

25-Hydroxy-Cholekalziferol spiegelt gut die Vitamin-D-Versorgung der letzten Monate wider. Calcitriol zeigt, inwieweit der Körper in der Lage ist, Vitamin D3 in seine aktive Form zu überführen. Zur Beurteilung der Versorgung reicht es nicht, da es erst bei ausgeprägtem Mangel sinkt.

Die Vitaminspiegel sind im Winter niedriger als im Sommer.

🩸 Bestimmung im Blut

➤ Verdacht auf Vitamin-D-Mangel
➤ Verdacht auf Vitamin-D-Überdosierung/-vergiftung
➤ Kontrolle einer Behandlung mit Vitamin D
➤ Verändertes Blutkalzium, erhöhte AP

🜂 Calcidiol-Erhöhung

Vitamin-D-Überdosierung

🜄 Calcidiol-Erniedrigung

➤ Mangel an Sonnenlicht, z.B. bei alten Menschen, die kaum oder nur mit langen Ärmeln und Hosen aus dem Haus gehen
➤ Mangelernährung
➤ Chronische Magen-Darm-Erkrankungen mit Resorptionsstörungen
➤ Bestimmte Lebererkrankungen (gestörte Umwandlung)
➤ Einige Medikamente, beispielsweise gegen Epilepsie
➤ Chronisches Nierenversagen (→ S. 282), nephrotisches Syndrom (→ S. 281)
➤ Schwangerschaft, Wachstum

🜂 Calcitriol-Erhöhung

➤ Zu hoch dosierte Gabe von Vitamin D
➤ Geringer oder anbehandelter Vitamin-D-Mangel
➤ Sarkoidose (→ S. 287), Tuberkulose (→ S. 282)
➤ Schilddrüsen-Unterfunktion (Hypothyreose → S. 289)
➤ Primäre Nebenschilddrüsen-Überfunktion (Hyperparathyreoidismus → S. 281)
➤ Schwangerschaft, Kinder und Jugendliche
➤ Angeborene Stoffwechselstörung mit Fehlen der Calcitriol-»Andockstellen« an den Zellen. Der Körper versucht, durch überhöhte Calcitriolspiegel doch noch eine Wirkung zu erzielen.

🜄 Calcitriol-Erniedrigung

➤ Ausgeprägter Vitamin-D-Mangel
➤ Nebenschilddrüsen-Unterfunktion (Hypoparathyreoidismus → S. 281)
➤ Schilddrüsen-Überfunktion (Hyperthyreose → S. 288)
➤ Angeborene Stoffwechselstörungen, z.B. mit Fehlen der Enzyme für die Umwandlungen

⚠ Gut zu wissen

Zur Blutentnahme müssen Sie nüchtern sein.

Vitamin E

⚗ Referenzbereich Blut [GN]

0,8-1,2 mg/l (1,7–2,5 µmol/l)

⚡ Hintergrund

Vitamin E ist ein Sammelbegriff für acht fettlösliche Vitamine, die *Tocopherole*. Biologisch am wirksamsten ist das *alpha-Tocopherol*.

Vitamin E wirkt antioxidativ, es ist notwendig für Nervensystem und Muskeln sowie an der Regulation von Abwehrsystem und Durchblutung beteiligt.

Tocopherole sind v.a. in pflanzlichen Lebensmitteln zu finden. Ein Vitamin-E-Mangel ist bei Menschen ohne Vorerkrankungen kaum möglich, weil Vitamin E gespeichert werden kann. Da Vitamin E über die Galle ausgeschieden wird, sind auch Schäden durch ein Zuviel nicht bekannt. Ob Vitamin-E-Tabletten wirklich so positive Effekte haben wie oft behauptet, ist höchst umstritten. Hohe Dosen Vitamin E vermindern die Aufnahme von Vitamin A und K.

Da Mangelzustände eine Rarität und erhöhte Blutspiegel keine Krankheitswert haben, ist die teure Vitamin-E-Bestimmung im Blut nur sehr selten sinnvoll.

💧 Bestimmung im Blut

Verdacht auf Vitamin-E-Mangel

🜂 Vitamin-E-Erhöhung

Hoch dosierte Vitamin-E-Gabe

🜄 Vitamin-E-Erniedrigung

➤ Schwerste Mangelernährung
➤ Schwerste Resorptionsstörungen
➤ Lang dauernde künstliche Ernährung
➤ Leberzirrhose
➤ Seltene angeborene Stoffwechselstörungen

⚠ Gut zu wissen

Zur Blutentnahme müssen Sie nüchtern sein. Die Blutprobe muss vor Licht geschützt und gekühlt werden.

Vitamin K (Phyllochinon)

⚗ Referenzbereich Blut [GN]

130–1200 ng/l (0,3–2,6 nmol/l)

✂ Hintergrund

Vitamin K *(Phyllochinon)* umfasst eine Gruppe fettlöslicher Vitamine, die für die Bildung mehrerer Gerinnungsfaktoren und den Knochenstoffwechsel gebraucht werden. Vitamin K ist besonders in grünen Gemüsen enthalten, wird aber auch von Darmbakterien gebildet.

Ein Vitamin-K-Mangel bei Erwachsenen ist selten. Auch bei Säuglingen tritt er heute durch routinemäßige Vitamin-K-Gaben bei den Vorsorgeuntersuchungen kaum mehr auf.

Eine Vitamin-K-Bestimmung ist möglich, aber nicht sinnvoll. Die Analyse ist teuer und die Referenzwerte sind methodenabhängig. Ein Mangel kann genauso gut durch den Quickwert (→ S. 130) festgestellt werden. Bei Vitamin-K-Mangel ist die Bildung von Gerinnungsfaktoren beeinträchtigt, sodass der Quickwert sinkt. Hohe Vitamin-K-Zufuhr führt zwar zu erhöhten Blutspiegeln. Da diese aber keinen Krankheitswert haben, braucht man auch hierzu keine Vitamin-K-Bestimmung.

💧 Bestimmung im Blut

Keine (stattdessen Quickwert → S. 130)

↻ Vitamin-K-Erhöhung

Vitamin-K-Gabe

↻ Vitamin-K-Erniedrigung

➤ Chronische Magen-Darm-Erkrankungen mit Resorptionsstörungen
➤ Störungen der Fettresorption, z. B. bei Gallengangsverschluss
➤ Langzeit-Einnahme bestimmter Medikamente, z. B. Antibiotika mit dadurch verursachter Änderung der Darmflora
➤ Lang dauernde künstliche Ernährung
➤ Behandlung mit Cumarinen, z. B. Marcumar® (→ S. 276)

Wachstumshormon (human growth hormone, HGH, somatotropes Hormon, STH) und IGF-1 (IGF-I, Insulin like growth factor, Somatomedin C)

⚗ Referenzwerte Blut [KLL; TLD]

Wachstumshormon (methodenabhängig):
➤ Erwachsene 0–8 µg/l (< 372 pmol/l), in höherem Alter absinkend
➤ Kinder vor der Pubertät 1–10 µg/l (47–465 pmol/l)

⚗ µg/l x 46,5 = pmol/l; pmol/l x 0,02 = µg/l

IGF-1 (methodenabhängig):
➤ Junge Erwachsene 120–400 µg/l, mit zunehmendem Alter absinkend
➤ Kinder 1–10 Jahre 50–350 µg/l
➤ In der Pubertät ansteigend auf max. 1 000 µg/l

⚗ µg/l x 0,131 = nmol/l; pmol/l x 7,65 = µg/l

✂ Hintergrund

Die Bestimmung des **Wachstumshormons** *(human growth hormone, HGH, somatotropes Hormon, STH)* und des **IGF-1** *(IGF-I, Insulin like growth factor, Somatomedin C)* sind aufwendige Spezialuntersuchungen.

Wachstumshormon wird im Hypophysenvorderlappen unter dem Einfluss übergeordneter Steuerhormone gebildet. Die Freisetzung von Wachstumshormon erfolgt in kleinen Stößen, nachts mehr als tags.

Wachstumshormon hat zum einen direkte Wirkungen. Die meisten Wirkungen werden aber durch das IGF-1 vermittelt, dessen Bildung in der Leber durch Wachstumshormon angeregt wird.

Bekannteste Wirkung von Wachstumshormon bzw. IgF-1 ist die Förderung des Längenwachstums. Darüber hinaus haben sie lebenslang Wirkungen auf den Stoffwechsel, z. B. steigern sie den Eiweißaufbau.

Besteht bei Kindern ein Verdacht auf Wachstumshormonmangel, so dient die IGF-1-Bestimmung als Suchtest.

Ansonsten sind sich die Experten nicht ganz einig, ob bei Verdacht auf Störungen zuerst das Wachstumhormon oder das IGF-1 gemessen werden soll.

Trotz Vorliegen einer Erkrankung kann der Wachstumshormonspiegel einer einzelnen Messung normal sein, da viele Faktoren den Blutspiegel beeinflussen, beispielsweise Alter, Geschlecht, Tageszeit, körperliche Anstrengung, Stress, Nahrungsaufnahme oder andere Hormone.

Wegen der geringen Aussagekraft von Einzelmessungen werden meist Mehrfachbestimmungen im Rahmen von Funktionstests durchgeführt:

➤ Zur Diagnose eines Wachstumshormonmangels erfolgen in Spezialabteilungen Stimulationstests, etwa der **Insulin-Hypoglykämie-Test,** bei dem die Wachstumshormonausschüttung durch einen insulin-verursachten Blutzuckerabfall angeregt wird.

➤ Umgekehrt sollen Hemmtests einen Wachstumshormonüberschuss aufdecken. Häufig durchgeführt wird ein **oGTT zur Wachstumshormonunterdrückung** (oGTT → S. 256), da Glukose die Freisetzung des Wachstumshormons unterdrückt. Reichliche Glukosezufuhr lässt also den Wachstumshormonspiegl stark sinken. Fällt der Blutzucker später wieder, steigt der Wachstumshormonspiegel.

Alle genannten Werte sind alters- und methodenabhängig. Die oben genannten Zahlen sind daher nur Anhaltspunkte. Der genaue Referenzbereich muss beim jeweiligen Labor erfragt werden.

Während die Wachstumshormonbestimmung bei Kindern mit verändertem Wachstum sowie bei Erwachsenen mit Akromegalie oder konkretem Verdacht auf einen Wachstumshormonmangel unstrittig ist, sind die Tests bei beschwerdefreien oder -armen (älteren) Menschen höchst umstritten (→ S. 200).

💧 Bestimmung im Blut

➤ Ursachensuche bei Groß- oder Minderwuchs bei Kindern und Jugendlichen
➤ Verdacht auf Akromegalie (Leitbeschwerde ist die Vergröberung von Gesicht und Händen → S. 256)
➤ Einschätzung der Hormonsituation bei Erkrankungen des Hypophysenvorderlappens (→ S. 271)
➤ Kontrolle unter Behandlung mit Wachstumshormon

⟳ Wachstumshormon- und/oder IGF-1-Erhöhung

➤ Wachstumshormon produzierendes Hypophysenvorderlappenadenom (→ S. 271)
➤ Übergewicht
➤ Schwangerschaft

⟲ Wachstumshormon- und/oder IGF-1-Erniedrigung

➤ Hypophysenvorderlappen-Unterfunktion (→ S. 271) z. B. durch Hypophysentumor oder -entzündung. Wachstumshormon-Mangel kann hier entweder isoliert oder zusammen mit einem Mangel an anderen Hormonen des Hypophysenvorderlappens auftreten
➤ Mangelernährung, chronische Darmerkrankungen mit Resorptionsstörungen
➤ Magersucht
➤ Chronische Entzündungen, vor allem der Leber
➤ Schilddrüsen-Unterfunktion (→ S. 289)
➤ Schlecht eingestellter Diabetes (→ S. 263)
➤ Seltene angeborene Störungen mit verändertem Wachstumshormon oder Fehlen der Andockstellen für das Wachstumshormon auf den Zellen, sodass kein IGF-1 gebildet wird.

⚠ Gut zu wissen

Wird nur ein einzelner Wert bestimmt, so erfolgt die Blutabnahme morgens nüchtern.

ℹ Weißes Blutbild → Differenzialblutbild S. 68

Zink

🧪 Referenzbereich Blut [KLL; TLD]

➤ Erwachsene 0,6–1,2 mg/l (9–18 µmol/l)
➤ Kinder 0,75–1 mg/l (7,7–15 µmol/l)

⚗️ mg/l x 15,3 = µmol/l; µmol/l x 0,066 = mg/l

📚 Hintergrund

Das Spurenelement Zink (→ S. 290) wirkt als Antioxidans, steuert das Immunsystem und ist für die Aktivität vieler Enzyme und somit die unterschiedlichsten Stoffwechselreaktionen erforderlich.

Im Blut findet sich nur 1 % des Gesamtkörperbestandes. Zink ist im Blut ist überwiegend an Eiweiße gebunden.

Bislang gibt es keinen Labortest, der die Zinkversorgung des Körpers gut widerspiegelt, wenig störanfällig und preiswert ist.

Der Zinkspiegel im Blut ist zur Beurteilung der Zinkversorgung des Körpers kaum geeignet, da er von sehr vielen Faktoren abhängt. Zudem kann die Probe mit Zink aus der Umwelt verunreinigt werden. Entsprechend ist eine Zinkbestimmung im Blut nur sehr selten sinnvoll.

💧 Bestimmung im Blut

➤ Verdacht auf Zinkmangel
➤ Ursachensuche bei bestimmten Hautveränderungen und Wundheilungsstörungen, die auf eine übliche Behandlung nicht ansprechen
➤ Ursachensuche bei Abwehrschwäche

🔵 Zink-Erhöhung

Zu hohe Zinkaufnahme durch Präparate zum »Zinkersatz«, auch in Erkältungs- und Multivitaminpräparaten

🔵 Zink-Erniedrigung

➤ Ausgeprägte Mangel- oder Fehlernährung, beispielsweise bei Alkoholmissbrauch
➤ Lang dauernde künstliche Ernährung
➤ Chronische Darmerkrankungen mit Resorptionsstörungen, z. B. chronische Darmentzündungen
➤ Nephrotisches Syndrom (→ S. 281)
➤ Leberzirrhose (→ S. 274)
➤ Stress, körperliche Belastung
➤ Infektionen
➤ Chronische Erkrankungen
➤ Herzinfarkt
➤ Operationen
➤ Schwangerschaft, Einnahme der »Pille«
➤ **Akrodermatitis enteropathica.** Dies ist eine erbliche Aufnahmestörung von Zink, die sich schon im Babyalter zeigt. Leitbeschwerden sind Haut-, Haar- und Nagelveränderungen-veränderungen sowie Durchfälle.

⏰ Gut zu wissen

Für die Blutentnahme zur Zinkbestimmung müssen Sie nüchtern sein.

ℹ️ Zuckerhämoglobine → S. 88
ℹ️ Zyklische zitrullinierte Antikörper (CCP-Antikörper) → Autoantikörper S. 55

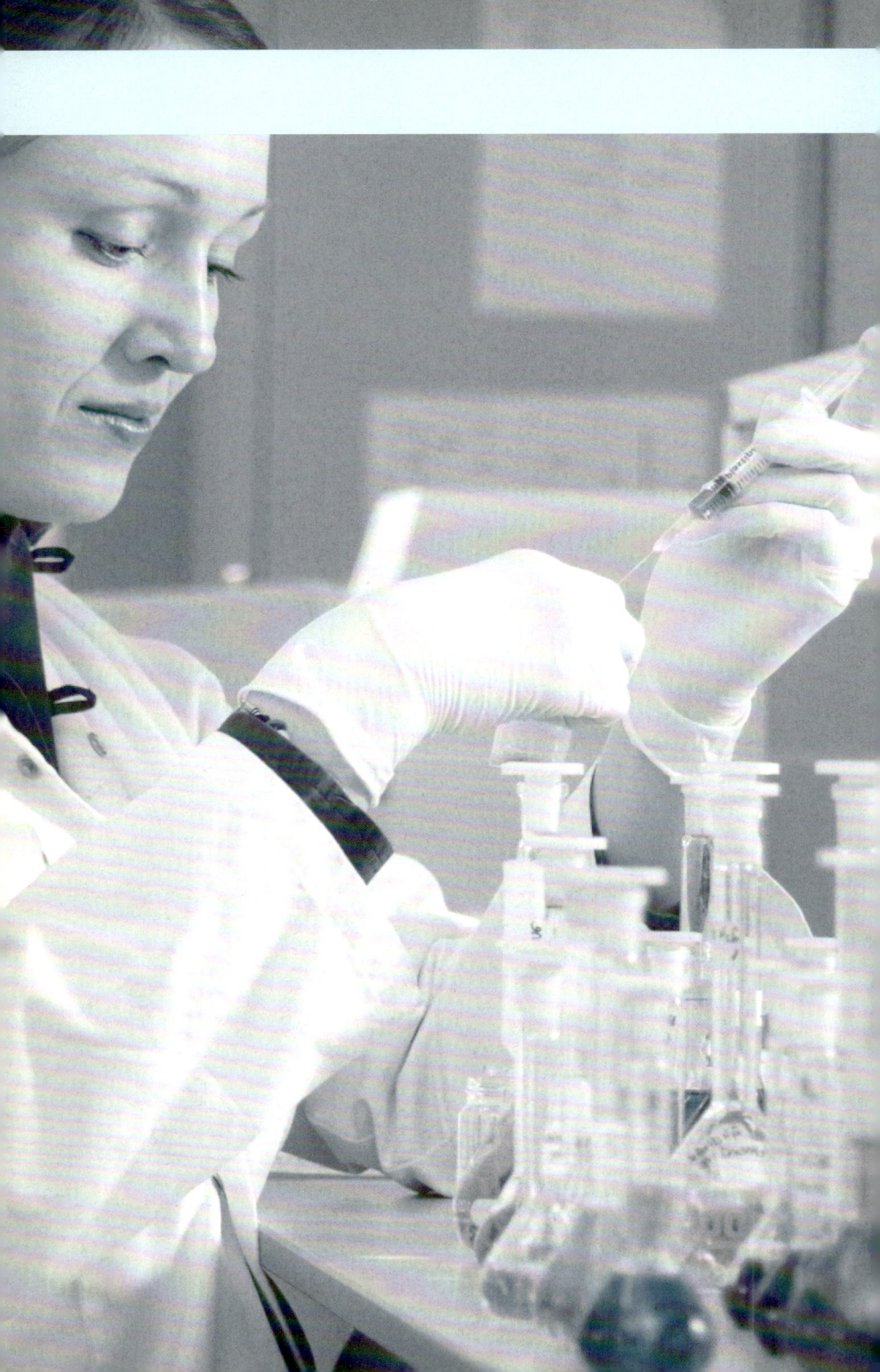

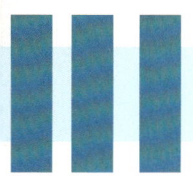

IGeL-Laborleistungen

IGeL – Was ist das?

Seit 1998 gibt es sie, und ebenso lange sind sie umstritten: die *individuellen Gesundheitsleistungen,* kurz **IGeL.** Hierunter wird eine Vielzahl ärztlicher Leistungen verstanden, die nicht über die gesetzlichen Krankenkassen abgerechnet, sondern vom Patienten bezahlt werden müssen. Zwar mussten gesetzlich Versicherte bestimmte Leistungen, etwa Sporttauglichkeitsuntersuchungen, schon immer selbst finanzieren. Diese haben jetzt aber nicht nur einen neuen Namen, sondern auch eine neue Dimension erlangt.

① 2005 wurde mit IGeL ein Umsatz von schätzungsweise einer Milliarde Euro erwirtschaftet (ohne Zahnarzt-IGeL), Tendenz steigend.

Nach dem im Sozialgesetzbuch verankerten *Wirtschaftlichkeitsgebot* dürfen nur solche Leistungen zu Lasten der gesetzlichen Krankenkassen erbracht werden, die »ausreichend, zweckmäßig und wirtschaftlich« sind; »sie dürfen das Maß des Notwendigen nicht überschreiten. Leistungen, die nicht notwendig oder unwirtschaftlich sind, können Versicherte nicht beanspruchen, dürfen die Leistungserbringer nicht bewirken und die Krankenkassen nicht bewilligen.« Was in Deutschland als medizinisch notwendig gilt, wird durch einen Ausschuss aus Kassen-, Ärzte- und Patientenvertretern festgelegt.

Nachdem der Leistungskatalog der gesetzlichen Krankenkassen stetig ausgeweitet worden war, kam es Ende letzten Jahrhunderts aus mehreren Ursachen zu steigender Finanznot der Kassen. Um exorbitante Beitragssteigerungen zu vermeiden, wurden diverse Ausgaben »gedeckelt« und Leistungen gekürzt. Die Patienten mussten feststellen, dass nicht mehr »alles« von den Kassen bezahlt wurde, die Ärzte, dass ihre Kassen-Einnahmen trotz steigenden Arbeitseinsatzes stagnierten oder gar sanken. Dies war der Boden, auf dem IGeL wachsen konnten.

Eigentlich ist es ja kein unvernünftiger Gedanke, dass nicht notwendige Wunschleistungen nicht von der Solidargemeinschaft, sondern vom Einzelnen selbst getragen werden. Letztlich ist es ja auch in anderen Bereichen des Lebens so, dass, wer mehr will, auch mehr bezahlen muss.

Aber so einfach ist die Sache nicht. Denn es geht zum einen nicht um einen Sessel im Wohnzimmer oder ein anderes Konsumgut, sondern um die Gesundheit, im Extremfall um das Leben. Dabei kann der Nicht-Arzt kaum beurteilen, was notwendig, sinnvoll, nutzlos oder gar schädlich ist. Für viele Diagnose- und Therapieverfahren fehlen bis heute harte Fakten bezüglich ihrer Wirksamkeit, sodass sich selbst die Fachleute oftmals streiten.

Zum anderen sind alle, die vorgeben, den Patienten beraten zu wollen, nicht neutral. Die Ärzte nicht, denn sie profitieren finanziell von den IGeL, da diese besser bezahlt werden als die gleiche Leistung auf Chipkarte und zudem nicht »gedeckelt« sind. Wegen dieses Interessenkonfliktes reicht auch die Haltung der Mediziner selbst zu den IGeL von vollkommener Ablehnung des Arztes als Verkäufer einerseits bis zur reinen Sicht der Praxis-Rentabilitätssteigerung andererseits. Auch die Krankenkassen taugen nicht als unabhängige Gutachter, denn sie können (von Ausnahmen abgesehen) schlecht zugeben, dass sie eine medizinisch sinnvolle oder gar notwendige Maßnahme nicht bezahlen.

Eine explosive Mischung. Das neue, als IGeL angebotene Diagnoseverfahren kann tatsächlich besser sein als das alte, von der Krankenkasse bezahlte – oder nur profitabler für den Arzt. Auch die alternative Behandlung ist möglicherweise wirklich nebenwirkungsärmer als die Standardbehandlung, eventuell aber auch ungeprüft bis unwirksam. Ebenso wie nicht alles sinnvoll ist, was die Kassen bezahlen, ist auch nicht alles sinnlos, was sie nicht bezahlen.

IGeL gibt es in allen Fachgebieten, sie können der Vorbeugung, Früherkennung oder Behandlung von Krankheiten dienen oder rein kosmetische Zwecke haben. Es gibt derzeit weder einen »IGeL-Katalog« noch eine Qualitätskontrolle. IGeL müssen nur medizinisch »vertretbar« sein, nicht aber sinnvoll oder in ihrem Nutzen wissenschaftlich belegt. Einige IGeL werden von der Mehrheit der Mediziner empfohlen, viele aber sind umstritten.

IGeL-Laborleistungen

Bei IGeL-Laborleistungen handelt es sich in aller Regel um zusätzliche Vorsorgeuntersuchungen Gesunder. Klingt gut, denn Krankheiten früher zu erkennen kann doch nicht schaden. Entsprechend werden die IGeL in den Flyern auch mit einem »Mehr an Sicherheit« beworben.

■ Risiken und Nebenwirkungen

Doch wie das Beispiel auf S. 8 zeigt, lässt sich auch mit Zahlen manipulieren. Gerade wenn Laboranalysen bei Menschen mit niedrigem Erkrankungrisiko eingesetzt werden, ist der Erkenntnisgewinn trotz an sich guter Test-Empfindlichkeit und -Spezifität oft gering. Übersieht der Test viele Kranke, nutzt er zwar nur begrenzt, schadet aber (außer der Geldbörse) auch nicht. Zeigt ein Test aber viele krankhafte Testergebnisse bei Gesunden, führt er in der Folge zu weiteren medizinischen Maßnahmen, die mit Komplikationen verbunden sein können.

Unbestritten ist Früherkennung bei vielen Krankheiten sinnvoll und ebenso unbestritten gibt es hier empfehlenswerte IGeL. Das Problem der Früherkennung ist vor allem die Überdiagnostik: Man muss sehr viele Menschen untersuchen und ggf. behandeln (mit allen entsprechenden Risiken), um einen zu retten. Die persönliche Erfahrung des Arztes hilft da nur begrenzt weiter. Große, unabhängige Studien zum Nutzen einer Untersuchung unter Screening-Bedingungen (also als Suchtest Beschwerdefreier) gibt es aber nur wenige.

■ Die Kosten

Das zweite Risiko betrifft das Portemonnaie. Rechnungsbasis ist in aller Regel die *Gebührenordnung für Ärzte,* GOÄ (→ auch S. 319). Manchmal werden Pakete zum Komplettpreis angeboten. Meist aber erhalten Sie eine Rechnung von Ihrem Arzt und eine vom Labor:

➤ Ihr Arzt rechnet die Kosten für eine Beratung und die Blutentnahme ab. Die GOÄ sieht für eine Beratung unter 10 Minuten Dauer einen Grundpreis von 4,66 € vor, für eine über 10 Minuten Dauer einen von 8,74 € (Stand 2007). Dieser Grundpreis wird mit einem Multiplikator von höchstens 2,3 für persönlich erbrachte Leistungen multipliziert, sodass die Beratungskosten bei ~ 10 € bzw. 20 € liegen. Bei besonderer Schwierigkeit ist ein Steigerungssatz von 3,5 erlaubt, dies sollte jedoch bei Labor-IGeL selten sein. Der Grundpreis für die Blutentnahme liegt bei 2,33 €, multipliziert mit höchstens 1,8 (für technische Leistungen) macht maximal 4,20 €. Die Arztkosten steigen, wenn der Arzt weitere oder spezielle Beratungen abrechnet (z. B. – bei besonderer Begründung – eine zweite Beratung oder eine Beratung über 20 Minuten Dauer zur Erörterung der Erkrankung nach Diagnosestellung) oder die Labor-IGeL obligat mit einer Untersuchung verbunden ist.

➤ Bei den Laboruntersuchungen darf der Grundpreis nur mit maximal 1,15 multipliziert werden. Die Blutzuckerbestimmung kostet also höchstens 4,08 € mal 1,15 = 4,69 €. Für einige Laborwerte gibt es aber verschiedene Testverfahren, deren Kosten sich teils erheblich unterscheiden. Neue Analysen, die bei der Erstellung der letzten GOÄ noch nicht möglich waren, werden über Analog-Ziffern abgerechnet, da sie noch keine »eigenen« haben. Diese Ziffern sind nicht festgelegt.

Der Arzt muss Sie vor der IGeL über Umfang und Kosten der Leistungen aufklären und Ihr schriftliches Einverständnis einholen. Näheres zu formalen Punkten finden Sie auf den Internetseiten der gesetzlichen Kassen oder unter http://www.baek.de/downloads/IGeL_web_2008_02_12.pdf

■ Tipps für den praktischen Umgang mit IGeL-Laborleistungen

Achten Sie darauf, in welchem Gesamtrahmen Ihnen die IGeL angeboten werden: Erhalten Sie schon vor dem Betreten des Wartezimmers von der Helferin ein IGeL-Blatt mit einer langen Liste und möglicherweise sogar »dringenden Empfehlungen«, oder schlägt Ihnen der Arzt, der Ihre persönlichen Risiken und Vorerkrankungen kennt, ein oder zwei zusätzliche Untersuchungen vor? Es gibt vieleTests, die bei Beschwerdefreien mit niedrigem Risiko wenig sinnvoll sind, wohingegen Menschen mit höherem Krankheitsrisiko von der Untersuchung eher profitieren.

Haben Sie das Gefühl, sachliche Informationen zu erhalten oder eher mit der Angst um Ihre Gesundheit manipuliert zu werden? Wenn der Eindruck vermittelt werden soll, dass ohne diese Untersuchung eigentlich gar keine Vorbeugung oder Gesundheit möglich ist, ist mit hoher Wahrscheinlichkeit etwas faul!

Fühlen Sie sich bedrängt, die IGeL in Anspruch zu nehmen, etwa weil sich der Arzt sonst weigert, Ihnen für andere Untersuchungen/Behandlungen einen Termin zu geben? Der Wunsch zu IGeL sollte vom Patienten ausgehen!

Besondere Vorsicht ist auch angebracht, wenn Sie Laboruntersuchungen zur Abklärung von Beschwerden selbst bezahlen sollen. Die Diagnostik bei Krankheitsverdacht ist im Kern Kassenleistung, und es gibt nicht wenige Laborleistungen, die bei Beschwerdefreien IgeL, bei Hochrisiko-Patienten oder Krankheitsverdacht und gezielter Durchführung aber Kassenleistung sind. Fragen Sie nach der Zuverlässigkeit des Tests (auch wenn es hierzu nicht immer genaue Zahlen gibt) und warum er nicht von den Krankenkassen bezahlt wird.

Fragen Sie nach dem theoretischen Hintergrund des Tests. Wenn ich z. B. nicht daran glaube, dass eine Störung der Darmbakterien Ursache meiner Beschwerden sein kann, brauche ich diese erst gar nicht bestimmen zu lassen.

Lassen Sie sich über die Konsequenzen eines positiven Tests aufklären. Ein Test, der zwar eine genauere Risikoeinschätzung ermöglicht, aber ansonsten ohne jede Konsequenzen bleibt (z.B. weil es keine Behandlung gibt), kann zum einen psychisch sehr belasten und dadurch krank machen. Zum anderen muss sich jeder selbst fragen, wie viel ihm dieses Wissen wert ist. Bei Tests mit diagnostischen oder therapeutischen Konsequenzen – überlegen Sie sich in Ruhe, ob Sie die Konsequenzen zu tragen im Zweifelsfall bereit sind. Kann z. B. eine Schwangere einen Schwangerschaftsabbruch aus religiösen Gründen nicht mit ihrem Gewissen vereinbaren, ist eine vorgeburtliche Diagnostik auf Chromosomenstörungen abzulehnen. Holen Sie im Zweifel eine zweite Meinung ein, informieren Sie sich im Internet oder bei Ihrer Kasse.

Neben einzelnen Leistungen werden Pakete mit beliebigen Leistungskombinationen angeboten. Lassen Sie sich die Einzelleistungen des Pakets nennen und überprüfen Sie, ob nicht Teile von den gesetzlichen Vorsorgeuntersuchungen abgedeckt und somit eingespart werden können.

Wir haben Ihnen im Folgenden weit verbreitete Labor-IgeL zusammengestellt und bewertet. Wenn Sie das Ihnen angebotene Paket hier nicht finden, schauen Sie hinten im Register nach. Möglicherweise sind die Werte bei einem anderen Paket aufgeführt.

Die angegebenen Kosten können aus den auf S. 164 und S. 319 genannten Gründen nur Anhaltspunkte sein, von denen die Rechnung im Einzelfall erheblich abweichen kann.

Wir behaupten nicht, den Stein der Weisen gefunden und immer Recht zu haben. Wir nehmen aber für uns in Anspruch, sorgfältig recherchiert (Stand Frühjahr 2008) und uns eine unabhängige Meinung frei von wirtschaftlichen Interessen gebildet zu haben. Diese möchten wir als Entscheidungshilfe an Sie weitergeben. Eine einzige richtige Entscheidung gibt es oft nicht – zu sehr spielen z. B. die persönliche Lebensauffassung, das Risiko- und Sicherheitsempfinden jedes Einzelnen eine Rolle.

Alkohol-Check
(Alkoholismus-Marker)

Die Blutuntersuchung wird zur Beurteilung des eigenen Alkoholkonsums empfohlen.

🔋 Medizinischer Hintergrund

Schätzungsweise 4 % der Deutschen, also über 3 Millionen Menschen, sind alkoholkrank, mit gravierenden Folgen für den Einzelnen, sein Umfeld und die Gesellschaft.

Geringe Alkoholmengen, bewusst genossen, schaden ansonsten gesunden Erwachsenen nicht. In größeren Mengen schädigt Alkohol aber den Organismus. In Laienkreisen am bekanntesten sind Leberschäden durch Alkohol. Tatsächlich leiden aber auch Gefäße, Gehirn, Herz, Stoffwechsel – eigentlich der ganze Körper.

Als »leberunschädlich« gelten 15–20 g reiner Alkohol täglich bei Frauen und 25–40 g täglich bei Männern. 20 g reiner Alkohol sind z.B. enthalten in ~ 200 ml Wein oder 500 ml Bier.

Messen lässt sich zum einen die aktuelle **Alkohol-Blutkonzentration** (»Promille« im Blut). Sie hilft zwar beim Verdacht auf Alkoholvergiftung oder der Ursachenklärung nach Verkehrsunfällen, nicht aber bei der Beurteilung des Langzeit-Alkohol-Konsums. Hier wird seit einigen Jahren neben den bisherigen Markern Gamma-GT (einem Leberwert → S. 76) und MCV (Volumen der roten Blutkörperchen → S. 71) das CDT (Kohlenhydrat-defizientes Transferrin → S. 56) im Blut eingesetzt.

💧 Durchführung

Für die Bestimmung des CDT ist nur ein Röhrchen Venenblut nötig. Sie dürfen vor der Blutabnahme gefrühstückt haben.

🔍 Medizinische Bewertung

Die CDT-Bestimmung eignet sich nicht zum Screening auf übermäßigen Alkoholkonsum. Das CDT ist zwar sehr spezifisch, d. h. eine CDT-Erhöhung ist ganz überwiegend auf zu viel Alkohol zurückzuführen. Es ist aber nicht empfindlich genug. Es ist bei einem Konsum von 40 g reinem Alkohol täglich fast immer und bei 50–80 g pro Tag immerhin noch bei knapp der Hälfte der Betroffenen normal. Tatsächlich ist der Alkoholkonsum aber grenzwertig oder zu hoch.

Gelegentlich wird das CDT mit der Gamma-GT kombiniert. Dadurch werden etwas mehr Menschen mit zu hohem Alkoholkonsum erfasst. Die Gamma-GT hat aber den Nachteil, dass Erhöhungen eine Vielzahl von Ursachen haben können, nicht nur einen zu hohen Alkoholkonsum.

CDT wird außerdem, meist zusammen mit anderen Blutwerten, zur Abstinenzkontrolle einge-

🌟 IGeL-Check

GOÄ Nr.	Leistung	Mindestsatz	Regelsatz
Typisches Basis-Angebot			
3	Eingehende Beratung (mind. 10 Min.)	8,74 €	20,11 €
250	Blutabnahme Vene	2,33 €	4,20 €
4078	CDT	27,98 €	32,18 €
Evtl. hinzukommend oder alternativ			
3	Eingehende Beratung (mind. 10 Min.)	8,74 €	20,11 €
3592.H1	Gamma-GT	2,33 €	2,68 €
Preisspanne: Alleinige CDT-Bestimmung ~ 55 €, mit Erweiterungen ~ 60–80 € (zur GOÄ→ S. 319)			

Kassenleistung? Die CDT-Bestimmung wird nicht von den gesetzlichen Krankenkassen bezahlt.

Falschabrechnung? Das Risiko einer missbräuchlichen Abrechnung besteht nicht, da der Arzt die CDT nicht auf Krankenschein bestimmen kann.

setzt, etwa während Entwöhnungsbehandlungen oder zur Wiedererlangung des Führerscheins. Dies geschieht mit Einverständnis der Betroffenen und ist – mit der Einschränkung der geringen Empfindlichkeit – durchaus sinnvoll. Am höchsten ist der Stellenwert der CDT-Bestimmung derzeit bei der Frage, ob krankhaft erhöhte Leberwerte auf einen zu hohen Alkoholkonsum oder andere Ursachen zurückzuführen sind.

🌀 Unsere Empfehlung

Wir raten von der CDT-Bestimmung zur Beurteilung des Alkoholkonsums ab. Der Alkoholkonsum kann nicht allein von Laborwerten eingeordnet werden. Besser, wenn auch nicht optimal, sind verschiedene Fragebögen, die neben der Alkoholmenge z. B. berücksichtigen, in welchen Situationen Alkohol getrunken wird, z. B. der:

➤ AUDIT-Fragebogen zur Screening-Diagnostik von alkoholbezogenen Störungen. Zu finden unter www.patienten-information.de/content/gesundheitsinfos/eigene/AUDIT oder www.kontrolliertes-trinken.de/download/pdf/kt_audit.pdf

➤ CAGE-Fragebogen unter www.sucht.de/betroff/genuss.html

➤ Lübecker Alkoholismus Screening Test, etwa bei www.sucht.de/betroff/betroff.html.

Auch zur Klärung, ob der Alkoholkonsum bereits zu Leberschäden geführt hat, eignet sich die CDT-Bestimmung nicht.

ⓘ Alkoholabhängigkeit ist eine Erkrankung. Diagnostik und Therapie sind Kassenleistungen. Wenn Sie zum Arzt gehen, weil Sie sich bezüglich Ihres Alkoholkonsums unsicher sind, besteht keine Notwendigkeit für Selbstzahlerleistungen.

ⓘ Literatur und Links

■ Leitlinien der Deutschen Gesellschaft für Suchtforschung und Suchttherapie und der Deutschen Gesellschaft für Psychiatrie, Psychotherapie und Nervenheilkunde: **Riskanter, schädlicher und abhängiger Alkoholkonsum: Screening, Diagnostik, Kurzintervention.** Sucht 50 (2) 102–112, 2004. Nachzulesen auch unter **www.uni-duesseldorf.de/WWW/AWMF/ll/076-003.htm**

Allergie-Screening
(Allergie-Suchtest, -Check, Allergen-Suchtest, -Screening)

Das Allergie-Screening wird z. B. zur Einschätzung des individuellen Allergierisikos oder zur Allergensuche bei (unklaren) Beschwerden angeraten.

🖉 Medizinischer Hintergrund

Schätzungsweise 20–30 % der Menschen in den Industrieländern leiden an einer Allergie.

Bei der häufigen Typ-1-Allergie (→ S. 256) bildet der Körper spezielle Abwehrstoffe gegen das Allergen, die IgE (Immunglobulin E → S. 95). Der erneute Kontakt von IgE und Allergen verursacht dann die Allergiebeschwerden, also beispielsweise Hautquaddeln, Heuschnupfen, Asthmaanfälle oder im Extremfall einen allergischen Schock.

An den übrigen Allergieformen wie etwa den Kontaktallergien der Haut ist IgE nicht beteiligt.

Im Labor lässt sich zum einen das Gesamt-IgE (→ S. 95) im Blut messen. Bei einigen allergieauslösenden Substanzen können außerdem die allergenspezifischen IgE (→ S. 95) im Blut bestimmt werden.

💧 Durchführung

Neben dem Gesamt-IgE werden die allergenspezifischen IgE im Blut gemessen.

Die allergenspezifischen IgE können dabei einzeln bestimmt oder die Allergene zu Gruppen zusammengefasst werden. Dieser **Multi-IgE-Suchtest** wird bei Austesten von Nahrungsmitteln als **Allergie-Screening Nahrungsmittel, Nahrungsmittelscreen** oder ähnlich bezeichnet. Ein Test auf IgE gegen häufige eingeatmete Allergene heißt analog z. B. **Inhalationsscreen.**

Schnelltests, bei denen das Blut auf vorgefertigte Träger aufgebracht wird, sind meist weniger empfindlich als die aufwendigeren RAST-Tests.

Falls Sie Medikamente einnehmen, sollten Sie diese rechtzeitig vor der Untersuchung dem Arzt zeigen. Vor allem Kortison (→ S. 274) und Immunsuppressiva (→ S. 272) unterdrücken die IgE-Produktion und verfälschen dadurch das Ergebnis.

🔍 Medizinische Bewertung

Zwar sind die IgE-Spiegel bei Patienten mit einer Typ-1-Allergie durchschnittlich höher als bei Gesunden, der IgE-Spiegel wird aber durch zahlreiche Faktoren beeinflusst. Patienten mit einer Allergie können durchaus normale Werte haben und Gesunde erhöhte. Aus diesem Grund kann die Bestimmung des Gesamt-IgE im Blut eine Allergie weder beweisen noch ausschließen und ist somit nur in Einzelfällen medizinisch sinnvoll.

Das Vorhandensein allergenspezifischer IgE ist eine notwendige, aber nicht hinreichende Voraussetzung für eine Allergie. Weitere Voraussetzung ist eine Überreaktion der Schleimhäute, die nicht durch die IgE-Bestimmung erfasst wird.

Außerdem sinken die IgE im Blut nach Tagen bis Monaten unter die Nachweisgrenze ab. In Haut und Schleimhäuten sind sie aber nach wie vor

💥 IGeL-Check

GOÄ Nr.	Leistung	Mindestsatz	Regelsatz
Typisches Basis-Angebot			
3	Eingehende Beratung (mind. 10 Min.)	8,74 €	20,11 €
250	Blutabnahme Vene	2,33 €	4,20 €
3572	Gesamt-IgE	14,57 €	16,76 €
3890	Inhalationsscreen (allergenspezifische IgE, RAST, Mischallergentest)	14,57 €	16,76 €
3890	Nahrungsmittelscreen (allergenspezifische IgE, RAST, Mischallergentest)	14,57 €	16,76 €
Eventuell hinzukommend oder alternativ			
3	Eingehende Beratung (mind. 10 Min.)	8,74 €	20,11 €
3891	Allergenspezifische IgE, RAST, Einzelallergentest	14,57 €	16,76 €
3892	Trägergebundener Einzel-/Mischallergentest (mindestens vier Allergene auf einem Träger), je Träger	11,66 €	13,41 €
3893	Trägergebundener Einzelallergentest (mindestens neun Allergene auf einem Träger), je Träger	29,14 €	33,51 €
3894	Trägergebundener Einzelallergentest (mindestens 20 Allergene auf einem Träger), je Träger	52,46 €	60,33 €

Preisspanne: Basis-Angebot ~ 75 €, bei Erweiterung je nach Zahl der getesteten Substanzen bis zu mehreren Hundert Euro (zur Abrechnung nach GOÄ → S. 319)

Kassenleistung? Bei beschwerdefreien Menschen übernehmen die Kassen die Kosten nicht. Bei Verdacht auf Allergie ist die Allergiediagnostik Kassenleistung. Hierzu zählen bei entsprechender medizinischer Begründung auch Bluttests (→ S. 169 oben). Die Kassen zahlen allerdings nicht beliebig viele, sondern nur fünf Bluttests.

Falschabrechnung? Das Risiko ist gegeben, wenn Sie wegen der gleichen Beschwerden in kassenärztlicher Behandlung sind. Dann könnte ein Arzt missbräuchlich ein Teil der Leistungen doppelt abrechnen.

vorhanden und können zu Allergiebeschwerden führen. Deshalb ist die Messung der allergenspezifischen IgE im Blut weniger zuverlässig als Hauttests, die nach wie vor erste Wahl bei Verdacht auf Allergie sind.

Die allergenspezifischen IgE sind dann eine wertvolle Hilfe, wenn Hauttests keine Klärung gebracht haben, nicht durchführbar oder zu gefährlich sind (z. B. bei Kindern).

🔵 Unsere Empfehlung

Bluttests zur Allergiediagnostik sind als IGeL nur in Ausnahmefällen empfehlenswert.

Zum einen sind Hauttests nach wie vor die zuverlässigsten Allergietests. Nur wenn diese nicht möglich sind, wird auf Bluttests ausgewichen.

Zum anderen gilt unabhängig von der Art des Allergietests, dass ein positiver Test allein keine Konsequenzen hat. Das vielfach empfohlene Meiden möglichst vieler Allergene, damit sich keine (weitere) Allergie entwickelt, ist bezüglich seines Nutzens umstritten und schränkt gleichzeitig die Lebensqualität ein. Positive Allergietests können sogar wieder »verschwinden«, ohne dass der Betroffene jemals Beschwerden hatte. Somit entfällt die Notwendigkeit von Bluttests ohne konkrete Verdachtsmomente. Dies gilt auch für die in Apotheken erhältlichen Selbsttests.

Bei allergieverdächtigen Beschwerden hingegen sollten Sie nicht abwarten, sondern diese vom Arzt abklären lassen. Die Diagnostik bei Allergieverdacht ist eine Kassenleistung. Als Selbstzahlerleistung sind Bluttests allenfalls dann empfehlenswert, wenn fünf Bluttests trotz sorgfältiger Auswahl der Substanzen nicht ausreichen und die Kasse auch auf Nachfrage und Begründung keine weiteren Tests übernimmt. »Schrotschussdiagnostik« (manche Institute empfehlen Dutzende von Substanzen) ist nicht sinnvoll.

ℹ️ Literatur und Links

■ Füller, I.: **Allergien. Diagnose, Vorbeugung, Behandlung.** Stiftung Warentest, 2007

Anti-Aging-Diagnostik

Mithilfe einer Blutuntersuchung sollen altersbedingte Veränderungen, persönliche »Schwachstellen« und Mangelerscheinungen festgestellt werden, um gezielt dagegen angehen und so das Altern hinauszögern zu können.

🔖 Medizinischer Hintergrund

Der Alterungsprozess ist bis heute nicht schlüssig zu erklären. Fest steht, dass Altwerden sowohl durch die erbliche Veranlagung als auch durch die verschiedensten äußeren Faktoren beeinflusst wird. Die zahlreichen Alterstheorien (beispielsweise *Theorie der freien Radikale, Altern durch Hormonmangel)* beleuchten immer nur Teilaspekte des Alterungsprozesses und sind zudem nur zum Teil wissenschaftlich untermauert.

Es gibt keinen Laborwert, durch den sich das Altern messen lässt. Man weiß zwar, dass sich bestimmte Blutwerte mit dem Alter verändern. Bei vielen davon ist jedoch umstritten, ob die Veränderungen Ursache oder Folge des Alterungsprozesses sind – altern wir z. B., weil Hormonspiegel im Blut abfallen, oder fallen die Hormonspiegel ab, weil wir altern?

💧 Durchführung

Das Anti-Aging-Labor erfordert eine (venöse) Blutabnahme mit mehreren Röhrchen. Da in aller Regel auch Blutzucker und Blutfette bestimmt werden, müssen Sie nüchtern in die Praxis kommen.

Die bestimmten Werte unterscheiden sich stark von Labor zu Labor. Meist handelt es sich um einzelne oder alle Werte folgender IGeL-Angebote:

➤ Antioxidanzien-Status (→ S. 171)
➤ Arteriosklerose-Check (→ S. 173)
➤ Diabetes-Risiko-Test (→ S. 189)
➤ Hormonstatus bei der Frau/beim Mann (→ S. 200)
➤ Immunabwehr (→ S. 272)
➤ Osteoporoserisiko (→ S. 214)
➤ Vitalstoff-Check (→ S. 240)

Zusätzlich werden evtl. weitere Einzelwerte wie das TSH oder bestimmte Tumormarker (z. B. PSA bei Männern) bestimmt.

🔎 Medizinische Bewertung

Die als Anti-Aging-Diagnostik angebotenen Pakete sind ein bunter Mix aus:

➤ Werten, die einen das Alter verursachenden oder beschleunigenden Mangel diagnostizieren sollen, etwa die Werte des Antioxidanzien- oder Vitalstoff-Checks oder des Hormonstatus. Der diagnostische Nutzen dieser Wert ist höchst umstritten. Dies gilt um so mehr, als auch die Behandlungsvorschläge einer wissenschaftlichen Prüfung bislang nicht standhalten konnten: Isolierte, hoch dosierte Gaben von Antioxidanzien und Vitaminen vermochten als Waffe gegen das Altern bislang ebenso wenig zu überzeugen wie z. B. Hormone. Einige Studien mussten sogar abgebrochen werden, da die »Behandelten« schlechter abschnitten als die Kontrollgruppe.

➤ Werten, die Risikomarker für bestimmte, mit dem Alter zunehmende Erkrankungen sind oder die Erkrankungen selbst erfassen, z. B. der Arteriosklerose-Check oder Diabetes-Risiko-Test. Diese Werte können sich durchaus lohnen und jeder Wert muss für sich auf seinen Nutzen hin überprüft werden.

Näheres zur Bewertung finden Sie bei den einzelnen Paketen.

🌟 IGeL-Check

Aufgrund der großen Unterschiede zwischen den Anti-Aging-Labor-Paketen ist keine pauschale Preisangabe möglich. Selbst die Angebote mit relativ wenigen Werten kosten aber schon 150–200 €.

Lassen Sie sich eine genaue Aufstellung der bestimmten Werte geben und schauen Sie diese dann bei den oben aufgeführten IGeL-Angeboten nach.

Zur Summer der Laborkosten müssen Sie noch ~ 25 € für die Beratung und die Blutabnahme addieren.

Kassenleistung? Anti-Aging-Diagnostik als solche ist keine Kassenleistung. Die Messung von Nüchternblutzucker und Gesamtcholesterin ist aber in der Gesundheitsuntersuchung ab dem 35. Lebensjahr enthalten. Weitere Analysen der Anti-Aging-Pakete sind bei konkretem Verdacht auf Mangelerscheinungen oder Erkrankungen Kassenleistung, nicht aber bei Gesunden.

Falschabrechnung? Das Risiko missbräuchlicher Abrechnung besteht bei den Werten, die unter bestimmten Bedingungen von den Krankenkassen bezahlt werden. Sind Sie im gleichen Quartal in kassenärztlicher Behandlung, könnte der Arzt diese Leistungen zusätzlich zur IGeL-Rechnung auf Krankenschein abrechnen. Bei Analysen, die prinzipiell nicht abrechenbar sind (z. B. den Werten des Antioxidanzien-Status), besteht diese Gefahr nicht.

💙 Unsere Empfehlung

Auch wenn die Werbung anderes suggerieren mag – die genannten Pakete zur Anti-Aging-Diagnostik sind ihr Geld nicht wert. Wir raten davon ab.

Es ist wesentlich sinnvoller, die verschiedenen Vorsorgeprogramme der gesetzlichen Krankenkassen in Anspruch zu nehmen und diese je nach dem individuellem Risiko und Sicherheitsbedürfnis um einzelne Werte zu ergänzen. Das gesparte Geld ist besser investiert in guten Laufschuhen oder einem Standfahrrad.

Näheres finden Sie bei den einzelnen oben genannten IGeL-Angeboten.

ℹ️ Literatur und Links

■ Kleine-Gunk, B.: **Anti-Aging-Medizin – Hoffnung oder Humbug?** Deutsches Ärzteblatt, Jahrgang 104, A 2054-2060, 2007. Auf www.aerzteblatt.de die Suchfunktion benutzen

■ Mühlhauser, I.: **Ist Vorbeugen besser als Heilen?** Deutsches Ärzteblatt, Jahrgang 104, A 1804-1807, 2007. Auf www.aerzteblatt.de die Suchfunktion benutzen

■ Verbraucherzentrale NRW: **Antiaging- und Wellness-Präparate.** 1. A. 2006. www.vz-nrw.de anklicken, dann bei Ratgebern und weiter bei Gesundheit und Pflege suchen lassen

Antioxidanzien-Status
(Untersuchung auf oxidativen Stress)

Die verschiedenen Blutuntersuchungen sollen ein Ungleichgewicht zwischen freien Radikalen und Radikalfängern (Antioxidanzien) feststellen. Ein solches Missverhältnis wird auch als *oxidativer Stress* bezeichnet.

Medizinischer Hintergrund

Freie Radikale (→ S. 286) sind sehr reaktionsfreudige Moleküle, welche z.B. die Erbsubstanz, Fette oder Enzyme durch Oxidation schädigen können. Dadurch sind sie evtl. an der Entstehung von Gefäßkrankheiten und Krebs beteiligt und beschleunigen das Altern. Vieles hiervon ist aber nicht gesichert.

Freie Radikale entstehen im Körper ständig durch die lebensnotwendigen Stoffwechselvorgänge, aber auch durch Rauchen und andere Umwelteinflüsse. Gleichzeitig verfügt der Körper über Möglichkeiten, freie Radikale unschädlich zu machen. Solche Antioxidanzien oder Radikalfänger (→ S. 258) sind z.B. die Vitamine A, C und E, einige Spurenelemente wie etwa Selen sowie viele sekundäre Pflanzenstoffe wie beispielsweise Lycopin oder Coenzym Q10.

Da freie Radikale reaktionsfreudig und damit instabil sind, können sie nicht direkt gemessen werden. Als Ersatz werden z.B. Produkte der Fettoxidation wie das Malondialdehyd, am Abbau der Radikale beteiligte Enzyme oder antioxidativ wirkende Spurenelemente und Vitamine bestimmt.

Durchführung

Das Ausmaß der Untersuchungen variiert stark von ein oder zwei bis hin zu fast zwei Dutzend Blutwerten. Fast immer werden mehrere Röhrchen Blut abgenommen. In aller Regel müssen Sie für die Untersuchung nicht nüchtern bleiben. Wegen der Unterschiede in den Bestimmungen sollten Sie aber sicherheitshalber nachfragen. Teilweise sind spezielle Röhrchen oder Transportvorschriften einzuhalten.

Meist werden jeweils ein oder mehrere Werte der folgenden Gruppen gemessen:

➤ Antioxidativ wirkende Spurenelemente, z.B. Selen (→ S. 134), Zink (→ S. 161)
➤ Antioxidative Vitamine, z.B. Vitamin A bzw. Beta-Karotin (→ S. 153), Vitamin C (→ S. 157), Vitamin E (→ S. 158)
➤ Enzyme mit Bedeutung für die Abwehr von Radikalen wie Glutathion-Reduktase (→ S. 28), Gluthation-Peroxidase (→ S. 28) und Superoxiddismutase (→ S. 28)
➤ Antioxidative (Gesamt-)Kapazität (Total-Antioxidant-Status → S. 28)
➤ Sog. Belastungsparameter (Oxidationsprodukte oder andere schädliche Substanzen), z.B. Lipidperoxide (→ S. 28), Malondialdehyd (→ S. 248)

Medizinische Bewertung

Die meisten der genannten Blutuntersuchungen sind problematisch:

➤ Bei den Bestimmungen der antioxidativ wirkenden Spurenelemente und Vitamine geben Blutuntersuchungen die Versorgung der Gewebe oft nur unzureichend wider.
➤ Ein Teil der bestimmten Enzyme oder Oxidationsprodukte ist kurzlebig, sodass die Werte von Tag zu Tag stark schwanken, obwohl der Gesundheitszustand gleich geblieben ist.
➤ Die Messmethoden sind vielfach nicht einheitlich und die Referenzbereiche nicht ausreichend definiert.

Auch die Behandlungsvorschläge bei »krankhaftem« Antioxidanzien-Status sind höchst umstritten. Der Markt mit den verschiedensten antioxidativen Substanzen boomt zwar. Tatsächlich hat die hochdosierte Zufuhr von Antioxidanzien aber bislang enttäuscht, wahrscheinlich weil die verschiedenen Antioxidanzien in komplizierten, noch weitgehend unbekannten Wechselbeziehungen zueinander und zu anderen Substanzen stehen. Teilweise sind negative Folgen sogar nicht auszuschließen. So konnte in Studien Beta-Karotin das Lungenkrebsrisiko von Rauchern nicht senken (sondern steigerte es sogar), ebenso wie hoch dosiertes Vitamin E, zur Vorbeugung vor Gefäßerkrankungen verabreicht, sich eher schädlich auswirkte. Andererseits schien niedrig dosiertes Vitamin E durchaus positive Effekte auf das Gehirn zu entfalten. Sinnvoll scheint eine Nahrungsergänzung nur für bestimmte Personengruppen, etwa Menschen mit chronischen Magen-Darm-Erkrankungen oder Krebspatienten (die oft durch Appetitlosigkeit zu wenig Vitamine zu sich nehmen). Eine vorherige Blutuntersuchung hält die Mehrheit der Mediziner in diesen Fällen nicht für nötig.

🐾 Unsere Empfehlung

Die Empfehlung kann kurz gehalten werden: Wir halten die Bestimmung des Antioxidanzien-Status prinzipiell nicht für sinnvoll. Auch wenn Antioxidanzien tatsächlich an der Entstehung von Gefäßerkrankungen und Krebs beteiligt sein sollten, sind Blutuntersuchungen derzeit wegen methodischer Mängel und fehlender Konsequenzen abzulehnen.

Die gezielte Bestimmung einzelner Spurenelemente oder Vitamine kann bei klinischem Verdacht auf einen Mangel sinnvoll sein und ist dann in aller Regel Kassenleistung. Die Notwendigkeit von Selbstzahlerleistungen ist somit auch hier nicht gegeben.

ℹ️ Literatur und Links

■ Aktuelle Medizin Kontroverse: **Lebensgefährliche Vitaminpillen?** MMW-Fortschr.Med. 15, 18–19, 2007.
■ Bjelakovic, G., et al: **Mortality in Randomized Trials of Antioxidant Supplements for Primary and Secondary Prevention.** JAMA 297, 842–857, 2007.

🦔 IGeL-Check

GOÄ Nr.	Leistung	Mindestsatz	Regelsatz
Typisches Basis-Angebot			
3	Eingehende Beratung (mind. 10 Min.)	8,74 €	20,11 €
250	Blutabnahme Vene	2,33 €	4,20 €
4134	Selen	23,90 €	27,49 €
4135	Zink	5,25 €	6,04 €
4141	Vitamin A (Beta-Karotin)	20,98 €	24,13 €
A4142	Vitamin C	17,49 €	20,11 €
4142	Vitamin E	20,98 €	24,13 €
A4084	Antioxidative (Gesamt-)Kapazität	33,22 €	38,20 €
Eventuell hinzukommend oder alternativ			
3	Eingehende Beratung (mind. 10 Min.)	8,74 €	20,11 €
A4084	Oxidative Belastung	33,22 €	38,20 €
3414	Glutathion-Reduktase	7,00 €	8,05 €
A3776	Gluthation-Peroxidase	17,49 €	20,11 €
A3776	Superoxiddismutase	17,49 €	20,11 €
4202	Malondialdehyd	20,98 €	24,13 €
Preisspanne: Basis-Angebot ~ 165 €, bei Erweiterungen bis ~ 300 € (zur GOÄ → S 319)			

Kassenleistung? Der Antioxidanzien-Status ist keine Kassenleistung. Nur einige Spurenelemente und Vitamine können bei konkretem Verdacht auf einen Mangel als Kassenleistung bestimmt werden.

Falschabrechnung? Das Risiko missbräuchlicher Abrechnung ist gering, da die Bestimmung der meisten Werte prinzipiell nicht von den Krankenkassen bezahlt wird.

Arteriosklerose-Check
(Atherosklerose-, Herzinfarkt-Risiko, Herz-Kreislauf-Check, kardiovaskuläres Risikoprofil)

Blutuntersuchungen sollen Aufschluss geben über das individuelle Risiko, an Arteriosklerose-Folgeerkrankungen zu erkranken.

🔬 Medizinischer Hintergrund

Herz-Kreislauf-Erkrankungen, v.a. Herzinfarkt und Schlaganfall, gehören in den Industrieländern zu den Hauptodesursachen. Bei den Überlebenden schränken sie deren Lebensqualität oft empfindlich ein. Hauptursache dieser Erkrankungen ist die Arteriosklerose (→ S. 258).

Die lange bekannten, »klassischen« Risikofaktoren der Arteriosklerose sind Rauchen, Bluthochdruck, zu hohe Blutfette und Diabetes Typ 2 einschließlich des metabolischen Syndroms. In den letzten Jahren haben sich außerdem mehrere neue Risikofaktoren herauskristallisiert (neudeutsch: emerging risk factors), insbesondere eine Erhöhung von CRP, Fibrinogen, Homozystein und Lipoprotein [a]. Die Hypothese, dass Infektionen (z.B. mit Chlamydia pneumoniae) wesentliche Mitursache der Arteriosklerose sind, ist in den Hintergrund getreten.

Abgesehen von Rauchen und Bluthochdruck (die auf andere Art erfassbar sind) lassen sich alle genannten Risikofaktoren im Blut messen.

🩸 Durchführung

Es werden immer mehrere Röhrchen Blut abgenommen. Die Angebote sind verhältnismäßig einheitlich und umfassen meist die Werte des Fettstoffwechses (Gesamtcholesterin → S. 77, HDL-Cholesterin → S. 89, LDL-Cholesterin → S. 109, Triglyzeride → S. 140), Entzündungswerte wie Fibrinogen (→ S. 73) und hsCRP (→ S. 64) sowie als neue Risikomarker das Homozystein (→ S. 94) und das Lipoprotein [a] (→ S. 112).

Gelegentlich wird zusätzlich eine **Lipidelektrophorese** (Auftrennung der Blutfette aufgrund ihrer Wanderungsgeschwindigkeit im elektrischen Feld) durchgeführt, die Harnsäure (→ S. 87), Apolipoproteine wie Apo AI (→ S. 32) und Apo B-100 (→ S. 32), Antikörper gegen Chlamydia pneumoniae oder Herzschwächemarker, vor allem NT-proBNP (→ S. 118) und BNP (→ S. 118), bestimmt.

Sie müssen nüchtern zur Blutabnahme kommen, da die gemessenen Blutfette sonst nicht verwertbar sind.

🔎 Medizinische Bewertung

Unzweifelhaft sinnvoll sind ein Screening auf erhöhte Blutfette und Diabetes Typ 2. Die Risikoerhöhung ist erheblich, die Werte sind aussagekräftig und die Behandlungsmöglichkeiten verbessern die Aussichten des Betroffenen.

Bei den neuen Risikofaktoren ist die Datenlage derzeit noch unklar.

So kann z. B. nicht genau gesagt werden, wie viele Herz-Kreislauf-Erkrankungen nicht durch die klassischen Risikofaktoren erklärt sind. Entsprechende Studien ergaben Zahlen von 10–50 %. Da die Studien im Wesentlichen auf Angaben der Betroffenen beruhen und erfahrungsgemäß »unangenehme« Fragen z. B. zum Rauchverhalten nicht ehrlich beantwortet werden, wurde der Einfluss der klassischen Risikofaktoren bislang möglicherweise unterschätzt.

Ein weiteres Problem ist das Fehlen von Langzeitstudien, insbesondere ob eine Behandlung der neuen Risikofaktoren nur den Laborwert oder die Aussichten des Betroffenen verbessert.

Die meisten Publikationen lehnen ein generelles Screening Beschwerdefreier auf die neuen Risikofaktoren aus diesen Gründen derzeit ab.

➤ Insgesamt die größten Aussichten, sich als Risikomarker zu etablieren, hat das Homozystein, das im Aminosäurestoffwechsel entsteht. Nach heutigem Wissen steigern bereits mäßig erhöhte Homozysteinspiegel das Herz-Kreislauf-Risiko. Der Homozysteinspiegel kann bei vielen Betroffenen durch Gabe von Vitamin B6, B12 und Folsäure gesenkt werden. Es ist zwar bislang nicht bewiesen, dass diese Senkung auch zu einer Minderung des Herz-Kreislauf-Risikos führt, die Behandlung schadet aber nach heutiger Kenntnis nicht. Deshalb wird eine Homozysteinbestimmung von einigen Fachgesellschaften v. a. empfohlen, wenn in der Familie oder beim Patienten selbst früh eine Herz-Kreislauf-Erkrankung aufgetreten ist, die sich durch die klassischen Risikofaktoren nicht erklären lässt.

➤ Unbestritten sind Entzündungsprozesse an der Arteriosklerose beteiligt und möglicherweise lösen umschriebene Entzündungen an den arteriosklerotischen Plaques den akuten Herzinfarkt oder Schlaganfall aus. Deshalb scheint der Entzündungswert CRP als Risikoindikator für Herz-Kreislauf-Erkrankungen plausibel, und tatsächlich zeigen schon CRP-Werte im oberen Normbereich ein erhöhtes Herz-Kreislauf-Risiko an. Trotzdem eignet sich das CRP nur schlecht zur Erkennung von besonders Gefährdeten, da sehr viele andere Einflüsse zu einer CRP-Erhöhung führen. Schon ein unbemerkter Infekt reicht aus, um das CRP in den hochnormalen Bereich zu heben.

➤ Fibrinogen ist gleich an zwei Prozessen beteiligt, die für die Arteriosklerose von Bedeutung sind: an Entzündungen und an der Blutgerinnung. Erhöhte Fibrinogenspiegel im Blut sind mit einem mäßig erhöhten Herz-Kreislauf-Risiko verbunden. Da aber viele Menschen mit klassischen Risikofaktoren, darunter Raucher, Bluthochdruckpatienten und Diabetiker, eine Fibrinogenerhöhung haben, ist das Gewicht des Fibrinogens als eigenständiger Risikofaktor nach wie vor unklar. Zudem ist eine medikamentöse Fibrinogensenkung bislang nicht möglich.

➤ Lipoprotein [a] könnte ähnlich wie das Fibrinogen an mehreren Stellen in die Arterioskleroseentstehung eingreifen. Für das Screening ist es aber nur eingeschränkt geeignet, da die Messverfahren noch nicht ausreichend standardisiert sind und der zusätzliche Informationsgewinn nur gering ist. Problematisch ist außerdem, dass eine Senkung des Blutspiegels bislang kaum möglich ist.

Apo AI und Apo B-100 sind Fettstoffwechselmarker und wohl gleich gut geeignet wie das HDL- und LDL-Cholesterin, die aber preiswerter zu bestimmen sind. Ein zusätzlicher Nutzen wird von den meisten Medizinern verneint. Ähnliches gilt für die Lipidelektrophorese.

⮕ Unsere Empfehlung

Umfangreiche Selbstzahler-Laborpakete zur Einschätzung des Arteriosklerose-Risikos sind nicht anzuraten.

Am sinnvollsten ist es, zunächst die klassischen Risikofaktoren zu betrachten, da sie sich nicht addieren, sondern potenzieren. Eine gute Basis ist die Gesundheitsuntersuchung, die alle zwei Jahre von den gesetzlichen Kassen bezahlt wird. Die dabei bestimmten Werte reichen aus, um das Herz-Kreislauf-Risiko nach dem ESC-SCORE (Systematic Coronary Risk Evaluation) zu berechnen. Den Risikorechner finden Sie z. B. unter http://leitlinien.dgk.org/ (Leitlinienseite der Deutschen Gesellschaft für Kardiologie), dann weiter zu den Leitlinien und zur Leitlinie Risikoadjustierte Herz- und Kreislaufforschung.

Unter bestimmten Bedingungen ist eine gezielte Ergänzung der Gesundheitsuntersuchung eine Überlegung wert:

➤ Bei besonderem Interesse oder Sicherheitsbedürfnis oder wenn Sie für alles nur einmal zum Arzt gehen möchten
➤ Wenn sich bei der Erstellung Ihres persönlichen Risikoprofils herausstellt, dass bei nur einem weiteren Risikofaktor eine (intensivere) Behandlung empfehlenswert ist
➤ Bei Arteriosklerose in der Familie ohne Vorliegen der klassischen Risikofaktoren, die aber nicht so früh auftrat, dass Sie zur Hochrisiko-Gruppe zählen.

Im ersten Fall empfehlen wir v.a. eine HDL- und LDL-Cholesterin-Bestimmung. Dies ermöglicht zusätzlich eine Berechnung des Herz-Kreislauf-Risikos nach dem PROCAM (Prospective Cardiovascular Münster)-Algorithmus (Internet-Adresse wie oben). In den beiden letzten Fällen scheint eine Bestimmung von HDL- und LDL-Cholesterin sowie Homozystein sinnvoll.

ℹ Literatur und Links

- Guter Überblick inkl. Risikoberechnung: Vorstand der Deutschen Gesellschaft für Kardiologie – Herz- und Kreislaufforschung e. V. (Hrsg.): **Leitlinie Risikoadjustierte Prävention von Herz- und Kreislauferkrankungen.** Stand Sept. 2007. Nachzulesen unter http://leitlinien.dgk.org/images/pdf/leitlinien_volltext/2007-10_Risikoadjustierte.pdf
- Overbeck, P: **Homocystein-Senkung ohne Nutzen** in der Sekundärprävention. Nachzulesen unter

www.aerztezeitung.de/kongresse/kongresse2006/atlanta2006_acc/?sid=403915

- Goerre: S.: **Hat die CK ausgedient?** Der Allgemeinarzt 19/2005 26-28. Nachzulesen auch unter www.allgemeinarzt-online.de/labortestck.0.html
- Battegay, E., et al.: **Standortbestimmung bei »emerging« kardiovaskulären Risikofaktoren.** Kardiovaskuläre Medizin 2004, 7: 7–9. Nachzulesen auch unter www.kardio.ch/pdf/2004/2004-01/2004-01-024.PDF

🌺 IGeL-Check

GOÄ Nr.	Leistung	Mindestsatz	Regelsatz
Typisches Basis-Angebot			
3	Eingehende Beratung (mind. 10 Min.)	8,74 €	20,11 €
250	Blutabnahme Vene	2,33 €	4,20 €
3562.H1	Gesamtcholesterin	2,33 €	4,20 €
3563.H1	HDL-Cholesterin	2,33 €	4,20 €
3564.H1	LDL-Cholesterin	2,33 €	4,20 €
3565.H1	Triglyzeride	2,33 €	4,20 €
3741	CRP (hsCRP)	11,66 €	13,41 €
3933	Fibrinogen	5,83 €	6,70 €
3737	Homozystein	33,22 €	38,20 €
3730	Lipoprotein [a]	17,49 €	20,11 €
Eventuell hinzukommend oder alternativ			
3	Eingehende Beratung (mind. 10 Min.)	8,74 €	20,11 €
3728	Lipidelektrophorese	10,49 €	12,06 €
3583.H1	Harnsäure	2,33 €	4,20 €
3725	Apo AI und Apo B-100, jeweils	11,66 €	13,41 €
4291	Antikörper gegen Chlamydia pneumoniae	20,40 €	23,46 €
4069	NT-proBNP oder BNP, jeweils	43,72 €	50,28 €
Preisspanne: Basis-Angebot ~ 120 €, bei Erweiterungen bis ~ 250 € (zur GOÄ → S. 319)			

Kassenleistung? Das Laborpaket ist in dieser Form bei Beschwerdefreien keine Kassenleistung.

Das Gesamtcholesterin kann aber im Rahmen der Gesundheitsuntersuchung ab 35 Jahren kostenfrei bestimmt werden.

Bei erhöhtem Gesamtcholesterin ist dann die Bestimmung von HDL- und LDL-Cholesterin ebenfalls Kassenleistung. Bei Hochrisiko-Patienten oder bereits vorhandener Arteriosklerose sind weitere Analysen Kassenleistung, darunter auch die Homozysteinbestimmung.

Falschabrechnung? Das Risiko missbräuchlicher Abrechnung ist gegeben. Viele Werte werden unter bestimmten Bedingungen als Kassenleistung bestimmt. Falls Sie im gleichen Quartal ihre Chipkarte haben einlesen lassen, könnte es sein, dass der Arzt solche Leistungen missbräuchlich doppelt abrechnet.

Blasenkrebs-Screening

Durch eine Urinuntersuchung soll Blasenkrebs vor dem Auftreten von Beschwerden erkannt werden, um durch frühzeitige Behandlung die Aussichten zu verbessern.

⚡ Medizinischer Hintergrund

Blasenkrebs tritt am häufigsten bei älteren Menschen über 60 Jahren auf. Er bereitet meist erst spät Beschwerden. Aussichten und Lebensqualität des Erkrankten sind aber bei frühzeitiger Erkennung des Tumors wesentlich besser als bei fortgeschrittenen Tumoren. Hauptverfahren zur Diagnostik ist die Blasenspiegelung.

Blutuntersuchungen zur Erkennung eines Blasenkrebses gibt es nicht.

Alle Urintests auf Blasenkrebs beruhen letztlich auf dem direkten Kontakt des Tumors zum Urin. Lange bekannt sind der Blutnachweis im Urin und die mikroskopische Untersuchung des Urins auf bösartige Zellen **(Urinzytologie).** Neuere Verfahren weisen Bestandteile der Tumorzellen nach. **BTA** *(Blasentumor-Antigen)* ist ein Eiweiß, das von vielen Blasentumoren gebildet wird, aber nicht bei Gesunden. **NMP 22** *(nukleäres Matrixprotein)* ist ein Eiweiß aus dem Zellkern, von dem bei Blasenkrebs mehr in den Urin gelangt als bei Gesunden.

💧 Durchführung

Beim Blasenkrebs-Screening wird Urin untersucht, meist auf NMP 22 (→ S. 146). Zum Screening wird überwiegend ein Schnelltest verwendet. Die Urinprobe muss dann in einem Plastikbecher aufgefangen werden, da Glas das NMP22 bindet und deshalb das Ergebnis verfälscht. Seltener wird die Urinprobe ins Labor geschickt und dort untersucht. In diesem Fall muss der Urinprobe ein spezieller Stabilisator zugesetzt werden.

🔎 Medizinische Bewertung

Einen etablierten Urintest auf Blasenkrebs gibt es bislang nicht.

Der Test auf nicht mit dem Auge sichtbare Blutspuren im Urin wird zum Screening auf Blasenkrebs abgelehnt, obwohl eine kürzlich erschienene Studie einen gewissen Nutzen erbracht hat. Er übersieht zu viele Menschen mit Blasenkrebs und fällt gleichzeitig bei vielen anderen Harnwegserkrankungen einschließlich der häufigen Harnwegsentzündungen krankhaft aus.

Die Urinzytologie ist zwar sehr spezifisch, hinter krankhaften Ergebnissen steckt also wirklich fast immer ein Blasenkrebs. Sie ist aber wenig empfindlich (übersieht also zu viele Kranke) und eignet sich daher nicht als Screening-Untersuchung.

Die Zahlen zur Aussagefähigkeit des BTA im Urin schwanken stark. Insgesamt konnte es aber nicht überzeugen.

Aussichtsreichster Kandidat für ein Blasenkrebs-Screening ist derzeit das NMP 22 im Urin, das in den USA zum Screening zugelassen ist. Allerdings waren bisherige Studien klein, teilweise

✳ IGeL-Check

GOÄ Nr.	Leistung	Mindestsatz	Regelsatz
Typisches Basis-Angebot			
3	Eingehende Beratung (mind. 10 Min.)	8,74 €	20,11 €
3911	Urinuntersuchung auf NMP 22	26,23 €	30,16 €
Eventuell hinzukommend oder alternativ			
3	Eingehende Beratung (mind. 10 Min.)	8,74 €	20,11 €
Preis: Basis-Angebot ~ 50 € (zur Abrechnung nach GOÄ → S. 319)			

Kassenleistung? Die NMP-Bestimmung im Urin ist keine Kassenleistung.

Falschabrechnung? Das Risiko missbräuchlicher Abrechnung besteht nicht.

nicht neutral und verglichen Patienten mit Risikofaktoren, Beschwerden oder gutartigen Blasenerkrankungen mit Blasenkrebs-Patienten. Auch der genaue Grenzwert ist noch strittig. Realistisch erscheint, dass der Test ~ 60 % der Betroffenen erkennt.

Die Haltung der verschiedenen Fachgesellschaften und Institutionen zum Blasenkrebs-Screening mittels NMP-Test sind unterschiedlich. Ein Screening der gesamten Bevölkerung wird überwiegend abgelehnt. Die verschiedenen Krebsfrüherkennungsprogramme der Krankenkassen sehen den Test im deutschsprachigen Raum nirgends vor.

Angesichts der Tatsache, dass eine Blasenspiegelung (als Konsequenz eines positiven NMP-Tests) heute komplikationsarm ist, wird die Untersuchung aber teilweise für besonders Gefährdete (z. B. Raucher, nach beruflichem Kontakt mit bestimmten Substanzen) empfohlen oder zumindest für vertretbar gehalten. Diesbezüglich zeigen sich erste, regional begrenzte Aktivitäten oder Modellprojekte: An der Universitätsklinik Innsbruck können sich seit 2007 alle starken Raucher aus dem Bereich Tirol kostenlos untersuchen lassen.

➲ Unsere Empfehlung

Eine endgültige Stellungnahme ist derzeit nicht möglich. Sinnvoll erscheint der NMP-Test vor allem für Menschen mit erhöhtem Risiko, also z. B. ältere Raucher oder (ehemalige) Berufstätige mit Kontakt zu aromatischen Aminen (etwa in der Chemieindustrie).

Haben Sie Beschwerden, die mit einem Harnblasenkrebs vereinbar sind (v. a. Blut im Urin), sollten Sie auf jeden Fall baldmöglichst zum Arzt gehen, bei sichtbarem Blut im Urin sofort.

■ Literatur und Links

■ Schmitz-Dräger, B.J., et al.: **Nicht invasive Tests zur Blasenkarzinomdiagnostik. Wann sind sie sinnvoll?** Gynäkologie und Geburtshilfe 1/2007 S. 25–27.
■ **Harnblasenkarzinom – Neuer Test auf Tumormarker.** Aktuell Urol 2005; 36: 290-298. Nachzulesen auch unter **www.thieme-connect.com/ejournals/html/uro/doi/10.1055/s-2005-915499**

Blutfette-Check
(Blutfette-Basis-Check)

Die empfohlenen Blutuntersuchungen sollen Blutfettstoffwechselstörungen und damit ein erhöhtes Risiko für Herz-Kreislauf-Erkrankungen aufdecken.

✎ Medizinischer Hintergrund

Fettstoffwechselstörungen sind einer der Hauptrisikofaktoren für Herz-Kreislauf-Erkrankungen. Da erhöhte Blutfette selbst keine Beschwerden bereiten, bleiben sie nicht selten bis zum Auftreten von Folgeerkrankungen wie beispielsweise einer koronaren Herzkrankheit (→ S. 273) unbemerkt.

Basiswerte im Blut zur Beurteilung des Fettstoffwechsels sind das Gesamtcholesterin, die Cholesterin-Untergruppen HDL-Cholesterin und LDL-Cholesterin und die Triglyzeride (Neutralfette). Hieraus kann dann auch der LDL/HDL-Quotient (→ S. 109) errechnet werden, der ebenfalls zur Einschätzung des Arterioskleroserisikos herangezogen wird.

Auch die Eiweiße, an denen die wasserunlöslichen Blutfette im Blut gebunden werden, können im Labor bestimmt werden. Die wichtigsten dieser Apolipoproteine sind das Apo AI und das Apo B-100. Sie gehören aber ebenso wie das Lipoprotein [a] nicht mehr zur Basis-Blutfett-Diagnostik.

Nur noch in Einzelfällen durchgeführt und deshalb in diesem Buch nicht detailliert erörtert wird die *Lipidelektrophorese,* bei der die Blutfette im elektrischen Feld aufgetrennt werden (vergleichbar der Bluteiweiß-Elektrophorese → S. 44 und S. 173).

◊ Durchführung

Für den Blutfette-Check sind je nach Untersuchungsumfang ein oder mehrere Röhrchen Venenblut erforderlich. Sie müssen nüchtern zur Blutabnahme kommen, da ein Teil der Werte nach Nahrungsaufnahme nicht aussagekräftig ist.

In aller Regel werden Gesamtcholesterin (→ S. 77), HDL-Cholesterin (→ S. 89), LDL-Cholesterin (→ S. 109) und Triglyzeride (→ S. 140) gemessen.

Gelegentlich werden auch die Apolipoproteine (→ S. 32) Apo AI (→ S. 32) und Apo B-100 (→ S. 32) sowie das Lipoprotein [a] (→ S. 112) bestimmt. Seltener wird eine Lipidelektrophorese durchgeführt.

🔎 Medizinische Bewertung

Ein Screening Erwachsener auf Fettstoffwechselstörungen wird von praktisch allen Fachgesellschaften für sinnvoll gehalten. Es gibt aber unterschiedliche Ansichten, wann mit dem Screening begonnen werden soll und welche Werte sinnvoll sind.

Unumstritten ist ein Screening durch Gesamtcholesterinbestimmung bei Männern ab dem 35. und bei Frauen ab dem 45. Lebensjahr mindestens alle fünf Jahre. Teilweise wird auch die routinemäßige HDL- und LDL-Bestimmung befürwortet. Bei Vorliegen von Risikofaktoren soll die erste Bestimmung schon mit etwa 20 Jahren erfolgen. Ein generelles Screening von Kindern, Jugendlichen und jungen Erwachsenen wird immer wieder diskutiert, derzeit aber überwiegend abgelehnt.

Beim Triglyzerid-Screening sind die Meinungen geteilt. Auf jeden Fall steht es in seiner Bedeutung hinter dem Cholesterin-Screening.

Ein generelles Screening auf die übrigen genannten Werte wird in den meisten Publikationen nicht diskutiert oder abgelehnt.

🗯 IGeL-Check

GOÄ Nr.	Leistung	Mindestsatz	Regelsatz
Typisches Basis-Angebot			
3	Eingehende Beratung (mind. 10 Min.)	8,74 €	20,11 €
250	Blutabnahme Vene	2,33 €	4,20 €
3562.H1	Gesamtcholesterin	2,33 €	2,68 €
3563.H1	HDL-Cholesterin	2,33 €	2,68 €
3564.H1	LDL-Cholesterin	2,33 €	2,68 €
3565.H1	Triglyzeride	2,33 €	2,68 €
Eventuell hinzukommend oder alternativ			
3	Eingehende Beratung (mind. 10 Min.)	8,74 €	20,11 €
3730	Lipoprotein [a]	17,49 €	20,11 €
3728	Lipidelektrophorese	10,49 €	12,06 €
3725	Apo AI und Apo B-100, jeweils	11,66 €	13,41 €
Preisspanne: Basis-Angebot ~ 35 €, mit Erweiterungen bis ~ 100 € (zur GOÄ → S. 319)			

Kassenleistung? Im Rahmen der Gesundheitsuntersuchung wird ab dem 35. Lebensjahr alle zwei Jahre das Gesamtcholesterin gemessen (»Check-Up 35«). Ist das Gesamtcholesterin zu hoch, ist die Bestimmung von HDL- und LDL-Cholesterin und der Triglyzeride Kassenleistung. Auch wenn andere Grunderkrankungen vorliegen, welche oft mit Fettstoffwechselstörungen einhergehen, oder wenn bereits eine Herz-Kreislauf-Erkrankung besteht, ist die Blutfettbestimmung eine Kassenleistung.

Falschabrechnung? Das Risiko missbräuchlicher Abrechnung besteht. Nehmen Sie im gleichen Quartal Kassenleistungen in Anspruch, könnte ein Arzt missbräuchlich ein Teil der IGeL zusätzlich auf Krankenschein abrechnen.

⮞ Unsere Empfehlung

Diese IGeL ist wirklich eine Frage des persönlichen Gesundheitsbewusstseins und Sicherheitsbedürfnisses.

Wer gesund ist (also z.B. keinen Bluthochdruck hat), nicht raucht und familiär nicht vorbelastet ist, hat ein geringes Risiko für Herz-Kreislauf-Erkrankungen. Es ist durchaus medizinisch ausreichend, ab 35 Jahren regelmäßig die Gesundheitsuntersuchung der gesetzlichen Krankenkassen in Anspruch zu nehmen. Ergibt sich dabei ein normaler Gesamtcholesterinspiegel im Blut, ist weiter von einem niedrigen Herz-Kreislauf-Risiko auszugehen. Bei erhöhtem Gesamtcholesterinspiegel besteht keine Notwendigkeit, die HDL- und LDL-Bestimmung selbst zu bezahlen, da diese dann Kassenleistungen sind.

Für Menschen mit hohem Interesse an ihren Blutfetten oder »grenzwertiger« Risikokonstellation ist die Bestimmung von Gesamtcholesterin, HDL-, LDL-Cholesterin und Triglyzeriden eine sinnvolle Basis. Diese Werte werden auch für eine genaue Einschätzung des Herz-Kreislauf-Risikos benötigt (→ S. 173). Weitere Werte bringen nur wenig zusätzliche Information und sind vom Preis-Leistungs-Verhältnis her nicht zu empfehlen. Auch engmaschige Verlaufskontrollen alle paar Monate sind bei gleich gebliebenen Lebensbedingungen verzichtbar.

ⓘ Es gibt eine Alternative: Fast alle Apotheken bestimmen das Gesamtcholesterin aus dem Kapillarblut, viele auch die Untergruppen HDL- und LDL-Cholesterin und die Triglyzeride. Die Tests werden für Screening-Zwecke als ausreichend genau angesehen und kosten je nach Zahl der bestimmten Werte 5–15 €. Ergeben sich hier Auffälligkeiten, ist die weitere Diagnostik eine Kasssenleistung. Mittlerweile gibt es sogar Geräte zur Selbstmessung des Gesamtcholesterins mittels Teststreifen vergleichbar denen zur Blutzuckermessung. Sie sind aber erheblich teurer (→ S. 246).

⬛ Literatur und Links

■ Hunziker, S., et al.: Der internistische Check-up. Internist 2006, 47: 55–68.

Blutgruppenbestimmung

Die Blutgruppenbestimmung im ABO- und Rhesussystem wird zum einen zur Eintragung in einen Gesundheitsausweis, Vorsorge- oder Unfallpass empfohlen. Zum anderen soll die ABO-Blutgruppe vor Beginn einer so genannten Blutgruppendiät bestimmt werden.

✎ Medizinischer Hintergrund

Es gibt zahlreiche Blutgruppensysteme oder kurz Blutgruppen (→ S. 48). Am bedeutsamsten sind das ABO-System mit den Blutgruppen A, B, AB und O und das Rhesus-System (Rhesus-positiv oder -negativ). Hier kann es im Falle einer Übertragung »falschen« Blutes zu schweren Unverträglichkeitsreaktionen kommen.

💧 Durchführung

Die Blutgruppenbestimmung erfolgt aus Venenblut. Je nach Untersuchungsumfang sind ein oder mehrere Röhrchen notwendig. Die meisten Angebote umfassen die Bestimmung der ABO-Blutgruppe (→ S. 48) oder die Bestimmung von ABO-Blutgruppe und Rhesusfaktor (→ S. 48) einschließlich eines Antikörpersuchtests (→ S. 49). Selten wird die Bestimmung zusätzlicher Blutgruppen angeboten, etwa die des Kell-Systems (→ S. 48).

🔎 Medizinische Bewertung

Die »Richtlinien zur Gewinnung von Blut und Blutbestandteilen und zur Anwendung von Blutprodukten (Hämotherapie)« sehen umfangreiche Untersuchungen vor Blutübertragungen zur Vermeidung von Transfusionzwischenfällen vor. In Notfällen kann der Arzt zwar von den Richtlinien abweichen. Blutgruppenuntersuchungen anderer Labors »dürfen aber (außer im Katastrophenfall) nicht allein einer Erythrozytentransfusion zugrunde gelegt werden«. Vorhandene Blutgruppendokumente sollen aber eingesehen werden, um früher nachgewiesene Antikörper bei der Transfusion berücksichtigen zu können.

Die Frage der Blutgruppendiät ist eine Ansichtssache – wissenschaftlich belegt ist sie nicht.

🐍 Unsere Empfehlung

Wir halten die Blutgruppenbestimmung als IGeL nur selten für sinnvoll. Vor einer Transfusion muss der Arzt die Blutgruppe erneut bestimmen und Empfänger- und Spenderblut auf Verträglichkeit testen lassen. Ausnahmen sind auf extreme Notfälle begrenzt. Ein Patient hat in Deutschland durch Kenntnis seiner Blutgruppe somit kaum einen Vorteil. Vor Reisen in Länder mit schlechter medizinischer Versorgung (»unsichere« Blutkonserven) ist eine Blutgruppenbestimmung sinnvoll um zu wissen, wer aus der Familie im Notfall wem Blut spenden kann.

An die Blutgruppendiät glauben wir nicht. Entsprechend raten wir von der Blutgruppenbestimmung aus diesem Grund ab.

ℹ️ Literatur und Links

■ Richtlinien zur Gewinnung von Blut und Blutbestandteilen und zur Anwendung von Blutprodukten (Hämotherapie). Gesamtnovelle 2005 unter Berücksichtigung der Änderungen und Ergänzungen 2007. Deutscher Ärzte-Verlag 2008

🦠 IGeL-Check Blutgruppenbestimmung

GOÄ Nr.	Leistung	Mindestsatz	Regelsatz
Typisches Basis-Angebot			
3	Eingehende Beratung (mind. 10 Min.)	8,74 €	20,11 €
250	Blutabnahme Vene	2,33 €	4,20 €
3983	ABO-Blutgruppen-, Rhesusfaktor-Bestimmung, Antikörpersuchtest	29,14 €	33,51 €
Eventuell hinzukommend oder alternativ			
3	Eingehende Beratung (mind. 10 Min.)	8,74 €	20,11 €
3980	ABO-Blutgruppen-Bestimmung	5,83 €	6,70 €
3985	Bestimmung weiterer Blutgruppenmerkmale (z. B. Duffy, Kell), jeweils	11,66 €	13,41 €
Preisspanne: Basis-Angebot ~ 55–60 €, mit Erweiterungen ~ 100 € (zur GOÄ → S. 319)			

Check-up (General-Check, Gesundheitsuntersuchung, Gesundheits-Check)

Durch Blut- und Urinuntersuchungen sollen möglichst viele Organsysteme auf Störungen untersucht werden, um Risiken oder bereits bestehende, aber unerkannte Erkrankungen zu erkennen.

✂️ Medizinischer Hintergrund

Bei etlichen Erkrankungen sind die Aussichten des Betroffenen bei frühzeitiger Behandlung am besten. Viele davon bereiten aber erst in fortgeschrittenen Stadien Beschwerden, sodass die Behandlung zu spät einsetzt.

💧 Durchführung

Bei den verschiedenen IGeL zum allgemeinen Check-up werden mehrere Röhrchen Venenblut entnommen. Die ermittelten Werte variieren stark. Da jedoch immer der Nüchternblutzu-

Kassenleistung? Bei medizinischer Notwendigkeit, etwa vor einer Blutübertragung, ist die Blutgruppenbestimmung eine Kassenleistung. Auch bei Schwangeren werden routinemäßig die ABO-Blutgruppe und der Rhesusfaktor bestimmt.

Falschabrechnung? Das Risiko missbräuchlicher Abrechnung besteht, wenn Sie im gleichen Quartal in kassenärztlicher Behandlung sind. Es ist aber gering, da die Kostenübernahme durch die Krankenkasse an eng umschriebene Voraussetzungen gebunden ist.

cker und Blutfettwerte dabei sind, müssen Sie für die Blutentnahme nüchtern bleiben. Fast immer umfassen die Angebote auch eine Urinuntersuchung, für die Morgenurin (als Mittelstrahlurin gewonnen) am besten geeignet ist.

Bei kleinen Paketen werden üblicherweise folgende Werte bestimmt:

➤ Kleines Blutbild (→ S. 43), BSG (→ S. 54)
➤ Nüchternblutzucker (→ S. 80)
➤ Gesamtcholesterin (→ S. 77), HDL-Cholesterin (→ S. 89), LDL-Cholesterin (→ S. 109), Triglyzeride (→ S. 140)
➤ GPT (→ S. 83) oder GOT (→ S. 83)
➤ Kreatinin (→ S. 107)
➤ Urin-Teststreifen-Untersuchung (→ S. 150)

Am häufigsten angeboten werden mittelgroße Pakete. Sie beinhalten zusätzlich meist:

➤ Differenzialblutbild (→ S. 68), CRP
➤ Gesamteiweiß im Blut (→ S. 78)
➤ Harnstoff (→ S. 88)
➤ Harnsäure (→ S. 87)
➤ Natrium (→ S. 117), Kalium (→ S. 100), Kalzium (→ S. 102), Phosphat (→ S. 124)
➤ Gamma-GT (→ S. 76), AP (Alkalische Phosphatase → S. 30), Bilirubin (→ S. 39)

Prinzipiell sind aber nach oben keine Grenzen gesetzt. Die größten Pakete umfassen:

➤ Weitere Werte des Arteriosklerose-Checks (→ S. 173), am häufigsten Homozystein (→ S. 94)
➤ Werte zur Beurteilung des Eisenhaushaltes (→ S. 70), z.B. Eisen (→ S. 70)
➤ Werte aus dem Schilddrüsen-Check (→ S. 222), am häufigsten TSH (→ S. 142)
➤ Ein oder mehrere Hormone, meist Geschlechtshormone (→ S. 257)
➤ Bei Männern das PSA (→ S. 128), gelegentlich auch andere Tumormarker (→ S. 143)

🔍 Medizinische Bewertung

Kernpunkt der medizinischen Bewertung dieser Angebote ist nicht, ob die angebotenen Werte zuverlässig zu bestimmen sind und ob die Referenzbereiche gut definiert sind. Dies ist für fast alle dieser Werte zu bejahen.

Eine wesentliche Frage der medizinischen Bewertung ist, ob die angebotenen Werte schon frühzeitig und nicht erst in Spätstadien die Störungen »ihres« Organsystems erfassen. Fast alle Werte sind auch in anderen IGeL-Paketen enthalten – Antwort auf diese Frage Sie finden dort und bei den einzelnen Laborwerten.

Zweites Kernproblem ist, ob der Nutzen eines Screenings belegt ist. Hier gilt derzeit:

➤ Ein Screening auf erhöhte Blutfette und Diabetes ist unstrittig auch bei beschwerdefreien Erwachsenen sinnvoll.
➤ Blutuntersuchungen auf Schilddrüsenerkrankungen sind wahrscheinlich für ältere Frauen von Nutzen.
➤ Die PSA-Bestimmung zur Entdeckung eines Prostatakrebses ist umstritten.
➤ Der Nutzen darüber hinaus gehender Blutuntersuchungen bei beschwerdefreien Erwachsenen ist nicht belegt. Sinnvoll sind aber eine Erfassung der individuellen Risiken insbesondere für Herz-Kreislauf- und Krebserkrankungen und ggf. die gezielte Bestimmung weiterer Laborwerte bei erhöhtem Risiko.

⮊ Unsere Empfehlung

Auch wenn es plausibel klingt, sich gelegentlich mal »von oben bis unten durchchecken zu lassen« – wir halten ein solches »Komplettprogramm« nicht für empfehlenswert. Sinnvoller ist nach heutigem Wissen die Beschränkung auf einige wenige Untersuchungen, ergänzt durch gezielte Untersuchungen in Abhängigkeit vom persönlichen Risikoprofil.

Wenn Sie älter sind als 35 Jahre, sollten Sie die kostenfreie Gesundheitsuntersuchung alle zwei Jahre in Anspruch nehmen. Sie erkennt nämlich nicht nur Fettstoffwechselstörungen und Typ-2-Diabetes, sondern auch den Bluthochdruck, einen der wichtigsten Risikofaktoren für Herz-Kreislauf-Erkrankungen, der aber durch Laboruntersuchungen nicht erfasst wird. Ab etwa 50 Jahren ist eine Bestimmung des TSH-Werts eine Überlegung wert. Ergeben sich hieraus Auffälligkeiten, ist die weitere Diagnostik eine Kassenleistung.

✳ IGeL-Check

GOÄ Nr.	Leistung	Mindestsatz	Regelsatz
Typisches Angebot			
3	Eingehende Beratung (mind. 10 Min.)	8,74 €	20,11 €
250	Blutabnahme Vene	2,33 €	4,20 €
3550	Kleines Blutbild	3,50 €	4,26 €
3711	BSG	2,33 €	2,68 €
3560	(Nüchtern-)Blutzucker	2,68 €	3,08 €
3562.H1	Gesamtcholesterin	2,33 €	2,68 €
3563.H1	HDL-Cholesterin	2,33 €	2,68 €
3564.H1	LDL-Cholesterin	2,33 €	2,68 €
3565.H1	Triglyzeride	2,33 €	2,68 €
3595.H1, 3594.H1	GPT, GOT, jeweils	2,33 €	2,68 €
3585.H1	Kreatinin	2,33 €	2,68 €
3652	Urinteststreifenuntersuchung	2,04 €	2,45 €
Eventuell hinzukommend oder alternativ			
3	Eingehende Beratung (mind. 10 Min.)	8,74 €	20,11 €
3550, 3551	Differenzialblutbild	4,67 €	5,37 €
3524	CRP	5,83 €	6,70 €
3573.H1	Gesamteiweiß im Blut	1,75 €	2,01 €
3584.H1	Harnstoff	2,33 €	2,68 €
3583.H1	Harnsäure	2,33 €	2,68 €
3557, 3558	Natrium, Kalium, jeweils	1,75 €	2,01 €
3555	Kalzium	2,33 €	2,68 €
3580.H1	Phosphat	2,33 €	2,68 €
3592.H1	Gamma-GT	2,33 €	2,68 €
3587.H1	Alkalische Phosphatase	2,33 €	2,68 €
3581.H1	Bilirubin	2,33 €	2,68 €
Preisspanne: Basis-Angebot ~ 55 €, mit Erweiterungen bis gut 100 € (zur Abrechnung nach GOÄ → S. 319)			

Kassenleistung? Bei Beschwerdefreien über 35 Jahren sind die Bestimmung des Gesamtcholesterins, des Nüchternblutzuckers und die Urinteststreifenuntersuchung alle zwei Jahre im Rahmen der Gesundheitsuntersuchung kostenfrei möglich. Ansonsten sind die genannten Werte nur bei hoher Gefährdung oder konkretem Erkrankungsverdacht Kassenleistung.

Falschabrechnung? Das Risiko ist gegeben. Bei Vorliegen von Vorerkrankungen könnte ein Arzt missbräuchlich ein Teil der IGeL auch auf dem Krankenschein abrechnen.

Sind Sie jünger als 35 Jahre, gesund und ohne familiäre Vorbelastung, sind Untersuchungen bei Beschwerdefreiheit nicht nötig. Bei erhöhtem Sicherheitsbewusstsein empfehlen sich aber auch hier am ehesten die Bestimmung der Blutfette und des Nüchternblutzuckers.

Möchten Sie darüber hinaus unabhängig vom Alter trotz Beschwerdefreiheit weitere Organsysteme wie etwa Leber oder Nieren untersuchen lassen, sollten Sie keinesfalls umfangreicher Labor-Schrotschuss-Diagnostik zustimmen. Wir empfehlen Ihnen dann, bei den jeweiligen IGeL-Angeboten hier im Buch nachzuschauen und sich aus den dort empfohlenen oder zumindest vertretbaren Werten Ihr individuelles Paket selbst zusammenzustellen. Lassen Sie alle Werte an einem Termin abnehmen, um die Beratungskosten zu minimieren.

Dringend abzuraten ist von Hormon- oder Tumormarkerbestimmungen im Blut. Ausnahme ist die PSA-Bestimmung, die zwar unter Medizinern umstritten, aber vertretbar ist, wenn Sie sich über ihre Vor- und Nachteile im Klaren sind.

Sehr große Apotheken bieten mittlerweile 6–10 häufig nachgefragte Werte als Untersuchung aus Kapillarblut an. Die Genauigkeit reicht für Screening-Zwecke aus, sodass dies eine durchaus erwägenswerte Alternative ist (Kosten ~ 10–15 €). Allerdings sind die hierzu erforderlichen Geräte teuer, sodass diese Möglichkeit de facto in vielen Gegenden nicht zur Verfügung steht. Erkundigen Sie sich trotzdem bei einem Weg in die Stadt, fragen kostet nichts. Blutfett- und Blutzuckerbestimmungen sind mittlerweile überall verfügbar, für die Blutuntersuchung müssen Sie nüchtern bleiben. Die Urinteststreifenuntersuchung können Sie sogar selbst durchführen.

Literatur und Links

- Skalnik, C.: **Vorsorgeuntersuchungen.** 06.02.2007. Nachzulesen unter **www.sueddeutsche.de/gesundheit/artikel/997/100897/**

- Hunziker, S., et al.: **Der internistische Check-up.** Internist 2006, 47: 55–68.

Chronisches Erschöpfungssyndrom (Chron. Ermüdungssyndrom, chronique fatigue syndrome, CFS)

Es wird eine Blutuntersuchung angeboten zur Klärung meist uncharakteristischer Beschwerden, vor allem einer erhöhten Ermüdbarkeit und Erschöpfung.

Medizinischer Hintergrund

Das chronische Erschöpfungssyndrom (→ S. 262) ist erst seit rund 20 Jahren als Krankheit anerkannt. Es ist wahrscheinlich keine einheitliche Erkrankung, sondern auf verschiedene Ursachen zurückzuführen, die sich durch ähnliche Beschwerden äußern. Hauptkennzeichen ist eine lang andauernde, abnorm starke Erschöpfbarkeit, oft kombiniert mit weiteren (uncharakteristischen) Beschwerden.

Das chronische Erschöpfungssyndrom nach heutigem Verständnis ist eine Ausschlussdiagnose, d.h. andere Ursachen und Krankheiten, die ebenfalls zu den Leitbeschwerden Leistungsabfall und abnorme Müdigkeit führen, müssen durch die Diagnostik ausgeschlossen werden. Dies sind ganz überwiegend seelische Belastungen oder Krisen (z.B. Job-Frustration, perspektivlose Beziehung, Erziehungs- oder Finanzprobleme), psychische Erkrankungen (vor allem depressiver Natur) oder körperliche Erkrankungen in einem frühen Stadium.

Durchführung

Der Arzt nimmt mehrere Röhrchen Blut ab. Die bestimmten Werte sind unterschiedlich; oft handelt es sich um einen oder mehrere Werte der folgenden Gruppen:

➤ Differenzialblutbild (→ S. 68), Entzündungswerte, z.B. CRP (→ S. 64)

➤ Vitamine wie Folsäure (→ S. 75) und Vitamin B12 (→ S. 155)

➤ Spurenelemente wie Eisen (→ S. 70), Magnesium (→ S. 115), Selen (→ S. 134) und Zink

(→ S. 161) sowie zur Klärung der Eisenversorgung zusätzlich Ferritin (→ S. 70)

➤ Hormone wie TSH (→ S. 142), T3 (→ S. 135), T4 (→ S. 136), Kortisol (→ S. 105)

➤ Antikörpertests (→ S. 98) auf Infektionserreger wie EBV (Ebstein-Barr-Virus), Borrelien, HBV (Hepatitis-B-Virus), HCV (Hepatitis-C-Virus, Hepatitis-Serologie → S. 90) oder Coxsackie-Viren

Prinzipiell kann diese Liste fast beliebig erweitert werden, von Bestimmungen der Geschlechtshormone über Blutuntersuchungen zur Beurteilung des Immunsystems und umweltmedizinische Untersuchungen (z. B. Blei-, Cadmiumbestimmung im Blut) bis hin zu Stuhluntersuchungen auf Darmpilze.

🔍 Medizinische Bewertung

Das chronische Erschöpfungssyndrom kann nicht allein durch Laborwerte festgestellt oder ausgeschlossen werden.

Der Verdacht auf ein chronisches Erschöpfungssyndrom fußt auf der Anamnese und dem Untersuchungsbefund. Hier gibt es einen Katalog von Diagnosekriterien, der dem Arzt die Arbeit erleichtert.

Erhärtet sich der Verdacht, befürworten Fachkreise die routinemäßige Durchführung bestimmter Labortests zum Ausschluss häufiger Erkrankungen, die ebenfalls mit Müdigkeit einhergehen. Das empfohlene Programm umfasst die Bestimmung der BSG (→ S. 54), ein Differenzialblutbild (→ S. 68), die GOT (→ S. 83), GPT (→ S. 83), Gamma-GT (→ S. 76), AP (Alkalische Phosphatase → S. 30), die Blutsalze Natrium und Kalium (→ S. 117 und S. 100), Kalzium (→ S. 102), Phosphat (→ S. 124), Kreatinin (→ S. 107), das Gesamteiweiß im Blut (→ S. 78), eine Bluteiweiß-Elektrophorese (→ S. 44), den Nüchternblutzucker (→ S. 80), das TSH (→ S. 142) und eine Urin-Teststreifen-Untersuchung (→ S. 150). Eine umfangreiche Abwehrsystem- und Infektionserregerdiagnostik ohne konkrete Verdachtsmomente wird ausdrücklich abgelehnt, ebenso Bestimmungen von Hormonen, Vitaminen und Spurenelementen.

Zeigen sich bei der körperlichen Untersuchung Auffälligkeiten oder ergeben sich im Basis-Laborprogramm krankhafte Befunde, werden diese durch gezielte Laboruntersuchungen weiter abgeklärt. Bei umfangreicher ungezielter Labordiagnostik besteht eher die Gefahr, dass sich nachfolgend auf einen Laborwert konzentriert wird, der gar nichts mit der Erkrankung zu tun hat.

Hinweis zu Selen und Zink: Ein Mangel an Selen oder Zink wird besonders oft für uncharakteristische Beschwerden wie eben auch Erschöpfungszustände verantwortlich gemacht. Tatsächlich sind Selen- und Zinkmangel aber selten und zudem nicht eindeutig mit Erschöpfungszuständen assoziiert (→ S. 183).

🔄 Unsere Empfehlung

Wir raten Ihnen von Selbstzahlerleistungen zur Feststellung oder zum Ausschluss eines chronischen Erschöpfungssyndroms dringend ab. Die teils sehr umfangreichen Paketangebote sind weder medizinisch noch wirtschaftlich sinnvoll.

Gelegentliche Müdigkeit oder Erschöpfung sind normal und bedürfen keiner Untersuchung. Fühlen Sie sich längere Zeit »ohne Grund« müde und erschöpft oder treten weitere Beschwerden wie ein schneller Herzschlag auf, sollten Sie den Arzt aufsuchen. Die Ursachensuche bei abnormer Erschöpfbarkeit ist eine Kassenleistung. Sie müssen aber mehrfach den Arzt aufsuchen, weil dieser aufgrund des Wirtschaftlichkeitsgebots eine Schritt-für-Schritt-Diagnostik durchführen muss. Auch wird das Laborprogramm bei Verdacht auf ein chronisches Erschöpfungssyndrom eine Variante des obigen Basisprogramms sein. Man kann einzelne Werte davon durchaus kritisieren, z. B. zeigt das Cystatin C (→ S. 67) im Blut Nierenerkrankungen empfindlicher an als das Kreatinin. Ein Suchprogramm auf Leber- und Nierenerkrankungen sowie chronische Entzündungen ist aber bei Fehlen konkreter Verdachtsmomente sinnvoller als eine umfangreiche Hormon- und Infektionsdiagnostik.

Literatur und Links

- Seriöser Überblick über das chronische Erschöpfungssyndrom: www.cdc.gov/cfs/ (englisch)
- Diagnostik und Therapie des chronischen Müdigkeitssyndroms (CFS) und verwandter Erkrankungen. Ein Positionspapier der Ärztekammer Nordrhein. Ärztekammer Nordrhein, 2000. Nachzulesen unter www.aerztekammer-nordrhein.de/htmljava/a/kammerarchiv/cfs.pdf

IGeL-Check

GOÄ Nr.	Leistung	Mindestsatz	Regelsatz
Typisches Basis-Angebot			
3	Eingehende Beratung (mind. 10 Min.)	8,74 €	20,11 €
250	Blutabnahme Vene	2,33 €	4,20 €
3550 f.	Differenzialblutbild	4,67 €	5,37 €
3524	CRP	5,83 €	6,71 €
4140	Vitamin B12	14,57 €	16,76 €
4140	Folsäure	14,57 €	16,76 €
3742	Ferritin	14,57 €	16,76 €
3620	Eisen	2,33 €	2,68 €
3621	Magnesium	2,33 €	2,68 €
4134	Selen	23,90 €	27,49 €
4135	Zink	5,25 €	6,04 €
4020 ff.	Hormonbestimmung wie z. B. TSH, je Hormon	14,57 €	16,76 €
4305	Antikörpertest auf EBV	13,99	16,09 €
4236	Antikörpertest auf Borrelien	13,41	15,42 €
4381	Antikörpertest auf Hepatitis B	13,99 €	16,09 €
4406	Antikörpertest auf Hepatitis C	23,31 €	26,80 €
4335	Antikörpertest auf Coxsackie-Viren	16,90 €	19,44 €
Eventuell hinzukommend oder alternativ			
3	Eingehende Beratung (mind. 10 Min.)	8,74 €	20,11 €
4191 ff.	Umweltmedizinische Belastung im Blut, je Element	18,24 €	20,98 €
	Dermatologische Haaranalyse		~ 35 €
	Umweltmedizinische Haaranalyse		~ 80 €

Preisspanne: Basis-Angebot 150–200 €, bei Erweiterungen z. B. um umweltmedizinische Untersuchungen wesentlich höher (zur Abrechnung nach GOÄ → S. 319)

Kassenleistung? Bei Verdacht auf ein chronisches Erschöpfungssyndrom sind gezielte Laboruntersuchungen in Deutschland Kassenleistung.

Falschabrechnung? Sind Sie wegen der gleichen Beschwerden in kassenärztlicher Behandlung, besteht das Risiko missbräuchlicher Abrechnung. Der Arzt könnte einen Teil der Leistung gleichzeitig auf Krankenschein abrechnen.

Darmflora-Analyse
(Dysbiose-Check)

Die Bestimmung einzelner oder – die Regel – mehrerer Mikroorganismen im Stuhl soll ein Ungleichgewicht der verschiedenen Darmbakterien und -pilze als Ursache meist uncharakteristischer Magen-Darm- oder Allgemeinbeschwerden aufdecken.

Medizinischer Hintergrund

Der menschliche Dickdarm ist von Abermillionen Bakterien und Pilzen besiedelt. Diese Mikroorganismen werden ihrer Gesamtheit als Darmflora bezeichnet.

Ein Ungleichgewicht dieser Darmflora, insbesondere ein zu starkes Pilzwachstum, wird nicht selten für das Reizdarmsyndrom und andere Darmbeschwerden, aber auch für uncharakteristische Allgemeinbeschwerden verantwortlich gemacht.

Labordiagnostisch kann der Gehalt vieler Bakterien und Pilze im Stuhl bestimmt werden.

Durchführung

Für die Darmflora-Analyse geben Sie eine Stuhlprobe in der Praxis ab, die im Labor auf bestimmte Bakterien und Pilze untersucht wird.

Die Angebote variieren von der (halbquantitativen) Bestimmung nur von Candida-albicans-Pilzen über die Bestimmung von drei bis fünf so genannter Leitkeimen bis zur Bestimmung von mehr als einem Dutzend verschiedener Darmbakterien und -pilze.

Medizinische Bewertung

Die verschiedensten (überwiegend uncharakteristischen) Beschwerden auf ein Ungleichgewicht der Mikroorganismen im Darm und dabei vor allem auf ein Überwiegen von Pilzen zurückzuführen ist ausgesprochen populär. Wissenschaftlich belegt ist diese Vorstellung aber ganz und gar nicht.

Es stimmt zwar, dass die Darmflora bedeutsam ist für die Gesundheit eines Menschen, und zwar nicht nur für den Darm, sondern für den ganzen Organismus.

IGeL-Check

GOÄ Nr.	Leistung	Mindestsatz	Regelsatz
Typisches Basis-Angebot			
3	Eingehende Beratung (mind. 10 Min.)	8,74 €	20,11 €
4530, 4533, 4606, 4706	Mikrobiologische Stuhlanalyse einschließlich Keimzahlbestimmung und Test auf Candida albicans	40,79	46,90 €
Eventuell hinzukommend oder alternativ			
3	Eingehende Beratung (mind. 10 Min.)	8,74 €	20,11 €
4532 (4x), 4538 (3x)	Mikrobiologische Stuhlanalyse einschließlich Keimzahlbestimmung (vier Keime)	51,28 €	58,97 €
4706	Nachweis von Candica albicans im Stuhl	6,99 €	8,04 €
Preisspanne: Basis-Angebot ~ 70 € (zur Abrechnung nach GOÄ → S. 319)			

Kassenleistung? Darmflora-Analysen sind keine Kassenleistung. Bestehen hingegen Beschwerden, etwa Durchfälle, ist die Untersuchung des Stuhls auf krankheitsverursachende Bakterien (z. B. Salmonellen) und bei entsprechendem Anhalt auch auf Candida albicans eine Kassenleistung.

Falschabrechnung? Das Risiko missbräuchlicher Abrechnung besteht kaum, da nur ein Teil der Untersuchungen unter bestimmten Voraussetzungen von der Kasse bezahlt wird.

Pilze können aber auch beim Gesunden im Darm siedeln. So ist beispielsweise der Pilz Candida albicans bei ungefähr der Hälfte der Erwachsenen im Stuhl nachzuweisen. Krankheiten verursachen Pilze nur unter besonderen Umständen, etwa bei einer hochgradigen Abwehrschwäche oder nach (lang dauernder) Antibiotikabehandlung. Es kommt dann am ehesten zu Durchfällen.

Hinzu kommen methodische Probleme, denn die Zahl der Pilze im Stuhl gibt weder die Besiedelung der unterschiedlichen Darmabschnitte noch den Zustand der Darmschleimhaut zuverlässig wieder.

Auch die Konsequenz eines Pilznachweises, nämlich die »Ausrottung« der Pilze im Darm, hält einer wissenschaftlichen Überprüfung nicht stand. Die Pilze lassen sich durch Anti-Pilz-Mittel (Antimykotika) allenfalls kurzzeitig unter die Nachweisgrenze drücken. Zuckerarme Kost ist nach heutigem Wissen ohne Wirkung. Dies ist auch einleuchtend, weil Zucker schon am Anfang des Darms ins Blut aufgenommen werden und die Zucker in den tieferen Darmabschnitten, wo die Pilze siedeln, somit nicht mehr aus der Nahrung kommen können.

🌙 Unsere Empfehlung

Das Fazit ist für uns klar: Zur Abklärung uncharakteristischer Beschwerden (auch des Magen-Darm-Traktes) ist die Darmflora-Analyse nicht geeignet. Hier wird ein tatsächlich seltenes Problem künstlich hochgespielt.

ℹ️ Literatur und Links

- Mitteilungen der Kommission »Methoden und Qualitätssicherung in der Umweltmedizin« des Robert-Koch-Instituts. Pathogenetische Bedeutung der intestinalen Candidabesiedelung. Umweltmed Forsch Praxis 10 (4) 250–265, 2005.
- Pilzalarm im Darm – ein Hirngespinst? Ärzte Woche online 2003. Nachzulesen unter www.aerztewoche.at/viewArticleDetails.do?articleId=205
- Klinkhammer, F.: Mykologen erörtern ein neues Phänomen: Vom Irrationalismus des »Pilzwahns«. Deutsches Ärzteblatt 94, Ausgabe 3 vom 17.01.1997, Seite A-90–91.

Darmkrebsvorsorge
(Darmkrebsfrüherkennung, Darmkrebsrisiko)

Die zur Darmkrebsvorsorge eingesetzten Stuhltests sollen besser als der »klassische« Stuhltest (auf Guaiakharz-Basis) okkultes (mit dem Auge nicht sichtbares) Blut oder Tumorzellbestandteile im Stuhl nachweisen und dadurch die Darmkrebsfrüherkennung verbessern.

🐟 Medizinischer Hintergrund

Darmkrebs (→ S. 263) ist der zweithäufigste bösartige Tumor. Bei frühzeitiger Behandlung können die meisten Betroffenen geheilt werden. Bei vielen Erkrankten wird der Tumor jedoch (zu) spät festgestellt, da Beschwerden oft lange fehlen. Dadurch verschlechtern sich die Heilungsaussichten erheblich.

Laborwerte zur Diagnose des Dickdarmkrebses gibt es nicht. Stuhltests zur Früherkennung fußen darauf, dass das Tumorgewebe häufiger in die Darmlichtung hinein blutet als gesunde Schleimhaut oder Tumorzellen abschilfern. Dann können kleine, mit dem bloßen Auge nicht erkennbare Mengen Blut bzw. abnorme Zellbestandteile im Stuhl nachweisbar sein.

Eine sichere Darmkrebs-Diagnose ist nur durch Darmspiegelung (Koloskopie → S. 263) mit Entnahme einer kleinen Gewebeprobe möglich. Die Darmspiegelung wird mittlerweile auch zur Früherkennung bei Beschwerdefreien empfohlen.

💧 Durchführung

Bei den angebotenen Untersuchungen handelt es sich immer um Stuhltests. Sie beruhen aber auf unterschiedlichen Prinzipien:

➤ Zum einen wird ein immunologischer Blutnachweis im Stuhl durch Nachweis von Hämoglobin (roter Blutfarbstoff) und Hämoglobin-Haptoglobin-Komplex angeboten.

➤ Der andere Test sucht nach einem veränderten Enzym (Tumor-M2-PK) im Stuhl.

Von der praktischen Durchführung her gibt es keine großen Unterschiede. Sie erhalten vom Arzt ein Testset mit Gebrauchsanweisung. Besondere Verhaltensmaßnahmen wie z. B. das Einhalten einer Diät sind nicht nötig.

🔍 Medizinische Bewertung

Der klassische Stuhltest auf okkultes Blut im Stuhl (z. B. Hämoccult®, Hämofec®) senkt bei regelmäßiger Testung nachgewiesenermaßen die Sterblichkeit an Dickdarmkrebs. Er ist verhältnismäßig einfach durchzuführen und belastet den Patienten nicht, abgesehen von einigen Nahrungseinschränkungen vor und während des Tests. Allerdings übersieht der Test mindestens die Hälfte aller Tumoren und ein positiver Test ist weit häufiger durch unbemerktes Zahnfleischbluten, Magenschleimhautentzündungen oder Hämorrhoiden bedingt als durch einen Darmkrebs. Jeder Blutnachweis im Stuhl muss durch eine Darmspiegelung abgeklärt werden.

Der immunologische Blutnachweis im Stuhl (z. B. Prevent®IDCC, immoCare®, gabOkkult®) erfordert keine Diät vor und während des Tests. Er wird bereits bei kleineren Blutmengen positiv als der klassische Stuhltest und übersieht dadurch weniger Tumoren. Allerdings müssen sich auch mehr Patienten einer Darmspiegelung unterziehen, ohne Krebs zu haben.

Ähnliches gilt wohl für den Tumor-M2PK-Nachweis im Stuhl (Schebo®). Tumor-M2PK ist eine veränderte Form des Enzyms Pyruvatkinase (PK), das bei Dickdarmkrebs, aber auch anderen Magen-Darm-Erkrankungen mit starker Zellvermehrung in der Darmschleimhaut auftritt.

Ob die neueren Stuhltests die Sterblichkeit an Darmkrebs weiter mindern als die klassischen, ist bislang nicht belegt. Es scheint wahrscheinlich, wobei die höhere Zahl entdeckter Tumoren möglicherweise oder wahrscheinlich mit einer höheren Zahl an »Fehlalarmen« Hand in Hand geht. Große kontrollierte Studien zu den für das Screening in aller Regel angebotenen Schnelltests gibt es unseres Wissens nicht.

Derzeit gilt in Deutschland die Darmspiegelung (Koloskopie) als Goldstandard der Darmkrebsfrüherkennung. Die meisten Darmkrebse entstehen im Verlaufe vieler Jahre aus Darmpolypen. Bei normalem Koloskopiebefund ist nicht nur für den aktuellen Zeitpunkt ein Darmkrebs ausgeschlossen, sondern auch in den nächsten Jahren die Wahrscheinlichkeit gering. Werden bei einer Koloskopie Polypen entfernt, so wird einer Darmkrebsentstehung wirklich vorgebeugt. Die Koloskopie ist allerdings mit zwar geringen, aber nicht vernachlässigbaren Risiken behaftet und wird daher für jüngere Menschen ohne erhöh-

✳ IGeL-Check

GOÄ Nr.	Leistung	Mindestsatz	Regelsatz
Typisches Basis-Angebot			
3	Eingehende Beratung (mind. 10 Min.)	8,74 €	20,11 €
A 3747 (2x)	Immunologischer Blutnachweis im Stuhl	20,98 €	24,13 €
Eventuell hinzukommend oder alternativ			
A 3747 (2x)	Immunologischer Hämoglobin-Haptoglobin-Komplex-Nachweis im Stuhl	20,98 €	24,13 €
4062	Tumor-M2PK-Nachweis im Stuhl	27,98 €	32,18 €
3	Eingehende Beratung (mind. 10 Min.)	8,74 €	20,11 €
Preisspanne: Basis-Angebot ~ 45 € (zur Abrechnung nach GOÄ → S. 319)			

Kassenleistung? Der immunologische Stuhltest auf Blut im Stuhl und der Tumor-M2PK-Nachweis im Stuhl werden nicht von den gesetzlichen Krankenkassen bezahlt.

Falschabrechnung? Das Risiko missbräuchlicher Abrechnung besteht nicht.

tes Risiko nicht empfohlen. Auch bei Menschen über 80 Jahren sind die Nachteile wahrscheinlich größer als die Vorteile. Und: Die Koloskopie ist zwar mittlerweile schmerzlos, nach wie vor in der Bevölkerung aber wenig akzeptiert.

Das Darmkrebs-Früherkennungsprogramm in Deutschland umfasst seit 2002 ab dem 50. Lebensjahr alle zwei Jahre eine Stuhluntersuchung auf okkultes Blut (klassischer Test auf Guaiakharz-Basis → S. 41), ab dem 56. Lebensjahr entweder die Fortführung der Stuhluntersuchungen oder eine Darmspiegelung (Koloskopie) alle zehn Jahre. International sind die Programme uneinheitlich. In den USA, Österreich und Italien beispielsweise setzt man ebenfalls auf die Darmspiegelung. In der Schweiz hingegen gibt es gar keine einheitlichen Empfehlungen.

Unsere Empfehlung

Menschen mit erhöhtem Darmkrebsrisiko (z. B. bei familiärer Belastung oder chronischer Darmentzündung) ist auf jeden Fall die Darmspiegelung anzuraten. Sie sollten mit Ihrem Arzt darüber reden, ab welchem Lebensalter und in welchen Abständen Darmspiegelungen sinnvoll sind, denn dies hängt vom individuellen Risiko ab. Für alle übrigen scheint das Kassen-Vorsorgeprogramm kein schlechter Weg.

Überlegenswert sind die neuen Stuhltests für diejenigen, die sich mit einer Darmspiegelung bei Beschwerdefreiheit gar nicht anfreunden können. Ein auffälliges Ergebnis muss aber ebenso wie »verdächtige« Beschwerden immer durch Darmspiegelung abgeklärt werden, auch wenn meist harmlose Ursachen dahinterstecken.

Immunologische Tests auf Blut im Stuhl und der Stuhltest auf Tumor-M2PK sind auch rezeptfrei in der Apotheke erhältlich (Preis um 15 bzw. 30 €). Immunologische Tests auf Blut im Stuhl kann man komplett selbst durchführen, beim Stuhltest auf Tumor-M2PK schickt man die Probe in ein Labor ein und wird dann benachrichtigt.

Literatur und Links

■ Enzymtest »M2-PK« überlegener Screeningmarker für Darmkrebs? arznei-telegramm 2007, 38, S. 59ff.

Diabetes-Risiko-Test
(Diabetes-Check, Diabetes-Vorsorge)

Durch Blutuntersuchung soll ein Diabetes (→ S. 263) möglichst frühzeitig erkannt werden, damit durch rechtzeitige Behandlung den diabetischen Folgeerkrankungen vorgebeugt werden kann.

Medizinischer Hintergrund

Mit rund sechs Millionen Erkrankten ist der Diabetes Typ 2 (→ S. 264) eine der häufigsten Stoffwechselstörungen in Deutschland, Tendenz steigend.

Im Gegensatz zum Typ-1-Diabetes hat der Typ-2-Diabetes eine jahre- bis jahrzehntelange »Vorgeschichte«: Begünstigt durch falsche Ernährung und Bewegungsmangel verschlechtert sich der Stoffwechsel langsam aber stetig, ohne dass der Betroffene irgendetwas spürt. Selbst ein vorhandener Diabetes Typ 2 bereitet nur wenige, häufig uncharakteristische Beschwerden und wird oft nur zufällig (und zu spät) entdeckt. In der ganzen Zeit können sich aber trotz des noch guten Allgemeinbefindens schon Folgeerkrankungen entwickeln, die im weiteren Verlauf oftmals entscheidend für die weitere Prognose des Betroffenen sind.

Die Stoffwechselveränderungen beim Diabetes lassen sich labordiagnostisch messen.

➤ Am wichtigsten sind die verschiedenen Blutzuckerwerte wie etwa ein erhöhter Nüchternblutzucker.

➤ Der Diabetes beeinflusst auch den Blutfettstoffwechsel ungünstig, sodass das Herz-Kreislauf-Risiko weiter steigt. Dies lässt sich durch die Bestimmung der Blutfettwerte klären.

Bei einem schon länger bestehenden Diabetes zeigen die Netzhaut der Augen und die Nieren meist als erste Langzeitschäden. Auch die Nierenfunktion kann durch Laborwerte erfasst werden, z. B. das Cystatin C oder die Kreatinin-Clearance.

💧 **Durchführung**

Es ist eine Blutentnahme mit mehreren Röhrchen notwendig.

Sie müssen zur Blutentnahme nüchtern in die Praxis kommen, sonst sind der Nüchternblutzuckerwert und die teilweise mitbestimmten Blutfette nicht aussagekräftig.

Die angebotenen Werte sind unterschiedlich:

➤ Sie umfassen meist den Nüchternblutzucker (→ S. 80) und das HbA1c (→ S. 88).

➤ Größere Programme sehen auch die Blutfettwerte vor, meist Gesamtcholesterin (→ S. 77), HDL- und LDL-Cholesterin (→ S. 89, S. 109) und Triglyzeride (→ S. 140).

✳ **IGeL-Check**

GOÄ Nr.	Leistung	Mindestsatz	Regelsatz
Typisches Basis-Angebot			
3	Eingehende Beratung (mind. 10 Min.)	8,74 €	20,11 €
250	Blutabnahme Vene	2,33 €	4,20 €
3560	(Nüchtern-)Blutzucker	2,68 €	3,08 €
3561	Glykierte Hämoglobine (HbA1, HbA1c)	11,66 €	13,41 €
Eventuell hinzukommend oder alternativ			
3	Eingehende Beratung (mind. 10 Min.)	8,74 €	20,11 €
3613	Oraler Glukosetoleranztest (viermalige Blutzucker-Bestimmung)	9,33 €	10,73 €
3562.H1	Gesamtcholesterin	2,33 €	2,68 €
3563.H1	HDL-Cholesterin	2,33 €	2,68 €
3564.H1	LDL-Cholesterin	2,33 €	2,68 €
3565.H1	Triglyzeride	2,33 €	2,68 €
3585.H1	Kreatinin	2,33 €	2,68 €
3742	Cystatin C	11,66 €	13,40 €
3615	Kreatinin-Clearance (zweimalige Bestimmung von Kreatinin)	3,50 €	4,03 €
Preisspanne: Basis-Angebot ~ 40 €, mit Erweiterungen bis ~ 100 € (zur GOÄ → S. 319)			

Kassenleistung? Die Leistungen der gesetzlichen Krankenkassen gehen in Deutschland über die auf S. 191 genannten Empfehlungen hinaus: Im Rahmen der Gesundheitsuntersuchung wird ab dem 35. Lebensjahr alle zwei Jahre der Nüchternblutzucker gemessen (»Check-Up 35«). Durch Untersuchung, Blutdruckmessung und Gesamtcholesterinbestimmung werden zusätzlich besondere Risiken erfasst.

Bei Auffälligkeiten dieser Untersuchungen oder konkretem Verdacht auf einen Diabetes mellitus, z. B. aufgrund von Beschwerden oder erhöhten Blutzuckerwerten bei einem Test in der Apotheke, ist die weitergehende Diabetesdiagnostik Kassenleistung.

Auch bei bereits bekanntem Diabetes ist die regelmäßige Beurteilung der Blutzuckereinstellung durch Laborwerte Kassenleistung.

Falschabrechnung? Das Risiko ist gegeben. Bei Vorliegen von Vorerkrankungen könnte ein Arzt missbräuchlich ein Teil der IGeL auch auf dem Krankenschein abrechnen.

➤ Teilweise werden auch Nierenwerte bestimmt, beispielsweise das Kreatinin (→ S. 107), die Kreatinin-Clearance (→ S. 107) oder das Cystatin C (→ S. 67).

🔍 Medizinische Bewertung

Die amerikanische Diabetesgesellschaft (American Diabetes Association) und die Deutsche Diabetes-Gesellschaft empfehlen allen Menschen über 45 Jahren ein Screening auf Diabetes Typ 2 alle drei Jahre. Als geeignet angesehen werden die Bestimmung des Nüchternblutzuckers oder ein oraler Glukosetoleranztest mit 75 g Glukose. Angesichts des geringeren Aufwandes wird die Bestimmung des Nüchternblutzuckers bevorzugt. Eine Untersuchung Jüngerer und/oder in kürzeren Abständen wird nur bei besonders hohem Risiko für sinnvoll gehalten, z. B. bei Übergewicht, Bluthochdruck oder bei Frauen nach Geburt eines Kindes mit einem Geburtsgewicht über 4 kg.

Die Eignung des HbA1c zum Screening ist umstritten. Es ist zwar bei unbehandelten Diabetikern erhöht und man muss für die Blutentnahme nicht nüchtern bleiben. Aus methodischen Gründen sind die Werte aber schlechter vergleichbar und eine gestörte Glukosetoleranz als Vorstufe eines Diabetes Typ 2 wird häufiger übersehen. Die alleinige Bestimmung des HbA1c wird daher abgelehnt.

Die Suche nach Glukose (Zucker) im Urin ist nicht geeignet, sie übersieht zu viele Diabetiker.

Die medizinische Bewertung der Blutfette und der Nierenwerte finden Sie auf S. 177 und S. 211.

➲ Unsere Empfehlung

Wir halten eine Diabetes-Vorsorge auf jeden Fall für sinnvoll. Diese ist aber auch ohne IGeL möglich.

Wenn Sie älter als 35 Jahre sind, ist es unseres Erachtens am sinnvollsten, alle zwei Jahre die kostenlose Gesundheitsuntersuchung in Anspruch zu nehmen. Zusätzlich gibt es z. B. im Internet verschiedene Fragebögen zum Diabetes-Risiko (z. B. bei www.diabetes-risiko.de). Sind alle Auswertungen unauffällig, bringen zusätzliche Untersuchungen nur wenig Informationsgewinn und sind medizinischerseits nicht nötig.

Erwägenswert sind Selbstzahlerleistungen:

➤ Bei sehr hohem Sicherheitsbewusstsein. Hier empfehlen wir eher die Durchführung eines Glukosetoleranztests als die Bestimmung des HbA1c. Beide kosten in etwa gleich viel, der Glukosetoleranztest ist aber besser vergleichbar und übersieht weniger Menschen mit einer gestörten Glukosetoleranz.

➤ Wenn Sie den Zeitaufwand mehrerer Blutuntersuchungen scheuen und nicht nur das Diabetes-Risiko, sondern möglichst viele Risiken mit einer einzigen Blutentnahme identifizieren möchten. Näheres hierzu → S. 181.

Sind Sie jünger als 35 Jahre und beschwerdefrei, empfehlen wir als ersten Schritt die Selbstbeantwortung eines Fragebogens zum Diabetes-Risiko, da diese Menschen mit erhöhtem Risiko recht gut erkennen. Die weiteren Überlegungen entsprechen dem oben Gesagten.

ⓘ Man kann seinen Blutzucker für 1–2 € auch in der Apotheke messen lassen. Die Geräte dort sind zwar nicht ganz so genau wie Laborgeräte und deshalb nicht zur Diabetesdiagnostik zugelassen. Bei normalen Werten ist aber ein Diabetes sehr unwahrscheinlich. Gleiches gilt für die Geräte zur Diabetiker-Selbstkontrolle, die ja immerhin die Grundlage für die Insulingaben sind.

Empfehlung zum Diabetes-Screening in der Schwangerschaft → S. 225

ℹ️ Literatur und Links

■ Kerner, W., et al.: **Definition, Klassifikation und Diagnostik des Diabetes mellitus.** Evidenzbasierte Leitlinie DDG Aktualisierung 10/2004. Nachzulesen unter **www.deutsche-diabetes-gesellschaft.de**

■ American Diabetes Association, Position Statements, **Screening for Type 2 Diabetes,** Diabetes Care 26: S21–S24, 2003. Nachzulesen unter **http://care.diabetesjournals.org/cgi/content/full/26/suppl_1/s21**

■ Fragebogen zum Diabetesrisiko: **www.diabetes-risiko.de**

Drogennachweis im Urin
(Drogen-Suchtest, -Screening)

Der Drogennachweis im Urin soll eine Drogen-einnahme in den letzten 2–3 Tagen aufdecken bzw. ausschließen.

Medizinischer Hintergrund

Drogenmissbrauch ist gerade bei Jugendlichen nicht so selten. Er wird in Anfangsstadien häufig nicht erkannt, führt aber in der Folge zu schweren medizinischen, psychischen und sozialen Problemen und kann Dritte gefährden, etwa bei Drogenkonsum in Verkehr oder Beruf.

In einigen Betreuungseinrichtungen für Jugendliche und junge Erwachsene wie Internaten oder Wohngruppen, aber auch bei manchen Arbeitgebern, wird der Drogennachweis deshalb routinemäßig praktiziert. In Kliniken wird der Test bei Verdacht auf akute Vergiftungen eingesetzt.

Durchführung

Bei den Drogen-Suchtests im Urin handelt es sich üblicherweise um Urin-Teststreifen oder spezielle Kassetten, welche Drogen ab einer bestimmten Mindestkonzentration im Urin nachweisen. Erhältlich sind sowohl Einzel- als auch Kombinationstests, z. B. für:

➤ Opiate (z. B. Heroin, aber auch starke Schmerzmittel vom Opioid-Typ). Methadon wird durch viele Kombinationstests nicht erfasst, es gibt aber Einzelteststreifen dafür.
➤ Cannabis (Haschisch, Marihuana)
➤ Kokain
➤ Amphetamine (z. B. Ecstasy)
➤ Benzodiazepine (die heute meistverordneten Beruhigungsmittel wie z. B. Valium®, Adumbran®)
➤ Barbiturate (früher oft in Schlafmitteln, heute in einigen Mitteln gegen Epilepsie, auch als Droge missbraucht)

IGeL-Check

GOÄ Nr.	Leistung	Mindestsatz	Regelsatz
3	Eingehende Beratung (mind. 10 Min.)	8,74 €	20,11 €
4151	Amphetamine	14,57 €	16,76 €
4153	Barbiturate	14,57 €	16,76 €
4155	Cannabinoide	14,57 €	16,76 €
4158	Cocain	14,57 €	16,76 €
4168	Opiate	14,57 €	16,76 €
3585.H1	Kreatinin im Urin	2,33 €	2,68 €
Eventuell hinzukommend oder alternativ			
3	Eingehende Beratung (mind. 10 Min.)	8,74 €	20,11 €
Kosten bei einer Substanz ~ 37 €, jede weitere Substanz 17 € (zur GOÄ → S. 319)			

Kassenleistung? Die Kosten für einen Drogennachweis im Urin aus medizinischen Gründen braucht der Betroffene (bzw. seine Eltern) bei Fragestellung durch einen Krankenhaus- oder Kassenarzt oder eine öffentliche Einrichtung nicht selbst zu tragen. Dies gilt sowohl für die Abstinenzkontrolle im Rahmen einer Abhängigkeitsbehandlung als auch für den Verdacht einer akuten Vergiftung.

Auch wenn am Arbeitsplatz solche Kontrollen vorgesehen sind, sind die Untersuchungen für den Arbeitnehmer kostenlos. Anders ist es, wenn ein Drogenausschluss zur Wiedererlangung des Führerscheins gefordert wird. Hier muss der Betroffene die Tests selbst bezahlen. Eine Kostenübernahme durch die gesetzliche Krankenkasse ist nicht möglich.

Falschabrechnung? Das Risiko missbräuchlicher Abrechnung ist kaum vorhanden.

Der Betroffene lässt ~ 20 ml Urin in einen Plastikbecher. Weil Suchtkranke ihren Urin nicht selten mit Wasser verdünnen oder die Urinprobe eines anderen abgeben, werden viele Probanden zur Toilette begleitet. Außerdem wird durch spezielle Teststreifen eine Urinverdünnung ausgeschlossen.

Zusätzlich sollen die Ärzte die Identität Ihres Patienten persönlich durch Personalausweis o.Ä. kontrollieren.

Medizinische Bewertung

Die Schnelltests sind zur Orientierung geeignet, wenn das Untersuchungsspektrum des Tests beachtet wird und Manipulationsversuche ausgeschlossen werden. Die Standard-Tests haben Lücken bei Designer-Drogen und bei Medikamenten. Bei Gruppentests ist außerdem die Empfindlichkeit des Tests nicht für alle Substanzen gleich.

Positive Suchtests erfordern einen Bestätigungstest (oft einen Bluttest).

Unsere Empfehlung

Die Notwendigkeit einer Selbstzahlerleistung ist kaum jemals gegeben.

Die Untersuchung des Urins auf Drogen setzt das vorherige Einverständnis des Betroffenen voraus. In Internaten, Betreuungseinrichtungen, Kliniken zur Abhängigkeitsbehandlung oder am Arbeitsplatz unterschreibt der Betroffene einen entsprechenden Absatz im Vertrag.

Trotz verständlicher Ängste raten wir Eltern dringend ab, Ihre Tochter oder Ihren Sohn mit einem Drogensuchtest im Urin zu überrumpeln, zur Urinabgabe zu nötigen oder unter Vorspiegelung falscher Fragestellungen Urin zu gewinnen. Dies ist ein massiver Eingriff ist die Persönlichkeitsrechte. Nicht nur preiswerter, sondern auch besser ist es, entsprechende Beratungsstellen oder spezialisierte Ärzte aufzusuchen.

Literatur und Links

- Tabelle mit zeitlichen Nachweisgrenzen verschiedener Drogen im Urintest: www.laborlexikon.de/Lexikon/Tabellen/29-Drogenscreening.htm

Eisenmangel-[Basis-]Check
(Vorsorgeuntersuchung auf Blutarmut)

Durch Blutuntersuchung soll eine Blutarmut ausgeschlossen werden.

Medizinischer Hintergrund

Der Eisenhaushalt ist auch beim Gesunden nur so eben ausgeglichen. Dies gilt vor allem für Frauen, die durch die Menstruation jeden Monat Blut verlieren. Auch Schwangerschaft und Stillzeit »kosten« die Frau Eisen. Rund 10 % der Frauen vor den Wechseljahren haben einen Eisenmangel und die Hälfte davon eine eisenmangel-bedingte Blutarmut. Beide verursachen oft nur wenige und zudem uncharakterische Beschwerden und werden deshalb lange nicht bemerkt.

Es gibt mehrere Laborwerte zur Beurteilung des Eisenhaushaltes:

- ➤ Bei Eisenmangel werden zuerst die körpereigenen Eisenspeicher entleert. Bester verfügbarer, wenn auch nicht optimaler Laborwert zur Beurteilung der Eisenspeicher ist das Ferritin (→ S. 70).
- ➤ Erst später sinkt das Funktionseisen ab. Dies zeigt sich zunächst durch eine verminderte Transferrinsättigung (→ S. 70).
- ➤ Zuletzt sinken der rote Blutfarbstoff Hämoglobin (→ S. 84) und die Zahl der roten Blutkörperchen ab (→ S. 50).

Durchführung

Die Suche nach einem Eisenmangel erfordert eine Blutabnahme mit mehreren Röhrchen.

- ➤ Praktisch immer wird ein kleines Blutbild angefertigt und das Ferritin bestimmt.
- ➤ Ein Teil der Angebote umfasst darüber hinaus die Messung von Eisen (→ S. 70) und Transferrin. Aus diesen kann dann die Transferrinsättigung errechnet werden.

Wird das Eisen im Blut bestimmt, müssen Sie nüchtern bleiben, da sich die Werte nach Nahrungsaufnahme verändern können.

🔍 Medizinische Bewertung

Wir haben keine Studien gefunden, die den Nutzen routinemäßiger Untersuchungen auf eine Eisenmangel-Blutarmut bei Beschwerdefreien belegen.

Das Screening führt zwar teilweise zu einer früheren Erkennung. Die Aussichten der Betroffenen sind aber nicht besser, als wenn Eisenmangel bzw. Blutarmut erst nach Eintreten von Beschwerden festgestellt und behandelt worden wären.

Ausnahme sind schwangere Frauen. Sie bekommen durch den hohen Eisenbedarf des Ungeborenen sehr häufig eine Blutarmut, gleichzeitig kann eine schwere Blutarmut die Entwicklung des Ungeborenen gefährden.

🐾 Unsere Empfehlung

Wir halten bei Beschwerdefreiheit eine Vorsorgeuntersuchung auf Blutarmut als IGeL nur sehr selten für sinnvoll.

Bei beschwerdefreien Männern ist ein Eisenmangel selten. Vorbeugende Untersuchungen sind nicht nötig.

Bei Frauen vor den Wechseljahren ist die Untersuchung auf einen Eisenmangel trotz Beschwerdefreiheit eine Frage des Sicherheitsbedürfnisses. Medizinisch notwendig ist sie nicht. Wir halten die Untersuchung am ehesten bei Vegetarierinnen für sinnvoll, da bei ihnen das Risiko erhöht ist. Zum Screening reichen ein kleines Blutbild und die Ferritinbestimmung. Ergeben sich hierbei Auffälligkeiten, sind evtl. notwendige weitere Untersuchungen eine Kassenleistung.

Bei Beschwerden, die mit einer Blutarmut vereinbar sind (z.B. Müdigkeit, schneller Puls bei Belastung) sollten Sie zum Arzt gehen. Notwendigkeit für Selbstzahlerleistungen besteht auch hier nicht, da die Ursachensuche auch bei uncharakteristischen Beschwerden eine Kassenleistung ist.

✳️ IGeL-Check

GOÄ Nr.	Leistung	Mindestsatz	Regelsatz
Typisches Basis-Angebot			
3	Eingehende Beratung (mind. 10 Min.)	8,74 €	20,11 €
250	Blutabnahme Vene	2,33 €	4,20 €
3550	Kleines Blutbild	3,50	4,03 €
3742	Ferritin	14,57	16,67 €
Eventuell hinzukommend oder alternativ			
3	Eingehende Beratung (mind. 10 Min.)	8,74 €	20,11 €
3620	Eisen	2,33	2,68 €
3575	Transferrin	5,83	6,70 €
Preisspanne: ~ 45 €, mit den genannten Erweiterungen ~ 75 € (zur GOÄ → S. 319)			

Kassenleistung? Bei Gesunden werden die genannten Leistungen nicht von den Krankenkassen übernommen. Ausnahme sind Schwangere, bei denen regelmäßig der rote Blutfarbstoff im Blut gemessen wird.

Bei Beschwerden, die auf eine Blutarmut verdächtig sind, oder Erkrankungen, die häufig zu einer Blutarmut führen, sind die Diagnosesicherung und die weitere Abklärung Kassenleistung.

Falschabrechnung? Das Risiko ist gegeben, da alle genannten Laboranalysen bei Erkrankungsverdacht Kassenleistung sind. Bei Einlesen der Chipkarte im gleichen Quartal könnte ein Arzt somit einen Teil der IGeL zusätzlich zu Lasten der Kasse berechnen.

Haarausfall (Alopezie-Test)

Blut- und teilweise auch Haaruntersuchungen sollen die Ursachen eines Haarausfalls klären und dadurch eine rechtzeitige Behandlung ermöglichen.

Medizinischer Hintergrund

Haarausfall ist ein häufiges Problem. Da er für die Umgebung sichtbar ist, belastet Haarausfall die Betroffenen oft sehr. Ursächlich überwiegt bei weitem der anlagebedingte androgene Haarausfall (→ S. 257), von dem früher oder später ein Großteil der Männer und gelegentlich auch Frauen betroffen sind. Für seine Diagnostik gibt es keine Laboruntersuchung.

Der Rest verteilt sich auf eine Reihe von Ursachen und Erkrankungen, etwa Störungen der Geschlechtshormone, Schilddrüsenunterfunktion, bestimmte Medikamente, schwere Mangelzustände, aber auch Pilzinfektionen.

 Der Ausfall von bis zu 100 Haaren pro Tag ist nicht krankhaft, sondern entspricht der normalen Regenerationsrate des Kopfhaars. Besonders Frauen mit langen Haaren empfinden aber diese Menge schon als »nicht mehr normal«.

Durchführung

Es werden mehrere Röhrchen Blut abgenommen. In aller Regel müssen Sie nicht nüchtern sein. Die bestimmten Werte variieren aber stark, sodass man sicherheitshalber nachfragen sollte.

Typische Angebote umfassen jeweils einen oder mehrere Werte der folgenden Gruppen:

➤ Geschlechtshormone wie FSH (→ S. 76), LH (→ S. 111), Östradiol (→ S. 120), Testosteron (→ S. 137), DHEA-S (→ S. 137), SHBG (→ S. 137), Prolaktin (→ S. 126)
➤ Andere Hormone wie TSH (→ S. 142), Kortisol (→ S. 105)
➤ Mineralstoffe wie Eisen (→ S. 70), Ferritin (kein Mineralstoff, aber Laborwert zur Beurteilung des Eisenhaushaltes → S. 70), Kalzium (→ S. 102) und Zink (→ S. 161)

Größere Programme bestimmen mehrere Werte der oben genannten Gruppen, dazu noch:

➤ Differenzialblutbild (→ S. 68), CRP (→ S. 64) und/oder Bluteiweiß-Elektrophorese (→ S. 44)
➤ Umweltgifte wie Blei (→ S. 40), Cadmium (→ S. 55), Quecksilber (→ S. 129), vor allem bei entsprechen Verdachtsmomenten
➤ Autoantikörper, z. B. ANA (→ S. 27)

Teils werden auch Haaranalysen auf Mineralstoffe oder Umweltgifte empfohlen.

Medizinische Bewertung

Als Erstes muss ein androgener Haarausfall ausgeschlossen werden. Dies gelingt in aller Regel durch Anamnese und Beurteilung des Verteilungsmusters des Haarausfalls ohne weitere technische Diagnostik. Der androgene Haarausfall lässt sich nicht laborchemisch nachweisen.

Weitere Untersuchungen einschließlich Laboruntersuchungen sind notwendig, wenn Verdacht auf einen erkrankungsbedingten Haarausfall besteht. Welche Untersuchungen sinnvoll sind, hängt von der Verdachtsdiagnose ab.

Unsere Empfehlung

Vermuten Sie, dass Ihr Haarausfall das normale Maß überschreitet, sollten Sie einen Hautarzt aufsuchen. Ergeben sich bei Anamnese und Untersuchung Hinweise z. B. auf eine Schilddrüsenunterfunktion, werden gezielte Laboruntersuchungen von den Krankenkassen bezahlt. Sie müssen aber mehrfach den Arzt aufsuchen.

Möglicherweise ist die Überweisung zu einer Haarambulanz oder -sprechstunde oder einer anderen Klinikeinrichtung zu erwägen. Dort sind die Möglichkeiten der (kostenfreien) Diagnostik oft größer als in der Arztpraxis.

Die Empfehlung eines kostenintensiven Laborkomplexes zur Aufklärung eines unklaren Haarausfalls ohne vorangehende Basisdiagnostik ist nicht sinnvoll und Sie sollten diese ablehnen.

Insbesondere erscheinen die oft angebotenen Spurenelement- und Schwermetallbestimmungen nicht sinnvoll, da diese zwar oft angeschuldigt werden, tatsächlich aber nur selten für den Haarausfall verantwortlich sind.

Allenfalls kann es sinnvoll sein, wenige einzelne Laboruntersuchungen als Selbstzahlerleistungen durchführen zu lassen, wenn der Arzt Ihnen genau begründen kann, warum die Kasse nicht für die Untersuchung zahlt, er sie aber dennoch für sinnvoll hält.

ℹ Literatur und Links

- **Leitlinien zum Haarverlust:** http://www.guideline. gov/summary/summary.aspx?doc_id=5428&nbr=0 03722&string=hair+AND+loss (eng isch)
- Ständer, H.: **Zur Bedeutung von Umwelteinflüssen auf den Haarausfall.** Dt Ärztebl 1999; 96: A-1571-1575

✺ IGeL-Check

GOÄ Nr.	Leistung	Mindestsatz	Regelsatz
Typisches Basis-Angebot			
3	Eingehende Beratung (mind. 10 Min.)	8,74 €	20,11 €
250	Blutabnahme Vene	2,33 €	4,20 €
3742	Ferritin	14,57 €	16,76 €
4135	Zink	5,25 €	6,04 €
4030	TSH	14,57 €	16,76 €
4042	Testosteron	20,40 €	23,46 €
4021, 4026, 4039	Bei Frauen: FSH, LH, Östradiol	49,54 €	56,97 €
Eventuell noch hinzukommend oder alternativ			
3	Eingehende Beratung (mind. 10 Min.)	8,74 €	20,11 €
60	Differenzialblutbild	3,50 €	4,03 €
3524	CRP	5,83 €	6,71 €
3748	Eiweißelektrophorese	11,66 €	13,41 €
4020 ff.	Kortisol	14,57 €	16,76 €
4044	Biotin	20,40 €	23,46 €
4134	Selen	23,90 €	27,49 €
3555	Kalzium (weitere Salze zum gleichen Preis)	2,33 €	2,68 €
4191, 4192, 4193, 4196	Arsen, Blei, Cadmium, Quecksilber im Blut, je Element	23,90 €	27,49 €
4191, 4192, 4193, 4196	Arsen, Blei, Cadmium, Quecksilber im Haar, je Element	23,90 €	27,49 €

Preisspanne: Typisches Basis-Angebot ~ 145 €, mit Erweiterungen ~ 260 €, bei Schwermetallanalysen noch wesentlich mehr (zur Abrechnung nach GOÄ → S. 319)

Kassenleistung? Bei Hinweisen auf eine der oben genannten Erkrankungen oder Mangelzuständen ist die weitergehende Diagnostik zumindest im Kern Kassenleistung. Die umweltmedizinischen Tests sind in aller Regel nicht erstattungsfähig.

Falschabrechnung? Das Risiko missbräuchlicher Abrechnung ist gegeben, wenn im gleichen Quartal eine Diagnostik auf Krankenschein erfolgt. In diesem Fall könnte der Arzt einen Teil der Leistungen erneut als IGeL abrechnen, obwohl sie schon auf Krankenschein abgerechnet wurden.

Helicobacter-pylori-Nachweis (Atem- oder Stuhltest)

Durch die verschiedenen Untersuchungen auf Helicobacter pylori mit nachfolgender Ausrottung des Bakteriums soll Magenschleimhautentzündungen, Magengeschwüren und bösartigen Magentumoren vorgebeugt werden.

Medizinischer Hintergrund

Helicobacter pylori ist ein Bakterium, das den Magen des Menschen befällt. Die Schätzungen, wie viele Deutsche mit Helicbacter pylori infiziert sind, schwanken zwischen 10 und 50 %. Ältere Menschen sind häufiger infiziert als jüngere. Die Infektionsrate nimmt derzeit in Deutschland wegen der verbesserten hygienischen Verhältnisse ab.

Es ist mittlerweile sicher, dass Helicobacter pylori nicht nur an der Entstehung von chronischen Magenschleimhautentzündungen (→ S. 276) und Magengeschwüren (→ S. 276), sondern auch des Magenkrebses (→ S. 276) und der (seltenen) bösartigen Magen-Lymphome (Lymphom → S. 276) beteiligt ist. Eine Kombinationsbehandlung mit Antibiotika zur Ausrottung des Keims (Eradikationstherapie) ist beispielsweise bei Magengeschwüren Standard und hat bei diesen die Rückfallrate erheblich vermindert.

Auf der anderen Seite werden sehr viele Menschen, die das Bakterium in ihrem Magen beherbergen, niemals magenkrank. Helicobacter pylori ist also bei der Entstehung der genannten Erkrankungen nur ein Faktor von mehreren, deren genaue Gewichtung unklar ist.

Für die Helicobacter-Diagnostik gibt es mehrere Möglichkeiten:

➤ Wird wegen Magenbeschwerden eine Magenspiegelung durchgeführt, so untersucht der Arzt immer eine Gewebeprobe auf Helicobacter pylori (Urease-Schnelltest → S. 89)

➤ Der Helicobacter-pylori-Antigen-Nachweis im Stuhl (→ S. 90) und der Helicobacter-pylori-Atemtest (→ S. 90) sind reine Laborunter-suchungen. Sie erfassen beide eine aktuelle Infektion mit Helicobacter pylori mit über 90%iger Sicherheit. Ob eine Magenerkrankung besteht, ist mit ihnen allerdings nicht festzustellen. Aus diesem Grund werden sie in erster Linie zur Erfolgskontrolle nach vorangegangener Eradikationsbehandlung eingesetzt

➤ Blutuntersuchungen auf Antikörper gegen Helicobacter pylori (Helicobacter-pylori-Antikörper-Nachweis → S. 90) können nur sagen, ob der Betroffene irgendwann einmal eine Infektion mit Helicobacter pylori gehabt hat, aber nicht, ob diese noch besteht oder inzwischen ausgeheilt ist.

Durchführung

Beide Tests sind wenig belastend:

➤ Für den Helicobacter-pylori-Antigen-Nachweis im Stuhl ist nur eine ungefähr erbsengroße Stuhlprobe nötig.

➤ Für den 13C-Helicobacter-Atemtest ist eine Nahrungspause über mindestens vier Stunden erforderlich. Zuerst blasen Sie in ein geschlossenes Röhrchen oder einen Beutel. Dann trinken Sie die Testlösung oder schlucken eine Testkapsel und geben nach einer halben Stunde die zweite Atemprobe ab.

Der Helicobacter-pylori-Antigen-Nachweis im Stuhl wie auch der Helicobacter-pylori-Atemtest werden durch bestimmte Magenmedikamente verfälscht, vor allem die so genannten Protonenpumpenhemmer gegen Magengeschwüre. Sie müssen deshalb vier Wochen vorher abgesetzt werden.

Medizinische Bewertung

Ob es einen gesundheitlichen Nutzen bringt, sich trotz Beschwerdefreiheit auf das Vorhandensein von Helicobacter pylori untersuchen zu lassen und bei einem Nachweis des Bakteriums eine Eradikationstherapie durchzuführen, ist nach wie vor umstritten.

Hauptziel eines solchen Vorgehens ist die Vorbeugung vor Magenkrebs, denn eine Helicobacter-Besiedelung des Magens ist ein gesicherter

Risikofaktor. Bislang gibt es diesbezüglich nur wenige Studien, die keine eindeutigen Ergebnisse brachten. Nach heutigem Kenntnisstand greifen bei der Entstehung von Magenkrebs verschiedene Faktoren ineinander, von denen die Helicobacter-Besiedelung nur einer ist.

Die vorliegenden Daten deuten darauf hin, dass eine Risikoreduktion vor allem in Ländern mit sehr hohem Magenkrebsrisiko wahrscheinlich ist. Deutschland gehört nicht zu diesen Hochrisiko-Ländern.

Auch ist der geeignete Zeitpunkt eines Screenings fraglich, da eine Behandlung im Erwachsenenalter zur Magenkrebs-Vorbeugung möglicherweise zu spät kommt. Bei einem frühen Screening ist aber eine abermalige Infektion eher möglich als bei einem späteren.

Zum dritten sind die Nebenwirkungen der Antibiotikabehandlung zu bedenken.

Wegen dieser vielen ungeklärten Fragen wird eine Untersuchung Beschwerdefreier mit ggf. folgender Behandlung derzeit nur für Menschen mit besonders hohem Magenkrebsrisiko empfohlen. Hierzu zählen etwa Magenoperierte und nahe Verwandte von Magenkrebspatienten.

⟲ Unsere Empfehlung

Wir raten angesichts des insgesamt geringen Risikos einer Magenkrebsentwicklung bei beschwerdefreien Menschen ohne weitere Risikofaktoren nicht zum Atem- oder Stuhltest auf Helicobacter pylori. Wir zählen sie aber zu den vertretbaren IGeL. Sicher nicht sinnvoll ist eine Blutuntersuchung auf Helicobacter-pylori-Antikörper.

⚠ Magenbeschwerden hingegen sollten Sie unbedingt abklären lassen. Dann ist aber bei Menschen über 40–45 Jahren fast immer eine Magenspiegelung sinnvoll, in deren Rahmen routinemäßig eine Helicobacter-pylori-Diagnostik erfolgt.

ℹ Literatur und Links

■ Brenner, H., Rothenbacher, D.: **Helicobacter-pylori-Infektion und Magenkrebs – eine unterschätzte Beziehung.** Deutsches Ärzteblatte, 102, 24: A1740–1743, 2005. Nachzulesen auch unter **www.aerzteblatt.de/v4/archiv/artikel.asp?src=heft&id=47322**

■ Malfertheiner, P., et al.: **Guidelines for the Management of Helicobacter pylori Infection –** Summary of the Maastricht-3 2005 Consensus Report.

✳ IGeL-Check

GOÄ Nr.	Leistung	Mindestsatz	Regelsatz
Typisches Angebot			
3	Eingehende Beratung (mind. 10 Min.)	8,74 €	20,11 €
4565	Helicobacter-pylori-Antigen-Nachweis im Stuhl	14,57 €	16,76 €
Eventuell hinzukommend oder alternativ			
3	Eingehende Beratung (mind. 10 Min.)	8,74 €	20,11 €
A617	Helicobacter-pylori-Atemtest	19,88 €	22,86 €
	Materialkosten		ca. 25 €
Preisspanne: ~ 40–100 € (zur Abrechnung nach GOÄ → S. 319)			

Kassenleistung? Bei Gesunden werden Tests auf Helicobacter pylori nicht von den Krankenkassen übernommen. Besteht hingegen der Verdacht auf eine Magenerkrankung, so ist die notwendige Diagnostik ebenso Kassenleistung wie eine evtl. nachfolgende Behandlung.

Falschabrechnung? Das Risiko missbräuchlicher Abrechnung besteht, wenn Sie im gleichen Quartal Kassenleistungen beansprucht haben. Bei Vorliegen von Vorerkrankungen könnte ein Arzt missbräuchlich ein Teil der IGeL auch auf dem Krankenschein abrechnen.

Herzinsuffizienz

(Vorsorgeuntersuchung auf Herzschwäche)

Eine Blutuntersuchung soll die Diagnose einer Herzschwäche noch vor Einsetzen der ersten Beschwerden ermöglichen, um durch frühzeitige Behandlung die Aussichten des Patienten zu verbessern.

Medizinischer Hintergrund

Eine Herzinsuffizienz (Herzschwäche → S. 270) ist insbesondere bei älteren Menschen häufig. Sie beginnt meist mit uncharakterischen, langsam fortschreitenden Beschwerden, die häufig lange Zeit verkannt werden.

Schon vor Einsetzen der Beschwerden kann die Einschränkung der Herzleistung oft durch eine Ultraschalluntersuchung festgestellt werden.

Seit wenigen Jahren stehen die natriuretischen Peptide (→ S. 118) im Blut als Laborwerte für eine Herzschwäche zur Verfügung. Sie werden bei einer Herzschwäche vermehrt vom Herzen freigesetzt und dann im Blut erhöht gefunden.

In der Routinediagnostik eingesetzt werden derzeit das BNP (→ S. 118) und NT-proBNP (→ S. 118) im Blut.

Durchführung

Es wird nur ein Röhrchen Venenblut entnommen. Bestimmt wird entweder das BNP oder das NT-proBNP im Blut.

Sie müssen für die Untersuchung nicht nüchtern bleiben.

Medizinische Bewertung

BNP und NT-proBNP haben einen klaren Stellenwert bei akuter Atemnot, um zwischen einer Herz- und einer Lungenerkrankung (ohne Herzbeteiligung) als Ursache zu unterscheiden.

Auch bei der Schweregradeinschätzung und in der Verlaufskontrolle einer Herzschwäche werden sie gelegentlich eingesetzt, obschon ihr genauer Stellenwert hier noch unklar ist.

In Studien zum Screening Beschwerdefreier auf eine Herzschwäche haben BNP und NT-proBNP bislang enttäuscht.

Zwar steigen ihre Spiegel im Blut mit zunehmender Herzschwäche. Die Überlappungen zwischen Gesunden und Kranken sind aber groß. Dies hängt damit zusammen, dass die Normbereiche methoden-, alters- und geschlechtsabhängig sind und für die einzelnen Patientengruppen noch genauer definiert werden müssen. Auch andere Störfaktoren wie z. B. eine Nierenfunktionsstörung lassen die Werte ansteigen.

IGeL-Check

GOÄ Nr.	Leistung	Mindestsatz	Regelsatz
Typisches Basis-Angebot			
3	Eingehende Beratung (mind. 10 Min.)	8,74 €	20,11 €
250	Blutabnahme Vene	2,33 €	4,20 €
4069	BNP, NT-proBNP, jeweils	43,72 €	50,28 €
Eventuell hinzukommend oder alternativ			
3	Eingehende Beratung (mind. 10 Min.)	8,74 €	20,11 €
Preis Basis-Angebot ~ 75 € (zur Abrechnung nach GOÄ → S. 319)			

Kassenleistung? Bei Beschwerdefreien übernehmen die Kassen die Kosten für die BNP- bzw. NT-proBNP-Bestimmung nicht. Bei bestimmten Vorerkrankungen oder Beschwerden ist die Analyse seit Mitte 2007 eine Kassenleistung.

Falschabrechnung? Das Risiko missbräuchlicher Abrechnung besteht. Bei Vorliegen von Vorerkrankungen könnte ein Arzt missbräuchlich ein Teil der IGeL auch auf dem Krankenschein abrechnen.

Die Wahrscheinlichkeit, dass bei einem auffälligen Wert trotz Beschwerdefreiheit tatsächlich eine Herzschwäche vorliegt, ist eher gering. Ein Nutzen scheint am ehesten zum Ausschluss einer Herzschwäche bei Hochrisikogruppen gegeben, z. B. über 60-jährigen Männern.

Die Deutsche Gesellschaft für Kardiologie sieht in ihren Leitlinien zur Therapie der chronischen Herzinsuffizienz von 2005 keine Bedeutung der BNP/NT-proBNP-Bestimmung zur Frühdiagnose von Herzerkrankungen, die noch keine Beschwerden machen.

Das American College of Cardiology und die American Heart Association schreiben in ihren Leitlinien von 2005, dass die BNP-Spiegel die Verdachtsdiagnose einer Herzschwäche stützen oder bei unklare Beschwerden diese erwägenswert erscheinen lassen können, dass sie jedoch für sich alleine nicht zur Diagnose oder zum Ausschluss einer Herzschwäche benutzt werden sollten.

◔ Unsere Empfehlung

Derzeit können wir die Bestimmung von BNP oder NT-proBNP bei Beschwerdefreiheit nicht empfehlen.

Abzuwarten bleibt, ob in den nächsten Jahren eine Beseitigung der methodischen Schwächen gelingt, die die Aussagekraft doch erheblich einschränken.

ℹ Literatur und Links

- Rottlaender, D., Michels, G., Hoppe, U.C.: **Natriuretische Peptide – wann ist die Bestimmung bei chronischer Herzinsuffizienz wirklich indiziert?** Dt. med. Wochenschr. 2008; 133: 196–200.
- Hoppe, U.C. et al.: **Leitlinien zur Therapie der chronischen Herzinsuffizienz.** Z. Kardiologie 94: 488–509 (2005). Nachzulesen auch auf den Leitlinienseiten der Deutschen Gesellschaft für Kardiologie http://leitlinien.dgk.org/index.php?option=com_content&task=view&id=12&Itemid=27
- Luchner, A. et al.: **Bedeutung der Herzinsuffizienzmarker BNP und NT-proBNP für die Klinik.** Deutsches Ärzteblatt 100: A3314–3321 (2003). Nachzulesen auf den Internetseiten des Deutschen Ärzteblattes (www.aerzteblatt.de anklicken, dann Suchfunktion benutzen).

Hormonstatus (Anti-Aging-Hormon-Labor)

Mit Hilfe von Hormonspiegelbestimmungen im Blut soll ein Hormonmangel aufgedeckt werden, um durch Ersatz der fehlenden Hormone die Beschwerden zu lindern oder das Altern hinauszuzögern.

✎ Medizinischer Hintergrund

Mit zunehmendem Alter sinkt die Produktion vieler Hormone. Wachstumshormon (→ S. 256) und Melatonin (→ S. 277) erreichen ihren Gipfel bereits im Kindes- und Jugendalter, um danach stark abzufallen. Die Ausschüttung des Nebennierenhormons DHEA-S (→ S. 137) nimmt ab etwa Mitte des dritten Lebensjahrzehnts ab. Bei Frauen besonders eindrücklich ist der rasche Abfall der Östrogene (→ S. 120) in den Wechseljahren. Auch bei Männern sinken die Geschlechtshormone (Hauptvertreter Testosteron → S. 137) mit zunehmendem Alter ab, jedoch ganz allmählich über Jahrzehnte.

Alle genannten Hormone lassen sich heute im Blut messen und ihre Veränderungen mit dem Lebensalter verfolgen.

🜄 Durchführung

Es werden mehrere Röhrchen Venenblut entnommen. Vor der Blutentnahme müssen Sie nicht nüchtern bleiben.

Bei Frauen werden meist FSH (→ S. 76), LH (→ S. 111), TSH (→ S. 142), Östradiol (→ S. 120) sowie DHEA-S (→ S. 137) oder Testosteron (→ S. 137) bestimmt, vor der Menopause außerdem Progesteron (→ S. 126), danach Estron (Östron → S. 120). Gelegentlich werden auch Prolaktin (→ S. 126) und IGF-1 (→ S. 159) gemessen.

Bei Männern wird selten einmal nur das Testosteron (→ S. 137) im Blut bestimmt. Die typischen Angebote umfassen außerdem FSH (→ S. 76), LH (→ S. 111), TSH (→ S. 142), SHBG (→ S. 137) und DHEA-S (→ S. 137). Erweiterungen sind vor allem IGF-1 (→ S. 159) und Prolaktin (→ S. 126).

IGeL-Check

GOÄ Nr.	Leistung	Mindestsatz	Regelsatz
Typisches Basis-Angebot für Frauen			
3	Eingehende Beratung (mind. 10 Min.)	8,74 €	20,11 €
250	Blutabnahme Vene	2,33 €	4,20 €
4021	FSH	14,57 €	16,76 €
4026	LH	14,57 €	16,76 €
4030	TSH	14,57 €	16,76 €
4039	Östradiol	20,40 €	23,46 €
4038/4042	DHEA-S bzw. Testosteron	20,40 €	23,46 €
4040	Vor den Wechseljahren: Progesteron	20,40 €	23,46 €
4062	Nach den Wechseljahren: Estron (Östron)	27,98 €	32,18 €
Evtl. hinzukommend oder alternativ			
3	Eingehende Beratung (mind. 10 Min.)	8,74 €	20,11 €
4041	Prolaktin	20,40 €	23,46 €
4060	IGF-1	27,98 €	32,18 €
Preisspanne: Basis-Angebot ~ 180 €, mit den Erweiterungen ~ 250 € (zur GOÄ → S. 319)			

GOÄ Nr.	Leistung	Mindestsatz	Regelsatz
Typisches Basis-Angebot für Männer			
3	Eingehende Beratung (mind. 10 Min.)	8,74 €	20,11 €
250	Blutabnahme Vene	2,33 €	4,20 €
4042	Testosteron	20,40 €	23,46 €
4038	DHEA-S	20,40 €	23,46 €
4021	FSH	14,57 €	16,76 €
4026	LH	14,57 €	16,76 €
4030	TSH	14,57 €	16,76 €
3765	SHBG	26,23 €	30,16 €
Evtl. hinzukommend oder alternativ			
3	Eingehende Beratung (mind. 10 Min.)	8,74 €	20,11 €
4041	Prolaktin	20,40 €	23,46 €
4060	IGF-1	27,98 €	32,18 €
Preisspanne: Basis-Angebot ~ 150 €, mit den genannten Erweiterungen ~ 225 € (zur Abrechnung nach GOÄ → S. 319)			

Kassenleistung? Bei Beschwerdefreien übernehmen die Kassen die Kosten für umfangreiche Hormonanalysen nicht. Besteht hingegen der Verdacht auf eine hormonelle Erkrankung, so sind Hormonspiegelbestimmungen im Blut (auch der Geschlechtshormone) eine Kassenleistung.

Falschabrechnung? Das Risiko missbräuchlicher Abrechnung ist vorhanden, da die Analysen unter bestimmten Bedingungen auch von den Kassen bezahlt werden. Bei Inanspruchnahme kassenärztlicher Leistungen im gleichen Quartal könnte ein Arzt missbräuchlich ein Teil der Leistungen doppelt abrechnen.

🔍 Medizinische Bewertung

Die Bestimmungen der genannten Hormonspiegel im Blut sind zuverlässig. Insbesondere beim Wachstumshormon und beim Melatonin kann die Interpretation der Werte wegen tageszeitlicher Schwankungen schwierig sein.

Die Analysen sind bei Verdacht auf eine hormonelle Erkrankung medizinisch sinnvoll und unstrittig.

Anders sieht es bei einer Hormonspiegelbestimmung im Rahmen der Anti-Aging-Medizin aus. Unbestritten sinken die Spiegel vieler Hormone mit zunehmendem Alter ab. Dass aber das Absinken der Hormone Ursache des Alterns ist, ist bis heute nicht bewiesen, sondern eine These. Auch die Beziehung zwischen Hormonspiegel und Allgemeinbefinden ist nicht so eng wie oft behauptet. Dies gilt prinzipiell für beide Geschlechter, für Männer mehr als für Frauen. Deshalb wird auch vom **partiellen** (teilweisen) **Androgendefizit des älteren Mannes** *(PADAM)* gesprochen. Viele 40-Jährige klagen trotz hoher Hormonspiegel über nachlassende Vitalität, und es gibt viele ältere Männer, die sich trotz niedriger Hormonspiegel bester Lebensqualität erfreuen.

Nicht minder umstritten sind die Konsequenzen eines festgestellten »Hormonmangels«. Der Ersatz der »fehlenden« Hormone ist ein Riesengeschäft. Es wird suggeriert, dass durch Hormongabe die vielfältigen mit dem Alter einhergehenden Beschwerden mühelos und (praktisch) ohne Nebenwirkungen behoben werden können. Tatsächlich ist die Hormongabe jedoch eine medikamentöse Behandlung und mit Risiken behaftet.

Am besten untersucht ist die Östrogen- und Gestagengabe bei Frauen in und nach den Wechseljahren. Nachdem deren Gabe wegen ihrer vermuteten positiven Wirkung auf Knochen, Herz, Gefäße und Gehirn jahrzehntelang allen Frauen empfohlen worden war, wurde 2002 eine große amerikanische Studie abgebrochen, weil die Frauen mit langjähriger Hormonbehandlung ein erhöhtes Risiko nicht nur für Thrombosen und Brustkrebs, sondern auch für einen Herzinfarkt hatten (vor dem die Hormone ja schützen sollten). Auch wenn die Risiken vielleicht doch nicht ganz so hoch sind oder nicht alle Frauen in gleichem Ausmaß betreffen: Die Studie hat eindrücklich vor Augen geführt, dass Nutzen und Risiken einer Hormoneinnahme genau gegeneinander abgewogen werden müssen.

Für die Androgengabe an ältere Männer fällt die Nutzen-Risiko-Abwägung noch schlechter aus. Eine Verbesserung der Lebensqualität ist wissenschaftlich nicht belegt. Selbst Befürworter eines Hormon»Ersatzes« räumen ein, dass das Wachstum eines Prostatakrebses hierdurch gefördert werden kann und somit Kontrollen der Prostata (beispielsweise durch die ebenfalls selbst zu tragende PSA-Bestimmung) nötig sind.

Die Langzeit(neben)wirkungen einer Melatonin- und DHEA-S-Gabe sind bis jetzt nur unzulänglich erforscht.

↻ Unsere Empfehlung

Wir raten von Hormonspiegelbestimmungen im Anti-Aging-Bereich (und dieser macht hier den weit überwiegenden Teil der IGeL aus) definitiv ab: zum einen, weil unklar sind, ob abfallende Hormonspiegel Teilursache oder Folge des Alterns sind (alleinige Ursache sind sie ganz sicher nicht), zum anderen, weil auch die Hormongabe äußerst kritisch zu sehen ist.

Bei Verdacht auf hormonelle Erkrankungen ist die Diagnostik einschließlich Blutuntersuchungen eine Kassenleistung. Auch hier besteht somit nicht die Notwendigkeit von Selbstzahlerleistungen.

ℹ Literatur und Links

- Kleine-Gunk, B.: **Anti-Aging-Medizin – Hoffnung oder Humbug?** Deutsches Ärzteblatt, Jahrgang 104, A 2054–2060, 2007. Auch nachzulesen unter **www.aerzteblatt.de** (Suchfunktion benutzen).
- Jockenhövel, F., et al.: **Hormone gegen das Altern – Möglichkeiten und Grenzen.** Deutsches Ärzteblatt, Jahrgang 98, A 2041–2045, 2001. Auch nachzulesen unter **www.aerzteblatt.de** (Suchfunktion benutzen).

HPV-Check (HPV-Nachweis, Gebärmutterhalskrebsrisiko)

Durch eine Abstrich-Untersuchung soll festgestellt werden, ob die Frau eine Infektion mit bestimmten Viren und damit ein erhöhtes Risiko für Gebärmutterhalskrebs hat.

Medizinischer Hintergrund

In Deutschland erkranken jährlich ~ 6500 Frauen an Gebärmutterhalskrebs (→ S. 267). Fast alle davon haben eine langjährige Infektion mit bestimmten humanen Papillomviren (HPV), und zwar mit so genannten High-Risk-Typen.

Im dritten Lebensjahrzehnt infizieren sich ungefähr 30–50 % aller Frauen mit Humanen Papillomviren. Warum die Viren bei einem Teil der Frauen nicht verschwinden, sondern zu einer länger dauernden Infektion führen und ein kleiner Bruchteil aller ursprünglich Infizierten etwa 20 Jahre später an Gebärmutterhalskrebs erkrankt, ist unklar. Eine Behandlung, welche die Infektion zur Ausheilung bringt, gibt es nicht.

Hauptmittel zur Früherkennung ist derzeit die Untersuchung eines Gebärmutterhalsabstriches auf (bösartige) Zellveränderungen (PAP-Abstrich → S. 283). In Deutschland ist der jährliche PAP-Abstrich seit Jahrzehnten im Vorsorgeprogramm der gesetzlichen Krankenkassen verankert und hat zu einer deutlichen Reduktion der Sterblichkeit geführt. Er ist allerdings nur mäßig empfindlich, übersieht also recht viele Zellveränderungen, und ist stark von der Erfahrung des Untersuchers abhängig.

Zweite Möglichkeit der Gebärmutterhalskrebsvorsorge ist der Nachweis von HPV-DNA (Erbsubstanz) im Abstrich.

Seit Ende 2006 ist eine Impfung gegen HPV für junge Mädchen verfügbar, welche langfristig dem Gebärmutterhalskrebs vorbeugen soll und ebenfalls von den gesetzlichen Krankenkassen bezahlt wird. Sie schützt aber nicht vor allen High-Risk-Typen und ist zudem nicht unumstritten.

Durchführung

Der Frauenarzt entnimmt einen Abstrich aus dem Gebärmutterhals.

➤ Am häufigsten wird dann ein »Sammeltest« auf DNA (Erbmaterial) von High-Risk-HPV-Typen durchgeführt.
➤ Ein Teil der Angebote umfasst einen zusätzlichen Test auf DNA von Low-Risk-HPV-Typen.
➤ Seltener wird nach jedem High-Risk-Typ einzeln gesucht.

Medizinische Bewertung

Der Test auf HPV-DNA ist sehr empfindlich, das heißt er entdeckt sehr viele der infizierten Frauen. Ist der Test negativ, so liegt mit an Sicherheit grenzender Wahrscheinlichkeit keine Infektion mit den getesteten HPV-Typen vor. Damit ist für die Frau das Risiko von Vorstufen eines Gebärmutterhalskrebses in den Folgejahren sehr gering.

Ein positiver HPV-DNA-Test belegt lediglich eine Infektion. Gerade bei vielen Frauen unter 30 Jahren heilt diese von selbst aus und das Risiko einer Krebserkrankung ist dann nicht erhöht. Bei Frauen über 30 Jahren ist die Infektion wesentlich seltener, bleibt aber häufiger bestehen. Dann ist das Gebärmutterhalskrebsrisiko erhöht. Hauptkonsequenzen eines positiven Tests sind eine Lupenuntersuchung des Gebärmutterhalses zur Entdeckung von Zellveränderungen, die im PAP-Abstrich übersehen wurden, und weitere Beobachtungen.

Bisher ist nicht bewiesen, dass ein routinemäßiger Abstrich auf HPV-DNA zu einer Sterblichkeitssenkung an Gebärmutterhalskrebs führt. Einige Studien deuten aber darauf hin.

Ob eine routinemäßige Testung aller Frauen über 30 Jahren auf HPV-DNA sinnvoll ist und wie ein »Gesamtprogramm« aussehen könnte, wird unter Medizinern kontrovers diskutiert. Befürworter betonen, dass durch einen Doppel-Test mit ggf. nachfolgender Abklärung wesentlich mehr Zellveränderungen entdeckt und bei doppelt negativem Test die Zeiträume zwischen den Abstrichen auf mehrere Jahre verlängert werden könnten. Kritiker sehen vor allem die

Gefahr übermäßiger Ängste bei positivem HPV-Test. Eine weitere Senkung der Sterblichkeit sei auch durch Qualitätsverbesserungen bei den PAP-Abstrichen möglich, wie das Beispiel USA zeige.

Für Frauen unter 30 Jahren wird eine Routinetestung abgelehnt, weil die Infektion bei ihnen meist ohne Folgen ausheilt.

🔷 Unsere Empfehlung

Frauen unter 30 Jahren ist der HPV-DNA-Test nicht anzuraten.

Für Frauen über 30 Jahren fällt die Empfehlung schwer. Der PAP-Abstrich ist unseres Erachtens keine schlechte Methode der Krebsfrüherkennung, wenn er jährlich durchgeführt wird, da die Wahrscheinlichkeit, dass Krebsvorstufen über Jahre hinweg übersehen werden, insgesamt gering ist.

Für Frauen mit hohem Sicherheitsbedürfnis ist der HPV-DNA-Test eine Überlegung wert. Sie sollten sich aber vor Augen führen, dass der HPV-DNA-Test ein Infektions- und kein Krebstest

ist. Eine jährliche Wiederholung ist bei negativem Test nicht empfehlenswert.

Bei Frauen mit auffälligem PAP-Abstrich ist der HPV-DNA-Test eine Kassenleistung und Selbstzahlerleistungen nicht nötig.

ℹ Literatur und Links

■ Esteban, E., et al.: Health Technology Assessment zur medizinischen Effektivität der HPV-DNA-Diagnostik als Primärscreeningverfahren in der Zervixkarzinomfrüherkennung. 51. Jahrestagung der Deutschen Gesellschaft für Medizinische Informatik, Biometrie und Epidemiologie (GMDS) 2006. Nachzulesen unter www.gmds2006.de/Abstracts/207.pdf

■ Mittendorf, Th., et al.: GMS Health Technologie Assessment. HPV-DNA-Diagnostik zur Zervixkarzinomfrüherkennung. 2007. Kurzfassung nachzulesen unter www.egms.de/en/journals/hta/2007-3/hta000043.shtml

■ Leinmüller, R.,: Zervixkarzinom-Früherkennung: Bilanz muss besser werden. Deutsches Ärzteblatt, Jahrgang 102, A 3392-3394, 2005. www.aerzteblatt.de anklicken, dann die Suchfunktion benutzen.

🌟 IGeL-Check

GOÄ Nr.	Leistung	Mindestsatz	Regelsatz
Typisches Basis-Angebot			
3	Eingehende Beratung (mind. 10 Min.)	8,74 €	20,11 €
297	Gebärmutterhals-Abstrich	2,62 €	6,03 €
4785	Screening auf High-risk-HPV-DNA	17,49 €	20,11 €
Evtl. hinzukommend oder alternativ			
3	Eingehende Beratung (mind. 10 Min.)	8,74 €	20,11 €
4785	Screening auf Low-risk-HPV-DNA	17,49 €	20,11 €
4785	Nachweis von HPV-DNA, je Typ	17,49 €	20,11 €
Preisspanne: Basis-Angebot ~ 50 €, pro zusätzliche Untersuchung ~ 20 € mehr (GOÄ → S. 319)			

Kassenleistung? Die Untersuchung auf HPV-DNA ist bei beschwerdefreien Frauen mit unauffälligem PAP-Abstrich eine Wunschleistung, die von der Frau selbst bezahlt werden muss.

Bei leichten oder unklaren Zellveränderungen im PAP-Abstrich hingegen übernehmen die Krankenkassen die Kosten. In diesen Fällen hilft der HPV-DNA-Test, das Risiko für einen Gebärmutterhalskrebs besser einzuschätzen und hat Konsequenzen für das weitere Vorgehen.

Falschabrechnung? Das Risiko missbräuchlicher Abrechnung ist vorhanden. Bei Vorliegen von Vorerkrankungen könnte ein Arzt missbräuchlich ein Teil der IGeL auch auf dem Krankenschein abrechnen.

Immunabwehr (Immunstatus)

Durch Blutuntersuchung soll eine Abwehrschwäche aufgedeckt oder eine abwehrstärkende Behandlung kontrolliert werden.

Medizinischer Hintergrund

Der Körper verfügt über ein komplexes Abwehrsystem aus Abwehrzellen und zahlreichen Botenstoffen, die in engen Wechselbeziehungen stehen. Viele dieser Zellen und Botenstoffe zirkulieren im Blut und lassen sich messen.

Durchführung

Es werden mehrere Röhrchen Venenblut abgenommen. Meist brauchen Sie nicht nüchtern zu sein, dies hängt aber von den bestimmten Werten ab. Fragen Sie sicherheitshalber nach.

➤ Das typische Basis-Angebot umfasst ein kleines Blutbild (→ S. 43), ein Differenzialblutbild (→ S. 68), das CRP (→ S. 64), die Immunglobuline IGA, IgG und IgM (→ S. 95), das Gesamteiweiß (→ S. 78) und eine Bluteiweiß-Elektrophorese (→ S. 44).

IGeL-Check

GOÄ Nr.	Leistung	Mindestsatz	Regelsatz
Typisches Basis-Angebot			
3	Eingehende Beratung (mind. 10 Min.)	8,74 €	20,11 €
250	Blutabnahme Vene	2,33 €	4,20 €
3550, 3551	Blutbild, Differenzialblutbild	4,67 €	5,37 €
3741	CRP	11,66 €	13,41 €
3573	Gesamteiweiß	1,75 €	2,01 €
3574	Eiweißelektrophorese	11,66 €	13,41 €
3571 (3x)	Immunglobuline (IgA, IgG, IgM)	26,22 €	30,15 €
Evtl. hinzukommend oder alternativ			
3	Eingehende Beratung (mind. 10 Min.)	8,74 €	20,11 €
3697 (2x)	2 Lymphozytenuntergruppen (-typisierung)	29,14 €	33,51 €
3696 (3x), 3697 (2x)	Lymphozytenuntergruppen (-typisierung), alle fünf Untergruppen	128,80 €	148,12 €
A3572 (4x)	IgG-Subklassen	58,28 €	67,02 €
3967	Gesamt-Komplement-Aktivität (CH50)	29,14 €	33,51 €
3969, 3971	Komplementfaktoren C3 und C4, jeweils	14,57 €	16,76 €
A3572	Immunfixationselektrophorese	14,57 €	16,76 €
3693 (2x)	Phagozytose-Test (Granulozyten, Monozyten)	66,44 €	76,41 €

Preisspanne: Basis-Angebot ~ 90 €, mit Lymphozytentypisierung ~ 120–260 €, bei zusätzlichen Erweiterungen bis 400–450 € (zur Abrechnung nach GOÄ → S. 319)

Kassenleistung? Bei Beschwerdefreien übernehmen die Kassen die Kosten nicht. Bei Verdacht auf Abwehrschwäche hingegen bezahlen die Krankenkassen (gezielte) Untersuchungen zur Ursachenklärung und Schweregradeinschätzung. Sie müssen aber mehrfache Arzt- und Blutabnahmetermine in Kauf nehmen, da der Arzt aufgrund des Wirtschaftlichkeitsgebots mit preiswerten Basiswerten beginnen muss und aufwendige Untersuchungen je nach Befunden anschließen wird.

Falschabrechnung? Das Risiko missbräuchlicher Abrechnung ist vorhanden. Bei Vorerkrankungen könnte ein Arzt v. a. häufig bestimmte Werte zusätzlich auf dem Krankenschein abrechnen.

➤ Häufig wird zusätzlich eine Lymphozytendifferenzierung (→ S. 114) angeboten.

➤ Gelegentlich werden auch eine Bestimmung der einzelnen IgG-Subklassen (→ S. 95), Werte zum Komplementsystem (→ S. 105) sowie verschiedene Spurenelemente (vor allem Selen → S. 134, Zink → S. 161), Vitamine (→ S. 294) und Krankheitserreger (z. B. gegen HIV → S. 92) angeraten.

🔎 Medizinische Bewertung

Die genannten Analysen sind zuverlässig und geben umfassende Auskunft über das Abwehrsystem. Sie werden aber überwiegend Menschen mit Belastungen aller Art, banalen Befindlichkeitsstörungen oder gehäuften Infekten angeboten und sind dann medizinisch nicht sinnvoll. Diese Beschwerden sind nämlich kaum jemals auf ein schwaches Abwehrsystem zurückzuführen. Häufige Infekte sind bei Erwachsenen, die viel Kontakt zu anderen Menschen haben, völlig normal und bei Kindergartenkindern sogar Ausdruck eines gut funktionierenden Abwehrsystems. Auch viele der teils sogar vorbeugend vorgeschlagenen Behandlungen z. B. mit Thymusextrakten sind vom medizinischen Standpunkt her nutzlos und möglicherweise mit Nebenwirkungen behaftet.

Eine »echte« Abwehrschwäche ist selten. Sie kann angeboren oder erworben sein und verschiedene Abwehrfunktionen betreffen. Leitbeschwerden sind wiederholte Infektionen, die außergewöhnlich schwer verlaufen oder durch ungewöhnliche Erreger verursacht werden. Hier ist eine weitergehende Diagnostik sinnvoll.

🌀 Unsere Empfehlung

Wir raten von IGeL-Angeboten zur Immunabwehr klar ab. Bei Fehlen oder Vorhandensein von nur leichten Beschwerden decken die Laborwerte kaum jemals eine behandlungsbedürftige Erkrankung auf. Der zu erwartende Nutzen steht in keinem angemessenen Verhältnis zu den Kosten. Bei stärkeren Beschwerden ist die weitergehende Diagnostik eine Kassenleistung, sodass auch hier keine Notwendigkeit für Selbstzahlerleistungen besteht.

Impftiterbestimmung
(Antikörperbestimmung, Impfstatus) **vor Reisen** (Reisemedizin)

Antikörperbestimmungen werden angeraten, um vor einer Reise entscheiden zu können, ob gegen die jeweilige Erkrankung geimpft werden muss oder ob ein ausreichender Schutz besteht.

🩺 Medizinischer Hintergrund

Insbesondere bei Reisen in warme Länder und/oder solche mit geringem Hygienestandard drohen teils gefährliche Infektionen. Einigen dieser Erkrankungen kann durch Impfung vorgebeugt werden.

Ob ein Mensch über einen ausreichenden Antikörperschutz gegen eine bestimmte Infektion verfügt oder nicht, ist manchmal schwierig zu beurteilen.

Die Frage nach einer durchgemachten Erkrankung hilft nicht immer weiter. Die Hepatitis A beispielsweise kann gerade bei Kindern völlig unbemerkt verlaufen. Sie war noch vor wenigen Jahrzehnten auch in Deutschland verbreitet. Ältere Menschen können also durch eine unbemerkte Infektion in der Nachkriegszeit, jüngere durch frühere Auslandsreisen mit den Eltern mit dem Virus in Kontakt gekommen sein, ohne es zu wissen.

Diphtherie, Tetanus und Polio (Kinderlähmung) sind in Deutschland sehr selten. Während jüngere Kinder in aller Regel über einen ausreichenden Impfschutz verfügen, haben Erwachsene oft Auffrischimpfungen »vergessen«, sodass der tatsächliche Schutz unbekannt ist.

Labordiagnostisch können die IgG-Antikörper, welche als Reaktion auf die Erkrankung oder Impfung gebildet werden, im Blut gemessen werden. Allerdings reicht eine Gesamt-IgG-Bestimmung nicht aus. Vielmehr müssen die IgG gegen jeden Krankheitserreger einzeln bestimmt werden.

🜄 Durchführung

Es werden die Antikörper (genauer IgG) gegen verschiedene Infektionserreger bestimmt. Welche Bestimmungen angeboten werden, hängt von Labor und Reiseland ab. Am häufigsten angeboten werden Bestimmungen der Antikörper gegen Hepatits-A-Viren (Anti-HAV → S. 270), gegen Bestandteile des Hepatitis-B-Virus (Anti-HBs → S. 270) sowie gegen Tetanus- oder Diphtherie-Bakterien bzw. deren Gifte. Für die Blutentnahme müssen Sie nicht nüchtern bleiben.

🔎 Medizinische Bewertung

Für den Entscheid für oder gegen eine Impfung ist eine Antikörperbestimmung bei ansonsten Gesunden in aller Regel nicht erforderlich.

Bei den meisten Fragestellungen reicht es, sich an den einschlägigen Impfempfehlungen zu orientieren. So ist eine Auffrischung des Diphterie- und Tetanusschutzes ohne vorherige Antikörperbestimmung alle zehn Jahre anzuraten. Eine Gefährdung durch die Impfung ist allenfalls denkbar, wenn die empfohlenen Impfabstände in der Vergangenheit mehrfach und erheblich unterschritten wurden. Umgekehrt wird bei Gesunden, die eine Impfung vergessen haben, ein Nachholen der vergessenen Impfung heute als ausreichend erachtet. Antikörperbestimmungen sind in beiden Fällen nicht nötig.

Ausnahmen bestätigen die Regel. Antikörperbestimmungen können z. B. sinnvoll sein bei Menschen mit einer bekannten Abwehrschwäche oder bei bestimmten Impfungen und gleichzeitig hohem Risiko. Gelegentlich (und dann häufig aus Kostengründen) empfehlen Impfrichtlinien eine Antikörperbestimmung vor der ersten von mehreren Impfungen.

Zu beachten ist außerdem, dass IgG nur »Ersatzmarker« für den Impfschutz sind und nicht immer eine klare Aussage zum Infektionsschutz erlauben.

🗲 IGeL-Check

GOÄ Nr.	Leistung	Mindestsatz	Regelsatz
Typisches Basis-Angebot			
3	Eingehende Beratung (mind. 10 Min.)	8,74 €	20,11 €
250	Blutabnahme Vene	2,33 €	4,20 €
4291	Antikörper (IgG) gegen Diphtherie	20,40 €	23,46 €
4291	Antikörper (IgG) gegen Tetanus	20,40 €	23,46 €
4382	Antikörper (IgG) gegen Hepatitis A (HAV-IgG)	13,99 €	16,09 €
4381	Antikörper (IgG) gegen Hepatitis B (HBs-IgG))	13,99 €	16,09 €
Evtl. hinzukommend oder alternativ			
3	Eingehende Beratung (mind. 10 Min.)	8,74 €	20,11 €
4379	Antikörper (IgG) gegen FSME	13,99 €	16,09 €
4363 (3x)	Antikörper (IgG) gegen Polio (Typen 1–3)	89,19 €	102,57 €
4385	Antikörper (IgG) gegen Masern	13,99 €	16,09 €
4386	Antikörper (IgG) gegen Mumps	13,99 €	16,09 €
Preisspanne: Basis-Angebot ~ 105 €, je nach Erweiterungen über 200 € (zur GOÄ → S. 319)			

Kassenleistung? Antikörperbestimmungen vor Reisen sind keine Kassenleistung.

Falschabrechnung? Das Risiko missbräuchlicher Abrechnung ist sehr gering, da die genannten Antikörperbestimmungen nur unter ganz bestimmten Voraussetzungen von den Kassen bezahlt werden.

Unsere Empfehlung

Wir raten von umfangreichen Antikörperbestimmungen vor Reisen zur Klärung der Impfindikation ab. Es ist sinnvoller im Zweifel zu impfen, denn von der »zusätzlichen« Impfung geht in aller Regel keine Gefahr aus.

Auch ohne Reise sollten Sie Ihren Impfschutz in regelmäßigen Abständen anhand des Impfausweises überprüfen (lassen). Antikörperbestimmungen vor Auffrischimpfungen sind kaum jemals erforderlich, die Kosten für alle in Deutschland empfohlenen Impfungen tragen die Krankenkassen. So haben Sie vor Reisen auf jeden Fall weniger »Impfstress«.

Erkundigen Sie sich vor einer geplanten Reise, auch wenn es »nur« in den Mittelmeerraum geht, über die Infektionsrisiken. Einen ersten Überblick geben z. B. entsprechende Internetseiten. Sie helfen bei der Entscheidung, ob eine individuelle reisemedizinische Beratung sinnvoll ist. Vor den »klassischen« Fernreisen ist diese auf jeden Fall ihr Geld wert. Gute Beratung berücksichtigt nicht nur das Reiseland, sondern z. B. auch die Region innerhalb des Landes, Reisezeit (Trockenperiode? Regenzeit?) und Reiseart (Städtereise? Rucksacktrip?). Dabei können Sie auch fragen, ob aufgrund Ihres Alters, Ihrer Vorerkrankungen und Vorimpfungen gezielte Antikörperbestimmungen empfehlenswert sind. Sie erhalten dann Empfehlungen zum Infektionsschutz, die nicht nur Impfungen, sondern z. B. auch Hygieneregeln, Mückenschutz und ggf. medikamentöse Vorbeugung umfassen.

Fragen Sie bei Ihrer Krankenkasse nach, ob sie Reiseimpfungen erstattet. Immer mehr Krankenkassen beteiligen sich freiwillig an den Kosten.

Literatur und Links

- Überblick über Reisemedizin, Reiseimpfungen und tropenmedizinische Institute: Deutsche Gesellschaft für Tropenmedizin und Internationale Gesundheit e. V. (DTG), www.dtg.org
- Aktuelle Impfempfehlung einschließlich der Reiseimpfungen (mindestens jährliche Aktualisierung): Robert-Koch-Institut, www.rki.de, dann weiter zu Infektionsschutz und Impfen

Leberlabor (Leberfunktions-, Leber-Check)

Meist wird die Bestimmung von Leberwerten zur »Vorbeugung« im Rahmen einer erweiterten Gesundheitsuntersuchung angeraten, um Lebererkrankung jeder Art vor Eintreten von Beschwerden zu erkennen.

Medizinischer Hintergrund

Lebererkrankungen sind verhältnismäßig häufig und bereiten in frühen Stadien gar keine oder nur uncharakteristische Beschwerden. Ursächlich liegen vor allem Alkoholkonsum (in bis zu 50 %) und (chronische) Hepatitis-Virus-Infektionen zugrunde, seltener z. B. Autoimmunvorgänge.

Zahlreiche Laborwerte erlauben Rückschlüsse auf den Zustand der Leber:

- Die Leberzellen verfügen für ihre Stoffwechselleistungen über zahlreiche Enzyme. Durch Leberzellschäden werden diese Enzyme vermehrt freigesetzt und im Blut erhöht gefunden, und zwar mit zunehmender Schwere meist in der Reihenfolge Gamma-GT → GPT → GOT → GLDH. Bei Gallenstau steigt vor allem die AP (Alkalische Phosphatase) der Gallenwegsschleimhaut.
- Bei schweren Schäden sinkt die Leber-Eiweiß-Produktion und damit einige Gerinnungsfaktoren (messbar durch den Quickwert) sowie das in der Leber hergestellte Enzym Cholinesterase.
- Der Gallenfarbstoff Bilirubin steigt erst bei stärkeren Leberschäden an.

Durchführung

Es ist immer eine Blutuntersuchung, meist mit mehreren Röhrchen, notwendig. Ob Sie nüchtern bleiben müssen, hängt von den bestimmten Werten ab. Für die unten angegebenen Werte müssen Sie nicht nüchtern bleiben. Fragen Sie evtl. sicherheitshalber nach.

Fast immer umfasst das Angebot die Bestimmung der GPT (→ S. 83), GOT (→ S. 83) und Gamma-GT (→ S. 76).

Gelegentlich und in wechselnden Kombinationen beinhalten die Pakete außerdem die Analyse von

➤ AP (→ S. 30)
➤ Bilirubin (→ S. 39)
➤ Cholinesterase (→ S. 58)
➤ GLDH (→ S. 80)
➤ Gesamteiweiß (→ S. 78),
➤ Albumin (→ S. 21)
➤ Bluteiweiß-Elektrophorese (→ S. 44)
➤ Quickwert (→ S. 130)
➤ AFP (→ S. 20).

🔍 Medizinische Bewertung

Studien zur Evidenz routinemäßiger Leberwertbestimmung bei Beschwerdefreien existieren unseres Wissens nicht. Ein allgemeines Screening auf Hämochromatose (→ S. 269) oder Hepatitis C (→ S. 270) werden aber in Mitteleuropa für die Allgemeinbevölkerung abgelehnt.

Als beste Werte zum Ausschluss von Lebererkrankungen gelten die Gamma-GT, die GPT, die AP und die Cholinesterase.

Die übrigen der genannten Werte werden nicht empfohlen, weil sie entweder leichte Leberschä-

🌟 IGeL-Check

GOÄ Nr.	Leistung	Mindestsatz	Regelsatz
Typisches Basis-Angebot			
3	Eingehende Beratung (mind. 10 Min.)	8,74 €	20,11 €
250	Blutabnahme Vene	2,33 €	4,20 €
3595.H1	GPT	2,33 €	2,68 €
3594.H1	GOT	2,33 €	2,68 €
3592.H1	Gamma-GT	2,33 €	2,68 €
Evtl. hinzukommend oder alternativ			
3	Eingehende Beratung (mind. 10 Min.)	8,74 €	20,11 €
3587.H1	AP	2,33 €	2,68 €
3581.H1	Bilirubin	2,33 €	2,68 €
3589.H1	Cholinesterase	2,33 €	2,68 €
3593.H1	GLDH	2,91 €	3,35 €
3573.H1	Gesamteiweiß	1,75 €	2,01 €
3570.H1	Albumin	1,75 €	2,01 €
3574	Bluteiweiß-Elektrophorese	11,66 €	13,41 €
3960	Quickwert	4,08 €	4,69 €
3743	AFP	14,47 €	16,64 €
Preisspanne: Basis-Angebot ~ 30–35 €, mit Erweiterungen bis zu 100 € (zur GOÄ → S. 319)			

Kassenleistung? Bei Beschwerdefreien übernehmen die Kassen die Kosten für Leberwertbestimmungen nicht. Bestehen Risikofaktoren für eine Lebererkrankung oder Beschwerden wie etwa unklare Bauchbeschwerden, so ist die Diagnostik eine Kassenleistung. Aufgrund des Wirtschaftlichkeitsgebots fordert der Arzt zunächst einige Basiswerte an. Bestätigt sich der Verdacht, muss für weitere Untersuchungen nochmal Blut abgenommen werden.

Falschabrechnung? Das Risiko missbräuchlicher Abrechnung ist vorhanden. Bei Vorliegen von Vorerkrankungen könnte ein Arzt missbräuchlich ein Teil der IGeL auch auf dem Krankenschein abrechnen.

den oft übersehen oder bei zu vielen Erkrankungen verändert sind.

AFP ist ein Tumormarker. Seine Bestimmung wird nur bei sehr hohem Risiko eines Leberzellkarzinoms angeraten.

In Deutschland gehört eine routinemäßige Bestimmung von Leberwerten nicht zum Früherkennungsprogramm der gesetzlichen Krankenkassen, in Österreich umfasst das Vorsorgeprogramm wegen der Häufigkeit alkoholbedingter Leberschäden seit wenigen Jahren die Bestimmung der Gamma-GT im Blut.

➲ Unsere Empfehlung

Beschwerdefreie Menschen, die keine Drogen spritzen, wenig Alkohol trinken, keinen (ungeschützten) Geschlechtsverkehr mit häufig wechselnden Partnern haben und keine Blutprodukte erhalten haben, haben ein insgesamt niedriges Risiko für Lebererkrankungen. Wir halten bei ihnen eine routinemäßige Leberwertbestimmung für verzichtbar.

Eine Bestimmung ist aber bei erhöhtem Sicherheitsbedürfnis vertretbar, da auch die Untersuchungen zu weiterer Abklärung wenig belastend sind.

Die Meinungen der Mediziner über die bestgeeignete Kombination sind geteilt, die Kombination von Gamma-GT, GPT und Cholinesterase erscheint aber sinnvoll. Sind alle Werte normal, liegt mit über 95%iger Wahrscheinlichkeit keine Lebererkrankung vor.

Eine Schrotschussdiagnostik sollten Sie auf jeden Fall ablehnen.

ℹ Literatur und Links

■ U.S. Preventive Services Task Force: **Screening for Hemochromatosis: Recommendation Statement.** Ann Intern Med 2006;145:204–208. Nachzulesen unter **www.ahrq.gov/clinic/uspstf06/hemochromatosis/hemochrs.pdf**

■ Chou, R. et al.: **Screening for hepatitis C virus infection: a review of the evidence for the U.S. Preventive Services Task Force.** Ann Intern Med 2004; 140: 465–479. Nachzulesen auch unter **www.annals.org/cgi/reprint/140/6/465.pdf**

Manager-Check-up

Mithilfe des Manager-Check-ups sollen bei Menschen mit hoher beruflicher Belastung für diese Gruppe typische Gesundheitsrisiken und -schäden möglichst früh erkannt werden.

✂ Medizinischer Hintergrund

Sitzende Tätigkeit, Bewegungsmangel, Terminstress, unregelmäßiges Essen oder viele Geschäftsessen – das sind die Schlagworte, die man mit Arbeiten und Leben eines Managers verbindet und die gleichzeitig Inbegriff einer ungesunden Lebensweise sind. Entsprechend gelten Manager als besonders gesundheitlich gefährdet, v.a. für Herz-Kreislauf-Krankheiten.

💧 Durchführung

Beim Manager-Check-up werden mehreren Röhrchen Blut abgenommen. Da in aller Regel Blutzucker und Blutfette mit bestimmt werden, müssen Sie nüchtern in die Praxis kommen.

Die bestimmten Werte variieren stark. Meist handelt es sich um eine Kombination von Werten folgender IGeL-Angebote:

➤ Antioxidanzien-Status (→ S. 171)
➤ Arteriosklerose-Check (→ S. 173)
➤ Diabetes-Risiko-Test (→ S. 189)
➤ Lebercheck (→ S. 208)
➤ Nierencheck (→ S. 211)
➤ Vitalstoff-Check (→ S. 240)

Teilweise werden die Werte ergänzt um einzelne, geschlechtsabhängige Werte des Hormonstatus (→ S. 200) und bestimmte Tumormarker.

🔎 Medizinische Bewertung

Die Werte des Manager-Check-ups können nicht pauschal bewertet werden:

➤ Einige wie etwa die des Antioxidanzien-Status sind vom medizinischen Standpunkt her abzulehnen.
➤ Andere sind bei bestimmten Fragestellungen hilfreich, aber nicht zum Screening.
➤ Eine dritte Gruppe wiederum ist durchaus zum Screening nützlich oder zumindest vertretbar.

Näheres finden Sie bei den einzelnen IGeL-Angeboten.

☀ IGeL-Check

Aufgrund der großen Unterschiede zwischen den Angeboten kann kein pauschaler Paketpreis angegeben werden. Die meisten Angeboten kosten 200–250 €. Lassen Sie sich eine Liste mit den bestimmten Werten und den einzelnen Preisen geben. Hinzu kommen noch ungefähr 25 € für die Beratung und die Blutabnahme.

Kassenleistung? Fast alle Werte sind bei Beschwerdefreien keine Kassenleistung. Ausnahmen sind der Nüchternblutzucker und das Gesamtcholesterin im Rahmen der Gesundheitsuntersuchung ab 35 Jahren. Weitere Einzelwerte sind bei konkretem Krankheitsverdacht Kassenleistung. Einige Werte wie etwa die des Antioxidanzien-Status gehören prinzipiell nicht zu den Kassenleistungen.

Falschabrechnung? Das Risiko missbräuchlicher Abrechnung besteht bei den Werten, die unter bestimmten Bedingungen von den Kassen bezahlt werden, falls Sie im gleichen Quartal kassenärztliche Behandlung in Anspruch genommen haben.

🌀 Unsere Empfehlung

Wir raten von den Manager-Check-up-Paketen klar ab. Hoch ist in aller Regel nur der Preis, nicht aber der Nutzen für die Gesundheit.

Werte des Antioxidanzien-Status, des Spurenelement-Profils, Hormon- und Tumormarkerbestimmungen sind im Rahmen von Screening-Untersuchungen prinzipiell nicht zu empfehlen.

Wichtig ist vor allem eine Einschätzung des Diabetes- und Herz-Kreislauf-Risikos. Das Screening auf Leber- und Nierenschäden tritt dahinter zurück, ist aber letztlich eine Frage des persönlichen Sicherheitsbedürfnisses. Detaillierte Stellungnahmen und Empfehlungen finden Sie bei den einzelnen IGeL-Paketen. Wenn Sie aus Zeitgründen mit einer Laboruntersuchung auskommen möchten, empfehlen wir Ihnen, sich selbst eine kleine Liste aussagekräftiger Werte zusammenzustellen.

Nierencheck (Nieren-Basis-Check, Nierenlabor)

Der Nierencheck soll durch Blut- und/oder Urinuntersuchung eine bis dahin nicht bekannte Nierenfunktionsstörung (Niereninsuffizienz) aufdecken.

✒ Medizinischer Hintergrund

Rund fünf Millionen Menschen in Deutschland leiden an einer chronischen Nierenfunktionsstörung. Viele wissen nichts von ihrer Erkrankung, denn chronische Nierenfunktionsstörungen verlaufen über Jahre schleichend und beschwerdearm. Nicht selten wird die Erkrankung erst erkannt, wenn sie bereits so weit fortgeschritten ist, dass eine Dialyse (»künstliche Blutwäsche« → S. 264) auf Dauer nicht mehr zu vermeiden ist. Ein besonders hohes Risiko für eine Nierenfunktionsstörung haben Diabetiker und Menschen mit Bluthochdruck.

Es gibt verschiedene Laborwerte zur Beurteilung der Nierenfunktion.

➤ Harnpflichtige Substanzen wie beispielsweise Kreatinin (→ S. 107), Harnstoff (→ S. 88) und Harnsäure (→ S. 87) können nur über die Nieren ausgeschieden werden und reichern sich deshalb bei einer Nierenfunktionsstörung zunehmend im Blut an. Sie sind die lange bekannten, »klassischen« Nierenwerte.

➤ Die Blutsalze, z. B. Natrium (→ S. 117) und Kalium (→ S. 100), verändern sich ebenfalls bei schweren Nierenschäden.

➤ Empfindlicher, aber aufwendiger sind Clearance-Untersuchungen wie etwa die Bestimmung der Kreatinin-Clearance (→ S. 107). Sie messen die Reinigungsfunktion der Nieren.

➤ Ein verhältnismäßig neuer Laborwert zur Erfassung der Nierenfunktion ist das Eiweiß Cystatin C (→ S. 67) im Blut.

➤ Auch die Urinzusammensetzung kann bei Nierenfunktionsstörungen verändert sein (→ S. 148–152). Erwähnenswert ist vor allem eine erhöhte Eiweißausscheidung mit dem Urin.

🔹 Durchführung

Laboruntersuchungen der Nierenfunktion umfassen eine Venenblutentnahme mit mehreren Röhrchen (nüchtern zu bleiben ist nicht nötig) und oft auch eine Urinuntersuchung. Am besten geeignet für letztere ist der erste Morgenurin, weil er am konzentriertesten ist.

Die im Blut bestimmten Werte variieren:

➤ Häufige Angebote umfassen ein Blutbild sowie die Bestimmung von Kreatinin, Harnsäure, Harnstoff, Kalium und Natrium.

➤ Teilweise werden (zusätzlich) die Kreatinin-Clearance oder das Cystatin C im Blut bestimmt.

➤ Die Kreatinin-Clearance kann nach zweimaliger Messung der Kreatininkonzentration im Blut abgeschätzt werden. Viel genauer ist die Berechnung aus Kreatininkonzentration in Blut und (Sammel-)Urin.

Die Urinuntersuchung erfolgt praktisch immer mit Kombinationsteststreifen und/oder mit speziellen Teststreifen auf Albumin.

🌟 IGeL-Check

GOÄ Nr.	Leistung	Mindestsatz	Regelsatz
Typisches Basis-Angebot			
3	Eingehende Beratung (mind. 10 Min.)	8,74 €	20,11 €
250	Blutabnahme Vene	2,33 €	4,20 €
3511	Urinuntersuchung mittels Kombinations-Teststreifen	2,91 €	3,35 €
60	Blutbild	3,50 €	4,03 €
40	Kreatinin	2,33 €	2,68 €
40	Harnsäure	2,33 €	2,68 €
40	Harnstoff	2,33 €	2,68 €
30	Kalium	1,75 €	2,01 €
30	Natrium	1,75 €	2,01 €
Evtl. hinzukommend oder alternativ			
3	Eingehende Beratung (mind. 10 Min.)	8,74 €	20,11 €
3615	Kreatinin-Clearance (Zweimalige Bestimmung von Kreatinin)	3,50 €	4,03 €
3742	Cystatin C	11,66 €	13,40 €
3736	Mikroalbumin-Streifentest im Urin	6,99 €	8,04 €
Preisspanne: Basis-Angebot ~ 44 €, mit den genannten Erweiterungen ~ 60–85 € (zur Abrechnung nach GOÄ → S. 319)			

Kassenleistung? Bei Beschwerdefreien übernehmen die Kassen die Kosten für die oben genannten Untersuchungen nicht.

Bei Risikogruppen oder Verdacht auf Nierenerkrankungen übernimmt die Kasse die Kosten für die meisten Untersuchungen, mittlerweile auch für die Bestimmung des Cystatin C im Blut. Es können aber mehrere Arztbesuche notwendig sein.

Eine Lücke besteht bei der Kostenübernahme für den Test auf Albumin im Urin, der z. B. nur für Diabetiker mit Netzhautschäden bezahlt wird.

Falschabrechnung? Das Risiko missbräuchlicher Abrechnung ist vorhanden. Bei Vorliegen von Vorerkrankungen könnte ein Arzt missbräuchlich ein Teil der IGeL auch auf dem Krankenschein abrechnen.

Medizinische Bewertung

Bislang wurden Screening-Blutuntersuchungen beschwerdefreier Menschen auf chronische Nierenerkrankungen überwiegend abgelehnt, da ihr Nutzen nicht belegt ist. Keines der Vorsorgeprogramme in den deutschsprachigen Ländern sieht die Bestimmung der Nierenwerte im Blut vor.

Die Diskussion diesbezüglich wurde jedoch in den letzten Jahren unter anderem wegen der steigenden Zahl dialysepflichtiger Patienten und neuer Untersuchungsmethoden neu belebt.

Mehrere Fachgesellschaften halten mittlerweile ein Screening bei Menschen über 55 Jahren, Patienten mit Diabetes mellitus oder Herz-Kreislauf-Erkrankungen einschließlich Bluthochdruck für sinnvoll.

Allerdings eignen sich die als IGeL angebotenen Blutwerte überwiegend nicht zum Screening. Sie erfassen nur weit fortgeschrittene, nicht aber beginnende Nierenfunktionsstörungen. Der »klassische« Nierenwert Kreatinin wird erst krankhaft, wenn die Nierenfunktion schon auf die Hälfte des Normalen gesunken ist. Der Harnstoff im Blut steigt sogar erst bei Ansinken der Nierenleistung auf ein Viertel des Normalen an.

Von den Blutwerten sind am ehesten die Kreatinin-Clearance und das Cystatin C geeignet.

➤ Zur genauen Berechnung der Kreatinin-Clearance ist das aufwendige und damit fehlerträchtige Sammeln von Urin nötig.

➤ Deshalb erscheint die Bestimmung des Cystatin C im Blut vorteilhafter. Sie erfordert nur eine Blutabnahme und zeigt schon Nierenfunktionseinschränkungen um ungefähr ein Drittel.

Zusätzlich oder alternativ zur Blutuntersuchung wird eine Urinkontrolle auf Mikroalbuminurie (geringe Albuminausscheidung mit dem Urin) diskutiert. Die »normalen« Kombinationsteststreifen sind nicht geeignet, da sie sich erst bei sehr hoher Eiweißausscheidung verfärben. Spezielle Teststreifen auf Albumin sind aber heute überall verfügbar.

Unsere Empfehlung

Die Gesundheitsuntersuchung ab dem 35. Lebensjahr weist in puncto Nierenfunktion Lücken auf. Nierenwerte im Blut werden nicht bestimmt, und nur die Felder der Urin-Teststreifen auf rote und weiße Blutkörperchen sind empfindlich genug für Screening-Zwecke.

Wohl aber deckt die Gesundheitsuntersuchung zwei wesentliche Risikofaktoren für Nierenfunktionsstörungen auf, nämlich den Bluthochdruck und den Diabetes mellitus.

Das Risiko einer Nierenfunktionsstörung für ansonsten Gesunde ist eher gering, sodass wir zusätzliche Untersuchungen für verzichtbar halten.

Für Menschen mit hohem Sicherheitsbewusstsein oder »grenzwertiger Risikoerhöhung« erscheinen am ehesten die Cystatin-C-Bestimmung im Blut und/oder der Test auf erhöhte Albuminausscheidung mit dem Urin sinnvoll. Die Bestimmung der übrigen Nierenwerte im Blut übersieht zu viele Kranke und ist daher, obschon Bestandteil vieler IGeL-Angebote, nicht anzuraten.

🕐 Wir empfehlen älteren Menschen über ~ 55 Jahren, Patienten mit Bluthochdruck, koronarer Herzkrankheit oder Diabetes als »kleine« Lösung, selbst eine Teststreifenuntersuchung auf Albumin im Urin durchzuführen, sofern die Kassen die Untersuchung nicht zahlen. Entsprechende Teststreifen (z. B. Micral®) sind in allen Apotheken erhältlich, 12 Stück kosten ~ 20 €. Sie führen den Test an drei aufeinander folgenden Tagen durch. Nach körperlichen Anstrengungen oder bei Fieber vor und während der Testtage ist der Test nicht verwertbar. Fällt mehr als ein Test krankhaft aus, besteht der Verdacht auf eine Nierenerkrankung. Lassen Sie sich in diesem Fall einen Arzttermin geben, die weitere Diagnostik ist dann Kassenleistung.

Literatur und Links

■ Hallan, S.I., et al.: **Screening strategies for chronic kidney disease in the general population.** Follow-up of cross sectional health survey. BMJ 2006; 333: 1047ff (englisch).

Osteoporoserisiko
(Risikoprofil Osteoporose)

Mithilfe von Blutuntersuchungen soll eine Osteoporose vor Einsetzen von Beschwerden festgestellt und durch rechtzeitige Behandlung folgenschweren Knochenbrüchen vorgebeugt werden.

🔖 Medizinischer Hintergrund

Ungefähr sechs Millionen Menschen in Deutschland leiden an einer Osteoporose, überwiegend ältere Frauen.

Ganz langsam über Jahre und Jahrzehnte wird mehr und mehr Knochen abgebaut und der Knochen immer brüchiger. Oft wird die Osteoporose erst bemerkt, wenn durch einen »banalen« Sturz ein Knochen bricht. Typisch und tückisch sind Wirbelkörper- und Oberschenkelhalsbrüche, die nicht selten zu bleibender Pflegebedürftigkeit führen. Auch mit Behandlung kann zu diesem Zeitpunkt kein »normaler« Knochen mehr aufgebaut werden.

Grundlage der Osteoporosediagnostik ist die Knochendichtemessung durch ein spezielles Röntgenverfahren, die DXA.

Laborwerte können eine Osteoporose nicht feststellen. Es gibt aber Knochenab- und -anbaumarker zur Beurteilung des Knochenstoffwechsels, die derzeit vor allem zur Behandlungskontrolle eingesetzt werden.

Außerdem sind Laboruntersuchungen zur Abgrenzung der Osteoporose von anderen Knochenerkrankungen nötig.

💧 Durchführung

Für die Blutuntersuchung werden mehrere Röhrchen Blut entnommen. Da einige Werte tageszeit- und nahrungsabhängig sind, ist die Blutabnahme nur morgens nach einer 12-stündigen Nahrungspause sinnvoll.

Für die Urinuntersuchung müssen Sie je nach Werten möglicherweise Urin sammeln und lichtgeschützt transportieren. Fragen Sie deshalb nach, was Sie zu beachten haben, und lassen Sie sich gegebenenfalls ein geeignetes Sammelgefäß in der Praxis geben.

Die angebotenen Werte variieren. Praktisch immer werden Kalzium (→ S. 102) und Phosphat (→ S. 124) im Blut gemessen.

Hinzu kommen jeweils mindestens ein, überwiegend aber mehrere Werte aus den folgenden Gruppen:

➤ Knochenabbaumarker: Crosslinks (Desoxypyridinolin → S. 67 und Pyridinolin → S. 67) im Urin, CTX (→ S. 66) in Blut oder Urin
➤ Knochenaufbaumarker: vor allem AP (Alkalische Phosphatase → S. 30, meist die Knochen-AP → S. 30), Osteocalcin (→ S. 119) Prokollagen-Propeptide

Ein Teil der Pakete umfasst auch die Bestimmung von Parathormon (→ S. 123), TRAP (tartratresistente saure Phosphatase → S. 134), Vitamin D (→ S. 157) und Vitamin-D3-Rezeptor im Blut. Eine Vitamin-D-Bestimmung sollte bevorzugt im ersten Quartal eines Jahres erfolgen, da ein Vitamin-D-Mangel aufgrund des Lichtmangels im Winter häufiger ist.

🔍 Medizinische Bewertung

Große unabhängige Studien, welche den Nutzen eines Osteoporose-Screenings mit nachfolgender Behandlung beurteilen, gibt es unseres Wissens noch nicht. Weder der (Langzeit-)Nutzen einer Osteoporose-Früherkennung noch der einer Biphosphonat-Behandlung für das Gesamt-Überleben ist bislang hieb- und stichfest belegt.

Die DVO (Dachverband der deutschsprachigen osteologischen Fachgesellschaften) sagt in ihren Leitlinien »Osteoporose bei postmenopausalen Frauen« von 2006, dass bislang kein Diagnoseverfahren die Bedingungen eines Screening-Tests erfüllt. Sie empfiehlt eine »Hochrisiko-Strategie«: Bei besonders Gefährdeten solle eine Knochendichtemessung und je nach Ergebnis eine medikamentöse Behandlung erfolgen. Als Risikofaktoren gelten z. B. Untergewicht, plötzliche Rückenschmerzen oder eine Körpergrößenminderung von mehr als 4 cm im Vergleich zu früher. Hauptrisikofaktor ist aber das Alter: Während bei unter 60-jährigen Frauen und unter 70-jährigen Männern fast nur bei Wirbelkörperbrüchen eine Diagnostik empfohlen wird, ist die Grenze von 20 % für das 10-Jahres-Fraktur-Risiko bei über 70-jährigen Frauen und über 80-jährigen Männern schon allein durch das Alter erreicht. Die U.S. Preventive Services Task Force befürwortet ein routinemäßiges Osteoporose-Screening bei allen Frauen ab 65 Jahren, bei Vorliegen von Risikofaktoren ab 60 Jahren.

Auch welche Untersuchungen am besten eingesetzt werden, wird kontrovers diskutiert. Goldstandard ist die DXA. Ultraschalluntersuchungen gelten derzeit als nicht zuverlässig. Wenn die Knochendichte zu niedrig ist, ist aber auch schon relativ viel Knochen verloren gegangen ist. Besser wäre es, wenn man durch Marker des Knochenstoffwechsels in Blut oder Urin eine erhöhte Gefährdung vor dem Knochenverlust feststellen könnte. Problematisch bei den derzeitig verfügbaren Markern sind aber das starke Schwanken der Werte von Tag zu Tag, der große Überlappungsbereich von Gesunden und Kranken und oft auch eine erhebliche Störanfälligkeit. Deshalb wertet die DVO krankhafte Laborbefunde zwar als Risikofaktor, empfiehlt sie aber nicht für die Routinediagnostik.

IGeL-Check

GOÄ Nr.	Leistung	Mindestsatz	Regelsatz
Typisches Basis-Angebot			
3	Eingehende Beratung (mind. 10 Min.)	8,74 €	20,11 €
250	Blutabnahme Vene	2,33 €	4,20 €
3555	Kalzium	2,33 €	2,68 €
3580	Phosphat	2,33 €	2,68 €
4062	CTX im Blut	27,98 €	32,18 €
4062	Knochen-AP	27,98 €	32,18 €
4138	Vitamin D (25-OH)	27,98 €	32,18 €
Evtl. hinzukommend oder alternativ			
3	Eingehende Beratung (mind. 10 Min.)	8,74 €	20,11 €
4078	Desoxypyridinolin, Pyridinolin (Urin)	33,22 €	38,20 €
3587	Gesamt-AP	2,33 €	2,68 €
4054	Osteocalcin	27,98 €	32,18 €
4056	(intaktes) Parathormon	27,98 €	32,18 €
3795	TRAP	27,98 €	32,18 €
3920, 3922, 3926	Vitamin-D-Rezeptor	198,17 €	227,90 €

Preisspanne: Basis-Angebot ~ 130 €, mit den Erweiterungen bis zu mehreren Hundert Euro (zur Abrechnung nach GOÄ → S. 319)

Kassenleistung? Bei Beschwerdefreien übernehmen die Kassen die Kosten nicht.

Osteoporosediagnostik ist erst nach Auftreten einer nicht erklärbaren Fraktur Kassenleistung und umfasst dann auch Blutuntersuchungen zur Ursachenklärung oder Behandlungskontrolle.

Falschabrechnung? Das Risiko missbräuchlicher Abrechnung ist vorhanden, aber gering, da die genannten Werte nur unter ganz bestimmten Bedingungen auf Kassenkosten bestimmt werden können.

➲ Unsere Empfehlung

Wir empfehlen als ersten Schritt die Erfassung der persönlichen Osteoporose-Risikofaktoren. Fragebögen finden Sie z.B. unter www.osteoporosezentrum.de/risikotest.html oder www.osteoporose.org/cms/index.php?id=29. Auch sie sind zwar nicht optimal zum Herausfiltern besonders Gefährdeter, aber ein Anhaltspunkt. Liegen keine Risikofaktoren vor, halten wir eine Osteoporosediagnostik für Frauen unter 65 Jahren und Männer unter 75 Jahren nicht für notwendig.

Für Ältere sind Osteoporose-IGeL unseres Erachtens eine Überlegung wert. Wir tendieren dabei zur DXA, weil sie besser untersucht ist und bei unauffälligem Ergebnis eine Pause von 2–5 Jahren bis zur nächsten Untersuchung möglich ist. Blutuntersuchungen ermöglichen keine Osteoporosediagnose. Wenn Ihnen die mit der DXA verbundene Strahlenbelastung sehr unsympathisch ist, können Sie aber als Entscheidungshilfe eine Blutuntersuchung »vorschalten«. Ein umfangreiches Laborpaket ist dabei nicht empfehlenswert, insbesondere raten wir von der teuren Vitamin-D-Rezeptor-Bestimmung ab. Sinnvoll erscheinen ein Knochenabbaumarker (am ehesten CTX im Blut) und zusätzlich Vitamin D im Blut.

⚠ Was Sie nicht aus dem Auge verlieren sollten: Bei der Osteoporosefrüherkennung geht es eigentlich nicht um die Osteoporose an sich, sondern um das Frakturrisiko. Und dabei ist die Vorbeugung vor Stürzen durch Ausdauer-, Koordinations- und Krafttraining gerade für ältere Menschen mindestens genauso wichtig wie eine Osteoporosefrüherkennung.

ℹ Literatur und Links

- S3-Leitlinie des Dachverbands der Deutschsprachigen Wissenschaftlichen Osteologischen Gesellschaften e. V.: **Prophylaxe, Diagnostik und Therapie der Osteoporose bei Frauen ab der Menopause, bei Männern ab dem 60. Lebensjahr.** 2006.
- Johnell, O, Hertzman, P.: **What evidence is there for the prevention and screening of osteoporosis?** WHO Regional Office for Europe Health Evidence Network report 2006. Nachzulesen unter **www.euro.who.int/document/e88668.pdf**

PSA-Screening
(Prostatakrebsvorsorge, Prostataabklärung)

Eine PSA-Bestimmung im Blut soll die Früherkennung und damit die Heilungschancen des Prostatakrebses verbessern.

✎ Medizinischer Hintergrund

Der Prostatakrebs (das Prostatakarzinom) ist mit rund 20 % aller Krebsneuerkrankungen in Deutschland der häufigste Krebs bei Männern. Hauptrisikofaktor ist das Alter – 90 % der neu Erkrankten sind älter als 60 Jahre.

Da der Tumor erst spät das Wasserlassen beeinträchtigt und auch ansonsten keine Beschwerden bereitet, wird er oft erst erkannt, wenn er die Organgrenzen schon überschritten hat und die Heilungschancen gering sind.

Andererseits zeigen Untersuchungen an verstorbenen älteren Männern immer wieder, dass viele Prostatakrebse so langsam wachsen, dass sie für den Betroffenen zeitlebens bedeutungslos bleiben. Diese Männer hätten unter den teils erheblichen und dauerhaften Nebenwirkungen der Behandlung zu leiden, ohne dass sie von der Behandlung einen Nutzen hätten.

Auch wenn Prostatakrebse statistisch gesehen bei relativ jungen Männern eher schnell wachsen und zum Tode führen als bei älteren – es gibt bislang keine Möglichkeit herauszufinden, welcher Tumor schnell wachsen wird und welcher nicht, welcher Mann somit von einer aggressiven Behandlung profitieren wird und welcher nicht.

Labordiagnostisch ist bezüglich des Prostatakrebses vor allem ein Wert von Bedeutung: das PSA (prostataspezifisches Antigen → S. 250) im Blut. Dieses Eiweiß kommt praktisch nur in der Prostata vor und wird als Tumormarker des Prostatakarzinoms genutzt. Es ist aber auch bei vielen gutartigen Prostataerkrankungen und sogar nach Druck auf die Prostata (etwa durch eine Tastuntersuchung oder Fahrradfahren) erhöht.

🔵 Durchführung

Für die PSA-Bestimmung wird nur ein Röhrchen Venenblut abgenommen. Sie brauchen nicht nüchtern zu bleiben.

Allerdings sollten Sie in den Tagen vor der Blutuntersuchung auf längeres Radfahren oder Reiten verzichten, da dies den Wert durch Druck auf die Prostata erhöht. Aus dem gleichen Grund wird eine Prostatatast- oder -ultraschalluntersuchung nach der Blutabnahme durchgeführt und nach unvermeidbaren Manipulationen an der Harnröhre und Prostata einige Wochen gewartet.

Bei einigen Angeboten wird in einem ersten Schritt das Gesamt-PSA (→ S. 128) und nur bei einer Erhöhung das freie PSA (→ S. 128) gemessen. Andere Labors bestimmen immer beide Werte.

🔍 Medizinische Bewertung

Durch die rektale Untersuchung des Mastdarms, wie sie im Früherkennungsprogramm der gesetzlichen Krankenkassen in Deutschland für alle Männer über 45 Jahre einmal jährlich vorgesehen ist, werden nur wenige Prostatakrebse erkannt. Die Untersuchung ist also nicht empfindlich genug.

Die Bestimmung des PSA übersieht viel weniger Tumoren. Für den von der Deutschen Gesellschaft für Urologie empfohlenen Grenzwert von 4 ng/ml dürfte die Empfindlichkeit bei 70–80 % liegen.

Das Problem ist, dass ein Überlebensvorteil durch PSA-Screening bisher weder belegt noch widerlegt ist. Falsch positive Ergebnisse mit nachfolgender Überdiagnostik und -therapie sind häufig und bergen das Risiko teils ernsthafter Nebenwirkungen. Selbst wenn ein (kleiner) Prostatakrebs entdeckt wird, so ist fraglich, ob die frühe Diagnose auch wirklich zu einem Überlebensvorteil führt. Denn Ziel ist es ja nicht, durch Vorverlegung der Diagnose die 10-Jahres-Überlebensrate bei Prostatakrebs zu erhöhen, sondern die Lebenserwartung und möglichst auch die Lebensqualität des Mannes zu steigern.

Zwei große Studien zur Frage des PSA-Screenings bei beschwerdefreien Männern laufen momentan.

➤ Als Zwischenstand der europäischen Studie (ERSPC) kann festgehalten werden, dass in der Screening-Gruppe viel mehr Tumoren festgestellt worden sind als in der Gruppe ohne routinemäßige PSA-Bestimmung. Ob aber die Sterblichkeit der Screening-Gruppe unter der der Kontrollgruppe liegt, kann erst 2008/2009 beurteilt werden.

➤ Das Ergebnis der amerikanischen PLCO-Studie wird etwa zur gleichen Zeit erwartet.

Derweil bemühen sich die Mediziner, die Aussagekraft des PSA-Wertes zu erhöhen.

➤ So spricht ein rascher Anstieg des PSA-Wertes im Vergleich zur Voruntersuchung oder ein niedriger Anteil an freiem (nicht-eiweißgebundenem) PSA eher für einen bösartigen Tumor als eine gutartige Prostatavergrößerung.

➤ Programme werden erprobt, in denen nicht nur der PSA-Wert, sondern auch das Alter, andere Risikofaktoren und das Prostatavolumen eingehen.

All diese Verfahren werden aber kontrovers diskutiert und konnten bislang das Problem nicht lösen.

Uneinheitlich beurteilt wird auch die derzeitige Tendenz zu niedrigeren Grenzwerten, z. B. 2,9 ng/ml in der höchsten Altersgruppe. Dadurch werden zwar mehr Prostatakrebse erkannt, dies geht aber wahrscheinlich Hand in Hand mit einer höheren Zahl falsch positiver Befunde und festgestellter Prostatakrebse, welche die Männer Zeit ihres Lebens nicht beeinträchtigt hätten.

Auch unter Wissenschaftlern und medizinischen Fachgesellschaften sind die Ansichten geteilt, ob und ab welchem Alter ein routinemäßiges PSA-Screening sinnvoll ist, welche Werte am besten sind und wann eine Prostatabiopsie durchgeführt werden soll. Sowohl die Befürworter als auch die Kritiker haben anerkannte Namen auf ihrer Seite.

Nicht wenige Fachgesellschaften vertreten die Ansicht, dass jeder Mann ausführlich über die Vor- und Nachteile einer PSA-Bestimmung informiert werden und dann seine persönliche Entscheidung treffen sollte. Dies ist z. B. auch die Politik der gesetzlichen Krankenkassen in Österreich. Selbst Fachgesellschaften, die den PSA-Test zum Screening klar befürworten, betonen wie kaum bei einer anderen Screening-Untersuchung die Notwendigkeit einer umfassenden Aufklärung über die möglichen Konsequenzen.

Meist wird das Screening ab etwa 50 Jahren für sinnvoll erachtet, bei familiärer Belastung früher. Liegt die voraussichtliche Lebenserwartung nur noch bei höchstens 10 Jahren, wird ein Screening nicht mehr empfohlen. Der empfohlene Zeitabstand zwischen zwei Untersuchungen liegt ganz überwiegend bei 1–2 Jahren.

➲ Unsere Empfehlung

Bis zum Vorliegen der genannten großen Studien ist eine klare Empfehlung nicht möglich. Die Frage »PSA – ja oder nein« muss jeder Mann für sich selbst entscheiden. Auf jeden Fall sollten Sie immer zum gleichen Arzt gehen bzw. die Probe immer ins gleiche Labor schicken lassen, da die Werte laborabhängig sind.

ℹ Literatur und Links

- Deutsches Krebsforschungszentrum (Hrsg.): Prostatakrebs - Informationen gezielt für Männer. einblick 1/2008, S. 26-29. Auch nachzulesen unter http://www.dkfz.de/de/presse/veroeffentlichungen/einblick/download/2008/einblick_2008-01.pdf
- Krebsinformationsdienst des Deutschen Krebsforschungszentrums: www.krebsinformation.de/tumorarten/prostatakrebs/frueherkennung.php
- Semjonow, A., Albrecht, W.: PSA – Haben wir dazugelernt? Journal für Urologie und Urogynäkologie 2007, Sonderheft 1, Ausgabe für Österreich, 15–18. Nachzulesen unter www.kup.at/kup/pdf/6415.pdf
- Robert-Koch-Institut: GBE-Themenhefte und Schwerpunktberichte. Heft 36, Prostataerkrankungen, Januar 2007. Nachzulesen auch unter www.rki.de, dann weiter über Gesundheitsberichterstattung und Epidemiologie zu den einzelnen Themenheften
- Leiber, C.: Pro und Kontra PSA-Screening. ÄP Urologie 6/2006. Nachzulesen auch unter www.aerztekammer-bw.de/25/10praxis/45urologie/0606.pdf
- Unsicherheiten. Stiftung Warentest, test 5/2006, S. 93–95.
- Ilic, D., et al.: Screening for prostate cancer. Cochrane Database of Systematic Reviews 2006 Issue 3 Art. No. CD004720. DOI: 10.1002/14651858.CD004720.pub2.

✳ IGeL-Check

GOÄ Nr.	Leistung	Mindestsatz	Regelsatz
Typisches Basis-Angebot			
3	Eingehende Beratung (mind. 10 Min.)	8,74 €	20,11 €
250	Blutabnahme Vene	2,33 €	4,20 €
3908.H3	Gesamt-PSA	17,49 €	20,11 €
Evtl. hinzukommend oder alternativ			
3	Eingehende Beratung (mind. 10 Min.)	8,74 €	20,11 €
3908.H3	Freies PSA	17,49 €	20,11 €
Preisspanne: Basis-Angebot ~ 45 €, mit Bestimmung des freien PSA ~ 65–85 € (zur Abrechnung nach GOÄ→ S. 319)			

Kassenleistung? Bei Beschwerdefreien übernehmen die gesetzlichen Kassen die Kosten nicht. Sie bezahlen die PSA-Bestimmung nur bei Verdacht auf ein Prostatakarzinom (z. B. nach Tasten eines Knotens oder bei verdächtigen Beschwerden) und in der Nachsorge des Prostatakarzinoms.

Falschabrechnung? Das Risiko missbräuchlicher Abrechnung ist vorhanden. Bei Vorerkrankungen könnte ein Arzt missbräuchlich ein Teil der IGeL auch auf Krankenschein abrechnen.

Reizdarm-Check
(Reizkolon-, Colon-irritabile-Feststellung)

Mithilfe der genannten Laboruntersuchungen soll der Reizdarm (das Colon irritabile) von organischen Darmerkrankungen abgegrenzt werden.

Medizinischer Hintergrund

Beim Reizdarmsyndrom handelt es sich um eine häufige Darmstörung unklarer Ursache. Leitbeschwerden sind Bauchschmerzen, Blähungen, Durchfall und Verstopfung. Typischerweise sind die Beschwerden nicht immer gleich, sondern wechselnd und gehen trotz des oft langjährigen Verlaufs nicht mit einer Gewichtsabnahme einher.

Das Reizdarmsyndrom ist eine Ausschlussdiagnose, d. h. andere Erkrankungen mit ähnlichen Leitbeschwerden müssen durch geeignete Diagnostik ausgeschlossen werden.

Welche Erkrankungen abzugrenzen sind und welche Untersuchungen dazu erforderlich sind, hängt vom Einzelfall ab. Bei Jüngeren ist beispielsweise durchaus an eine chronische Darmentzündung zu denken, bei Älteren auch an Darmkrebs.

Durchführung

Die angebotenen Untersuchungen variieren stark von Labor zu Labor.

Häufig angeraten werden:

➤ Als Stuhluntersuchungen eine Darmflora-Analyse (→ S. 186), die Bestimmung verschiedener Eiweiße im Stuhl und die Suche nach Blut im Stuhl
➤ Als Blutuntersuchungen die Suche nach spezifischen IgE gegen häufige Nahrungsmittelallergene oder Autoantikörper gegen Darmschleimhaut.

Wegen dieser Unterschiede sind Angaben zu besonderen Verhaltensregeln vor dem Arzttermin nicht möglich.

Medizinische Bewertung

Die Diagnose »Reizdarm« kann nicht allein durch Laborwerte gestellt oder ausgeschlossen werden.

Der Verdacht gründet auf der Anamnese und dem Untersuchungsbefund. Die so genannten *Rom-Diagnosekriterien* sind dabei ein guter Anhaltspunkt (→ Literatur S. 220).

Zum Ausschluss anderer Erkrankungen empfehlen Fachkreise eine Labordiagnostik aus Blut und/oder Stuhlproben. Oft angeraten als Basisdiagnostik werden:

➤ Im Blut BSG (→ S. 54) oder CRP (→ S. 64), Differenzialblutbild (→ S. 68), GOT (→ S. 83), GPT (→ S. 83), Gamma-GT (→ S. 76), Alpha-Amylase (→ S. 24) oder Lipase (→ S. 111), Natrium (→ S. 117), Kalium (→ S. 100), Blutzucker (→ S. 247), TSH (→ S. 142)
➤ Eine Urin-Teststreifen-Untersuchung (→ S. 150)
➤ Stuhluntersuchungen auf Blut, Parasiten und Bakterien als Ursache von Darminfektionen und teilweise *Calprotectin* im Stuhl. Calprotectin ist ein Eiweiß im Stuhl, das bei Darmentzündungen oder -tumoren oft erhöht ist.

Ergeben sich bei Anamnese, Untersuchung oder Basis-Labor Warnsignale auf ernsthafte Erkrankungen, werden diese durch gezielte Untersuchungen weiter abgeklärt. Hierzu gehören nicht nur Laboruntersuchungen, sondern möglicherweise auch eine Darmspiegelung.

IGeL-Check

Aufgrund der großen Unterschiede zwischen den einzelnen Angeboten kann kein typisches Basis-Angebot und damit auch keine pauschale Preisangabe gemacht werden.

Angebote zur Darmflora bei Reizdarm-Verdacht bewegen sich oft um 50 €, zu den Eiweißen im Stuhl um 75–100 €, zu Nahrungsmittelallergien um 100 € und zu Autoantikörpern im Blut um 200 €. Durch Kombination sind also Kosten von mehreren Hundert Euro möglich.

Hinzu kommen ~ 25 € für Beratung und Blutentnahme.

Kassenleistung? Bei Beschwerdefreien übernehmen die Kassen keine Untersuchungskosten.

Bei Verdacht auf ein Reizdarmsyndrom ist die Diagnostik einschließlich gezielter Laboruntersuchungen eine Kassenleistung.

Falschabrechnung? Sind Sie wegen der gleichen Beschwerden in kassenärztlicher Behandlung, besteht das Risiko missbräuchlicher Doppel-Abrechnung als IGeL und auf Krankenschein.

🐾 Unsere Empfehlung

Wir raten von Labor-IGeL auf Reizdarmsyndrom klar ab.

Das Reizdarmsyndrom ist eine Erkrankung und gezielte Untersuchungen sind bei Verdacht Kassenleistung. Laboruntersuchungen sind dabei zwar Bestandteil der Diagnostik, reichen aber alleine nicht aus. Viele der angebotenen Pakete entsprechen auch nicht den Empfehlungen für die Basisdiagnostik.

Umgekehrt: Wer keine Beschwerden hat, hat kein Reizdarmsyndrom und bedarf auch keiner Untersuchung hierauf.

Eine Notwendigkeit, (Labor-)Untersuchungen selbst zu bezahlen, besteht somit nicht.

ℹ️ Literatur und Links

- Hürlimann, R., Stenz, V.: **Gastroenterologie: Die Wiederauferstehung Roms.** Schweiz Med Forum, 6 1155–1157, 2006. Nachzulesen auch unter **www.medicalforum.ch/pdf/pdf_d/2006/2006-51/2006-51-290.PDF**
- **Das Reizdarmsyndrom. Rationelle Diagnostik und Differentialtherapie.** Arzneimittelbrief 2002, Nachzulesen auch unter **www.der-arzneimittelbrief.net/_pdf/2002,36,81.pdf**
- Therapieempfehlungen der Arzneimittelkommission der deutschen Ärzteschaft: **Funktionelle Dyspepsie und Reizdarmsyndrom.** Köln, 1. Aufl. 2000.
- Hotz, J. et al.: **Konsensusbericht: Reizdarmsyndrom – Definition, Diagnosesicherung, Pathophysiologie und Therapiemöglichkeiten.** Konsensus der Deutschen Gesellschaft für Verdauungs- und Stoffwechselkrankheiten. Z Gastroenterol 1999; 37: 685–700. Nachzulesen auch unter **www.dgvs.de/media/Leitlinie4.pdf**

Rheuma-Check
(Rheuma-Risiko)

Mithilfe der genannten Blutwerte soll ein erhöhtes Risiko für eine entzündlich-rheumatische Erkrankung oder eine gar schon bestehende Erkrankung möglichst frühzeitig festgestellt und dadurch eine rechtzeitige Behandlung ermöglicht werden.

⚕️ Medizinischer Hintergrund

Rheumatisch-entzündliche Erkrankungen können ganz unterschiedliche Beschwerden bereiten. Deshalb gehen Erkrankte oft lange von Arzt zu Arzt, bis die richtige Diagnose gestellt wird. Gleichzeitig verbessert gerade bei der rheumatoiden Arthritis (→ S. 287) eine frühzeitige Behandlung mit modernen Medikamenten die Aussichten des Betroffenen erheblich.

Bei der Diagnose von rheumatisch-entzündlichen Krankheiten sind Laborwerte ein wichtiger Baustein:

- ➤ Entzündungswerte wie BSG (→ S. 54) und CRP (→ S. 64) zeigen die Stärke der Entzündung.
- ➤ Da rheumatisch-entzündliche Erkrankungen Autoimmunerkrankungen sind, helfen verschiedene Autoantikörper (→ S. 34) oft bei der Diagnose.

💧 Durchführung

Es werden eines oder mehrere Röhrchen Blut abgenommen. Für die meisten Untersuchungen brauchen Sie nicht nüchtern zu bleiben.

Der Umfang der einzelnen Angebote variiert:

- ➤ Hauptbestandteil sind mit Hinblick auf die rheumatoide Arthritis meist die Rheumafaktoren (→ S. 132) und die CCP-Antikörper (→ S. 55).
- ➤ Gelegentlich empfohlen werden zur Abgrenzung von Gelenkschmerzen anderer Ursache die Bestimmung der Harnsäure (→ S. 87), des Antistreptolysin-O-Titers (→ S. 29), des HLA B27 (→ S. 93) sowie Antikörper gegen verschiedene Bakterien und Viren.

🔎 Medizinische Bewertung

Alle genannten Laboruntersuchungen sind methodisch zuverlässig. Allerdings ist ein Auto-antikörper-Nachweis nicht gleichbedeutend mit einer Erkrankung und Rheumamedikamente werden nur gegeben, wenn durch Anamnese, Untersuchung, Blut- und Röntgenuntersuchungen die Diagnose »steht«.

🌀 Unsere Empfehlung

Einen Nutzen von Blutuntersuchungen auf Rheuma bei beschwerdefreien Menschen sehen wir nicht, denn sie haben keinerlei Konsequenzen.

Besteht aufgrund von Gelenkschmerzen der Verdacht auf eine entzündlich-rheumatische Erkrankung, so ist eine rasche Diagnostik sinnvoll und Sie sollten sich schnell eine Arzttermin geben lassen. Dann ist aber die Diagnostik eine Kassenleistung. Die Notwendigkeit von Selbstzahlerleistungen besteht damit nicht.

ℹ️ Literatur und Links

- Rheuma-Fragebogen des Rheumazentrums Düsseldorfs: www.rheumanet.org/rheumacheck/ (gt2hixay3x1llvmvthOgzlb1)/einleitung.aspx

- Überblick über die verschiedenen rheumatischen Erkrankungen: **Kompetenznetz Rheuma, www.rheumanet.org/haus1280.html**

- Schneider, M., et al.: **DGRh-Leitlinie Interdisziplinäre Leitlinie Management der frühen rheumatoiden Arthritis.** 2. Aufl. 2006. Nachzulesen auch unter **www.dgrh.de/leitlinien.html**

🌟 IGeL-Check

GOÄ Nr.	Leistung	Mindestsatz	Regelsatz
Typisches Basis-Angebot			
3	Eingehende Beratung (mind. 10 Min.)	8,74 €	20,11 €
250	Blutabnahme Vene	2,33 €	4,20 €
3877	CCP-Antikörper	26,23 €	30,16 €
Evtl. hinzukommend oder alternativ			
3	Eingehende Beratung (mind. 10 Min.)	8,74 €	20,11 €
3813.H2	ANA	16,90 €	19,44 €
3741	CRP	11,66 €	13,41 €
3886	Rheumafaktor	10,49 €	12,06 €
3583.H1	Harnsäure	2,33 €	2,68 €
3920, 3924	HLA B27	69,95 €	80,44 €

Preisspanne: Basis-Angebot ~ 55 €, bei Erweiterungen, insbesondere mit HLA-B27-Bestimmung oder Antikörpersuche auf Infektionen, wesentlich mehr (zur Abrechnung nach GOÄ → S. 319)

Kassenleistung? Bei Beschwerdefreien übernehmen die Kassen die Kosten für die Untersuchungen nicht.

Bei Verdacht auf Rheuma hingegen ist die Diagnostik einschließlich gezielter Laboruntersuchungen eine Kassenleistung. Hierzu gehört seit dem 01.07.2007 auch die Bestimmung der CCP-Antikörper einmal im Krankheitsfall. Es können aber aufgrund des Wirtschaftlichkeitsgebots mehrere Arztbesuche notwendig sein.

Falschabrechnung? Das Risiko missbräuchlicher Abrechnung ist vorhanden. Da die Werte unter bestimmten Bedingungen auch Kassenleistung sind, könnte bei kassenärztlicher Behandlung im gleichen Quartal ein Teil der IGeL zusätzlich auf Krankenschein abgerechnet werden.

Schilddrüsen-Check
(Schilddrüsen-Vorsorge)

Durch eine Blutuntersuchung sollen Schilddrüsenerkrankungen erkannt werden, bevor sie zu starken Beschwerden oder gar Dauerfolgen geführt haben.

✑ Medizinischer Hintergrund

Schilddrüsenerkrankungen sind verhältnismäßig häufig, insbesondere bei Frauen nach den Wechseljahren. Oftmals bereiten sie gerade zu Beginn nur uncharakteristische Beschwerden, sodass die Krankheitszeichen verkannt werden oder die Betroffenen möglicherweise gar nicht zum Arzt gehen. Unbehandelt sind aber Folgen wie etwa erhöhte Blutfette oder unerfüllter Kinderwunsch bei der Schilddrüsenunterfunktion oder Vorhofflimmern bei der Schilddrüsenüberfunktion möglich. Dabei sind die meisten Schilddrüsenerkrankungen gut behandelbar.

Zur Diagnose von Schilddrüsenerkrankungen gibt es zahlreiche Laborwerte. Am wichtigsten sind:

➤ Die Schilddrüsenhormone Trijodthyronin (T3) und Thyroxin (T4) und das Steuerhormon TSH (Thyreoidea Stimulierendes Hormon) zur Beurteilung der Schilddrüsenfunktion
➤ Verschiedene Schilddrüsen-[Auto-]Antikörper zur Ursachenklärung

💧 Durchführung

Es werden je nach Untersuchungsumfang ein oder mehrere Röhrchen Blut abgenommen. Sie brauchen für die Blutabnahme nicht nüchtern zu sein.

✹ IGeL-Check

GOÄ Nr.	Leistung	Mindestsatz	Regelsatz
Typisches Basis-Angebot			
3	Eingehende Beratung (mind. 10 Min.)	8,74 €	20,11 €
250	Blutabnahme Vene	2,33 €	4,20 €
4030	TSH	14,57 €	16,76 €
Evtl. hinzukommend oder alternativ			
3	Eingehende Beratung (mind. 10 Min.)	8,74 €	20,11 €
4023.H4	Freies T4	14,57 €	16,76 €
4022.H4	Freies T3	14,57 €	16,76 €
3876	TAK	14,57 €	16,76 €
3871	TPO-Antikörper	26,23 €	30,16 €
3879	TRAK	32,06 €	36,87 €
Preisspanne: Basis-Angebot ~ 40 €, mit den Erweiterungen bis zu 160 € (zur GOÄ → S. 319)			

Kassenleistung? Bei Beschwerdefreien übernehmen die Kassen die Kosten für Schilddrüsenhormon- oder -autoantikörperbestimmungen nicht.

Bei Verdacht auf eine Schilddrüsenfunktionsstörung ist die Diagnostik einschließlich Laboruntersuchungen eine Kassenleistung. Der Arzt muss aufgrund des Wirtschaftlichkeitsgebots mit einem oder wenigen Basiswerten beginnen. Weitere Werte werden nur bei Auffälligkeiten bestimmt, sodass möglicherweise mehrere Blutabnahmen nötig sind.

Falschabrechnung? Das Risiko missbräuchlicher Abrechnung ist vorhanden. Bei Vorliegen von Vorerkrankungen könnte ein Arzt missbräuchlich ein Teil der IGeL auch auf dem Krankenschein abrechnen.

Die Angebote umfassen immer die Bestimmung des TSH (→ S. 142) und oft die des freien T3 (→ S. 135) und freien T4 (→ S. 136). Einige Angebote sehen auch die Suche nach den Schilddrüsen-Autoantikörpern Thyreoglobulin-Antikörper (TAK → S. 133), Schilddrüsen-Peroxidase(TPO)-Antikörper (→ S. 133) und TSH-Rezeptor-Antikörper (TRAK → S. 133) vor.

🔎 Medizinische Bewertung

Der weit überwiegende Teil der Schilddrüsenfunktionsstörungen lässt sich durch die TSH-Bestimmung erkennen, und es gibt mittlerweile mehrere Studien, die einen Nutzen eines allgemeinen TSH-Screening nahelegen. Zumindest für die Risikogruppe der Frauen über 50 Jahren erscheinen regelmäßige TSH-Bestimmungen sinnvoll, einige Fachgesellschaften befürworten ein Screening aller Erwachsenen über 35 Jahren.

In Deutschland ist eine routinemäßige Untersuchung auf Schilddrüsenerkrankungen nur bei Neugeborenen zur Diagnose der angeborenen Schilddrüsenunterfunktion vorgesehen, nicht bei Erwachsenen.

💡 Unsere Empfehlung

Unseres Erachtens ist die TSH-Bestimmung als IGeL für Erwachsene vertretbar und besonders älteren Frauen auch ohne Beschwerden anzuraten. Sie ist mittlerweile recht preiswert und ein etablierter Screening-Wert. Weitere Hormonbestimmungen und insbesondere die teuren Antikörperuntersuchungen sollten Sie ablehnen. Bei auffälligem TSH-Wert ist die weitere Diagnostik eine Kassenleistung.

ℹ️ Literatur und Links

- Hollowll, J.G., et al.: **Serum TSH, T(4), and thyroid antibodies in the United States population (1988 to 1994): National Health and Nutrition Examination Survey (NHANES III).** J Clin Endocrinol Metab. 2002 Feb; 87(2): 489–99 Abstract unter **www.ncbi.nlm.nih.gov/pubmed/11836274?dopt=Abstract**
- Dietlein, M., et al.: **Prävention, Screening und Therapie gutartiger Schilddrüsenerkrankungen unter dem Aspekt von Kosten und Nutzen.** Nuklearmedizin, Heft 5, 181–223, 2003.

[Erweiterte] Schwangerschaftsdiagnostik: Ersttrimester-Screening

Mithilfe einer Blut- und Ultraschalluntersuchung wird das Risiko abgeschätzt, dass das Ungeborene eine Chromosomenstörung hat.

⚡ Medizinischer Hintergrund

Bei der Ei- und Samenzellbildung kann es zu Fehlern bei der Verteilung der Chromosomen (der Erbsubstanz) kommen.

Mit 1:500 Neugeborenen häufigste Chromosomenstörung ist das Down-Syndrom (→ S. 264). Das Chromosom 21 ist hier drei- statt zweimal vorhanden, weshalb das Down-Syndrom auch Trisomie 21 heißt. Die Kinder haben eine unterschiedlich starke körperliche und geistige Entwicklungsstörung und oft Fehlbildungen innerer Organe. Das Risiko für ein Down-Syndrom steigt mit dem Alter der Mutter: Während eine 20-Jährige ein Risiko von 1:2000 hat, beträgt das Risiko bei einer 35-Jährigen 1:350 und bei einer 40-Jährigen 1:100.

Seltener sind die Trisomien 13 (Pätau-Syndrom) und 18 (Edwards-Syndrom). Die Aussichten dieser Kinder sind schlecht. Nur ~ 10 % der schwer behinderten Kinder überleben bis zum fünften Geburtstag.

Eine Heilung von Chromosomenstörungen ist nicht möglich.

Chromosomenstörungen des Ungeborenen können nur durch eine Untersuchung kindlicher Zellen sicher herausgefunden werden. Die Zellen werden meist durch Fruchtwasserpunktion in der 15.–17. Schwangerschaftswoche gewonnen. Das Ergebnis liegt dann noch rechtzeitig für einen evtl. Schwangerschaftsabbruch vor. Die Fruchtwasserpunktion ist allerdings mit einem Fehlgeburtsrisiko von ~ 0,5–1 % behaftet. Sie wird derzeit allen Schwangeren über 35 Jahren angeboten, denn ab diesem Alter ist das Risiko einer Chromosomenstörung größer als das Risiko, durch die Punktion ein gesundes Kind zu verlieren.

Einige mütterliche Blutwerte zeigen im Laufe der Schwangerschaft ganz typische Veränderungen. Sind sie geringer oder stärker ausgeprägt als durchschnittlich, so kann dies ein Hinweis auf eine Störung der Schwangerschaft und eben auch Chromosomenstörungen des Kindes sein.

Die derzeit wichtigsten Blutwerte bei der Frage nach Chromosomenstörungen sind das freie Beta-HCG (→ S. 38) und die PAPP-A (→ S. 122) im mütterlichen Blut.

Ultraschalluntersuchungen stellen nicht nur auffällige Fehlbildungen wie das Fehlen eines Armes dar. Auch geringe und oft nur wenige Wochen vorhandene Auffälligkeiten können bedeutsam sein. Als besonders aussagekräftig hat sich die **Nackentransparenz** *(NT)* herausgestellt, eine kleine Flüssigkeitsansammlung im Nacken, die bei jedem Fötus um die 12. Schwangerschaftswoche nachweisbar ist, bei Ungeborenen mit einem Down-Syndrom aber oft größer ist als normal.

Beim Ersttrimester-Screening in der 12.–15. Schwangerschaftswoche werden das freie β-HCG und PAPP-A im mütterlichen Blut und die Nackentransparenz beim Ungeborenen gemessen. Aus diesen Werten und dem mütterlichen

Alter wird das Risiko für eine Chromosomenstörung des Kindes berechnet.

Neueste Entwicklung ist, im Ultraschall zusätzlich noch das Nasenbein des Feten zu suchen, da dieses bei Feten mit Down-Syndrom überzufällig häufig nicht sichtbar ist.

🌢 Durchführung

Das Ersttrimester-Screening umfasst eine Blutabnahme und eine Ultraschalluntersuchung. Besondere Vorbereitungen sind nicht nötig.

Die Untersuchung ist nur in der 12.–14. Schwangerschaftswoche möglich.

Der Gynäkologe muss vorher einen speziellen Kurs zur Messung der Nackentransparenz besucht haben.

🔎 Medizinische Bewertung

Das Ersttrimester-Screening ermöglicht die derzeit genaueste Risikoabschätzung für eine kindliche Chromosomenstörung. Es entdeckt fast 90 % der Ungeborenen mit einer Chromosomenstörung, wenn man ein Risiko von 1:300 als Grenze setzt. Voraussetzungen sind allerdings ausreichende Erfahrung des Gynäkologen in der Ultraschalluntersuchung und genaue Kenntnis des Schwangerschaftsalters.

🌟 IGeL-Check

GOÄ Nr.	Leistung	Mindestsatz	Regelsatz
Typisches Basis-Angebot			
3	Eingehende Beratung (mind. 10 Min.)	8,74 €	20,11 €
250	Blutabnahme Vene	2,33 €	4,20 €
4024	HCG	14,57 €	16,76 €
4044	PAPP-A	20,40 €	23,46 €
415	Messung der Nackentransparenz	17,49	40,22 €
Evtl. hinzukommend oder alternativ			
3	Eingehende Beratung (mind. 10 Min.)	8,74 €	20,11 €
Preis Basis-Angebot ~ 105 € (zur Abrechnung nach GOÄ → S. 319)			

Kassenleistung? Eine Kostenübernahme durch die Krankenkasse ist nicht möglich.

Ergibt sich aber aufgrund des Ersttrimester-Screenings der Verdacht auf eine kindliche Chromosomenstörung oder eine andere Erkrankung, so ist die weitergehende Diagnstik eine Kassenleistung.

Falschabrechnung? Das Risiko missbräuchlicher Abrechnung ist nicht gegeben.

Von 100 getesteten Frauen haben aber auch 3–8 ein auffälliges Ergebnis im Ersttrimester-Screening, obwohl das Kind gesund ist.

Wird zusätzlich das Vorhandensein oder Fehlen des Nasenbeins berücksichtigt, werden wahrscheinlich gut 95 % der Feten mit Chromosomenstörung erfasst.

⚠ Das Ersttrimester-Screening ermöglicht nur eine Wahrscheinlichkeitsberechnung für eine Chromosomenstörung, keine Diagnose. Andere Störungen wie etwa Organfehlbildungen werden nicht erfasst. Das Ersttrimester-Screening ist bei Normalbefund keine Garantie für ein gesundes Kind.

➲ Unsere Empfehlung

Medizinischerseits sind die Anforderungen erfüllt, die wir an sinnvolle IGeL stellen.

Die Entscheidung für oder gegen das Ersttrimester-Screening ist aber eine ganz persönliche. Würde mich bzw. uns ein niedriges Risiko im Ersttrimester-Screening wirklich beruhigen? Ab welchem Risiko lassen wir die Fruchtwasseruntersuchung machen? Und was wäre, wenn das Kind tatsächlich eine Chromosomenstörung hätte? Könnte ich/könnten wir dann einen Schwangerschaftsabbruch mit dem Gewissen vereinbaren?

Eine Empfehlung für oder gegen das Ersttrimester-Screening können wir deshalb nicht aussprechen.

Wir raten hingegen ab vom gelegentlich noch angebotenen *Triple-Test* in der 15.–18. Schwangerschaftswoche, einer reinen Blutuntersuchung mit Bestimmung von HCG, AFP und freiem Östriol. Der Test ist unzuverlässiger und erst später möglich als das Ersttrimester-Screening.

ℹ Literatur und Links

- Herbst, V.: **Untersuchungen zur Früherkennung für Schwangere. Nutzen und Risiken.** Stiftung Warentest 2007.
- **Pränataldiagnostik – Beratung, Methoden und Hilfen.** Faltblatt der Bundeszentrale für gesundheitliche Aufklärung, 2005. **www.bzga.de** anklicken, dann Suchfunktion benutzen.

[Erweiterte] Schwangerschaftsdiagnostik: Schwangerschaftsdiabetes

Die Blutuntersuchung soll einen Schwangerschaftsdiabetes (Gestationsdiabetes) rechtzeitig erkennen, um durch optimale Blutzuckereinstellung das Risiko für Mutter und Kind zu senken.

✎ Medizinischer Hintergrund

Schätzungsweise 3–5 % der Schwangeren in Deutschland entwickeln einen Schwangerschaftsdiabetes (→ S. 289), also eine vorübergehende Form der Zuckerkrankheit. Dieser verläuft meist ohne Beschwerden und bleibt dann ohne spezielle Diagnostik unbemerkt. Schwangerschafts- und Geburtskomplikationen sind aber bei Mutter und Kind häufiger. Die Mütter haben außerdem ein erhöhtes Risiko für einen späteren Diabetes mellitus Typ 2, die Kinder wahrscheinlich für Übergewicht und Diabetes mellitus Typ 2.

Wichtigster Laborbefund beim Schwangerschaftsdiabetes ist wie beim »normalen« Diabetes die Blutzuckererhöhung (→ S. 80). Gemessen wird entweder der Nüchternblutzucker (→ S. 80) oder der Blutzucker nach Trinken einer Zuckerlösung (oraler Glukosetoleranztest, Zuckerbelastungstest → S. 81).

◊ Durchführung

Der Test auf Schwangerschaftsdiabetes wird in der 24.–28. Schwangerschaftswoche durchgeführt. In den Tagen vor dem Test sollen Sie ganz normal essen (keineswegs fasten).

Es werden zwei Varianten angeboten:

➤ Weniger aufwendig ist die spezielle Variante des oralen Glukosetoleranztests für die Schwangerschaft. Sie müssen hierfür nicht nüchtern bleiben, sondern kommen zu einer beliebigen Tageszeit in die Praxis. Dort trinken Sie 50 g Glukose in 200 ml Flüssigkeit gelöst in höchstens fünf Minuten. Eine Stunde später wird der Blutzucker gemessen.

Diese Zeit müssen Sie in der Praxis bleiben und dürfen nicht rauchen, da Bewegung und Rauchen das Ergebnis verfälschen.

➤ Alternativ ist auch der normale Glukosetoleranztest möglich. Sie erscheinen morgens nüchtern in der Arztpraxis. Nach der Bestimmung des Nüchternblutzuckers trinken Sie in höchstens zehn Minuten einen Glukosetrunk (75 g Glukose in 300 ml Flüssigkeit). Eine und zwei Stunden später wird der Blutzucker gemessen. Auch hier bleiben Sie im Warteraum sitzen ohne zu rauchen.

Der Blutzucker wird vorzugsweise aus Kapillarblut bestimmt. Voraussetzung sind entsprechend geprüfte Geräte. Alternative ist die Bestimmung aus einem Röhrchen Venenblut.

🔍 Medizinische Bewertung

Die Uninteststreifen-Untersuchung, wie sie im Rahmen der Mutterschaftsvorsorge routinemäßig vorgesehen ist, erfasst zwar auch Zucker im Urin. Zum Screening auf einen Gestationsdiabetes ist sie aber wegen zu geringer Empfindlichkeit nicht geeignet.

Fachgesellschaften empfehlen seit Jahren für Schwangere ohne Risikofaktoren einen oralen Glukosetoleranztest in der 24.–28. Schwangerschaftswoche, für Schwangere mit erhöhtem Risiko bereits vorher. Nur Schwangere mit Risikofaktoren (z. B. Alter über 25 Jahre, hohes Körpergewicht, vorangegangene Geburt eines Kindes über 4 000 g Geburtsgewicht) zu untersuchen wird abgelehnt. Es spart nur wenige Tests und übersieht verhältnismäßig viele Betroffene.

Bei der Prüfung 2003, ob der orale Glukosetoleranztest in den Leistungskatalog der gesetzlichen Krankenkassen aufgenommen werden soll, war der Nutzen eines Screenings mit nachfolgender Behandlung der betroffenen Schwangeren noch nicht wissenschaftlich belegt. Die australische ACHOIS-Studie hat 2005 gezeigt, dass die Behandlung einer gestörten Glukosetoleranz die Zahl vor allem der kindlichen Komplikationen deutlich vermindert. Das Institut für Qualität und Wirtschaftlichkeit im Gesundheitswesen ist 2007 vom Gemeinsamen Bundesausschuss mit einer Neubewertung beauftragt worden.

🌟 IGeL-Check

GOÄ Nr.	Leistung	Mindestsatz	Regelsatz
Typisches Basis-Angebot			
3	Eingehende Beratung (mind. 10 Min.)	8,74 €	20,11 €
3612	Oraler Glukosetoleranztest	9,33 €	10,73 €
	Materialkosten Glukoseprobetrunk	ca. 5 €	ca. 5 €
Evtl. hinzukommend oder alternativ			
3	Eingehende Beratung (mind. 10 Min.)	8,74 €	20,11 €
250	Blutabnahme Vene	2,33 €	4,20 €
3560	Blutzuckerbestimmung	2,33 €	2,68 €
Preisspanne: Typisches Basis-Angebot ~ 35 € (zur Abrechnung nach GOÄ → S. 319)			

Kassenleistung? Für Schwangere ohne Risikofaktoren ist der Glukosetoleranztest derzeit keine Kassenleistung.

Bei Vorliegen von Risikofaktoren übernehmen mittlerweile viele Kassen die Kosten. Bestehen Beschwerden, die auf einen Diabetes hinweisen, ist die Diagnostik immer Kassenleistung.

Falschabrechnung? Das Risiko einer missbräuchlichen Abrechnung besteht, da der orale Glukosetoleranztest prinzipiell auch auf Kassenkosten durchgeführt werden kann.

Umstritten ist, ob sich der 50 g-Test zum Screening genauso gut eignet wie der (aufwendigere) 75 g-Test. Ein auffälliger Befund im 50 g-Test muss auf jeden Fall durch einen 75 g-Test abgeklärt werden.

Einige Mediziner sehen die Bestimmung des Nüchternblutzuckers als einfachere und preiswertere Alternative an. Hierzu liegen kaum Daten vor. Eine Studie ergab, dass eine einmalige Bestimmung des Nüchternblutzuckers immerhin ~ 80 % der betroffenen Schwangeren erfasst.

Unsere Empfehlung

Der orale Glukosetoleranztest gehört unseres Erachtens zu den sinnvollen IGeL. Bevor Sie unterschreiben, sollten Sie aber bei Ihrer Krankenkasse nachfragen, da einige Kassen zumindest unter bestimmten Bedingungen für die Untersuchung zahlen. Bei knapper Kasse ist die Bestimmung des Nüchternblutzuckers (ggf. auch in der Apotheke) besser als nichts.

Bei diabetesverdächtigen Beschwerden oder Auffälligkeiten im Screening besteht keine Notwendigkeit für (weitere) Selbstzahlerleistungen.

Literatur und Links

- Herbst, V.: **Untersuchungen zur Früherkennung für Schwangere. Nutzen und Risiken.** Stiftung Warentest 2007.
- Pawlowski, B.: **Neues zum Gestationsdiabetes.** Stand August 2005. **www.diabetes-deutschland.de/1273.htm**
- Steurer, J.: **Screening auf Schwangerschaftsdiabetes:** Mit einer einmaligen Nüchtern-Plasmaglukosebestimmung werden 81 % aller Frauen mit einem Schwangerschaftsdiabetes erfasst. **www.evimed.ch,** dann auf evimed klicken und weiter bei Gynäkologie und Geburtshilfe
- Arbeitsgemeinschaft Diabetes und Schwangerschaft der Deutschen Diabetesgesellschaft (DDG), Arbeitsgemeinschaft für materno-fetale Medizin (AGMFM) der Deutschen Gesellschaft für Gynäkologie und Geburtshilfe (DGGG) und Deutsche Gesellschaft für Perinatale Medizin: **Empfehlungen zu Diagnostik und Therapie des Gestationsdiabetes.** Stand 2001. Nachzulesen unter **www.uni-duesseldorf.de/WWW/AWMF/II/057-008.htm**

[Erweiterte] Schwangerschaftsdiagnostik: Infektionsdiagnostik

Mihilfe von Blutuntersuchungen und einer Abstrichuntersuchung soll eine mögliche Gefährdung des Ungeborenen durch (unbemerkte) mütterliche Infektionen festgestellt werden.

Medizinischer Hintergrund

Bei bestimmten Infektionen können Krankheitserreger zum Ungeborenen gelangen und es schädigen. Zeitpunkt der Gefährdung (z. B. erste oder zweite Schwangerschaftshälfte), Art und Ausprägung der evtl. kindlichen Schäden sind vom Krankheitserreger abhängig.

Zahlenmäßig am bedeutsamsten sind in Deutschland wohl die Ringelröteln (durch das Parvovirus B19), die Toxoplasmose (durch Toxoplasmen) und die Zytomegalie (durch das Zytomegalie-Virus). Das Risiko einer Erstinfektion während der Schwangerschaft wird auf jeweils 0,5–1 % geschätzt. In 30–50 % greift die Infektion auf das Ungeborene über. Bei allen Infektionen ist eine Fehl- oder Totgeburt möglich.

- Die Zytomegalie-Infektion gilt als die häufigste angeborene Infektion. Besonders betroffen sind Gehirn, Augen und Gehör. Seit Ende 2005 wird eine Behandlung der Mutter mit Immunglobulinen versucht. Bisherige Ergebnisse sind ermutigend, die Zahl der Behandelten ist für sichere Aussagen aber viel zu gering.
- Bei der Toxoplasmose sind insbesondere dauerhafte Gehirn- und Augenschäden gefürchtet. Toxoplasmose kann während der Schwangerschaft behandelt werden. Zuverlässige Zahlen zu Wirksamkeit und Nebenwirkungen der mehrmonatigen Behandlung fehlen aber.
- Ringelröteln in der Schwangerschaft führen in 5–10 % der kindlichen Infektionen zur Fehlgeburt und wahrscheinlich genauso häufig zu einer Blutarmut, die durch Bluttransfusionen im Mutterleib behandelt wird. Auch eine

Herzmuskelentzündung ist möglich, Fehlbildungen hingegen sind nicht bekannt.

Windpocken in der Schwangerschaft sind derzeit weniger ein Problem. Zum einen hatten über 90 % der Schwangeren als Kind Windpocken, zum anderen ist das Risiko für das Kind geringer als bei den oben genannten Erkrankungen. Eine Gürtelrose gefährdet das Ungeborene nicht. Gefährlich sind Windpocken der Schwangeren um den Zeitpunkt der Geburt herum, da das Kind dann sehr schwer an Windpocken erkranken kann.

Streptokokken der Gruppe B sind eine wichtige Ursache schwerster Neugeboreneninfektionen bis hin zur Sepsis (Blutvergiftung → S. 290) und meist auf eine Streptokokkenbesiedelung in der Scheide der Schwangeren zurückzuführen. Sie können gut mit Antibiotika bekämpft werden.

🩸 Durchführung

Es werden mehreren Röhrchen Venenblut abgenommen und auf Antikörper gegen die genannten Krankheitserreger untersucht. Besondere Verhaltensmaßnahmen vor der Blutentnahme sind nicht nötig.

Eine B-Streptokokken-Besiedelung der Scheide wird durch Abstrichentnahme mit nachfolgender Laboruntersuchung festgestellt.

🔎 Medizinische Bewertung

Zuverlässige Daten, ob ein Screening bei beschwerdefreien Schwangeren auf die genannten Infektionen sinnvoll ist, fehlen weitgehend. Eine sichere Evidenz gibt es für keine der Untersuchungen. Auch das internationale Vorgehen ist unterschiedlich. Die in Deutschland vorgesehen Ultraschalluntersuchungen erfassen einen Teil der kindlichen Infektionen, jedoch nicht alle und teilweise erst zu spät.

Das Toxoplasmose-Screening gehört in einigen Ländern wie z. B. Österreich zu den Kassenleistungen. Ob eine Behandlung dem Kind nutzt, ist weder bewiesen noch widerlegt. Einige Fachgesellschaften empfehlen aber eine Behandlung und damit indirekt eine Untersuchung der Schwangeren.

Für die Zytomegalie sind die Daten eher noch unsicherer. Unseres Wissens werden Screening-Untersuchungen in keinem Nachbarland durchgeführt. Ein Teil der Mediziner sieht den Test aber zumindest für Frauen mit viel Kontakt zu Kindern als sinnvoll an, weil das Risiko durch einige Verhaltensregeln gemindert und eine Infektion des Ungeborenen seit kurzem möglicherweise behandelt werden kann.

Ähnliches gilt für die Untersuchung auf Antikörper gegen Parvoviren. Auch hier haben Schwangere mit Kontakt zu Klein- und Kindergartenkindern ein erhöhtes Risiko. Hauptkonsequenz eines auffälligen Befundes sind engmaschige Ultraschallkontrollen des Ungeborenen.

International ist umstritten, ob alle Schwangern in der 35.–37. Schwangerschaftswoche auf eine Streptokokkenbesiedelung der Scheide getestet und ggf. behandelt werden sollten oder ob sich die Testung auf Risikogruppen beschränken sollte, um Überbehandlungen mit möglicher Resistenzentwicklung der Bakterien zu vermeiden. Die Deutsche Gesellschaft für Gynäkologie und Geburtshilfe empfiehlt derzeit eine Abstrichentnahme mit nachfolgender Kultur bei allen Schwangeren in der 35.–37. Schwangerschaftswoche. Einige Kliniken in der Schweiz untersuchen alle Frauen, eine Antibiotikagabe erfolgt aber nur bei zusätzlichen Risikofaktoren.

Screening-Untersuchungen auf Antikörper gegen das Varizella-Zoster-Virus (Erreger der Windpocken) werden derzeit eher abgelehnt.

➲ Unsere Empfehlung

Die Untersuchung auf Toxoplasmose ist wahrscheinlich sinnvoll. Wir empfehlen sie Frauen mit erhöhtem Risiko (Katzenhaltung), v. a. wenn das erhöhte Risiko erst seit kurzem besteht. Unabhängig vom Test mindern einige Verhaltensregeln das Risiko einer Toxoplasmose-Infektion deutlich: Katze mit Fertigfutter füttern, Katzentoilette täglich, aber nicht selbst saubermachen, Kontakt mit rohem/halbrohem Fleisch meiden, Obst und Gemüse gründlich waschen, auf sorgfältige Händehygiene achten, insbesondere nach der Gartenarbeit und vor dem Essen.

Der Abstrich auf Streptokokken ist ebenfalls wahrscheinlich sinnvoll, zumal eine wirkungsvolle Behandlung möglich ist.

Die Testung auf Zytomegalie ist möglicherweise sinnvoll (am ehesten für Frauen mit viel Kontakt zu Kleinkindern), angesichts der geringen Erfahrungen mit der Immunglobulin-Behandlung können wir uns aber nicht zu einer Empfehlung durchringen. Frauen, die beruflich viel mit Kleinkindern zu tun haben (Kleinkinder scheiden das Virus häufig aus, ohne erkennbar krank zu sein), sollten sich nach den arbeitsrechtlichen Vorschriften in ihrem Bundesland erkundigen. In einigen Bundesländern dürfen Frauen ohne Antikörperschutz gegen Zytomegalie nicht mit Kleinkindern arbeiten. Ansonsten können sie das Risiko durch besonders sorgfältige Beachtung der Hygieneregeln reduzieren, etwa das Wickeln mit Handschuhen. Der Rat, keinen zu engen Kontakt zu Kindern zu haben, ist unseres Erachtens gegenüber den eigenen Kindern nicht praktikabel.

Die Untersuchungen auf das Parvovirus B19 und das Varizella-Zoster-Virus empfehlen wir angesichts des insgesamt geringen Risikos nicht. Sie sollten aber zum Arzt gehen, wenn Ihr Kind eine dieser Erkrankungen hat, und Ihr Risiko abklären lassen. Anzuraten ist aber allen Frauen mit Kinderwunsch die Windpockenimpfung mindestens drei Monate vor einer geplanten Schwangerschaft, die Kassenleistung ist.

ℹ️ Literatur und Links

- Herbst, V.: **Untersuchungen zur Früherkennung für Schwangere. Nutzen und Risiken.** Stiftung Warentest 2007.
- Robert-Koch-Institut: RKI-Ratgeber Infektionskrankheiten – Merkblätter für Ärzte: **Toxoplasmose. Epidemiologisches Bulletin** 40/2007, Oktober 2007. Nachzulesen unter **www.rki.de** (als Suchbegriff Toxoplasmose eingeben).

🌸 IGeL-Check

GOÄ Nr.	Leistung	Mindestsatz	Regelsatz
Typisches Basis-Angebot			
3	Eingehende Beratung (mind. 10 Min.)	8,74 €	20,11 €
250	Blutabnahme Vene	2,33 €	4,20 €
298	Abstrich	2,33 €	4,20 €
4389	IgG gegen Parvovirus B 19	13,99 €	16,09 €
4378	IgG gegen Zytomegalie-Viren	13,99 €	16,09 €
4388	IgG gegen Varizella-Zoster-Virus	13,99 €	16,09 €
4404	IgG gegen Toxoplasmen	20,40 €	23,46 €
4538, 4572	Streptokokkennachweis (Kultur)	13,98 €	16,08 €
Evtl. hinzukommend oder alternativ			
3	Eingehende Beratung (mind. 10 Min.)	8,74 €	20,11 €

Preisspanne: Basis-Angebot ~ 65 €, mit den genannten Erweiterungen ~ 115 € (GOÄ → S. 319). Die Kosten fallen bei Testwiederholung während der Schwangerschaft ggf. mehrfach an.

Kassenleistung? Alle Untersuchungen werden bei beschwerdefreien Schwangeren nicht von den Kassen übernommen. Bei Infektionsverdacht sind die Diagnostik, die Kontrolle des Kindes und ggf. die Behandlung Kassenleistungen. Frauen, die beruflich viel Kontakt mit Kindern haben, sollten bei Arbeitgeber und Krankenkasse gezielt wegen einer Kostenübernahme nachfragen.

Falschabrechnung? Das Risiko missbräuchlicher Abrechnung ist vorhanden, da die genannten Untersuchungen bei Verdacht auf die jeweilige Erkrankung von den Kassen bezahlt werden. Bei gleichzeitiger Inanspruchnahme kassenärztlicher Leistungen im gleichen Quartal könnte ein Arzt missbräuchlich einen Teil der IGeL auch auf dem Krankenschein abrechnen.

Schwermetalle und Umweltgifte

Laboruntersuchungen aus Blut, Speichel, Urin oder Haaren sollen eine bis dahin unbemerkte Belastung mit Umweltgiften, vor allem Schwermetallen, aufdecken.

🔧 Medizinischer Hintergrund

Unsere moderne Lebensweise mit Industrie- und Verkehrsabgasen, aber z. B. auch Pestiziden, Holzschutz- und Lösungsmitteln, belastet die Umwelt. Viele dieser Substanzen können in den menschlichen Körper aufgenommen werden und sich darin teilweise sogar anreichern. Insbesondere chronische Belastungen führen aber lange Zeit allenfalls zu uncharakteristischen Beschwerden. Deshalb fragen sich nicht wenige Menschen trotz Beschwerdefreiheit oder bei Befindlichkeitsstörungen wie Müdigkeit oder Konzentrationsstörungen, ob nicht eine zu hohe Belastung mit Umweltgiften vorliegen könnte.

Fast alle Umweltgifte lassen sich labordiagnostisch messen, z. B. in Körperflüssigkeiten, aber auch in Gewebe (Fettgewebe), Raumluft oder Hausstaub.

💧 Durchführung

Angeboten werden die unterschiedlichsten Untersuchungen, z. B.:

➤ Blutuntersuchungen auf Blei (→ S. 40), Cadmium (→ S. 55) und Quecksilber (→ S. 129)
➤ Urinuntersuchungen auf die genannten Substanzen
➤ Haaranalysen
➤ Der sog. Amalgamtest mit Bestimmung des Quecksilbers im Speichel vor und nach Kaugummikauen

🔍 Medizinische Bewertung

Es lassen sich zwar praktisch alle Umweltgifte mittlerweile in den verschiedensten Körpermaterialien zuverlässig bestimmen. Die medizinische Bewertung muss aber dennoch weit ungünstiger ausfallen:

➤ Es gibt für viele Substanzen keine etablierten Referenzbereiche.
➤ Die Blutkonzentration gibt vielfach nicht die Belastung des Gesamtorganismus wider. Die Konzentration im Fettgewebe kann z. B. bei fettlöslichen Substanzen viel höher sein.
➤ Bei der Probengewinnung sind zum Teil spezielle Vorschriften einzuhalten, um eine Verunreinigung der Probe mit Substanzen aus der Umwelt zu vermeiden. Werden diese nicht peinlich genau eingehalten, ist die Analyse nicht verwertbar.
➤ Haaranalysen sind im günstigsten Fall orientierend, meist aber schlicht unzuverlässig, weil nicht zwischen ins Haar eingelagerter und auf dem Haar aufgelagerter Substanz unterschieden werden kann.

Hat der Ratsuchende keine oder nur uncharakteristische Beschwerden, so ist zudem völlig unklar, nach was überhaupt gesucht werden soll.

Eine Bemerkung zum Quecksilber in Amalgam-Zahnfüllung. Die überwiegende Mehrheit der Mediziner vertritt die Ansicht, dass intakte Amalgamfüllungen nicht gesundheitsschädlich sind und nicht ersetzt werden müssen. Quecksilber wird nämlich hauptsächlich beim Füllen des Zahnes und beim Entfernen der Füllung frei, nicht in den vielen Jahren dazwischen. Ausnahmen sind Menschen, die sehr viel Kaugummi kauen oder sehr stark mit den Zähnen knirschen. Und: Auch die anderen Füllungsmaterialien haben ihr Für und Wider.

🔄 Unsere Empfehlung

Wir lehnen umfangreiche umweltmedizinische Analysen bei Menschen ohne oder nur mit uncharakteristischen Beschwerden ab. Sie helfen in aller Regel nicht entscheidend weiter.

Anders kann es sein, wenn beispielsweise nach dem Einbau einer Holzvertäfelung Beschwerden bei mehreren Familienmitgliedern auftreten oder Sie erfahren, dass Sie Ihr Haus auf einem schwermetallbelasteten Grundstück gebaut haben. In diesem Fall sollten sie aber gezielt vorgehen.

In vielen Orten gibt es seriöse umweltmedizinische Ambulanzen oder Beratungsstellen (z. B. angeschlossen an Gesundheitsämter oder Kliniken). Dort können Sie sich beraten lassen, ob überhaupt ein Zusammenhang möglich und welcher Schritt als Nächstes zur Klärung sinnvoll ist. Prüfen Sie, ob es für Ihren Wohnort und Ihre Krankenkasse eine umweltmedizinische Vereinbarung gibt, und fragen Sie ggf. auch außerhalb solcher Vereinbarungen bei Ihrer Krankenkasse an. So halten Sie die Kosten möglichst gering.

Auch für beruflich Exponierte können Blutuntersuchungen sinnvoll sein, die dann aber im Rahmen der arbeitsmedizinischen Untersuchungen erfolgen und nicht selbst zu zahlen sind.

Sexuell-übertragbare-Krankheiten-Diagnostik
(STD-Diagnostik, -Screen)

Die genannten Laboruntersuchungen werden empfohlen, um beispielsweise vor Eingehen einer neuen Beziehung, aber auch »zur Sicherheit«, Geschlechtskrankheiten auszuschließen.

🖉 Medizinischer Hintergrund

Nachdem die früher gefürchteten »klassischen« Geschlechtskrankheiten Syphilis und Gonorrhoe (Tripper) durch Antibiotika beherrschbar geworden waren, wurde es zunächst still um das Thema Geschlechtskrankheiten.

✹ IGeL-Check Schwermetalle und Umweltgifte

GOÄ Nr.	Leistung	Mindestsatz	Regelsatz
Typisches Basis-Angebot			
3	Eingehende Beratung (mind. 10 Min.)	8,74 €	20,11 €
250	Blutabnahme Vene	2,33 €	4,20 €
4192	Blei (Blut)	23,90 €	27,49 €
4193	Cadmium (Blut)	23,90 €	27,49 €
4196	Quecksilber (Blut)	23,90 €	27,49 €
4209	Lindan, PCP, DDT u. a. Holzschutzmittel, PER, Trichlorethylen, Nitroaromate, Pestizide, (Blut), pro Substanz	27,98 €	32,18 €
4208	Benzol, Toluol, Aceton u. a. Kohlenwasserstoffe (Blut), pro Substanz	23,90 €	27,49 €
Evtl. hinzukommend oder alternativ			
3	Eingehende Beratung (mind.10 Min.)	8,74 €	20,11 €
	Quecksilber im Speichel, pro Probe	23,90 €	27,49 €
Preisspanne: keine pauschale Angabe möglich, bei Screening-Untersuchungen meist hoch (zur Abrechnung nach GOÄ → S. 319)			

Kassenleistung? Die Krankenkassen übernehmen die Kosten für umweltmedizinische Untersuchungen in aller Regel nicht. Es gibt aber regional unterschiedliche Vereinbarungen zwischen den Krankenkassen und der jeweiligen KV, die bestimmte umweltmedizinische Leistungen für Kranke mit möglicher Umweltbelastung im privaten Wohnbereich vorsehen. Auch außerhalb solcher Vereinbarungen übernehmen die Kassen teilweise freiwillig die Kosten für eine umweltmedizinische Beratung und ggf. gezielte Analysen bei Menschen mit Beschwerden.

Falschabrechnung? Das Risiko missbräuchlicher Abrechnung ist nicht gegeben, da die angebotenen Untersuchungen generell nicht Kassenleistung sind.

Anfang der 80er Jahre sorgte dann die Immunschwächekrankheit AIDS für neue Ängste und für vermehrte Kondombenutzung bei unbekannten oder »unsicheren« Partnern, sodass die sexuell übertragbaren Krankheiten (weiter) zurückgingen. Seit einigen Jahren ist jedoch in Deutschland wieder ein sorgloseres Verhalten der Menschen und ein Anstieg der sexuell übertragbaren Krankheiten zu beobachten.

🜄 **Durchführung**

Fast immer umfasst das Angebot einen TPHA-Test (auf Syphilis), einen HIV-Antikörper-Test (→ S. 92, das HIV ist der Erreger der Immunschwächekrankheit AIDS) und einen Hepatitis-B-Antikörper-Nachweis (Hbs-Antigen-Test und/oder Anti-HBc-Test → S. 90). Die Blutuntersuchungen sind zu jeder Tageszeit möglich und Sie müssen nicht nüchtern sein.

Häufig werden zusätzlich die Bestimmung der Hepatitis-C-Antikörper im Blut und ein Nachweis von Gonokokken (Erreger des Trippers), Chlamydien und Mykoplasmen im Gebärmutterhals- oder Scheidenabstrich bzw. Harnröhrenabstrich durch Antigentests oder molekularbiologischen Erbgutnachweis angeraten. Je nach Test kommt statt des Abstriches die Abgabe einer Urinprobe in Frage.

🌟 **IGeL-Check**

GOÄ Nr.	Leistung	Mindestsatz	Regelsatz
Typisches Basis-Angebot			
3	Eingehende Beratung (mind. 10 Min.)	8,74 €	20,11 €
250	Blutabnahme Vene	2,33 €	4,20 €
4248	TPHA-Test	13,41 €	15,42 €
4395	Antikörper gegen HIV (Screening)	17,49 €	20,11 €
4381	Antikörper gegen HBs-Antigen	13,49 €	15,51 €
Evtl. hinzukommend oder alternativ			
3	Eingehende Beratung (mind. 10 Min.)	8,74 €	20,11 €
4402	Antikörper gegen HBc-Antigen	20,40 €	23,46 €
4406	Antikörper gegen HCV	23,31 €	26,81 €
298	Abstrich	2,33 €	4,20 €
4780, 4783, 4785	Nachweis von Gonokokken (PCR)		
4525	Nachweis von Chlamydien	14,57 €	16,76 €
4780, 4783, 4785	Nachweis von Chlamydien (PCR)		
4539	Nachweis von Mykoplasmen (Kultur)	14,57 €	16,76 €
4780, 4783, 4785	Nachweis von Mykoplasmen (PCR)		

Preisspanne: Basis-Angebot ~ 75 €, mit Erweiterungen je nach Art des Nachweises bis zu 300 € (zur Abrechnung nach GOÄ → S. 319)

Kassenleistung? Bei Beschwerdefreien übernehmen die Kassen die Kosten für Untersuchungen auf sexuell übertragbare Krankheiten nicht. Ausnahmen sind das jährliche Screening jüngerer Frauen auf Chlamydien sowie TPHA- und HIV-Tests im Rahmen der Schwangerenvorsorge.

Besteht hingegen der Verdacht auf eine sexuell übertragbare Erkrankung, ist die Abklärung eine Kassenleistung. HIV-Tests sind außerdem kostenfrei bei Gesundheitsämtern möglich.

Falschabrechnung? Das Risiko missbräuchlicher Abrechnung ist vorhanden. Bei Vorliegen von Vorerkrankungen könnte ein Arzt missbräuchlich ein Teil der IGeL auch auf dem Krankenschein abrechnen.

🔍 Medizinische Bewertung

Den Test auf sexuell übertragbare Erkrankungen gibt es nicht. Man muss jeden Erreger einzeln mit einem geeigneten Untersuchungsverfahren testen.

Die Antikörpertests sind vom Methodischen her sehr gut. Auch die direkten Erregernachweise sind heute recht zuverlässig, wobei molekularbiologische Erbgutnachweise meist weniger Infektionen übersehen als Antigentests und Laboruntersuchungen zuverlässiger sind als Schnelltests. Nichtdestotrotz bleibt ein kleiner Prozentsatz übersehener Infektionen. Bei allen Tests gibt es außerdem ein »diagnostisches Fenster«, d. h. eine Zeitspanne, während der der Test trotz Infektion noch negativ ausfällt. Diese Zeitspanne beträgt erregerabhängig wenige Tage bis mehrere Monate.

Ob ein Screening auf sexuell übertragbare Krankheiten bei beschwerdefreien Erwachsenen sinnvoll ist, ist unter Medizinern umstritten und muss für jeden Erreger einzeln entschieden werden. Seit 2007 gehört das Screening auf Chlamydien-Infektionen in Deutschland für jüngere Frauen zum Vorsorgeprogramm der Krankenkassen, da Chlamydien-Infektionen relativ häufig sind, oft unbemerkt bleiben, zu Folgeschäden führen und gleichzeitig gut behandelt werden können.

🐚 Unsere Empfehlung

Die Tests sind unseres Erachtens nur selten sinnvoll, letztlich aber eine höchst persönliche Entscheidung. Möchten Sie einen oder mehrere Tests durchführen lassen, sollten Sie sich folgender Aspekte bewusst sein:

➤ Die Tests erlauben nur eine Aussage, ob man sich in der Vergangenheit angesteckt hat. Das Ansteckungsrisiko mindern die Tests nicht. Bei fortbestehendem Risiko müssten die Tests regelmäßig wiederholt werden.
➤ Sie sollten auf jeden Fall die diagnostischen Fenster der jeweiligen Tests beachten. So wird der TPHA-Test nach einer Infektion viel früher positiv als der HIV-Test und dieser wiederum früher als die Tests auf Hepatitis C.

Spurenelemente
(Spurenelement-Profil)

Die Spurenelementbestimmung wird überwiegend angeraten bei uncharakteristischen Beschwerden, »zur Sicherheit« oder im Rahmen der Anti-Aging-Diagnostik, um zu klären, ob die Versorgung des Körpers ausreichend ist.

✂ Medizinischer Hintergrund

Spurenelemente kommen normalerweise nur in sehr geringen Mengen (»Spuren«) im Körper vor. Einige von ihnen, etwa Eisen, Jod, Kupfer, Selen und Zink, sind lebensnotwendig, können aber in zu hoher Dosierung nachteilig wirken. Andere Spurenelemente sind eindeutig toxisch, bei wieder anderen sind Bedarf, Funktion im Körper und mögliche Toxizität noch nicht geklärt.

Alle Spurenelemente können labordiagnostisch im Blut bestimmt werden.

💧 Durchführung

Für die Spurenelementbestimmung werden Ihnen ein oder mehrere Röhrchen Blut abgenommen.

Welche Werte bestimmt werden, ist unterschiedlich.
➤ Am häufigsten werden Eisen (→ S. 70), Kupfer (→ S. 108), Selen (→ S. 134) und Zink (→ S. 161) bestimmt.
➤ Gelegentlich umfasst das vorgesehene Programm über ein Dutzend Werte.

Da einzelne Werte stark von vorangegangener Nahrungsaufnahme beeinflusst werden, müssen Sie zur Blutabnahme nüchtern in die Praxis kommen.

✂ Medizinische Bewertung

Von den überwiegend angeratenen Spurenelementen ist Eisen das einzige, bei dem es häufig zu einem Mangel kommt. Vom medizinischen Standpunkt reicht es aber, wenn Diagnostik und Behandlung bei Einsetzen von Beschwerden erfolgen. Dauerfolgen sind dann nicht zu befürchten.

Ein Kupfer-, Selen- und Zinkmangel tritt bei Gesunden und auch nur halbwegs normaler Ernährung nicht auf. Selenmangelerscheinungen sind beim Menschen nicht einmal belegt. Auch die oft propagierte günstige Wirkung einer zusätzlichen Selen- und Zinkgabe ist wissenschaftlich nicht bewiesen.

Hinzu kommt, dass die Blutkonzentrationen vieler Spurenelemente aufgrund zahlreicher Einflussfaktoren nicht die tatsächliche Versorgung des Körpers widerspiegeln. So ist z. B. der Eisenspiegel im Blut nicht geeignet zur Einschätzung der Eisenversorgung.

Gelegentlich werden umfangreiche Spurenelementanalysen zur Feststellung einer übermäßigen Belastung empfohlen, evtl. gekoppelt mit Schwermetallanalysen. Hier sind die Überlegungen grundsätzlich die gleichen (zu den Schwermetallanalysen → S. 196).

Unsere Empfehlung

Wir halten eine Bestimmung von Spurenelementen im Blut aus inhaltlichen wie methodischen Gründen bei Beschwerdefreien oder bei allenfalls uncharakterischen Beschwerden nicht für sinnvoll.

Anders ist es, wenn z. B. Darmerkrankungen oder wegweisende Beschwerden bestehen. Hier können gezielte Laboruntersuchungen im Einzelfall hilfreich sein. Dann kommen die gesetzlichen Krankenkassen aber für die Kosten auf, sodass auch hier keine Notwendigkeit für Selbstzahlerleistungen besteht.

Anmerkung: Unsere Haltung zu den teilweise schon mit dem Laborpaket angebotenen Spurenelement-Präparaten ist vergleichbar. Gezielt eingesetzt sind sie sinnvoll, nach dem Gießkannen-Prinzip nützen sie mehr dem Anbieter als der Gesundheit.

IGeL-Check

GOÄ Nr.	Leistung	Mindestsatz	Regelsatz
Typisches Basis-Angebot			
3	Eingehende Beratung (mind. 10 Min.)	8,74 €	20,11 €
250	Blutabnahme Vene	2,33 €	4,20 €
3620	Eisen	2,33 €	2,68 €
4131	Kupfer	2,33 €	2,68 €
4134	Selen	23,90 €	27,49 €
4135	Zink	5,25 €	6,04 €
Evtl. hinzukommend oder alternativ			
3	Eingehende Beratung (mind. 10 Min.)	8,74 €	20,11 €
3621	Magnesium	2,33 €	2,68 €
4133	Mangan	23,90 €	27,49 €
Preisspanne: Basis-Angebot ~ 60–65 €, mit typischen Erweiterungen ~ 100 €, Maximalprogramme mehrere Hundert Euro (zur Abrechnung nach GOÄ → S. 319)			

Kassenleistung? Bei Beschwerdefreien sind Spurenelementbestimmungen keine Kassenleistung.

Besteht konkreter Verdacht auf einen Spurenelementmangel oder umgekehrt eine Speicherkrankheit, so ist die Abklärung eine Kassenleistung, ggf. auch mit Spurenelementanalysen im Blut.

Falschabrechnung? Das Risiko missbräuchlicher Abrechnung ist vorhanden. Bei Inanspruchnahme kassenärztlicher Leistungen im gleichen Quartal könnte ein Arzt missbräuchlich doppelt abrechnen (als IGeL und auf Krankenschein).

Stress-Profil
(Check-up bei Stress)

Durch Blutuntersuchungen soll Stress gemessen und negative gesundheitliche Folgen des Stresses oder ein Nährstoffmangel mit deshalb erhöhter Stressanfälligkeit aufgedeckt werden.

🩺 Medizinischer Hintergrund

Stress gilt als Hauptübel unserer Zeit und wesentlicher Risikofaktor von Herz-Kreislauf-Erkrankungen.

Im Rahmen der Stressreaktion werden vermehrt Adrenalin, Noradrenalin und Kortisol freigesetzt. Wichtigstes Hormon bei länger dauerndem Stress ist Kortisol, das vielfältig auf den Stoffwechsel wirkt (→ S. 105).

Stress kann nicht durch Laborwerte gemessen werden. Es sind allenfalls einige Stoffwechselfolgen fassbar. Außerdem können bestimmte Risikomarker für Herz-Kreislauf-Erkrankungen wie etwa die Blutfette gemessen werden.

🩸 Durchführung

Die angebotenen Werte variieren. Zur Blutabnahme müssen Sie morgens früh nüchtern in die Praxis kommen. Der Kortisolspiegel wird zudem durch Medikamente beeinflusst, z. B. die »Pille«. Die bestimmten Werte umfassen meist:

➤ Hormone, meist Kortisol (→ S. 105), TSH (→ S. 142)
➤ Differenzialblutbild (→ S. 68)
➤ Teils Werte des Antioxidanzien- (→ S. 258) oder Arteriosklerose-Checks (→ S. 173)

🌿 IGeL-Check

GOÄ Nr.	Leistung	Mindestsatz	Regelsatz
Typisches Basis-Angebot			
3	Eingehende Beratung (mind. 10 Min.)	8,74 €	20,11 €
250	Blutabnahme Vene	2,33 €	4,20 €
3550, 3551	Differenzialblutbild	4,67 €	5,37 €
4020	Kortisol	14,57 €	16,76 €
4030	TSH	14,57 €	16,76 €
4134	Selen	23,90 €	27,49 €
4135	Zink	5,25 €	6,04 €
Evtl. hinzukommend oder alternativ			
3	Eingehende Beratung (mind. 10 Min.)	8,74 €	20,11 €
3563.H1	HDL-Cholesterin	2,33 €	4,20 €
3564.H1	LDL-Cholesterin	2,33 €	4,20 €
3730	Lipoprotein [a]	17,49 €	20,11 €
3741	CRP (hsCRP)	11,66 €	13,41 €
3737	Homozystein	33,22 €	38,20 €
Preisspanne: Basis-Angebot ~ 100 €, mit Erweiterungen bis ~ 200 € (zur GOÄ → S. 319)			

Kassenleistung? Das Stress-Profil ist keine Kassenleistung. Einzelne Werte können bei Verdacht auf eine Erkrankung Kassenleistung sein, etwa Kortisolbestimmungen bei Verdacht auf eine Nebennierenüberfunktion oder eine TSH-Bestimmung bei Verdacht auf eine Schilddrüsenerkrankung.

Falschabrechnung? Das Risiko missbräuchlicher Abrechnung ist vor allem bei den Werten vorhanden, die recht häufig auf Kassenkosten bestimmt werden. Bei Vorliegen von Vorerkrankungen könnte ein Arzt missbräuchlich einen Teil der IGeL auch auf dem Krankenschein abrechnen.

🔍 Medizinische Bewertung

Die im Zusammenhang mit Stress angebotenen Pakete sind eine bunte Vielfalt aus Hormonen, Spurenelementen, Antioxidanzien und Werten zur Beurteilung des Arteriosklerose-Risikos.

Es stimmt, dass der Kortisolspiegel im Blut bei länger dauerndem Stress im Vergleich zu einer Kontrollgruppe erhöht ist. Allerdings ist der Wert aufgrund eines weiten Normbereiches und zahlreicher Einflussfaktoren schwierig zu interpretieren und kann eine Kortisolerhöhung viele andere Ursachen außer Stress haben. Ähnliches gilt für das Differenzialblutbild: Stress ist eine von zig Ursachen für mengenmäßige Veränderungen der weißen Blutkörperchen, und das Ausmaß an Stress steht allenfalls in lockerer Beziehung zu den schieren Zahlen. Deshalb sind beide keine zuverlässigen Messwerte für die quantitative Erfassung von Stress.

Die Bewertung der Analysen des Antioxidanzienstatus und des Arteriosklerose-Checks finden Sie auf S. 171 und S. 173.

Nur eine Anmerkung zu Selen und Zink: Wie die anderen Werte sind sie nicht geeignet um festzustellen, ob die Belastung bereits zu Gesundheitsschäden geführt haben. Auch dass Selen- oder Zinkmangel zu erhöhtem Stressempfinden führen, ist durch nichts bewiesen.

🌀 Unsere Empfehlung

Trotz aller Unterschiede haben die im Zusammenhang mit Stress angebotenen Pakete eines gemeinsam: Sie sind unseres Erachtens nicht zu empfehlen. Zum einen sind sie kein geeigneter Gradmesser für Stress, zum anderen fehlen die Konsequenzen.

➤ Falls Sie sich »gestresst« fühlen, sollten Sie als Erstes Ihre Lebensumstände überprüfen und ggf. Ihr Tagespensum reduzieren.

➤ Manchmal ist das Gefühl vermehrter Belastung auf eine beginnende organische Erkrankung zurückzuführen, etwa eine Schilddrüsenüberfunktion. Dann bestehen oft noch andere Beschwerden. Ärztliche Abklärung ist dann sinnvoll und Kassenleistung.

Thromboserisiko

Mithilfe der genannten Werte soll herausgefunden werden, ob eine erhöhte Thrombosegefahr besteht und entsprechend Vorsichtsmaßnahmen z. B. während einer Schwangerschaft oder bei Langstreckenflügen erforderlich sind.

🗲 Medizinischer Hintergrund

Bei einer Venenthrombose oder kurz Thrombose (→ S. 292) bildet sich ein Blutgerinnsel in einer Vene und verstopft sie. Meist sind die Beinvenen betroffen. Die Beschwerden, vor allem Schmerzen, Schwellung und bläuliche Verfärbung des Beins, sind unterschiedlich stark, sodass nicht wenige Thrombosen (zunächst) unbemerkt bleiben. Prinzipiell besteht aber immer die Gefahr einer lebensbedrohlichen Lungenembolie (→ S. 275), bei der Teile des Gerinnsels mit dem Blutstrom in die Lungen gespült werden.

Jährlich erleidet ungefähr einer von 1 000 Menschen eine tiefe Thrombose. Das Risiko ist dabei stark altersabhängig: Bei unter 60-Jährigen liegt es eher bei 1 : 10 000, bei Älteren kann es auf bis zu 1 % ansteigen.

Es gibt erbliche Anomalien der Blutgerinnung (→ S. 260), die zu einer gesteigerten Gerinnungsneigung des Blutes und damit einem erhöhten Thromboserisiko führen. Am häufigsten ist mit ~ 5 % der Bevölkerung die **APC-Resistenz,** die überwiegend durch eine erblichen Veränderung (Mutation) des Gerinnungsfaktors V verursacht ist. Mit ~ 3 % an zweiter Stelle stehen Mutationen des Gerinnungsfaktors II (Prothrombin-Gen-A-Mutation-20210A). Diese führen zu einer Risikoerhöhung um das 2- bis 8-Fache, bei Vorliegen zusätzlicher Risiken wie etwa der Pilleneinnahme bei Frauen auf das 30-Fache.

Eine erhöhte Gerinnbarkeit des Blutes kann auch erworben sein. Hier sind die erhöhte Faktor-VIII-Aktivität (= ca. 5-fach erhöhtes Risiko) und eine Erhöhung des Homozysteinspiegels (Risikoerhöhung auf etwa das Doppelte) relativ häufig.

Alle genannten Veränderungen der Blutgerinnung lassen sich labordiagnostisch erfassen.

🔹 Durchführung

Für die Untersuchung auf eine erhöhte Gerinnbarkeit des Blutes ist eine Blutuntersuchung mit mehreren Röhrchen nötig. Wird der Homozystein-Spiegel bestimmt, müssen Sie für die Blutentnahme nüchtern bleiben.

Der empfohlene Untersuchungsumfang variiert. Oft werden die Bestimmung des AT III (→ S. 33), der APC-Resistenz (→ S. 236), des Protein C und des Protein S (→ S. 127) als Basis-Screening angeboten. Die Bestimmung von Fibrinogen (→ S. 73), Homozystein (→ S. 94), Lupusantikoagulans, Cardiolipin-Antikörpern und Faktor-VIII-Aktivität sowie der molekular-

biologische Nachweis von Faktor V-, Faktor II- und Homozysteinmutationen werden meist dem erweiterten Screening zugeordnet.

Einige Labors bieten den kombinierten Faktor-V- und Faktor-II-Mutationsnachweis als Basisprogramm an.

🔍 Medizinische Bewertung

Große Studien zum Screening beschwerdefreier Menschen auf eine Thromboseneigung gibt es unseres Wissens nicht.

Da meist erst das Zusammentreffen einer erblichen Veranlagung mit mehreren erworbenen Risiken zu einer Thrombose führt und das abso-

🔆 IGeL-Check

GOÄ Nr.	Leistung	Mindestsatz	Regelsatz
Typisches Basis-Angebot			
3	Eingehende Beratung (mind. 10 Min.)	8,74 €	20,11 €
250	Blutabnahme Vene	2,33 €	4,20 €
3930	AT-III-Aktivität	6,41 €	7,37 €
3952	APC-Resistenz	26,33 €	30,28 €
3951	Protein-C-Aktivität	26,33 €	30,28 €
3953	Protein-S-Aktivität	26,33 €	30,28 €
Evtl. hinzukommend oder alternativ			
3	Eingehende Beratung (mind. 10 Min.)	8,74 €	20,11 €
3920, 3922, 3924 (2x)	Faktor-V-Mutationsnachweis (Abklärung APC-Veränderung)	116,58 €	134,01 €
3920, 3922, 3924 (2x)	Faktor-II-Mutationsnachweis	116,58 €	134,01 €
3737	Homozystein	33,22 €	38,20 €
3922, 3926 (2x)	Homozystein-Mutationsnachweis (MTHFR-Mutation)	99,08 €	113,94 €
3939	Faktor-VIII-Aktivität	26,81 €	30,83 €
3933	Fibrinogen	26,33 €	30,28 €
A3947	Lupusantikoagulans	26,81 €	30,83 €
3869 (2x)	Cardiolipin-Antikörper (IgG, IgM)	52 46 €	60,33 €

Preisspanne: Basis-Angebot ~ 120 €, Faktor-II- und V-Mutationsnachweis kombiniert ~ 225 €, Maximalprogramme mehrere Hundert Euro (zur Abrechnung nach GOÄ → S. 319)

Kassenleistung? Bei Beschwerdefreien werden die Untersuchungen nicht von den Kassen bezahlt. Bei Verdacht auf erhöhte Thromboseneigung tragen die Kassen die Kosten für die Abklärung.

Falschabrechnung? Das Risiko missbräuchlicher Abrechnung ist vorhanden, aber gering.

lute Thromboserisiko auch bei Vorliegen einer erblichen Veranlagung gering bleibt, lehnen die meisten Mediziner ein Screening Gesunder ab.

Nach einer »ungewöhnlichen« Thrombose (also einer Thrombose ohne erkennbare Risikofaktoren oder vor dem 60. Lebensjahr) ist eine Untersuchung notwendig, bei einer solchen Thrombose bei nahen Verwandten empfehlenswert. Nur wenige Mediziner befürworten eine Untersuchung aller Frauen vor der Gabe von weiblichen Geschlechtshormonen (»Pille«, Hormonersatztherapie in den Wechseljahren) oder bei jeder Schwangeren.

🐌 Unsere Empfehlung

Wir halten ein generelles Screening aller Frauen oder gar aller Menschen ohne familiäre Belastung nicht für nötig.

Die Thrombophilie-Diagnostik ist aber vertretbar bei erhöhtem Sicherheitsbewusstsein, wenn zusätzliche Risiken absehbar sind, insbesondere mehrere gleichzeitig. Dabei sollten Sie sich auf die häufigen Risiken konzentrieren. Die alleinige, recht preiswerte Bestimmung der APC-Resistenz erfasst immerhin schon zwei Drittel der Betroffenen.

Eine »Rundumschlag-Diagnostik« für mehrere Hundert Euro im ersten Schritt lehnen wir klar ab.

ℹ️ Literatur und Links

- Eggert-Kruse, W. et al. **Thrombophilie-Screening nur bei positiver Familienanamnese?** Abstract unter **www.thieme-connect.com/ejournals/abstract/gebfra/doi/10.1055/s-2006-952321**
- Rabe, T., et al.: **Hormonersatztherapie – Nutzen und Risiken.** Journal für Reproduktionsmedizin und Endokrinologie, 3 (3), 155–165, 2006. Nachzulesen auch unter **www.kup.at/kup/pdf/5892.pdf**
- Baglin, T.: **Management oft Thrombophilia: Who to Screen?** Pathophysiologie Haemostasis and Thrombosis, 33, 401–404, 2003/2004. Auch nachzulesen unter **http://content.karger.com/ProdukteDB/produkte.asp?Doi=83836**
- Willeke, A., et al.: **Rationelle Thrombophiliediagnostik.** Deutsches Ärzteblatt, Jahrgang 99, A 2111–2118, 2002. **www.aerzteblatt.de** anklicken, dann die Suchfunktion benutzen.

Tumorvorsorge (-Screening, Tumormarkerscreening)

Regelmäßige Bestimmung der Tumormarker im Blut soll Tumorwachstum in einem frühen, noch heilbaren Stadium aufdecken.

💊 Medizinischer Hintergrund

Krebserkrankungen bereiten oft lange Zeit keine Beschwerden und werden häufig erst in fortgeschrittenen Stadien diagnostiziert, wenn die Aussichten für den Patienten schon schlecht sind. So wundert es nicht, dass sich Ärzte wie Patienten nicht-eingreifende Tests wünschen, die zuverlässig eine Frühdiagnostik bösartiger Tumoren ermöglichen.

Tumormarker sind Substanzen, die von bösartigen Tumoren produziert werden oder deren Produktion von bösartigen Tumoren angeregt wird. Viele Tumormarker werden ins Blut freigesetzt und lassen sich dort messen (→ S. 143).

💧 Durchführung

Je nach Anzahl der zu bestimmenden Tumormarker sind ein oder mehrere Röhrchen Venenblut erforderlich. Für die Blutabnahme müssen Sie nicht nüchtern bleiben.

Die angeratenen Werte sind von Labor zu Labor unterschiedlich. Meist werden die Tumormarker der bei Männern bzw. Frauen häufigsten Tumoren bestimmt. Bei Frauen sind dies meist CEA (→ S. 56), CA 19-9, CA 72-4, CA 15-3, CA 125 (alle → S. 144) auf Tumoren von Magen-Darm, Leber, Bauchspeicheldrüse, Brust und Eierstöcke. Bei Männern wird meist die Bestimmung von CEA (→ S. 56), CA 19-9, CYFRA 21-1 (beide → S. 144) und PSA (→ S. 128) unter der Frage nach Magen-Darm-, Leber-, Bauchspeicheldrüsen- und Prostatakrebs empfohlen.

🔍 Medizinische Bewertung

In puncto Tumormarker herrscht bei den Experten seltene Einigkeit: Tumormarker sind nicht zum Screening Beschwerdefreier geeignet. Sie übersehen zu viele Tumoren und es gibt zu viele Fehlalarme. Tumormarkerbestimmungen täuschen also einerseits eine nicht vorhandene Sicherheit vor und führen evtl. sogar zu einer Diagnoseverschleppung, wenn kurz nach einer unauffälligen Blutuntersuchung Beschwerden auftreten. Andererseits ziehen sie bei vielen Gesunden eine risikobehaftete Überdiagnostik nach sich. Deshalb halten einige Mediziner Screening-Tumormarker-Bestimmungen sogar für regelrecht gefährlich.

Von dieser Regel gibt es nur wenige Ausnahmen. Das PSA im Blut (→ S. 128 und S. 250) und das NMP im Urin (→ S. 143 und S. 176) können unter bestimmten Voraussetzungen zum Screening eingesetzt werden. Selbst dies wird allerdings kontrovers diskutiert. Einige wenige Tumormarker sind außerdem zur Überwachung von Hochrisikogruppen geeignet, z. B. das AFP für die Überwachung von Leberzirrhosepatienten, die ein sehr hohes Risiko eines Leberzellkarzinoms haben.

Medizinisch unumstritten hingegen ist der Stellenwert der Tumormarker in der Behandlungskontrolle bei bekannter Tumorerkrankung.

🌜 Unsere Empfehlung

Klar und knapp: Eine »Tumorvorsorge« bei Beschwerdefreiheit durch »Schrotschuss-Tumormarker-Bestimmung« ist abzulehnen. Ob Sie ein NMP- oder PSA-Screening durchführen lassen, ist ein Einzelfallentscheid (Näheres diesbezüglich → S. 128 und S. 143).

🔢 Literatur und Links

- Koch, K.: **Untersuchungen zur Früherkennung – Krebs. Nutzen und Risiken.** Stiftung Warentest, 2005.
- Lamerz, R., Stieber, P.: **Tumormarker.** Deutsche Medizinische Wochenschrift, 129, 2722–2728, 2004. Nachzulesen auch unter **www.thieme-connect.com/ejournals/pdf/dmw/doi/10.1055/s-2004-836101.pdf**

🌟 IGeL-Check

GOÄ Nr.	Leistung	Mindestsatz	Regelsatz
Typisches Basis-Angebot			
3	Eingehende Beratung (mind. 10 Min.)	8,74 €	20,11 €
250	Blutabnahme Vene	2,33 €	4,20 €
3905.H3	CEA	14,57 €	16,76 €
3902.H3	CA 19-9	17,49 €	20,11 €
3904.H3	CA 72-4 (bei Frauen)	26,23 €	30,16 €
3901.H3	CA 15-3 (bei Frauen)	26,23 €	30,16 €
3900.H3	CA 125 (bei Frauen)	17,49 €	20,11 €
Evtl. hinzukommend oder alternativ			
3	Eingehende Beratung (mind. 10 Min.)	8,74 €	20,11 €
3906.H3	CYFRA 21-1 (meist bei Männern)	26,23 €	30,16 €
3908.H3	PSA (bei Männern)	17,49 €	20,11 €
3911	NMP22 (im Urin)	26,23 €	30,16 €
Preisspanne: Basis-Angebot Frauen ~ 140 €, Männer 110 €, mit CYFRA 21-1 30 € mehr (zur Abrechnung nach GOÄ → S. 319)			

Kassenleistung? Bei Beschwerdefreien übernehmen die Kassen die Kosten für Tumormarkerbestimmungen nicht.

Bei konkretem Tumorverdacht und im Rahmen der Verlaufs- und Behandlungskontrolle sind gezielte Tumormarkerbestimmungen Kassenleistung.

Falschabrechnung? Das Risiko missbräuchlicher Abrechnung ist gering.

Vitalstoff-Check

Durch Blutuntersuchungen soll festgestellt werden, ob der Körper mit allen erforderlichen Substanzen ausreichend versorgt ist. Angeraten wird der Vitalstoff-Check vor allem Sportlern, Menschen mit uncharakteristischen Befindlichkeitsstörungen und älteren Menschen.

⚡ Medizinischer Hintergrund

Als Vital- oder Mikronährstoffe werden umgangssprachlich meist solche Substanzen bezeichnet, die für den Körper notwendig sind, jedoch nicht der Energiegewinnung dienen. Hierzu zählen z.B. Mineralien (also Mengen- und Spurenelemente) und Vitamine, aber auch einige Aminosäuren.

Mit den heutigen labormedizinischen Methoden lassen sich praktisch alle dieser Substanzen im Blut bestimmen.

💧 Durchführung

Der empfohlene Untersuchungsumfang ist verschieden.

Meist sollen die Vitamine A (→ S. 153), B1 (→ S. 154), B2 (→ S. 154), B6 (→ S. 155), B12 (→ S. 155), C (→ S. 157), D (→ S. 157), E (→ S. 158) sowie Folsäure (→ S. 75), Kalzium (→ S. 102), Kupfer (→ S. 108), Magnesium (→ S. 115), Selen (→ S. 134) und Zink (→ S. 161) im Blut bestimmt werden.

🔍 Medizinische Bewertung

Es ist ausgesprochen populär, einen Vitaminmangel für Befindlichkeitsstörungen aller Art verantwortlich zu machen, und umgekehrt erfreuen sich Vitaminpräparate eines guten Rufes.

Tatsächlich aber steckt hinter uncharakteristischen Allgemeinbeschwerden nur selten ein Vitaminmangel und sind Vitaminmangelzustände bei Menschen ohne Vorerkrankungen, die sich auch nur einigermaßen vernünftig ernähren, insgesamt selten.

Hinzu kommen methodische Probleme. Die Blutspiegel korrelieren nicht unbedingt mit der Versorgungslage des Körpers, teilweise sind nicht einmal zuverlässige Normalbereiche definiert.

Zudem fehlen die Konsequenzen. Vitamine und andere Vitalstoffe werden zwar immer wieder zu Hoffnungsträgern hochstilisiert und sind entsprechend ein Riesengeschäft. Mal sollen »Rauchervitamine« vor Krebs schützen, mal Vitamin A und E Herz und Gefäße, mal Vitamin E vor Alzheimer-Demenz. Wissenschaftlichen Überprüfungen hielt davon nichts stand. Einige Studien zeigten sogar Nachteile für die behandelte Gruppe.

Ausnahmen bestätigen die Regel und sind gut definiert: So senkt Folsäureeinnahme der Frau das Risiko von Neuralrohrdefekten (→ S. 281) beim Kind, bei bestimmten Magenerkrankungen muss Vitamin B12 gespritzt werden und Vitamin D ist, korrekt dosiert, gut gegen Osteoporose. Diese Vitamingaben erfordern aber nur teilweise eine vorherige Blutkontrolle.

Für Selen und Zink gilt Ähnliches. Details finden Sie unter → S. 134, S.161.

Insbesondere die Bestimmung der Vitamine A und E sowie von Selen und Zink werden auch im Rahmen eines Antioxidanzien-Status oder einer Anti-Aging-Diagnostik empfohlen (Näheres → S. 169 bzw. S. 171).

🌀 Unsere Empfehlung

Wir raten von einem Vitalstoff-Check bei Gesunden ab. Die Zusammenhangkette zwischen Befindlichkeitsstörungen, »Vitalstoff«mangel und Verbesserung der Aussichten durch künstliche Vitalstoffzufuhr ist an allen Stellen äußerst brüchig.

Bei konkretem Verdacht oder Risikogruppen hingegen kann ein Teil der genannten Untersuchungen sinnvoll sein, wird dann aber auch in aller Regel von der Krankenkasse bezahlt.

ℹ️ Literatur und Links

▪ Neue Studie: **Multivitamine verdoppeln Risiko auf tödliches Prostatakarzinom.** Deutsches Ärzteblatt, Online-Nachrichten, Mai 2007. Nachzulesen unter www.aerzteblatt.de/v4/news/news.asp?p=Multivitamine+verdoppeln&src=suche&id=28486

- Bjejakovic, G.. et al.: **Mortality in Randomized Trials of Antioxidant Supplements for Primary and Secondary Prevention.** Systematic Review and Meta-analysis. JAMA, 297, 842-857, 2007. Abstract nachzulesen unter **http://jama.ama-assn.org/cgi/content/abstract/297/8/842** (englisch)

- Malouf R, Grimley Evans J. **Vitamin B6 for cognition.** Cochrane Database of Systematic Reviews 2003, Issue 4. Art. No.: CD004393. DOI: 10.1002/14651858.CD004393. Nachzulesen unter **www.cochrane.org/reviews/en/ab004393.html** (englisch)

- Isaac, M., et al.:**Vitamin E for Alzheimer's disease and mild cognitive impairment.** Cochrane Database of Systematic Reviews 2000, Issue 4. Art. No.: CD002854. DOI: 10.1002/14651858.CD002854. Nachzulesen unter **www.cochrane.org/reviews/en/ab002854.html**

IGeL-Check

GOÄ Nr.	Leistung	Mindestsatz	Regelsatz
Typisches Basis-Angebot			
3	Eingehende Beratung (mind. 10 Min.)	8,74 €	20,11 €
250	Blutabnahme Vene	2,33 €	4,20 €
4141	Vitamin A	20,98 €	24,13 €
4145A	Vitamin B1	33,22 €	38,20 €
4145A	Vitamin B2	33,22 €	38,20 €
4146	Vitamin B6	33,22 €	38,20 €
4140	Vitamin B12 und Folsäure	14,57 €	16,76 €
4142A	Vitamin C	20,98 €	24,13 €
4138	Vitamin D (25-OH)	28,98 €	32,18 €
4142	Vitamin E	20,98 €	24,13 €
4134	Selen	23,90 €	27,49 €
4135	Zink	5,25 €	6,04 €
3555	Kalzium	2,33 €	2,68 €
3621	Magnesium	2,33 €	2,68 €
4131	Kupfer	2,33 €	2,68 €
Evtl. hinzukommend oder alternativ			
3	Eingehende Beratung (mind. 10 Min.)	8,74 €	20,11 €
4138A	Vitamin H (Biotin)	28,98 €	32,18 €
4145A	Nicotinamid	33,22 €	38,20 €

Preisspanne: Basis-Angebot ~ 300 €, mit Erweiterungen ~ 330–400 € (zur Abrechnung nach GOÄ → S. 319)

Kassenleistung? Vitaminspiegelbestimmungen bei Beschwerdefreien sind keine Kassenleistung. Besteht konkreter Verdacht auf eine Vitaminmangelerkrankung, so gehört die Diagnostik zu den Kassenleistungen.

Falschabrechnung? Das Risiko missbräuchlicher Abrechnung ist prinzipiell vorhanden. Bei Vorliegen von Vorerkrankungen könnte ein Arzt missbräuchlich ein Teil der IGeL auch auf dem Krankenschein abrechnen. Das Risiko besteht v. a. bei häufig bestimmten Werten (z. B. Kalzium, Vitamin B12).

Zeckenuntersuchung
(Zeckenvorsorge, Borreliose und FSME)

Durch Untersuchung der Zecke oder Blutuntersuchungen des Betroffenen soll festgestellt werden, ob für den Patienten eine Infektionsgefahr mit FSME-Viren und/oder Borrelien besteht.

🖊 Medizinischer Hintergrund

Zecken können durch ihren Biss mehrere Krankheiten übertragen. In Deutschland am häufigsten sind die Lyme-Borreliose und die Frühsommer-Meningo-Enzephalitis (FSME):

➤ Die überall in Deutschland vorkommende, bakteriell bedingte Lyme-Borreliose (→ S. 275) beginnt oft mit Hauterscheinungen (»Wanderröte«), verläuft aber insgesamt sehr variabel. Die Borreliose kann mit Antibiotika behandelt werden. Eine Impfung gibt es nicht.

➤ Die viral verursachte FSME (→ S. 267) kann vor allem bei Erwachsenen zu einer Entzündung von Gehirnhaut und Gehirn führen. Sie tritt besonders in Süddeutschland und Osteuropa auf. Nach Krankheitsausbruch können nur noch die Beschwerden gelindert werden. Es steht eine Impfung zur Verfügung.

Andere zeckenübertragene Erkrankungen wie die *Babesiose* und die *humane Granulozyten-Ehrlichiose* sind in Deutschland Raritäten.

Laborwerte zur Diagnostik sind vor allem die Antikörperbestimmungen im Blut (IgM → S. 95, IgG → S. 95) gegen den jeweiligen Erreger.

Bei der FSME wird bei Erkrankten zusätzlich der Liquor (→ S. 15) untersucht, bei der Borreliose z. B. Gelenkflüssigkeit eines geschwollenen Gelenkes.

🩸 Durchführung

Angeboten werden grundsätzlich zwei Arten von Untersuchungen:

➤ Untersuchungen der Zecke auf Erbmaterial der Borrelien oder der FSME-Viren. Voraus-

setzung ist naturgemäß, dass Sie die Zecke bemerkt und aufgehoben haben.

➤ Blutuntersuchungen des Betroffenen auf Antikörper (IgG, IgM) gegen Borrelien und FSME, teils auch gegen Babesien und Ehrlichia-Bakterien. Für diese Untersuchungen sind ein oder mehrere Röhrchen Blut nötig.

🔎 Medizinische Bewertung

Sowohl bei den Borrelien als auch bei den FSME-Viren ist ein Vorhandensein der Erreger in der Zecke nicht gleichbedeutend mit einer Erregerübertragung auf den Menschen und diese wiederum nicht gleichbedeutend mit einer Erkrankung. Beißt eine infizierte Zecke einen Menschen, so erkrankt letztendlich nur ein geringer Teil der Betroffenen.

Einzige Konsequenz eines Erregernachweises in der Zecke sind die verstärkte Beobachtung des Betroffenen auf Krankheitszeichen oder Blutuntersuchungen (ebenfalls als IgeL). Eine Antibiotikagabe zur Borrelienbekämpfung ist nicht angezeigt, gegen die FSME gibt es gar kein Medikament.

Auch die Antikörperuntersuchungen beim Betroffenen zum frühestmöglichen Infektionsnachweis haben praktisch keine Konsequenzen. So sind bei einer Wanderröte selbst die »frühen« IgM-Antikörper noch nicht nachweisbar. Behandelt wird aber auf jeden Fall. Umgekehrt wird eine Antibiotikagabe bei Antikörpernachweis ohne Beschwerden von der überwiegenden Mehrheit der Mediziner abgelehnt. Auch bei der FSME treten selbst die frühen IgM erst in der zweiten Krankheitsphase auf. Konsequenzen für die Behandlung hat frühes Wissen über haupt nicht, denn die Behandlung ist ohnehin nur gegen die Beschwerden und nicht gegen die Viren gerichtet. Man kann nur abwarten. Zusatz nutzen bringen die Untersuchung also nicht.

Last not least: Die Blutuntersuchungen sind nur eine Momentaufnahme. Sie können auf dem Rückweg vom Arzt von einer Zecke gebissen werden und schließlich erkranken, ohne den verursachenden Zeckenbiss überhaupt bemerkt zu haben.

⟳ Unsere Empfehlung

Zecken sind in Deutschland eine zunehmende Plage. Damit wächst auch die Gefahr zecken-übertragener Erkrankungen. Gesundheitsbewusstsein ist unseres Erachtens angezeigt, allerdings nicht durch Laboruntersuchungen.

⚠ Vor der FSME können Sie sich durch Impfung schützen. Sie wird von den gesetzlichen Krankenkassen nicht nur bei Wohnsitz, sondern auch bei Urlaub in einem FSME-Gebiet bezahlt. Gegen die Borreliose hilft nur, sich z. B. durch geeignete Kleidung vor Zecken zu schützen.

ℹ Literatur und Links

- Robert-Koch-Institut: **Lyme-Borreliose.** RKI-Ratgeber Infektionskrankheiten – Merkblätter für Ärzte. Stand April 2007. Nachzulesen unter **www.rki.de/cln_049/nn_466802/DE/Content/Infekt/EpidBull/Merkblaetter/Ratgeber_Mbl_LymeBorreliose.html**

- Robert-Koch-Institut: **Frühsommer-Meningoenzephalitis (FSME).** RKI-Ratgeber Infektionskrankheiten – Merkblätter für Ärzte. Stand Juni 2007. Nachzulesen unter **www.rki.de/cln_049/nn_467538/DE/Content/Infekt/EpidBull/Merkblaetter/Ratgeber_Mbl_FSME.html**

☀ IGeL-Check

GOÄ Nr.	Leistung	Mindestsatz	Regelsatz
Typisches Basis-Angebot			
3	Eingehende Beratung (mind. 10 Min.)	8,74 €	20,11 €
250	Blutabnahme Vene	2,33 €	4,20 €
4379	FSME-IgG und -IgM, jeweils	13,99 €	16,09 €
4286	Borrelien-IgG und -IgM, jeweils	20,40 €	23,46 €
Evtl. hinzukommend oder alternativ			
3	Eingehende Beratung (mind. 10 Min.)	8,74 €	20,11 €
4783, 4785	Zeckenuntersuchung auf Borrelien (PCR)	46,64 €	53,64 €
4783, 4785	Zeckenuntersuchung auf FSME-Viren (PCR)	46,64 €	53,64 €
Preisspanne: Basis-Angebot (nur IgM) ~ 60–65 € (zur Abrechnung nach GOÄ → S. 319)			

Kassenleistung? Die Krankenkassen zahlen die oben aufgeführten Untersuchungen nicht.

Besteht aber aufgrund von Beschwerden oder Untersuchungsbefunden der Verdacht auf eine Borreliose oder eine FSME, so ist die Diagnostik Kassenleistung, auch wenn Sie sich nicht an einen Zeckenbiss erinnern können.

Falschabrechnung? Das Risiko missbräuchlicher Abrechnung ist bei Untersuchungen der Zecke nicht gegeben. Bei den Blutuntersuchungen ist es vorhanden, aber als eher gering einzustufen. Bei Vorliegen von Vorerkrankungen könnte ein Arzt missbräuchlich ein Teil der IGeL auch auf Krankenschein abrechnen.

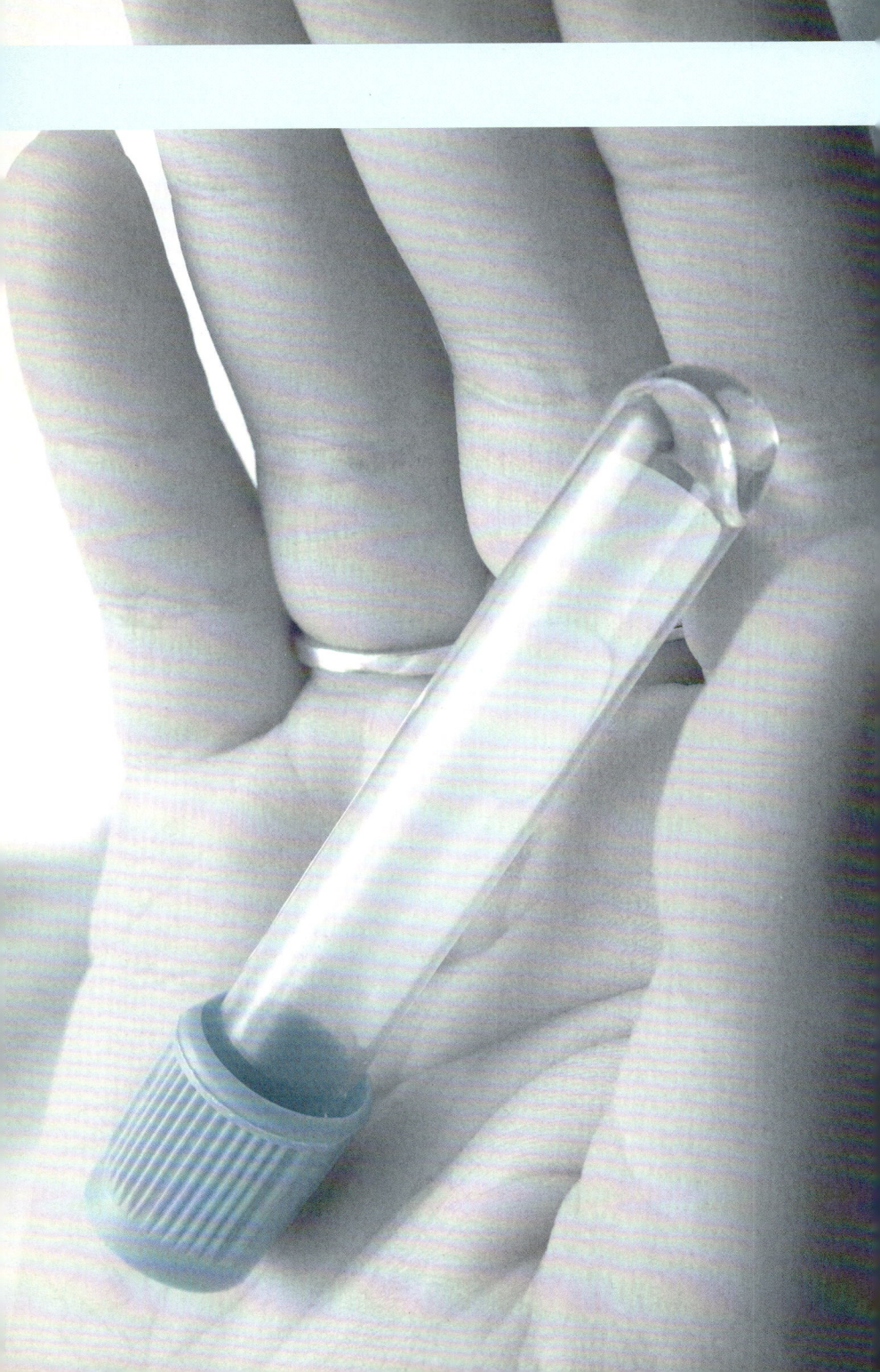

IV Selbst- und Apothekentests

Selbst- und Apotheken(labor)tests erfreuen sich wachsender Beliebtheit. Die Gründe dafür sind vielschichtig: Gestiegenes Gesundheitsbewusstsein und der Wunsch, selbst etwas für seine Gesundheit zu tun, tragen ebenso dazu bei wie Kostendenken, lange Wartezeiten auf einen Arzttermin oder Scheu vor dem Arztbesuch. Nicht zuletzt haben die modernen Antikörper- und Trockenchemie-Verfahren in den letzten Jahren überhaupt erst die Möglichkeit geschaffen, das Bedürfnis nach Do-it-yourself-Labortests in größerem Umfang zu befriedigen.

Angesichts des gewachsenen Angebots stellt sich für den Verbraucher zunehmend die Frage, welche Tests denn wirklich geeignet sind, zumal gerade die Selbsttests nicht unbedingt billig sind.

Erste Voraussetzung ist natürlich, dass der Test vom medizinischen Standpunkt her sinnvoll ist. Ein Test, dessen theoretische Grundlagen auf tönernen Füßen stehen, ist weder als Selbst- bzw. Apothekentest noch als Labortest zu empfehlen.

Außerdem muss man sich darüber im Klaren sein, dass mit Selbsttests praktisch keine und mit Apothekentests auch nur eine eingeschränkte Beratung verbunden ist. Nach einem auffälligen Testergebnis kann man sich zwar einen Arzttermin geben lassen, aber bis dahin steht man mit einem möglicherweise psychisch stark belastenden Testergebnis alleine da. Wägen Sie deshalb vor dem Kauf gründlich ab, ob Ihnen der Test wirklich weiterhilft und ob Sie auch ein mögliches ungünstiges Ergebnis verkraften können.

🛈 Einige Selbst- und Apothekentests sind sinnvoll. Den Arztbesuch ersetzen können sie aber nicht. Dies gilt insbesondere, wenn Beschwerden vorliegen. Auffällige Testergebnisse sollten Sie immer mit einem Arzt besprechen.

🛈 Selbsttests auf gefährliche oder hochakute Erkrankungen sind generell äußerst kritisch zu betrachten und werden von den meisten Fachleuten abgelehnt.

Auch wenn die Selbsttests und die meisten Apothekentests nicht ganz so genau sind wie Labortests, sind die allermeisten von ihnen durchaus zuverlässig und für Screening-Zwecke ausreichend. Für einen Teil der Tests gibt es eine Zertifizierung für den häuslichen Gebrauch und damit eine gewisse Qualitätskontrolle. Voraussetzung ist allerdings eine korrekte Durchführung, sodass Sie die Frage nach der praktischen Handhabung bei der Auswahl des Tests nicht vernachlässigen sollten. Nicht jeder Test, der als einfach durchführbar angepriesen wird, ist dies auch, und was in dem einen den Experimentiergeist weckt, bringt den anderen an den Rand der Verzweiflung. Die Gebrauchsanleitung vieler Tests ist mittlerweile im Internet nachzulesen, in Apotheken kann Ihnen das Personal weiterhelfen.

Wir haben im Folgenden versucht, gebräuchliche Selbst- und Apothekentests zusammenzustellen und zu bewerten. Viele Tests können Sie problemlos in Apotheken kaufen oder durchführen lassen, andere sind schwerer erhältlich, sodass Sie in Apotheken gezielt danach fragen und bestellen oder auf Internet-Bestellmöglichkeiten ausweichen müssen. Eine dritte Gruppe ist an recht teure Geräte gebunden und deshalb nur in großen (Stadt-)Apotheken verfügbar. Einige wenige Tests sind in Deutschland nicht zugelassen, aber über das Internet erhältlich. Wir haben sie mit aufgenommen, da sie immer wieder in der Presse erwähnt werden. Hingegen haben wir praktisch alle Testgruppen ausgeklammert, die nur über Einsendung in ein Labor funktionieren (etwa Vaterschaftstests) oder eigentlich nicht zur Durchführung außerhalb der Arztpraxis gedacht sind.

Allergietest

Die Tests. Selbsttests auf Allergien weisen *IgE-Antikörper* (→ S. 95) gegen häufige allergieaus-lösende Substanzen im Blut nach. Der Preis für ein Testset (inkl. Stechhilfe) liegt bei 15–40 € und die Durchführung ist auch für Laien machbar: Ein Tropfen Kapillarblut wird in eine Test-kassette gegeben. Bei IgE-Antikörpern im Blut zeigt sich nach 30 Minuten eine Linie. Dabei kann allerdings nicht unterschieden werden, gegen welche der getesteten Substanzen IgE-Antiköper vorhanden sind.

🌀 Unsere Empfehlung. Selbsttests auf Aller-gien empfehlen wir aus grundsätzlichen Erwä-gungen heraus nicht. Sind Sie beschwerdefrei, so hat ein positiver Allergietest keinerlei Kon-sequenzen. Ein Allergietest »zur Vorsorge« ist somit nicht sinnvoll. Haben Sie aber Beschwer-den wie Augenjucken, Niesen oder Naselaufen, so hilft Ihnen ein »Sammel-Allergie-Test« auf ein knappes Dutzend Substanzen nur wenig wei-ter, denn weder schließt ein negativer Test eine Allergie aus noch ist mit einem positiven Aller-gietest der Übeltäter wirklich gefunden. Details hierzu finden Sie auf S. 95 und 167.

Blutfett-Test

Die Tests. Fast alle Apotheken bieten die tro-ckenchemische Messung des *Gesamtcholeste-rins* (→ S. 77) und der *Triglyzeride* (→ S. 140) aus Kapillarblut für 2–3 € an. In vielen Apothe-ken können Sie zusätzlich das *HDL-Cholesterin* (→ S. 89) und das *LDL-Cholesterin* (→ S. 109) bestimmen lassen. Der Preis liegt meist bei 10–15 €, bei Aktionen oft deutlich niedriger. Wenige große Apotheken verfügen über teure Geräte. Sie bieten, ebenfalls für ~ 15 €, Pakete aus den genannten Blutfetten zusammen mit einer Blutzucker- und gelegentlich einer Harn-säure- und Hämoglobinmessung an.

Auch fast alle Selbsttests funktionieren mit Kapillarblut. Einmal-Tests zur Messung des Gesamtcholesterins kosten 10–15 €, solche zur Bestimmung des Gesamt- und HDL-Choles-terins knapp unter 20 €. Einmal-Selbsttests zur LDL-Cholesterin- oder Triglyzerid-Bestimmung haben wir nicht gefunden. Stechhilfen sind dem Testset beigefügt. Das Blut wird auf ein Test-feld aufgebracht. Nach einer bestimmten Zeit ermitteln Sie durch Farb- oder Skalenvergleich den (ungefähren) Cholesterinwert. Außerdem gibt es Geräte zur kombinierten Blutzucker- und Gesamtcholesterinmessung bzw. Blutzucker-, Gesamtcholesterin- und Triglyzeridmessung, die letztlich aus den Blutzucker-Kontrollgerä-ten für Diabetiker hervorgegangen sind. Sie kosten 100–130 € und werden auch in vielen Apotheken für die entsprechenden Tests einge-setzt. Hinzu kommen die Kosten für die benö-tigten Teststreifen.

Ein Test misst den Cholesteringehalt der Haut und soll dadurch eine Einschätzung des Herz-Kreislauf-Risikos ermöglichen. Eine Testlösung wird auf die Handfläche aufgebracht, die sich je nach Hautcholesteringehalt unterschiedlich intensiv verfärbt (Kosten 15–20 €).

🌀 Unsere Empfehlung. »Niederschwellige« Blutfett-Tests sind sicher eine gute Sache, vor-ausgesetzt Sie haben vor dem Tests 12 Stun-den nichts gegessen und das Kapillarblut wird richtig gewonnen. Unseres Erachtens das beste Kosten-Nutzen-Verhältnis bieten die Apotheken-testpakete mit Bestimmung von Gesamt-, HDL- und LDL-Cholesterin sowie ggf. noch weiteren Werten. Sind diese in Ihrer Nähe nicht verfügbar, ist die Bestimmung des Gesamtcholesterins die nächstbeste Wahl. Bei normalem Gesamtcho-lesterin sind zu hohe LDL-Cholesterin-Werte eher unwahrscheinlich. Falls Ihr Gesamtcho-lesterin zu hoch ist und Ihnen von früher kein sehr hohes HDL-Cholesterin bekannt ist, sollten Sie dies ärztlich abklären lassen.

Blut-Selbsttests sind teurer als die Apotheken-tests und bergen bei der Umwandlung des Farb-bzw. Skalenwerts in den Cholesterinwert eine zusätzliche Gefahr von Ungenauigkeiten. Die Geräte zur Mehrfachbestimmung des Gesamt-cholesterins, der Triglyzeride und des Blutzu-ckers mit Teststreifen sind zwar für Vorsorge-zwecke durchaus empfehlenswert, dürften aber aufgrund ihres Preises vor allem für Diabetiker oder Großfamilien eine Überlegung wert sein. Den Hauttest auf Cholesterin können wir nicht empfehlen, er spart zwar das Stechen, ist aber viel zu ungenau.

Blutgerinnungstest

Die Tests. An nicht-laborgebundenen Blutgerinnungstests gibt es bislang nur die *Quickwert*- bzw. *INR-Bestimmung* (→ S. 130). Das hierzu erforderliche Gerät ähnelt denen zur Blutzucker-Selbstkontrolle bei Diabetikern und ist auch vergleichbar zu bedienen. Es ist allerdings größer und kostet mehrere Hundert Euro (zuzüglich Teststreifen).

Unsere Empfehlung. Die Gerinnungsselbstkontrolle ist sehr gut geeignet für Marcumar®-Patienten. Sie sind mit dem Gerät unabhängig vom Arzt (etwa auf Reisen) und die Einstellung ist meist besser. Bei diesen Patienten tragen die Krankenkassen die Kosten für das Gerät (bzw. dessen einfachste Ausführung) und die für Messung und Medikamentenanpassung notwendige Schulung. Alle übrigen Menschen brauchen das Gerät nicht und es wird auch vom Anbieter nicht zur Vorsorge empfohlen.

Blutzucker-Test

Die Tests. Sie können den *Blutzucker* (→ S. 80) in allen Apotheken für 1–2 € aus Kapillarblut bestimmen lassen.

Die zur Vorsorge angebotenen Sets für die Blutzucker-Selbstmessung ohne Gerät enthalten alles Notwendige für ein oder zwei Blutzuckerbestimmungen, sind aber mit 20–40 € recht teuer. Ein Tropfen Kapillarblut wird auf ein Testfeld gebracht. Nach einer vorgegebenen Zeit wischen Sie den Tropfen ab und vergleichen die Farbe des Testfeldes mit einer Farbskala. Für ~ 30 € bekommen Sie auch Dosen mit 25 oder mehr Teststreifen, die zum Teil für Blutzuckermessgeräte gedacht sind, aber auch mittels einer Farbskala abgelesen werden können. Diese Dosen enthalten allerdings keine Stechhilfen und sind, einmal geöffnet, nur begrenzt haltbar.

Eine Alternative für zu Hause sind die von Diabetikern zur Selbstkontrolle eingesetzten Blutzuckermessgeräte. Sie benötigen ein Blutzuckermessgerät mit dazu passenden Teststreifen. Kapillarblut wird auf den Teststreifen getropft und dieser in das Gerät gesteckt. Der Blutzuckerwert kann dann am Gerät abgelesen werden. Die genaue Handhabung unterscheidet sich von Gerät zu Gerät, z. B. ob vor Anbruch einer neuen Teststreifen-Dose eine Kodierung des Geräts nötig ist oder ob der Blutstropfen vor der Messung wieder vom Teststreifen abgewischt werden muss. Die preiswertesten Geräte kosten 30–40 €, im Angebot teils nur 5–10 €. Hinzu kommen die Kosten für Stechhilfen und Teststreifen.

Unsere Empfehlung. Apotheken- oder Selbsttests des Blutzuckers sind zweifellos sinnvoll. Möchten Sie den Blutzucker nur gelegentlich kontrollieren, ist der Apothekentest preiswert und zuverlässig. Besteht der Wunsch nach häufigen Kontrollen (etwa wenn mehrere Risikofaktoren vorhanden sind oder der Verwandten- und Bekanntenkreis groß ist), ist es durchaus eine Überlegung wert, in der Apotheke nach Dosen mit mehreren Teststreifen zu fragen oder die Augen nach einem preiswerten Gerät zur Blutzucker-Selbstmessung aufzuhalten. Die Qualität ist mittlerweile auch bei den preiswerten Geräten gut, man darf dann allerdings nicht auf ein bestimmtes Gerät fixiert sein.

Darmkrebs-Test

Die Tests. Die älteren, »klassischen« *Stuhltests auf okkultes Blut* (verborgenes, nicht sichtbares Blut) mittels Testbriefchen weisen den roten Blutfarbstoff durch eine chemische Reaktion nach (→ S. 14). Sie sind weder als Selbst- noch als Apothekentest erhältlich, sondern zur Durchführung in Arztpraxen gedacht.

Seit kurzem gibt es für ~ 50 € einen Test auf dem Markt, der auf der gleichen chemischen Reaktion beruht, aber mit farbstoffgetränktem Papier durchgeführt wird. Das Testpapier wird nach dem Stuhlgang, aber vor dem Abspülen in das Toilettenwasser gelegt und verfärbt sich beim Vorhandensein von Blut. Leider haben wir keine Zahlen zur Empfindlichkeit dieses Tests gefunden. Wir gehen aber davon aus, dass der Tests aufgrund seiner Funktionsweise höchstens genauso empfindlich ist wie die Testbriefchen-Tests und somit relativ viele Blutbeimengungen übersieht.

Als Selbsttests erhältlich sind immunologische Stuhltests auf okkultes Blut (→ S. 81), deren Preis mit 5–40 € stark schwankt. Die Durchführung ist je nach Hersteller etwas komplizierter, aber auch für Laien machbar.

Der Test auf *Tumor-M2-PK* (ein bei Tumoren oft verändertes Enzym, → S. 182) im Stuhl kann nicht zu Hause ausgewertet werden. Die Stuhlprobe wird per Post an ein Labor geschickt, das den Befund dann schriftlich mitteilt. Der Preis beträgt 30–50 €, die Durchführung ist einfach (Sie müssen nur die Stuhlprobe nehmen).

⮊ **Unsere Empfehlung.** Erste und grundsätzliche Entscheidung ist hier unseres Erachtens nicht die Wahl des konkreten Tests, sondern welchen Weg der Darmkrebsvorsorge Sie persönlich gehen möchten. Entscheidungshilfen hierzu finden Sie auf S. 187. Haben Sie sich für ein Testprinzip entschieden, sollten Sie sich in Apotheke, Internet und ruhig auch beim Arzt über Durchführung und Preis informieren.

Drogen-Tests

Die Tests. Alle Drogen-Tests für zu Hause sind Suchtests. Die meisten erfordern eine Urinprobe, bei einigen kann man auch andere flüssige oder feste Substanzen (etwa ein unbekanntes Pulver) auf das Vorhandensein von Drogen untersuchen.

Der Teststreifen wird nach Herstellerangaben in die Urinprobe getaucht und nach kurzer Zeit zeigen die Linien an, ob Drogen im Urin vorhanden sind.

Getestet werden kann auf Amphetamin/Metamphetamin, bestimmte Antidepressiva, Benzodiazepine, Barbiturate, Ecstasy, Kokain, Methadon, Marihuana/Cannabis und Morphin.

Nachweisgrenzen und Dauer der Nachweisbarkeit können Sie der Gebrauchsanweisung entnehmen.

Teststreifen auf nur eine Substanz kosten 20–25 €, Testkarten auf bis zu 10 Substanzen 25–40 €.

⮊ **Unsere Empfehlung.** Selbst Einrichtungen in der Suchthilfe setzen diese Suchtests ein. Sie können insgesamt als zuverlässig bewertet werden. Bei positivem Ergebnis erfordern Sie aber immer einen Bestätigungstest.

Ob die Tests bei der zugrunde liegenden Problematik wirklich weiterhelfen und somit empfehlenswert sind, ist allerdings eine andere Frage. Lesen Sie hierzu auch S. 192.

Freie-Radikale-Test

Die Tests. Es gibt mehrere Tests für 30–40 € auf dem Markt, die das *Malondialdehyd* im Urin als Maß für die Belastung des Körpers mit freien Radikalen bestimmen.

Die Durchführung ist nicht ganz banal: Nach reichlichem Trinken am Tag zuvor wird eine Urinprobe gewonnen, die Urinkonzentration durch Vergleich mit einer Farbskala ermittelt und die Probe dann mit vorher angesetzter Testlösung vermischt. Je nach Malondialdehydkonzentration verfärbt sich der Testansatz unterschiedlich intensiv.

⮊ **Unsere Empfehlung.** Hier geht es kurz und knapp: Sämtliche Tests auf freie Radikale oder Antioxidantien sind schon unter optimalen (Labor-)Bedingungen höchst umstritten und auch wir lehnen diese Tests ab. Die Begründung finden Sie auf S. 28 und S. 169. Da brauchen eigentlich gar keine komplizierte Durchführung und kein hoher Preis mehr hinzuzukommen…

Fruchtbarkeits-Test

Die Tests. Fruchtbarkeitstests beruhen auf dem Nachweis des Hormons *LH* (→ S. 111) im Urin, das vor dem Eisprung stark ansteigt. Das Fruchtbarkeitsoptimum liegt dann in den zwei Tagen nach dem LH-Anstieg.

Der Test wird an mehreren aufeinanderfolgenden Tagen vor dem erwarteten Eisprung durchgeführt. Er ist zu jeder Tageszeit möglich, wenn Sie mindestens vier Stunden kein Wasser gelassen haben, es sollte aber immer die gleiche Tageszeit sein. Sie gewinnen eine Urinprobe und tauchen ein Teststäbchen in den Urin oder träufeln mit einer Pipette einige Tropfen Urin auf ein Testfeld. Nach einer festgelegten Zeit zeigt sich eine erhöhte LH-Konzentration durch eine Linie bzw. eine besonders farbintensive Linie. Ein Set mit 5–7 Teststäbchen (für einen Monatszyklus) kostet 35–40 €. Bei geräteunterstützten Tests kostet der Minicomputer 80–150 € (plus Teststreifen 10–15 € monatlich).

⮕ **Unsere Empfehlung.** Die Tests sind recht zuverlässig und für einige Paare eine echte Hilfe. Andere fühlen sich hingegen durch die Kontrolle der Basaltemperatur oder des Hormonspiegels so unter Druck gesetzt, dass dieser »Zeugungsstress« die Fruchtbarkeit hemmt, sodass keine pauschale Empfehlung möglich ist.

Die Computer sind teuer. Am ehesten lohnt sich die Anschaffung eines Geräts, das sowohl für die Bestimmung des Eisprungs bei Kinderwunsch als auch zur Verhütung geeignet ist – vorausgesetzt, Sie möchten später mit Computerunterstützung verhüten.

Helicobacter-pylori-Test

Die Tests. Der Helicobacter-pylori-Test prüft, ob im Blut Antikörper gegen das Bakterium *Helicobacter pylori* (→ S. 270) vorhanden sind. Sie tropfen Kapillarblut auf ein Probefeld und geben Testlösung hinzu. Sind Antikörper vorhanden, bildet sich nach einer festgelegten Zeit eine Linie zusätzlich zur Kontroll-Linie. Der Preis für einen Test (inkl. Stechhilfe) liegt bei 15–40 €.

🐌 **Unsere Empfehlung.** Wir raten von einem Selbsttest auf Helicobacter-pylori ab. Zur Vorsorge sind sie unnötig, und bei länger dauernden und/oder nicht erklärbaren Magenbeschwerden sollten Sie ohnehin einen Arzt aufsuchen.

Ein positiver Bluttest bedeutet keine aktuelle Infektion, sondern nur, dass der Organismus sich irgendwann einmal mit Helicobacter pylori auseinandergesetzt hat.

Bluttests auf Helicobacter pylori werden vor allem im Rahmen statistischer Erhebungen durchgeführt, selten einmal als Suchtest. Sie haben derzeit keine medizinischen Konsequenzen.

Eine noch bestehende Infektion kann nur durch einen Atem- oder Stuhltest oder durch Untersuchung einer Gewebeprobe aus dem Magen festgestellt werden (Details → S. 89).

Herzinfarkt-Test

Die Tests. Beim Herzinfarkt-Test wird eine Kapillarblutprobe auf das Vorhandensein des Eiweißes **h-FAB** getestet. Sie gewinnen mit der beigelegten Stechhilfe Kapillarblut, lassen es in ein Testfeld tropfen und warten eine Viertelstunde. Hat sich dann eine Linie gebildet, ist die h-FAB-Konzentration im Blut krankhaft erhöht. Das Set kostet ~ 35 €.

🐌 **Unsere Empfehlung.** Das Eiweiß h-FAB ist ein Bindungseiweiß für Fettsäuren, das (fast) nur in Herzmuskelzellen vorkommt und bei Herzmuskelschäden vermehrt freigesetzt wird. Es wird derzeit nicht routinemäßig im Rahmen der Herzinfarktdiagnostik gemessen. Es gibt bislang keine großen, unabhängigen Studien zur Eignung von h-FAB als Frühmarker des Herzinfarkts. Einige kleinere Studien lassen jedoch hoffen, dass sich h-FAB in Zukunft als nützlich erweisen könnte. Bei Menschen mit einer eingeschränkten Nierenfunktion ist der Test nicht verwertbar.

Wir empfehlen den Herzinfarkt-Test zum Selbermachen nicht. Bei Beschwerden, die mit einem Herzinfarkt vereinbar sind, hilft nur eins: schnell den Notarzt anfordern. Alles andere führt nur zu unnötiger Zeitverzögerung und Gefährdung. Auch der Hersteller empfiehlt, *vor* dem Test den Notarzt zu rufen. Bedeutung für die Entscheidung zu Hause, was am besten zu tun ist, hat der Test somit nicht. Auch für den Notarzt hat der Selbsttest zumindest derzeit keine Konsequenzen – er wird auf jeden Fall ein EKG anfertigen und Blut abnehmen und sich in seinem Handeln nach deren Ergebnissen richten. Damit ist der Test überflüssig. Von einigen Fachleuten wird er wegen der möglichen Verzögerung bis zum Eintreffen des Notarztes sogar als gefährlich eingestuft.

HIV-Test

Die Tests. Der HIV-Test weist Antikörper auf das HI-Virus (→ S. 271) immunologisch nach. Sie entnehmen sich selbst Kapillarblut, geben das Blut auf ein Testfeld und Testlösung dazu und schauen nach der vorgegebenen Zeit, ob sich neben der Kontroll-Linie eine weitere Linie gebildet hat. Auch wenn diese Linie nur sehr schwach ist, gilt der Test als positiv. Ein Testset mit Stechhilfe kostet 20–25 €.

Unsere Empfehlung. Das Fazit kann kurz gehalten werden – wir raten von einem HIV-Test in Eigenregie ab. Auch wenn die Hersteller betonen, dass es sich lediglich um einen Suchtest handelt, der vom Arzt weiter abgeklärt werden muss – die Diagnose ist einfach zu folgenschwer, als dass sie ohne Bestätigungstest am heimischen Küchentisch gestellt werden sollte.

Wenn Sie einen HIV-Test wünschen, empfehlen wir Ihnen einen »richtigen« Labortest. Dieser ist kostenlos und anonym bei Gesundheitsämtern und vielen AIDS-Beratungsstellen möglich.

Bitte beachten Sie bei der Terminwahl das »diagnostische Fenster« zwischen Infektion und Nachweisbarkeit der HIV-Antikörper von ca. 3 Monaten (→ S. 92).

Mikroalbuminurie-Test

Die Tests. Mikroalbuminurie-Tests prüfen, ob die Albuminausscheidung über die Nieren erhöht ist (*Mikroalbuminurie* → S. 21). Die Durchführung ist denkbar einfach: Sie gewinnen eine Urinprobe (Mittelstrahl-Morgenurin → S. 13), tauchen den Teststreifen nach Herstellerangaben in den Urin, ohne den Probenbe-hälter zu berühren, und legen den Teststreifen auf einer nicht saugfähigen Unterlage ab. Nach einer festgelegten Zeit vergleichen Sie die Farbe des Testfeldes mit einer Farbskala. Die Nachweisgrenze des Tests wird mit 20 mg Albumin/l Urin angegeben. Der Test soll an drei aufeinander folgenden Tagen durchgeführt werden. Ist der Test zwei- oder dreimal auffällig, sollten Sie zum Arzt gehen. Die Streifen sind nicht einzeln erhältlich. Die kleinere Packung mit 12 Teststreifen kostet ~ 25 €, die größere mit 25 Stück 35 €.

Unsere Empfehlung. Der Selbsttest auf Mikroalbuminurie ist sehr empfehlenswert für alle Diabetiker und Bluthochdruckpatienten, da schon eine leicht erhöhte Albuminausscheidung eine beginnende Nierenschädigung anzeigt (Details → S. 21). Bei unauffälligem Befund wird eine halbjährliche Wiederholung des Tests empfohlen.

PSA-Test

Die Tests. Die PSA-Tests messen die Konzentration des Prostatakrebs-Markers *PSA* im Blut (→ S. 128). Ein Tropfen Kapillarblut wird auf ein Testfeld aufgetropft und je nach Anbieter ein oder mehrere Testlösungen dazugegeben. Auch die Auswertung unterscheidet sich je nach Hersteller. Bei einem Test bildet sich nur eine Linie (zusätzlich zur Kontroll-Linie), wenn die PSA-Konzentration den Grenzwert von 4 µg/l überschreitet. Bei einem anderen entwickelt sich immer eine Linie, deren Farbintensität eine Unterscheidung zwischen < 4 µg/l, 4–10 µg/l und > 10 µg/l ermöglichen soll. Ob der Test einfach oder schwierig durchzuführen ist, empfinden Tester unterschiedlich. Die Kosten betragen ~ 20 € pro Test.

Unsere Empfehlung. Wir raten vom Do-it-yourself-PSA-Test ab. Schon unter optimalen Bedingungen ist der Stellenwert der Gesamt-PSA-Bestimmung in der Früherkennung des Prostatakrebses umstritten. Es wird zur Bestimmung immer im gleichen Labor geraten und die Mediziner bemühen sich durch verschiedene

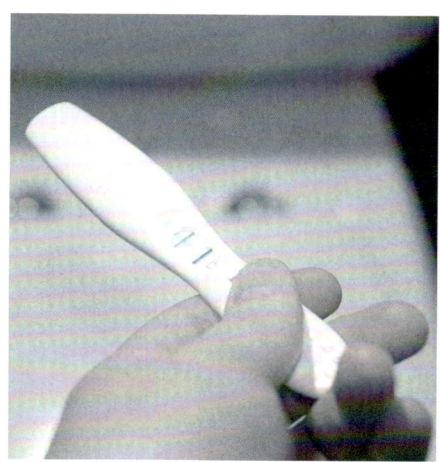

Positiver Schwangerschaftstest: Im Test- und Kontrollfenster haben sich Linien gebildet. Bei einem negativen Ergebnis wäre nur der rechte Kontrollstreifen sichtbar. [FO]

Modifikationen um eine bessere Aussagekraft (Näheres hierzu → S. 128 und S. 216). Die Tests sind nicht ganz einfach durchzuführen, sodass mit einer erhöhten Fehlerquote gerechnet werden muss. Angesichts dieser methodischen Kritikpunkte und der psychischen Belastung durch ein zweifelhaftes oder positives Ergebnis bei Fehlen einer Beratungsmöglichkeit lehnen wir den Test ab.

Schwangerschafts-Test

Die Tests. Alle handelsüblichen Schwangerschaftstests beruhen auf dem Nachweis des Schwangerschaftshormons *Beta-hCG* (→ S. 38) im Urin. Die meisten Tests werden ab dem Ausbleiben der Regelblutung positiv, einige wenige schon eine halbe Woche früher.

Die Tests sind heute zuverlässig und einfach durchzuführen. Am besten geeignet ist Morgenurin, da er konzentrierter ist und damit mehr Beta-hCG enthält. Sie halten das Teststäbchen in den Urinstrahl oder tauchen es in den Urin und können nach wenigen Minuten ablesen, ob Sie schwanger sind: Bildet sich eine Linie

zusätzlich zur Kontroll-Linie, sind Sie schwanger. Schwangerschaftstests sind ab etwa 5 € zu haben.

🜂 **Unsere Empfehlung.** Schwangerschafts-Tests zum Selbermachen sind heute zu Recht der »Standard-Vorschalt-Test«, bevor sich eine Frau einen Termin beim Frauenarzt zur ersten Schwangeren-Untersuchung geben lässt. Sie können die Zuverlässigkeit noch erhöhen, wenn Sie nicht am ersten Tag des Ausbleibens der Regelblutung testen, sondern 2–3 Tage warten. Möglicherweise fand der Eisprung im aktuellen Zyklus ja ein paar Tage später statt, sodass auch der Schwangerschaftstest erst etwas später aussagekräftig wird.

Tests auf Scheideninfektionen

Die Tests. Schnelltests auf Scheideninfektionen messen den pH-Wert in der Scheide. Entweder führen Sie einen Handschuh mit einer pH-Testzone in die Scheide ein oder Sie entnehmen mit einem Teststäbchen ein wenig Scheidensekret und geben dieses dann auf ein Testfeld. Der pH-Wert wird dann durch Vergleich der Testzone bzw. des Testfeldes mit einer Farbskala ermittelt. Auffällig ist ein pH-Wert über 4,4. 20 Handschuhe kosten 20–25 €, fünf Teststreifen ~ 25 €.

🜂 **Unsere Empfehlung.** Scheideninfektionen bereiten nicht immer Beschwerden, erhöhen aber das Risiko einer Frühgeburt. Ein normaler pH-Wert schließt zwar eine Scheideninfektion nicht aus und umgekehrt ist ein erhöhter Wert nicht gleichbedeutend mit einer Infektion. Die Tests haben sich aber im Rahmen von Modellvorhaben als hilfreich erwiesen: Schwangere, die sich regelmäßig untersuchten und bei einer Erhöhung des Scheiden-pHs den Frauenarzt aufsuchten, hatten deutlich weniger Frühgeburten als Schwangere ohne Selbsttests. Viele Krankenkassen übernehmen die Kosten für die pH-Schnelltests. Ansonsten ist es durchaus sinnvoll, die Tests auf eigene Kosten durchzuführen.

Tests auf Übersäuerung

Die Tests. Zur Selbstdiagnose einer Übersäuerung werden zwei verschiedene Testprinzipien angeboten: Eine Möglichkeit ist, mit handelsüblichen Teststreifen mehrfach am Tag den Urin-pH zu messen. Die Anwendung entspricht denen anderer Urin-Streifentests, der Preis schwankt stark (100 Stück ab 5 €). Bei einer neueren Variante fahren Sie mit einem Spezialstift nach Herstellerangaben über die Haut in der Ellenbeuge. Die Zeit bis zum Farbumschlag soll ein Maß für den Säurehaushalt des Körpers sein. Der Stift kann nach Herstellerangaben über 100-mal benutzt werden und kostet ungefähr 40 €.

🔖 **Unsere Empfehlung.** Einfache Handhabung hin, niedriger Preis her – wir raten von sämtlichen Übersäuerungs-Tests ab.

Zum einen ist die dahinter stehende Theorie einer (ernährungsbedingten) Übersäuerung des Körpers als Ursache zahlreicher uncharakteristischer Allgemeinbeschwerden, vorsichtig ausgedrückt, äußerst umstritten – auch wenn in Zeitschriftenartikeln immer wieder anderes behauptet wird. Zum anderen sind der Urin- und Haut-pH von zahlreichen Faktoren abhängig und schwanken auch beim Gesunden stark. Ihrer Gesundheit nutzen die Tests somit nicht.

⚠ Vorsicht! Es gibt tatsächlich eine Übersäuerung des Organismus. Diese *Azidose* (→ S. 47) ist beispielsweise durch eine Diabetes-Entgleisung oder schwere Atemstörungen bedingt. Sie ist aber weder durch Urin- noch durch Hauttests, sondern nur durch eine Blutuntersuchung (*Blutgasanalyse* → S. 46) festzustellen.

Urin-(Kombi-)Streifentest

Die Tests. Urin-Streifentests funktionieren alle gleich und sind kinderleicht durchzuführen: Sie gewinnen eine Urinprobe (am besten Mittelstrahl-Morgenurin → S. 13) und tauchen den Teststreifen kurz hinein, sodass alle Testfelder benetzt sind. Nach 1–2 Minuten, je nach Angaben des Herstellers, vergleichen Sie die Farbe der Testfelder mit denen der Vergleichsskala auf der Dose.

Urin-Streifentests gibt es mit nur einem Testfeld (z. B. nur auf Glukose = Zucker im Urin). Heute am gebräuchlichsten sind aber Kombitester mit 5–10 Testfeldern (Einzelheiten → S. 150). Kleinere Packungen mit fünf Streifen kosten meist 5–10 € (sind allerdings manchmal schwer zu bekommen), 50er-Packungen der »großen« Kombitester sind ab 30 € erhältlich.

🔖 **Unsere Empfehlung.** Urin-Streifentests sind eine gute Sache. Sie sind z. B. sehr gut zum Notfall-Selbsttest auf einen Harnwegsinfekt geeignet und werden auch in Arztpraxen als Suchtest dafür eingesetzt.

Für andere Erkrankungen, etwa einen Diabetes oder Nierenerkrankungen ganz allgemein, sind die Urin-Kombitester nur mit Einschränkungen geeignet. Sie »erwischen« zwar einige Kranke ohne Beschwerden, übersehen aber auch etliche. Ist man sich dieser Tatsache bewusst, können die Streifentests auch als Vorsorge-Untersuchung »für zwischendurch« empfohlen werden.

Wechseljahres-Test

Die Tests. Mit Beginn der Wechseljahre lässt die Eierstocktätigkeit nach und entsprechend steigt das *FSH* (→ S. 76) im Blut, welches die Eierstöcke anregt. Die Wechseljahres-Tests weisen erhöhte FSH-Konzentrationen im Urin nach.

Hormonpräparate müssen mindestens einen Monat vor dem Test abgesetzt werden. Dann wird der Test (Preis 10–15 €) zweimal im Abstand von einer Woche vergleichbar einem Schwangerschaftstest mit Morgenurin durchgeführt. Bildet sich eine Linie, die mindestens genauso intensiv ist wie die Kontroll-Linie, gilt der Test als positiv. Bei zwei negativen Tests ist die Frau wahrscheinlich nicht in den Wechseljahren, ein positiver und ein negativer Test bedeuten möglicherweise den Beginn der Wechseljahre und bei zwei positiven Tests ist von Wechseljahren auszugehen.

➲ **Unsere Empfehlung.** Der Test schadet nicht und insofern ist er vertretbar, wenn eine Frau ihn einfach aus Interesse heraus machen möchte. Für eine Empfehlung reicht es aber aus grundsätzlichen Erwägungen heraus nicht: Frauen mit »wechseljahres-verdächtigen« Beschwerden, die ihre Regelblutung nur noch selten oder seit ein paar Monaten gar nicht mehr bekommen, wissen auch ohne Test, dass sie in den Wechseljahren sind. Frauen hingegen, die zwar gewisse Beschwerden haben, bei denen die Blutung aber noch (einigermaßen) regelmäßig ist, erhalten oft ein »möglicherweise Beginn der Wechseljahre« als Testergebnis. Der Informationszuwachs ist somit auch hier gering. Zudem hat der Test keine medizinischen Konsequenzen (lesen Sie hierzu auch S. 200). Andererseits eignet sich der Test aber auch nicht dazu festzustellen, ob noch eine Empfängnisverhütung erforderlich ist.

Zahnbelag-Test

Die Tests. Die für die Karies-Entstehung mit verantwortlichen Zahnbeläge (Plaques) können Sie mithilfe von Färbelösungen oder -tabletten zu Hause sichtbar machen: Eine Färbetablette wird zerbissen und knapp eine halbe Minute im Mund verteilt oder eine Färbelösung mit einem Wattestäbchen auf die Zähne aufgetragen. Zahnbeläge färben sich dann entsprechend ihres Alters ein. Jüngere und ältere Beläge lassen sich so anhand der Stärke der Farbe bzw. an verschiedenen Farben auseinander halten – ein verbreiteter Test tönt z.B. frische Beläge rosa und ältere blau. Der Preis schwankt stark, sechs Tabletten sind aber bei vielen Anbietern unter 5 € zu bekommen.

➲ **Unsere Empfehlung.** Färbetabletten oder -lösungen zum Anfärben des Zahnbelags sind nicht nur zur Kontrolle des Zahnputzverhaltens bei Kindern zu empfehlen. Sie helfen auch Erwachsenen, falsche Zahnputzgewohnheiten aufzudecken und dadurch Karies und Parodontitis vorzubeugen.

Zecken-Test

Die Tests. Es gibt für 60–80 € mehrere Zecken-Tests auf *Borrelien* (→ S. 275): Sie entfernen die Zecke, die Sie gebissen hat, stecken sie in ein Röhrchen und schicken dieses dann zur Auswertung an ein Labor. Das Ergebnis erhalten Sie wenige Tage später.

➲ **Unsere Empfehlung.** Für diesen Test brauchen wir nicht viele Worte: Sparen Sie sich das Geld. Die Tatsache, dass Zecke mit Borrelien infiziert war, bedeutet nicht, dass sie diese Borrelien an Sie weitergegeben hat (hierauf machen selbst die Testhersteller aufmerksam). Ein positiver Test zieht keine Behandlung nach sich. Einzige Konsequenz wäre verstärktes Achten auf die Zeichen einer Borrelieninfektion – das sollten Sie aber ohnehin nach jedem Zeckenbiss. Näheres diesbezüglich können Sie auch auf S. 242 nachlesen.

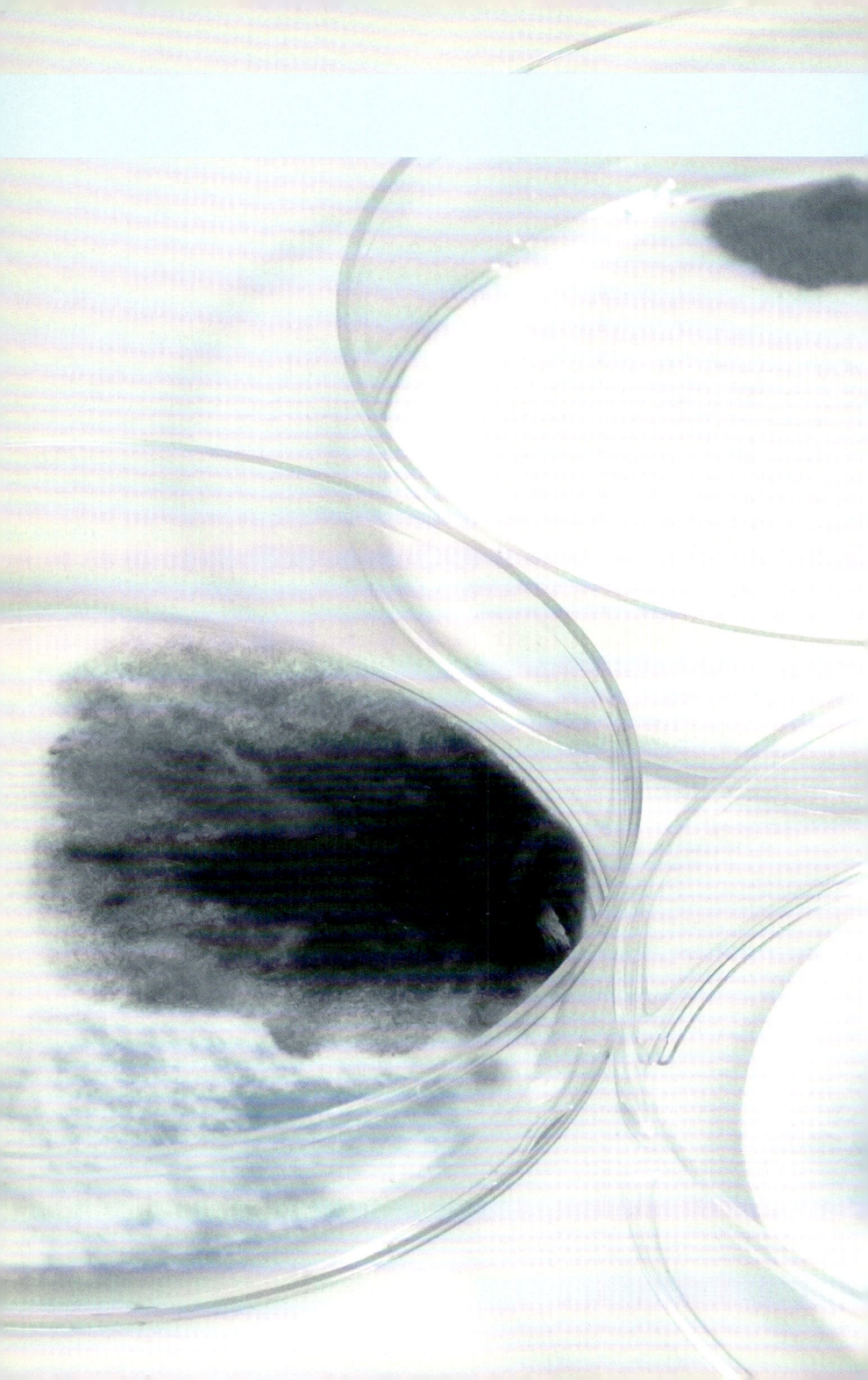

Glossar

A

ACE-Hemmer. Gruppe von Medikamenten zur Behandlung des Bluthochdrucks, der chronischen Herzschwäche (Herzinsuffizienz) und nach einem Herzinfarkt. Durch die Erweiterung der Blutgefäße und eine vermehrte Flüssigkeitsausscheidung der Nieren senken sie den Blutdruck und entlasten das Herz. Außerdem verbessern ACE-Hemmer ungünstige Umbauvorgänge in Herz und Gefäßen durch Bluthochdruck sowie im infarktgeschädigten Herzen und erhalten oder verbessern so die Pumpfunktion des Herzens.

ACTH (Adrenokortikotropes Hormon, Corticotropin). Steuerhormon des → Hypophysenvorderlappens, das die Nebennierenrinde zur Produktion des Stresshormons Kortisol anregt.

Adenome. Tumoren (Geschwulste), die sich aus Drüsenzellen entwickeln und in allen Organen auftreten können, besonders häufig aber in der weiblichen Brust, in Hormondrüsen und im Magen-Darm-Trakt. In Hormondrüsen besteht die Gefahr einer unkontrollierten Hormonüberproduktion **(autonomes Adenom).** Adenome, die sich in die Magen- oder Darmlichtung vorwölben, heißen Polypen. Polypen sind gutartig, können aber im Verlauf von Jahren zu Adenokarzinomen entarten.

ADH (Antidiuretisches Hormon, Adiuretin, Vasopressin). Hormon der Hypophyse, das in der Niere seine Wirkung entfaltet. Es steuert den Wasserhaushalt des Körpers. Ist dieser im Gleichgewicht, sind die Aufnahme von Wasser, seine Bildung im Körper und seine Ausscheidung über Harn und Schweiß ausgeglichen. In den Nieren vermindert ADH die Wasserausscheidung. Fehlt ADH, steigt die Urinmenge stark an und der Organismus trocknet aus. Bildet die Hypophyse zuviel ADH, überwässert der Körper, es lagert sich Flüssigkeit im Gewebe ein und Ödeme entstehen.

Adrenogenitales Syndrom (AGS). Gruppe vererbter Stoffwechselkrankheiten, bei dem ein Enzymmangel die ausreichende Bildung des Stresshormons Kortisol und teilweise auch des für den Mineralhaushalt wichtigen Aldosteron verhindert. Leitbeschwerden sind Vermännlichung und ausbleibende Pubertät bei Mädchen und Frauen, vermehrtes Peniswachstum trotz klein bleibender Hoden bei Jungen *(Scheinpubertät)* sowie bei Aldosteronmangel Erbrechen, Müdigkeit und Austrocknung schon beim Baby. Durch Hormonersatz ist die Erkrankung gut behandelbar.

AFP (Alpha-Fetoprotein, α-Fetoprotein). Eiweiß, das vor allem und in hohen Mengen vom ungeborenen Kind im Mutterleib produziert und ins Fruchtwasser abgegeben wird. Von dort tritt es ins mütterliche Blut über. Die Bestimmung in der Schwangerschaft (16.–18. Woche) kann auf mögliche Schädigungen des Ungeborenen hinweisen (offener Rückenmarkskanal, Down-Syndrom). In geringen Mengen wird AFP auch beim gesunden Erwachsenen gebildet, in größeren Mengen jedoch nur von bestimmten Tumoren, weshalb AFP als Tumormarker genutzt werden kann.

AIDS (Acquired Immune Deficiency Syndrome, erworbenes Immunschwächesyndrom). Durch das **HIV** *(Humanes-Immundefizienz-Virus, HI-Virus)* hervorgerufene, bislang unheilbare Infektionskrankheit mit vorwiegendem Befall der Abwehrzellen. Durch die zunehmende Abwehrschwäche kommt es zu immer häufigeren und schwereren Infektionen, auch durch ansonsten harmlose Erreger.

In Deutschland infizieren sich ~ 2500 Menschen jährlich, vor allem durch (ungeschützten) Geschlechtsverkehr. Weltweit zählt man pro Tag rund 7000 Neu-Infizierte und knapp 6000 AIDS-Tote (vor allem in den armen Regionen Afrikas).

Akromegalie. Krankheit, bei der eine Überproduktion von **Wachstumshormon** *(Somatotropin, somatotropes Hormon, STH)* beim Erwachsenen eine Vergrößerung von Händen, Füßen, Nase, Kinn, Lippen und Zunge, teilweise auch der inneren Organe, bewirkt. Bei Kindern vor Abschluss des Skelettwachstums kommt es zum Riesenwuchs (Gigantismus).

Akut. In der Medizin eine plötzlich einsetzende und vergleichsweise kurz dauernde Erkrankung (lat. »scharf, spitz«).

Akute-Phase-Proteine. Eiweiße, die während akuter Erkrankungen – genauer akuter Entzündungen oder Gewebeschäden z. B. durch Operation – in vermehrter Menge gebildet und in Blutproben nachweisbar sind. Insgesamt gibt es 30 **Akute-Phase-Proteine.** Ihre Konzentration nimmt innerhalb von 6–48 Stunden nach dem schädigenden Ereignis auf das Zwei- bis Tausendfache zu. Gegenteil sind die **Anti-Akute-Phase-Proteine** – ihre Konzentration nimmt bei akuten Prozessen ab

Akutes Koronarsyndrom (ACS). Oberbegriff für die akut lebensbedrohlichen Durchblutungsstörungen des Herzens → instabile Angina pectoris und akuter → Herzinfarkt. Es besteht die Gefahr eines plötzlichen Herztods.

Albumin. Das mit 80 % mengenmäßig wichtigste Bluteiweiß. Es wird von der Leber gebildet und ist verantwortlich für den kolloidosmotischen Druck (die »Wasserbindungsfähigkeit«) des Bluts und damit für die Wasserverteilung zwischen Blutgefäßen und Geweben. Außerdem dient Albumin als Transporteiweiß für wasserunlösliche körpereigene und körperfremde Substanzen im Blut, etwa einige Hormone oder Medikamente.

Aldosteron. Nebennierenrindenhormon aus der Gruppe der Mineralokortikoide. Vor allem über eine verminderte Natriumausscheidung in den Nieren hält Aldosteron Wasser im Körper zurück und steigert als Folge den Blutdruck. Angeregt wird die Aldosteronausschüttung über das Enzym Renin und das Gewebshormon Angiotensin.

Allergien. Überempfindlichkeiten gegenüber Substanzen in der Umwelt, die durch überschießende entzündliche Abwehrreaktionen von Haut und/oder Schleimhäuten zu vielfältigen Beschwerden führen. In den letzten Jahrzehnten haben Allergien n allen Industriestaaten an Häufigkeit zugenommen – betroffen sind zwischen einem Zehntel und einem Drittel der Gesamtbevölkerung.

Die häufigste allergische Reaktionsform ist die **allergische Sofortreaktion** *(Typ-I-Reaktion),* bei der die Bindung von IgE-Antikörpern zu Histamin-Freisetzung führt, welches innerhalb kürzester Zeit eine ausgeprägte Schleimhautschwellung und -entzündung auslöst. Hierzu gehören etwa der allergische Schnupfen, Heuschnupfen, Asthma, Bienengiftallergie oder der allergische Schock.

Ebenfalls häufig sind die **Allergien vom verzögerten Typ** *(Typ-IV-Reaktion),* die durch T-Lymphozyten vermittelt werden. Bei ihnen dauert es 1–2 Tage, bis die Entzündungsreaktion einsetzt (z. B. Kontaktallergien der Haut, etwa die Nickelallergie).

Seltener sind die beiden übrigen allergischen Reaktionsformen: Bei der **Typ-II-Reaktion** binden Antikörper an Antigene auf Zellen (z. B. Blutzellen), wodurch die Zelle letztlich abstirbt. Bei der **Typ-III-Reaktion** verbinden sich Antigen und Antikörper, dieser Immunkomplex führt dann zu den Gewebeschäden.

Allergietests. Diagnoseverfahren zur Feststellung einer vermuteten Allergie. Am häufigsten angewendet werden **Hauttests,** z. B. der Pricktest, bei denen das mutmaßliche Allergen auf oder in die Haut gebracht und dann die Reaktion beobachtet wird. Weitere Allergietests sind etwa der Provokationstest, die Eliminations- oder Suchdiät sowie Bluttests.

Alpha-1-Antitrypsin (α1-AT, Alpha-1-Proteinaseinhibitor, α1-PI). Vor allem in der Leber gebildetes Eiweiß, das Körpergewebe vor eiweißspaltenden Enzymen (Proteasen) schützt. Es ist vor allem bei Entzündungen sehr wichtig, um selbstzerstörerische Prozesse im Rahmen entzündlicher Reaktionen zu unterbinden. Deshalb ist die Konzentration im Blut auch erhöht, wenn im Körper entzündliche Prozesse ablaufen.

Alpha-1-Antitrypsin-Mangel. Seltene Ursache für ein → Lungenemphysem (Emphysem, Lungenüberblähung), also eine Überdehnung und Überblähung des Lungengewebes.

Amphetamine (Speed). Stark aufputschende Drogen, die als »Partydroge«, Muntermacher oder Appetitzügler genommen werden. Es handelt sich meist um Pulver, das durch die Nase geschnupft oder in Flüssigkeit gelöst geschluckt wird. Amphetamine wirken ähnlich wie Kokain durch Ausschüttung von Noradrenalin und Dopamin. Daraus resultieren für 6–8 Stunden vermindertes Schlaf-, Hunger- und Durstempfinden, euphorische Zustände sowie gesteigertes Selbstvertrauen.

Amyloidose. Krankheitsbild durch Speicherung krankhaft gestalteter Eiweiße (Amyloide) im Bindegewebe prinzipiell aller Organe. Oft steht eine andere Krankheit dahinter, z. B. eine rheumatologische Grunderkrankung. Betroffen sind vorwiegend ältere Patienten.

ANA (Antinukleäre Antikörper, Antinukleäre Faktoren, ANF). → Autoantikörper gegen Zellkernbestandteile. Sie sind wichtig in der Diagnostik von entzündlich-rheumatischen Erkrankungen.

Anabolika. Hormone, die die Muskelmasse erhöhen und deshalb besonders von Leistungssportlern missbräuchlich eingenommen werden. Sehr selten werden sie als Medikament genutzt.

Anämie der chronischen Erkrankung. Form der Blutarmut, die bei vielen lang anhaltenden Entzündungen oder Tumoren auftritt und v. a. durch einen gestörten Eisenhaushalt bedingt ist. Es besteht zwar kein Eisenmangel, aber das ausreichend vorhandene Eisen wird nicht richtig in die roten Blutkörperchen eingebaut (Eisenverwertungsstörung).

Anamnese (Krankenvorgeschichte). Systematisches Sammeln von Informationen über die Vorgeschichte, die Krankheitsentwicklung und das aktuelle Befinden des Patienten.

Androgener Haarausfall (androgene Alopezie). Häufigste Form des **Haarausfalls,** vor allem Männer betreffend. Der Arzt spricht vom krankhaften Haarausfall, wenn über einen längeren Zeitraum mehr als 100 Kopfhaare pro Tag verloren werden. Ursache ist meist eine erbliche Veranlagung und ein verstärktes Ansprechen der Haarwurzeln auf **männliche Geschlechtshormone** *(Androgene).* Bei Männern schreitet der androgene Haarausfall nicht selten von Geheimratsecken über Tonsur und Haarkranz bis zur Kahlheit fort.

Aneurysma. Gefäßaussackung, meist eine Schlagader (Arterie) betreffend. Da durch die Aussackung die Gefäßwand dünner wird, kann ein Aneurysma platzen und zu einer lebensbedrohlichen inneren Blutung führen.

Angina pectoris (wörtlich: Brustenge). Beschwerdebild mit Enge, Druckgefühl und Schmerzen im Brustkorb sowie Atemnot und Angst. Die durch ungenügende Blutversorgung des Herzmuskels entstehende Angina pectoris ist typisch für → KHK und tritt zunächst nur unter Belastung auf. Wird sie schlimmer oder tritt sie auch in Ruhe auf, spricht man von **instabiler Angina pectoris.**

Antazida. Medikamente, die 1–2 Stunden nach den Mahlzeiten eingenommen werden, um die Magensäure zu neutralisieren. Sie kommen selten noch bei der Behandlung von Geschwüren in Magen und Zwölffingerdarm zum Einsatz.

Antidepressiva. Stimmungsaufhellende und angstlösende Medikamente. Einige Antidepressiva beruhigen eher, andere steigern eher den Antrieb. Antidepressiva werden bei der Behandlung von Depressionen, Angsterkrankungen und Zwangsstörungen eingesetzt. Sie erzeugen keine Abhängigkeit und können bedenkenlos längere Zeit eingenommen werden. Beim Absetzen von Antidepressiva kann es allerdings zu Unruhe und Stimmungsschwankungen kommen, weshalb sie in der Regel langsam über einen Zeitraum von mehreren Wochen reduziert werden.

Antibiotika. Medikamente gegen Bakterien. Bakteriostatische Antibiotika hemmen die Bakterienvermehrung, bakterizide Antibiotika töten die Bakterien ab. Engspektrumantibiotika wirken dabei nur gegen wenige Bakterienarten, Breitspektrumantibiotika gegen viele.

Antiepileptika (Antikonvulsiva). Medikamente zur Unterdrückung epileptischer Anfälle. Um zu wirken, müssen sie dauerhaft und regelmäßig eingenommen werden.

Antigen. Ist ein Sammelbegriff für Strukturen wie z. B. Bakterien, Viren oder auch unbelebte Fremdsubstanzen, die Abwehrreaktionen in unserem Körper hervorrufen können. Im engeren Sinn bezeichnet die Medizin als Antigen die Eigenschaft von Fremdsubstanzen, mit ihren Oberflächenmolekülen (Rezeptoren genannt) Abwehrzellen anzulocken und an sich zu binden.

Antioxidanzien. Substanzen, die unseren Körper vor → freien Radikalen und Oxidanzien schützen. Das Überwiegen von freien Radikale und Oxidanzien wird auch als oxidativer Stress bezeichnet. Antioxidanzien binden Oxidanzien und Radikale, reagieren mit ihnen und machen sie dadurch unschädlich.

Antithrombin-III-Mangel (AT III-Mangel). Mangel eines in der Leber produziertes Eiweißes, das mehrere Gerinnungsfaktoren und somit die Blutgerinnung hemmt. Angeborener Antithrombin-Mangel erhöht das Risiko von Thrombosen und Embolien bereits im jüngeren Lebensalter. Zudem können Leberschäden, starker Eiweißverlust, → Verbrauchskoagulopathie und Heparintherapie für die niedrigen Werte verantwortlich sein.

Aortenaneurysma. Krankhafte Aussackung der Gefäßwand der Aorta. Aortenaneurysmen treten bevorzugt bei älteren Menschen und überwiegend an der Bauchaorta auf. Männer erkranken wesentlich häufiger als Frauen. Jedes größere Aortenaneurysma ist eine Zeitbombe – wenn es platzt, droht eine tödliche innere Blutung.

Aplastische Anämie. Lebensgefährliche Form der Blutarmut durch Schädigung der Blutstammzellen im Knochenmark, z. B. als Nebenwirkung eines Medikaments. Es können dann (fast) keine roten Blutkörperchen mehr gebildet werden.

Arterien (Schlagadern). Blutgefäße, die das Blut vom Herzen weg transportieren. Sie sind dickwandig, da sie das Blut, das das Herz mit Wucht auswirft, aufnehmen und weiterverteilen.

Arteriosklerose (Atherosklerose, »Arterienverkalkung«). Allmähliche und abgesehen von Frühstadien unumkehrbare Schädigung von Arterien durch Einlagerungen in und Ablagerungen auf der Gefäßwand. Die Erkrankung führt zu Gefäßverengungen und -verschlüssen und erhöht das Risiko für viele Herz- und Kreislauferkrankungen.

Arteriosklerose-Folgeerkrankungen. Krankheiten, die aus dem oft lange unbemerkten Fortschreiten einer Arteriosklerose entstehen, dann aber schnell lebensbedrohlich sein können: Am Herzen äußern sich Gefäßverengungen zunächst durch → Angina pectoris, können sich jedoch zum → Herzinfarkt ausweiten. Im Gehirn reichen die Folgen von kurzzeitiger Minderdurchblutung bis zum Schlaganfall. Verengungen der Nierengefäße (→ Nierenarterienstenose) führen zu hohem Blutdruck und möglicherweise Nierenversagen. Verkalkte Beckenarterien können Potenzstörungen verursachen, verengte Beinarterien Durchblutungsstörungen der Unterschenkel und Füße.

Arthrose. Verschleißbedingte Abnutzungserscheinungen an den Gelenken. Sie betreffen vor allem ältere Menschen.

Aszites (Bauchwassersucht). Krankhafte Flüssigkeitsansammlung in der Bauchhöhle und meist das Zeichen einer fortgeschrittenen Erkrankung, vorwiegend der Leber, mit schlechter Prognose. Die Flüssigkeitsmenge des angesammelten Wassers kann enorm sein und über zehn Liter betragen. Der Patient bemerkt als erstes eine Zunahme des Bauchumfangs; Der Bauch wölbt sich mehr und mehr vor, oft flacht gleichzeitig die Vertiefung des Bauchnabels ab, gelegentlich kommt es zu einem Nabelbruch.

Austrocknung (Dehydratation, Exsikkose). Flüssigkeitsmangel des Körpers, entweder durch fehlende Flüssigkeitszufuhr oder durch vermehrten Flüssigkeitsverlust (z. B. bei Durchfallerkrankungen und großer Schweißproduktion). Sehr starker Wassermangel ist durch Kreislaufstörungen, Nierenversagen und Bewusstlosigkeit lebensbedrohlich. Meistens ist auch der Salzhaushalt des Körpers gestört.

Autoantikörper. Antikörper (lösliche Abwehrstoffe) gegen körpereigene Substanzen (z. B. Zellen) – das Immunsystem greift also fälschlicherweise den eigenen Körper an. Die Ursache bleibt meist unklar. Der Nachweis einiger Autoantikörper ist (praktisch) beweisend für eine bestimmte Erkrankung, die meisten sind aber lediglich als Hinweise zu werten.

Autoimmunerkrankung (Autoaggressionskrankheit). Alle Krankheiten, die dadurch zustande kommen, dass sich das Immunsystem gegen körpereigene, gesunde Strukturen richtet. Es können alle Organe bzw. Organsysteme betroffen sein.

Autoimmunhepatitis. Meist schwere Form der chronischen → Hepatitis, die von → Autoantikörpern verursacht wird. Die Erkrankung kann in eine → Leberzirrhose übergehen.

B

Bakterien. Mikroorganismen (Kleinstlebewesen), die für viele Erkrankungen des Menschen wie beispielsweise die eitrige Angina und die Mehrzahl der Harnwegsinfekte verantwortlich sind. Es gibt aber auch viele Bakterien auf und im Körper, die dem Menschen nicht schaden, sondern sogar nutzen.

Barbiturate. Inzwischen veraltete Medikamente, die früher oft als Schlafmittel verordnet wurden. Einige Barbiturate werden noch als Narkosemittel und Antiepileptika eingesetzt.

Basedow-Krankheit (Morbus Basedow, Basedowsche Krankheit). Autoimmunerkrankung, bei der fälschlicherweise vom Immunsystem gebildete Antikörper die Schilddrüsenzellen zur ungehemmten Schilddrüsenhormonproduktion veranlassen. Die Erkrankung tritt familiär gehäuft auf.

Bauchspeicheldrüse (Pankreas). Bauchorgan, bestehend aus dem Pankreaskopf im rechten Oberbauch, der in den Bogen des Zwölffingerdarms eingebettet ist, dem Pankreaskörper, der die Aorta und die Wirbelsäule überquert, und dem Pankreasschwanz, der sich nach links bis zur Milz hinzieht. Im exokrinen Pankreasgewebe wird der die Verdauungsenzyme Chymotrypsin, Trypsin, Alpha-Amylase und Lipase enthaltende alkalische **Pankreassaft** gebildet, im endokrinen Pankreasgewebe die für den Zuckerstoffwechsel wichtigen Hormone Insulin und Glukagon.

Bauchspeicheldrüsenentzündung (Pankreatitis). In der akuten Form plötzlich auftretende, nicht durch eine Infektion bedingte Entzündung der Bauchspeicheldrüse. Wichtigste Ursachen sind im Bauchspeicheldrüsengang eingeklemmte Gallensteine und Alkoholmissbrauch. Die chronische Form ist oft durch Alkoholmissbrauch verursacht, tritt meist in Schüben auf und führt zu zunehmendem Verlust aller Bauchspeicheldrüsenfunktionen (Pankreasinsuffizienz).

Bauchspeicheldrüsenkrebs (Pankreaskarzinom). Von den Schleimhäuten der kleinen Bauchspeicheldrüsengänge ausgehender Krebs, der vor allem Männer zwischen 60 und 70 Jahren betrifft. Das Risiko ist bei Rauchern dreifach höher. Selten ist ein Bauchspeicheldrüsenkrebs erblich bedingt. Da der Krebs anfangs kaum Beschwerden verursacht, wird die Diagnose häufig erst im fortgeschrittenen Stadium gestellt, in dem eine Operation mit dem Ziel der völligen Tumorentfernung nur selten möglich ist. Die Prognose ist schlecht.

Benzodiazepine. Lange Zeit Marktführer unter den Schlafmitteln und auch heute noch millionenfach verordnet, obwohl die Fachverbände davon ausgehen, dass bei etwa einem Drittel der Verordnungen ein bereits entstandenes Suchtverhalten zugrunde liegt.

Beta-Blocker. Medikamente, die vor allem bei Bluthochdruck, bestimmten Herzrhythmusstörungen, KHK und Herzschwäche gegeben werden.

Biguanide. Tabletten, die bei übergewichtigen Diabetikern unter 65 Jahren zum Einsatz kommen. Zugelassen ist heute nur noch Metformin (z. B. Diabesin®), das die Neubildung von Zucker (Glukose) in der Leber vermindert sowie die Aufnahme von Blutzucker in die Muskelzellen fördert. Zudem wirkt es schwach appetithemmend.

Biopsien. Entnahme von Gewebeproben im Rahmen eines diagnostischen Eingriffs, z. B. Magenbiopsien bei der Magenspiegelung.

Blasenmolen (Mola hydatidosa). Blasenartige Wucherungen der sich entwickelnden Plazenta (Mutterkuchen), die im Ultraschall sichtbar sind. Der Embryo ist nicht lebensfähig. Blasenmolen treten zwischen der 11. und 25. Schwangerschaftswoche auf.

Blutarmut (Anämie). Mangel an rotem Blutfarbstoff (Hämoglobin) und meist auch an roten Blutkörperchen im Blut. Die Blutarmut ist die häufigste Bluterkrankung überhaupt, wobei Frauen durch die monatlichen Regel-Blutverluste häufiger betroffen sind als Männer.

Bluterkrankheit (Hämophilie). Erblich bedingte Störung der → Blutgerinnung, bei der Gerinnungsfaktor VIII (Hämophilie A) oder IX (Hämophilie B) nicht oder nicht ausreichend gebildet werden kann. Es erkranken fast nur Jungen.

Blutfette (Serumlipide). Die verschiedenen Fette (Lipide) im Blut. Die Hauptvertreter sind **Cholesterin** und **Triglyzeride.** Ersteres ist Baustein für Gallensäure, Geschlechtshormone, Nebennierenrindenhormone, Vitamin D und Zellmembranen im Organismus. Triglyzeride werden entweder direkt als Energielieferant verwendet oder dienen in gespeicherter Form als Energiereserve. Die Blutfette haben also wichtige Aufgaben und sind nur im Übermaß gefährlich.

Blutgerinnung (Blutstillung, Hämostase). Lebenswichtiger Vorgang, durch den vermieden wird, dass Gefäßverletzungen zum Verbluten führen. Zunächst zieht sich das verletzte Gefäß zusammen, um den Blutverlust so gering wie möglich zu halten. Dann lagern sich Blutplättchen an die Gefäßränder und »verkleben« zu einem Blutplättchenpfropf, um das Gefäß provisorisch zu verschließen. Zudem setzt die Verletzung die so genannte Gerinnungskaskade in Gang, bei der Bluteiweiße (Gerinnungsfaktoren) aktiviert und aus der löslichen Substanz Fibrinogen das feste, klebrige Fibrin gebildet werden. Letzteres spinnt ein Netz um den Plättchenpfropf und verschließt die Gefäßverletzung endgültig.

Blutgerinnungsstörung (Koagulopathie). Das Fehlen eines oder mehrerer Gerinnungsfaktoren mit daraus resultierender verminderter Gerinnbarkeit des Blutes. Für Gerinnungsstörungen typisch sind gehäufte blaue Flecke bis hin zu ausgedehnten Muskel- und Weichteilblutungen. Auch wenn genaue Zahlen fehlen, sind die erworbenen Formen wahrscheinlich häufiger als die angeborenen.

Bluthochdruck (arterielle Hypertonie). Dauerhafte Erhöhung des Druckes, mit dem das Blut durch die Schlagadern (Arterien) gepumpt wird. Ein Bluthochdruck macht zwar nur wenig unmittelbare Beschwerden, belastet aber das Herz und schädigt die arteriellen Gefäße. Er ist somit ein wichtiger Risikofaktor für die Entstehung von → Arteriosklerose, → Herzinsuffizienz, → KHK, Schlaganfall, Nierenfunktionsstörung oder Durchblutungsstörungen von Gliedmaßen.

Blutkörperchen (Blutzellen). Feste Bestandteile des Bluts. Dazu gehören **rote Blutkörperchen** *(Erythrozyten;* transportieren Sauerstoff von der Lunge in der ganzen Körper), **weiße Blutkörperchen** *(Leukozyten;* besonders wichtig für die Abwehr von Krankheitserregern) und **Blutplättchen,** auch *Thrombozyten* genannt, welche die Blutgerinnung einleiten.

Blutstammzellen (hämatopoetische Stammzellen). Ursprungszellen aller Blutkörperchen im Knochenmark. Blutstammzellen teilen sich zeitlebens und entwickeln sich zu den verschiedenen → Blutkörperchen weiter.

Blutungsneigung. Zu starke oder zu lang anhaltende Blutungen oder Blutung ohne erkennbaren Anlass. Ursache sind Störungen der Gefäße, zu wenige oder nicht richtig funktionierende Blutplättchen oder eine → Blutgerinnungsstörung.

Brustkrebs. Bösartiger Tumor der Brust, der hierzulande jede 10. Frau im Lauf ihres Lebens betrifft und mit 25 % aller bösartigen Tumoren die häufigste Krebserkrankung bei Frauen ist. Etwa 10 % der Brustkrebsfälle sind auf eine erbliche Veranlagung zurückzuführen. Ungefähr 40 % der betroffenen Frauen stirbt am Brustkrebs, frühzeitig erkannt ist er aber oft heilbar.

C

Candida albicans. Hefepilz, der sich – neben hunderten von verschiedenen Bakterienarten – in der gesunden Darmflora befindet. Hingegen kann er in anderen Körperregionen, wie z. B. der Scheide, hartnäckige Pilzinfektionen hervorrufen.

Cannabis. Kurzbezeichnung für den indischen **Hanf** *(Cannabis sativa)* und daraus hergestellte Drogen. Inhaltsstoffe aus dem in Blätter und Blüten enthaltenen Cannabisharz, etwa THC, lösen die berauschende Wirkung aus. Getrocknete Blätter und Blüten *(Marihuana)* enthalten etwa 5 % THC, reines Cannabisharz *(Haschisch,* wird zu Platten gepresst verkauft) bis zu 15 %.

Chlamydien. Besondere kleine Bakterien, die – ähnlich den Viren – nur in Wirtszellen überleben. Sie sind für eine Vielzahl von Infektionen verantwortlich, beispielsweise für Bindehautentzündungen der Augen, Lungenentzündungen, das Lymphogranuloma inguinale und für die heute häufigste Geschlechtskrankheit, die genitale Chlamydieninfektion.

Cholesterin (Cholesterol). Wichtiger Bestandteil der Zellmembranen und Ausgangsstoff für die Produktion von Hormonen und Gallensäuren. Der Cholesterinspiegel im Blut wird von vielen Faktoren beeinflusst, unter anderem von unserer genetischen Anlage, wie viel wir uns bewegen sowie wie viel und welche Fette wir essen.

Chronisch. Andere Bezeichnung für »langsam beginnend«, »lang dauernd«. Wird eine

Erkrankung dann, wenn sie nicht ausheilt oder die Ursachen nicht beseitigt werden können: Sie »verstetigt« sie sich.

Chronisch-entzündliche Darmerkrankung (CED). Sammelbegriff für die chronischen Erkrankungen → Morbus Crohn und → Colitis ulcerosa mit jahrelangen Bauchschmerzen und Durchfällen, oft begleitet von starker Abgeschlagenheit.

Chronisches Erschöpfungssyndrom (CEF, chronisches Ermüdungssyndrom, chronique fatigue syndrome, CFS). In den 1980er Jahren (an)erkanntes, wahrscheinlich nicht einheitliches Krankheitsbild, gekennzeichnet durch lang andauernde, abnorm starke geistige und körperliche Erschöpfbarkeit. Dazu kommt in der Regel eine typische Kombination weiterer Beschwerden wie Schlaf-, Konzentrations- und Gedächtnisstörungen, Hals-, Kopf-, Gelenk- und Muskelschmerzen sowie eine Verschlechterung des Zustands nach jeder Art von Anstrengung.

Chronisch-myeloische Leukämie (CML). Leukämie-Form, die meist Ältere betrifft und sich meist nach anfänglichem beschwerdearmen Verlauf nach einigen Jahren verschlimmert und zum Tode führt. In den letzten Jahren haben sich aber durch moderne Medikamente die Behandlungsmöglichkeiten deutlich verbessert.

Colitis ulcerosa. Chronische, schubweise auftretende Dickdarmentzündung mit jahrelangen Bauchschmerzen, oft blutigen Durchfällen und vor allem im Schub Allgemeinbeschwerden. Nach langjährigem Verlauf ist das Darmkrebsrisiko stark erhöht.

Conn-Syndrom (primärer Hyperaldosteronismus). Form der vermehrten Bildung von → Aldosteron, dem wichtigsten körpereigenen Mineralokortikoid. Ursache ist meist ein gutartiger Tumor der Nebenniere.

Cor pulmonale. Krankhafte Veränderung der Wand des rechten Herzens durch akute oder chronische Drucksteigerung im Lungenkreislauf. Dabei wird die rechte Herzkammer entweder »ausgeleiert« oder sie verdickt sich bei länger bestehender Überbelastung. In beiden Fällen nimmt die Herzleistung immer weiter ab und es kommt zu Atemnot sowie zu Wassereinlagerungen im ganzen Körper. Unbehandelt droht Herzversagen.

Coxsackie-Viren. Viren, die z. B. für grippale Infekte, aber auch Meningitis oder Myokarditis verantwortlich sein können. Ein Nachweis ist durch Antikörpertests möglich.

CRH (Corticotropin-Releasing-Hormon). Ist ein Steuerhormon, das über Zwischenschritte die Ausschüttung von Kortisol in den hormonproduzierenden Zellen der Nebennierenrinde bewirkt.

Cushing-Syndrom. Charakteristisches Beschwerdebild durch ein Überangebot an Kortisol. Es tritt zum einen als Nebenwirkung einer ärztlich verordneten, langfristigen Therapie mit Kortison z. B. bei rheumatologischen Erkrankungen auf. Zum anderen kann es durch eine Überproduktion von Kortisol im Körper (z. B. durch Hypophysen- oder Nebennierenrindenstörung) bedingt sein. Die körperlichen und psychischen Veränderungen spiegeln die universelle Rolle des Kortisols (körpereigenes Kortison) im menschlichen Stoffwechsel wider. Dazu gehören beispielsweise Gewichtszunahme, Bluthochdruck, erhöhter Blutzucker, Hautveränderungen, Muskelschwäche, Depressionen, sexuelle Störungen und Schlafstörungen.

D

Darmflora. Miteinander von 400 nicht-krankhaften Bakterienarten und anderen Mikroorganismen, die den Darm besiedeln. Eine gesunde Darmflora schützt die Darmschleimhaut vor der Ansiedelung pathologischer Keime.

Darmkrebs (Kolorektales Karzinom). Von der Darmschleimhaut ausgehender Krebs, in den Industriestaaten zweithäufigster bösartiger Tumor. Pro Jahr erkranken in Deutschland 70 000 Menschen; etwa jeder Vierte stirbt daran. Der Arzt unterscheidet beim Darmkrebs zwischen dem *Kolonkarzinom* **(Dickdarmkrebs)** und dem *Rektumkarzinom* **(Mastdarmkrebs)** mit Lokalisation im Anus oder maximal 16 cm aufwärts.

Darmpolypen. Vorwölbungen der Dickdarmschleimhaut in die Darmlichtung. Sie treten meist als gutartige, vom Drüsengewebe der Darmschleimhaut ausgehende Tumoren (Adenome) auf, aus denen sich jedoch die Mehrzahl aller Dickdarmkrebse entwickelt. Mehr als 50 % der Dickdarmpolypen befinden sich im Mastdarm.

Darmspiegelungen (Dickdarmspiegelung, Koloskopie). Untersuchung des gesamten Dickdarms mit einem Endoskop, das durch den Anus eingeführt wird. Mithilfe der Darmspiegelung kann der Arzt u. a. die Darmschleimhaut beurteilen, gut- und bösartige Tumoren, beispielsweise Dickdarmpolypen, sowie Ausstülpungen *(Divertikel)* feststellen und Polypen entfernen.

Demenz (chronische Verwirrtheit). Organisch bedingter, unumkehrbarer Verlust der geistigen Fähigkeiten mit fortschreitenden Gedächtnis-, Denk- und Wahrnehmungsstörungen, Persönlichkeitsveränderungen und körperlichem Abbau. In Deutschland leben derzeit mehr als eine Million überwiegend ältere Demenzkranke, wobei die **Alzheimer-Demenz** *(Alzheimer-Krankheit)* die häufigste

Form ist. Die Demenz ist unheilbar und führt über meist mehrjährige Pflegebedürftigkeit zum Tod des Kranken.

Depression (Dysthymia, endogene Neurose, depressive Neurose). Häufigste schwere psychische Erkrankung. Der Erkrankte erlebt die Welt »grau in grau«, er ist niedergeschlagen, bedrückt, empfindet nichts für irgendetwas. Körperliche Beschwerden wie schwere Schlafstörungen kommen hinzu. Die Störung, unter der etwa jeder 7. Deutsche zumindest einmal in seinem Leben leidet, tritt als Ersterkrankung meist zwischen dem 30. und 40. Lebensjahr auf. Die Selbsttörungsgefahr ist erhöht.

Dermatitis herpetiformis. Seltene, autoimmun bedingte Hauterkrankung mit brennendem Schmerz und gruppierten Bläschen. Diese ähneln sehr der Gürtelrose, allerdings sind die Bläschen hier symmetrisch auf verschiedene Hautbezirke verteilt. Die Erkrankung entwickelt meist einen chronischen, schubförmigen Verlauf.

Dermatomyositis (DM). Entzündliche Autoimmunerkrankung der Muskulatur mit symmetrisch auftretenden Muskelentzündungen vor allem an Oberschenkel- und Oberarmmuskeln *(Polymyositis),* bei der zusätzlich die Haut an lichtexponierten Körperstellen beteiligt ist.

Diabetes insipidus. Störung des Wasser-Elektrolyt-Haushalts durch übermäßige Urinausscheidung von bis zu 20 l pro Tag. Ursache ist beim **zentralen Diabetes** insipidus ein Mangel des Hormons → ADH, beim **renalen** *(nierenbedingten)* **Diabetes insipidus** ein Nichtansprechen der Niere auf das Hormon.

Diabetes [mellitus] (»honigsüßer Durchfluss«, Zuckerkrankheit). Chronische und schwere Erkrankung des Zuckerstoffwechsels mit (unbehandelt) bedrohlichen Erhöhungen des Blutzuckerspiegels (→ Überzuckerungen).

Beim **Typ-1-Diabetes** *(früher juveniler Diabetes mellitus, Insulin-abhängiger Diabetes, IDDM)* führt eine Fehlsteuerung des Immunsystems zu einer Zerstörung der Insulin-pro-duzierenden Zellen der Bauchspeicheldrüse. Der entstehende *absolute* Insulinmangel hat einen stark erhöhten Blutzuckerspiegel zur Folge.

Beim **Typ-2-Diabetes** *(früher Erwachsenen-, Altersdiabetes, nicht-Insulin-abhängiger Diabetes, NIDDM)* hingegen besteht eine verminderte Insulinempfindlichkeit (Insulinresistenz) des Körpers, wodurch es zu einem *relativen* Insulinmangel kommt.

Das Hauptproblem beim Diabetes sind heute die diabetischen Folgeschäden wie eine frühzeitige → Arteriosklerose, diabetische Nerven-, Nieren- oder Fußschäden.

Dialyse. Reinigung des Bluts außerhalb **(Hämodialyse)** oder innerhalb **(Peritonealdialyse)** des Körpers bei völligem Versagen beider Nieren. Bei der Hämodialyse wird das Blut des Patienten über einen Zugang im Unterarm in das Dialysegerät geleitet. Dort werden Schadstoffe und Wasser entzogen und die Blutsalze korrigiert und das Blut dann in den Körper zurückgeführt. Bei der *Peritonealdialyse (Bauchfelldialyse)* dient das gut durchblutete Bauchfell als Filterstation. Das Dialysat wird aus einem externen Beutel über einen permanent liegenden Katheter in die Bauchhöhle des Patienten geleitet. Das Dialysat zieht aus dem Blut Wasser und Schadstoffe heraus. Nach mehreren Stunden wird das verbrauchte Dialysat in den Beutel abgelassen.

Dickdarm. Vorletztes, etwa 1,5 m lange Darmstück. Der Dickdarm besteht aus dem **Blinddarm** *(Caecum, Zökum)* mit **Wurmfortsatz** *(Appendix vermiformis)* und dem **Kolon,** der den Hauptanteil des Dickdarms ausmacht.

Digitalis. Pflanzlicher Wirkstoff, der aus Fingerhutpflanzen gewonnen wird, und dessen Abkömmlinge, z. B. Digoxin (Lanicor®), Digitoxin (Digimerck®). Er steigert die Herzkraft und wird bei Herzschwäche empfohlen. Da Überdosierungen schnell zu Vergiftungserscheinungen wie Herzrhythmusstörungen

führen, ist Digitalis heute weitgehend durch moderne Medikamente verdrängt worden.

Diphtherie. Lebensgefährliche, ansteckende Infektion durch toxinbildende (giftbildende) Bakterien. Seit Einführung der Diphtherie-Schutzimpfung ist die Erkrankung (in Deutschland) fast ausgerottet.

Diuretika (harntreibende Mittel, Medikamente zur Entwässerung). Medikamente, die in den Nieren angreifen und die Salz- und Wasserausscheidung aus dem Körper steigern. Diuretika werden bei Herzschwäche, Bluthochdruck, Leber- und Nierenkrankheiten eingesetzt.

DNA (Desoxiribonukleinsäure, DNS). Erbsubstanz aller höheren Lebenswesen.

Dottersack. Flüssigkeitsblase zu Beginn der Schwangerschaft, die für den Stoffwechsel des Embryos wichtig ist.

Down-Syndrom (Trisomie 21). Häufigste mit dem Leben vereinbare Chromosomenfehlverteilung, die zu unterschiedlich starker geistiger und körperlicher Beeinträchtigung des Kindes führt. Bei gezielter Förderung haben die Betroffenen häufig eine gute Lebensqualität, ihre Lebenserwartung ist aber vermindert.

E

Ebstein-Barr-Virus (EBV). Durch Tröpfchen oder Speichel übertragenes Virus, das beispielsweise das Pfeiffersche Drüsenfieber auslöst.

Eierstockkrebs (Ovarialkarzinom). Bösartiger Tumor der Eierstöcke. Er betrifft meist Frauen über 50 Jahre. Da der Eierstockkrebs keine Frühsymptome zeigt, wird er in 75 % der Fälle erst erkannt, wenn sich bereits Metastasen (Tochtergeschwülste) gebildet haben.

Extrauteringravidität, (EUG, ektope Schwangerschaft). Einnistung der befruchteten Eizelle außerhalb der Gebärmutterschleimhaut (extra-uterin), in über 95% in einem der beiden Eileiter *(Eileiterschwangerschaft, Tubargravidität),* selten im Eierstock, in der Bauchhöhle *(Bauchhöhlenschwangerschaft)* oder im Gebärmutterhals. 2–3 Wochen nach der Einnistung stirbt die Frucht ab oder der Eileiter platzt und es kommt zu Wehen und evtl. lebensbedrohlichen Blutungen.

Eisenmangelanämie. Form der Blutarmut, der ein Eisenmangel zugrunde liegt (dieses ist für die Bildung des roten Blutfarbstoffs unverzichtbar). Ursache sind Blutverluste, Mehrbedarf oder unzureichende Zufuhr durch die Nahrung.

Eisenverwertungsstörungen. Störung des Eisenstoffwechsels, bei der kein Eisenmangel besteht, sondern das ausreichend vorhandene Eisen nicht richtig in die roten Blutkörperchen eingebaut wird. Eine Eisenverwertungsstörung liegt beispielsweise bei der → Anämie der chronischen Erkrankung vor.

Embolie. Verlegung eines Blutgefäßes durch im Blut schwimmende Substanzen. Eine häufige Form ist die Lungenembolie, bei der losgelöste Blutgerinnsel aus den Venen in die Lunge verschleppt werden und ein Lungengefäß verstopfen.

Endokarditis (Herzinnenhautentzündung, Herzinnenwandentzündung). Entzündung der Herzinnenhaut, meist durch Besiedelung mit Bakterien oder Pilzen *(infektiöse Endokarditis),* die überwiegend an den Herzklappen auftritt. Die infektiöse Endokarditis ist eine gefährliche Erkrankung, die in der Regel mit einem längeren Krankenhausaufenthalt verbunden ist. Für knapp 20 % der Betroffenen verläuft sie tödlich und bei über 30 % ist ein chirurgischer Eingriff an der zerstörten Herzklappe erforderlich.

Endometriose (Endometriosis). Gewebeinseln aus Gebärmutterschleimhaut, die sich außerhalb der Gebärmutterhöhle angesiedelt haben und sich genauso wie die »echte« Gebärmutterschleimhaut *(Endometrium)* im Monatszyklus auf- und wieder abbauen. Etwa 10 % aller Frauen entwickeln im gebärfähigen Alter eine Endometriose, wobei das Risiko mit zunehmendem Alter steigt. Die Endometriose ist eine häufige Ursache für Unfruchtbarkeit.

Entzündlich-rheumatische Erkrankungen. Zahlreiche chronische Autoimmunerkrankungen, die vor allem zu Gelenkentzündungen (Arthritis) führen, aber unterschiedlich häufig und unterschiedlich stark auch andere Organsysteme in Mitleidenschaft ziehen. Am häufigsten ist die → Rheumatoide Arthritis, die allmählich die Gelenke zerstört (1 % der Bevölkerung leidet daran). Fast ebenso häufig ist der → Morbus Bechterew. Seltener sind → Kollagenosen und → Vaskulitiden, schwere Multiorgankrankheiten, bei denen vor allem das Bindegewebe bzw. die Blutgefäße befallen sind.

Enzephalitis (Gehirnentzündung). Infektionsbedingte Entzündung des Gehirns. Meist sind die Hirnhäute ebenfalls entzündet, sodass streng genommen eine Meningoenzephalitis vorliegt. Meist sind Viren die Ursache. Besonders gefährlich ist das Herpes-simplex-Virus, das schwere Verläufe auslöst. Die Prognose ist je nach Erreger unterschiedlich, wobei die Sterblichkeit mit 70 % bei einer unbehandelten Herpesgehirnentzündung am höchsten ist.

Enzyme. Eiweiße, die chemische Reaktionen beschleunigen und dadurch den geordneten Zellstoffwechsel (und das Leben höherer Organismen überhaupt) gewährleisten.

EPH-Gestose (Präeklampsie). In der zweiten Schwangerschaftshälfte häufige Erkrankung der werdenden Mutter mit Ödemen (E = Edema), erhöhter Eiweißausscheidung mit dem Urin (P = Proteinurie) und Bluthochdruck (H = Hypertonie). Das Risiko für Mutter und Kind ist erhöht.

Epilepsie (zerebrales Anfalls- oder Krampfleiden). Erkrankung mit wiederholten zerebralen (epileptischen) Anfällen infolge einer übersteigerten Entladungsaktivität von Nervenzellgruppen im Gehirn. Gekennzeichnet sind die Anfälle durch Muskelzuckungen, Körpersteife, andere unerklärliche Bewegungen oder Wahrnehmungen, Stürze oder gar Bewusstseinsverlust. Eine Epilepsie kann ohne erkennbare Ursache *(idiopathische Epilepsie)* oder als Begleiterkrankung einer anderen Hirnschädigung *(symptomatische Epilepsie)* auftreten.

ERCP (endoskopisch retrograde Cholangio-Pankreatikografie). Diagnoseverfahren für Gallen- und Bauchspeicheldrüsenerkrankungen, bei dem eine Endoskopie und eine Röntgenkontrastmittel-Untersuchung, kombiniert sind: Ein biegsames Endoskop wird durch den Mund bis in den Dünndarm vorgeschoben und darüber das Kontrastmittel gegeben. Die ERCP ermöglicht auch therapeutische Einsätze; so können z.B. im Gallengang eingeklemmte Gallensteine entfernt werden.

Erythropoetin. Ein Wachstumsfaktor der Blutbildung, der normalerweise in den Nieren gebildet wird, um im Knochenmark die Produktion der roten Blutkörperchen anzuregen. Erythropoetin wird auch als Medikament gefertigt (z.B. ERYPO®) und kommt dann etwa bei bestimmten Formen der Blutarmut zum Einsatz.

Essenzielle Thrombozythämie. Den Leukämien verwandte → myeloproliferative Erkrankung. Für letztere ist charakteristisch, dass alle Blutzellarten im Knochenmark außer den Lymphozyten wuchern, jeweils eine davon aber ganz besonders. In diesem Fall wuchern die Blutplättchen. Es besteht meist ein hohes Risiko von Durchblutungsstörungen und Thrombosen, manchmal aber auch eine Blutungsgefahr (wenn die Blutplättchen nicht funktionieren). Die Erkrankung ist jedoch gut behandelbar.

Exogen allergische Alveolitis (EAA). Allergische Entzündung des Lungengewebes, ausgelöst durch das wiederholte Einatmen von sehr kleinen organischen Staubteilchen (z.B. Schimmel, Holzstaub, Staub von Vogelfedern), gegen die der Betroffene sensibilisiert ist.

Exokrine Bauchspeicheldrüsenfunktionsstörung. Unfähigkeit der Bauchspeicheldrüse, ausreichend Verdauungsenzyme zur Aufspaltung der Kohlenhydrate und Fette in der Nahrung zu bilden. Folge sind Bauchbeschwerden (Blähungen, Durchfälle) und Mangelerscheinungen.

F

Fettleber. Krankhaft hoher Fettgehalt der Leber. Häufige Ursachen sind starker Alkoholkonsum, Übergewicht und Diabetes. Beschwerden fehlen meist. Weiterer starker Alkoholkonsum kann zur alkoholbedingten → Leberzirrhose führen.

Fettstoffwechselstörungen (Hyperlipoproteinämie, Hyperlipidämie, HLP). Häufige Erkrankungen mit Erhöhung der Blutfette (Triglyzeride, Cholesterin) und Ablagerung von Blutfetten in Arterienwänden (Arteriosklerose). Bedrohlich sind die Folgeerkrankungen wie Herzinfarkt, Schlaganfall und periphere arterielle Verschlusskrankheit.

Fibrinolyse. Körpereigenes System, das die Blutgerinnung hemmt und dafür sorgt, dass sich ein Blutgerinnsel *(Thrombus)* wieder auflöst und sich das verschlossene Gefäß wieder öffnet. Die künstliche Aktivierung der Fibrinolyse wird therapeutisch genutzt, um unerwünschte Blutgerinnsel, die etwa einen Herzinfarkt oder Schlaganfall ausgelöst haben, wieder aufzulösen *(Thrombolyse, Lyse).*

Fresszellen. Überbegriff für Abwehrzellen, die Krankheitserreger auffressen und verdauen (phagozytieren) und so unschädlich machen.

Frühsommer-Meningo-Enzephalitis (FSME). Viruserkrankung nach Zeckenbiss mit Entzündung der Hirnhäute und des Gehirns. In Risikogebieten (z. B. verschiedene Landkreise südlich der Mainlinie und in Osteuropa) sind etwa 3 % der Zecken mit dem **FSME-Virus** infiziert, wobei selbst dort nur jeder 1 000.–10 000. nach einem Zeckenbiss an FSME erkrankt. Bei Kindern verläuft die FSME meistens leicht und heilt folgenlos ab. Bei Erwachsenen besteht die Gefahr von bleibenden Schäden. Eine Schutzimpfung ist möglich.

G

Gallenblasenkrebs/Gallengangskrebs (Gallenblasenkarzinom/ Gallengangskarzinom). Seltene, bösartige Tumoren in Gallenwegen und Gallenblase. Die Tumoren wachsen lange, ohne Beschwerden zu verursachen. Meist erst im fortgeschrittenen Stadium treten z. B. zunehmende Gelbfärbung der Haut, Bauchschmerzen oder Übelkeit auf. Die Prognose ist zu diesem späten Zeitpunkt sehr schlecht.

Gallenstauung (Cholestase). Gestörter Gallenfluss in den Darm. Ursachen sind verschiedenste Lebererkrankungen oder eine Verlegung der Gallenwege z. B. durch Gallensteine oder einen Bauchspeicheldrüsenkrebs. Das Fehlen der Galle im Darm führt zu Verdauungsstörungen, der Rückstau des Gallenfarbstoffs Bilirubin im Blut u. a. zu Gelbverfärbung der Haut (Ikterus).

Gastrinome. Neuroendokrine Tumoren (seltene hormonell aktive Tumoren), die hauptsächlich im Magen-Darm-Trakt anzutreffen sind. In mehr als ⅔ der Fälle sind Gastrinome bösartig und in der Bauchspeicheldrüse angesiedelt. Durch die übermäßige Produktion des Hormons Gastrin, das die Absonderung von Magensaft fördert, wird im Magen zu viel Salzsäure gebildet. Folge ist das Zollinger-Ellison-Syndrom mit über Jahre wiederkehrenden Magen- und Dünndarmgeschwüren.

Gebärmutterhalskrebs (Zervixkarzinom, Kollumkarzinom). Bösartige Tumoren des Gebärmutterhalses. Dank verbesserter Früherkennungsmaßnahmen wird der Tumor heute meist in noch gutartigen Vorstufen oder Frühstadien entfernt. Ursächlich sind am häufigsten → Humane Papillomviren vom Typ 16 oder 18, gegen die neuerdings eine (umstrittene) Impfung verfügbar ist. Die 5-Jahres-Überlebensrate beträgt etwa 90 %.

Gebärmutterkörperkrebs (Gebärmutterhöhlenkrebs, Gebärmutterschleimhautkrebs, Endometriumkarzinom, Corpuskarzinom). Bösartige Tumoren des Gebärmutterkörpers, an denen in Deutschland etwa jede 80. Frau erkrankt, meist zwischen 50 und 70 Jahren.

Gelbkörperschwäche (Corpus-luteum-Insuffizienz). Fruchtbarkeitsstörung der Frau durch zu geringe Produktion des Hormons Progesteron im Eierstock. Die Ursache dafür ist meist nicht feststellbar. Dadurch kann sich das befruchtete Ei nicht in der Gebärmutterschleimhaut einnisten.

Gelbsucht (Ikterus). Gelbfärbung der Augenlederhaut *(Sklerenikterus)*, der Körperhaut und der Schleimhäute durch Ablagerung des Gallenfarbstoffs Bilirubin, einem Abbauprodukt des roten Blutfarbstoffs. Die Gelbfärbung ist sichtbar, wenn der Bilirubingehalt im Blut auf über 34 μmol/l (= 2 mg/dl) angestiegen ist.

Gerinnungshemmer. Medikamente zur Herabsetzung der Gerinnungsfähigkeit des Blutes *(Antikoagulation)*. Gerinnungshemmer vermindern die Gerinnselbildung in den Gefäßen und damit das Risiko von Thrombosen (venöse Gefäßverschlüsse) und arteriellen Gefäßverschlüssen. Die wichtigsten Gerinnungshemmer sind *Plättchenhemmer (Thrombozytenaggregationshemmer,* z. B. Acetylsalicylsäure), Heparine und Cumarine (z. B. Marcumar®).

Gicht (Urikopathie, Arthritis urica, Arthropathica urica). Gelenkentzündung durch Ablagerung von Harnsäurekristallen *(Urat)* in den Gelenken. Die Gicht beginnt zunächst an einem Gelenk *(Monoarthritis)* mit einem akuten Gichtanfall. Wird der zugrunde liegende erhöhte Harnsäurespiegel nicht durch eine Änderung der Lebensgewohnheiten und/oder Medikamente beseitigt, droht – auch nach beschwerdefreien Jahren – der Übergang zur chronischen Gicht.

Gilbert-Syndrom (Morbus Meulengracht, Meulengracht-Krankheit, Icterus intermittens juvenilis). Angeborene Stoffwechselstörung der Leber, die sich in verzögertem Abbau des roten Blutfarbstoffs alter roter Blutkörperchen äußert. Obwohl die Erkrankung sehr häufig ist (5–10 % der Bevölkerung ist betroffen), muss kaum jemals ärztlich eingegriffen werden, weil sich die Beschwerden meist auf laborchemische »Abnormalitäten« beschränken.

Glomeruläre Filtrationsrate (GFR). Blutmenge, die die Nieren pro Minute reinigen können und ein Maß für die Nierenfunktion. Die GFR sinkt bei eingeschränkter Nierenleistung. Gemessen wird die GFR durch Bestimmung der → Kreatinin-Clearance.

Glomerulonephritis (GN, Nierenkörperchenentzündung). Meist schwere, akute oder chronische Entzündung der Nierenkörperchen beider Nieren, oft mit unbekanntem Auslöser. Manchmal ist die Glomerulonephritis Folge einer bakteriellen Infektion wie Scharlach oder Mittelohrentzündung, manchmal ist sie Bestandteil einer schweren rheumatologischen Erkrankung. Folge ist bei Erwachsenen in ~ 50 % der Fälle ein bleibender Nierenschaden bis hin zum chronischen Nierenversagen.

Glukokortikoide. Anderer Ausdruck für Kortison und Kortisonabkömmlinge, egal ob sie im Körper produziert oder künstlich hergestellt werden. Glukokortikoide haben zahlreiche Wirkungen im gesamten Körper, z. B. fördern sie den Eiweiß- und Fettabbau, erhöhen den Blutzucker und hemmen (langfristig) die Abwehr. In der Medizin werden Glukokortikoide bei Allergien, Autoimmunerkrankungen, rheumatischen Erkrankungen und anderen chronischen Entzündungen sowie zur Unterdrückung von Abstoßungsreaktionen nach Transplantationen eingesetzt.

Glukose (Traubenzucker). Einfachzucker, der vor allem durch die Verdauung von Kohlenhydraten aus der Nahrung gewonnen wird und unsere Hauptenergiequelle darstellt. Die Glukose wird mit dem Blut zu allen Körperzellen transportiert, um sie mit der notwendigen Energie zu versorgen. Steht mehr Glukose zur Verfügung als benötigt, wird der Überschuss vor allem in der Leber (als Glykogen) und im Fettgewebe als Energiereserve gespeichert. Der Glukosespiegel im Blut ist der **Blutzucker.**

Glukosetoleranzstörung (gestörte Glukosetoleranz, Glukoseintoleranz, IGT). Unfähigkeit von Körpergeweben wie Muskulatur, Fettgewebe und Leber, das Blutzuckerangebot in ausreichendem Maße zu nutzen, da sie nicht mehr empfindlich genug auf Insulin reagieren. Die Glukose wird nicht ausreichend aus dem Blut in die Zellen transportiert und dadurch bleibt der Blutzuckerspiegel erhöht. Dieser relative Insulinmangel ist charakteristisch für → Typ-2-Diabetes.

Glukosurie. Erhöhte Glukoseausscheidung mit dem Urin, die auch eine vermehrte Urinmenge *(Polyurie)* nach sich zieht. Ursache sind meist hohe Blutzuckerspiegel bei Diabetes (über 180 mg/dl), wenn die Nieren den vielen Zucker nicht mehr aus dem Primärharn wieder ins Blut zurückführen können.

Glutensensitive Enteropathie ([einheimische] Sprue, Zöliakie, Glutenunverträglichkeit). Darmerkrankung aufgrund einer Unverträglichkeit gegenüber dem in vielen Getreidesorten vorkommenden **Gluten** *(Klebereiweiß)*. Bei den Betroffenen kommt es zu einer schwerwiegenden Schädigung der

Dünndarmschleimhaut, bis schließlich keine Nährstoffe mehr aufgenommen werden können, woraufhin die typischen Zeichen einer Malabsorption wie Mangelerscheinungen, Durchfälle und Gewichtsabnahme auftreten.

Gonorrhoe (Gonorrhö, Tripper, Morbus Neisser, GO). In Europa häufige Geschlechtskrankheit, bei der Muttermund, Scheide und Harnröhre entzündet sind. Etwa 0,5 % aller Frauen sind mit dem Bakterium **Neisseria gonorrhoeae** *(Gonokokken)* infiziert. Die Erkrankung bleibt bei jeder zweiten Frau unbemerkt. Die Ansteckung erfolgt beim Geschlechtsverkehr durch das gonokokkenhaltige Sperma des Mannes, seltener durch Schleimhautkontakte.

Goodpasture-Syndrom. Seltene schwere → Autoimmunerkrankung, die die Nieren und die Lunge betrifft. Die Lungenbeteiligung verursacht Bluthusten, die Nierenbeteiligung kann stumm verlaufen.

H

Hämochromatose (primäre Siderose, Hämosiderose, Eisenspeicherkrankheit). Erbliche Eisenstoffwechselstörung mit übermäßiger Eisenaufnahme aus dem Darm, die zu einer massiven Eisenüberladung zahlreicher Organe und zu deren Schädigung führt. Vor allem Bauchspeicheldrüse, Leber, Herz und Hormondrüsen sind betroffen.

Hämolyse. Vermehrter Abbau von roten Blutkörperchen, dadurch Verkürzung der normalen Lebensdauer von rund vier Monaten.

Hämolytische Anämie. Form der Blutarmut, bei der im Rahmen einer gesteigerten → Hämolyse so viele rote Blutkörperchen vorzeitig zugrunde gehen, dass dieser Verlust höher ist als die gesteigerte Nachproduktion im Knochenmark. Am häufigsten ist diese Form

der Blutarmut angeboren und zeigt sich dann bereits im Kindesalter. Entstehen hämolytische Anämien erst im Erwachsenenalter, sind meist Autoimmunerkrankungen die Ursache, sowie Medikamente, Infektionen oder Krebs (vor allem Lymphome).

Hämorrhoiden (Hämorrhoidalleiden). Knotige Erweiterungen des im Analkanal gelegenen arterio-venösen Schwellkörpers (Plexus hämorrhoidalis). Von der häufigsten aller Enddarmerkrankungen sind ~ 80 % der über 30-Jährigen zumindest einmal im Leben betroffen, Männer häufiger als Frauen. Es werden vier Schweregrade unterschieden, die von leicht vergrößerten, nicht tastbaren, aber behandlungsbedürftigen Hämorrhoidalknoten (1. Schweregrad) bis hin zu dauerhaft nach außen gestülpten Hämorrhoiden (4. Schweregrad) reichen und dann operativ beseitigt werden müssen.

Harnblasenentzündungen (Blasenentzündung, Zystitis, Blasenkatarrh, untere Harnwegsinfektion, Harnwegsinfektion, HWI). Meist bakterielle Entzündungen der Blasenschleimhaut, häufig auch der Harnröhre und des Nierenbeckens (daher der verallgemeinernde Begriff »Harnwegsinfekt«). Die Blasenentzündung ist vor allem bei Mädchen und Frauen eine der häufigsten bakteriellen Infektionen. Die Wahrscheinlichkeit einer Erkrankung steigt mit zunehmendem Alter und betrifft Frauen dann gleichermaßen wie Männer.

Harnblasenkrebs (Harnblasenkarzinom, Blasentumor, Urothelkarzinom). Bösartige Wucherung der Harnblasenschleimhaut, die durch Giftstoffe (vor allem durch das Rauchen) begünstigt wird. Männer – vor allem zwischen 60 und 70 Jahren – sind etwa dreimal häufiger betroffen als Frauen. Wird der Harnblasenkrebs früh entdeckt und hat er die Harnblasenwand noch nicht durchbrochen, bestehen gute Heilungschancen; die 5-Jahres-Überlebensrate beträgt dann ~ 90 %. In fortgeschrittenen Stadien ist oft die operative Entfernung der Harnblase erforderlich, was einen deutlichen Einschnitt in den Alltag bedeutet.

Harnsteine (Nierensteine, Nephrolithiasis, Urolithiasis). Feste Gebilde (von winzig klein bis haselnussgroß) in den Nieren und den ableitenden Harnwegen, die durch Auskristallisation normalerweise im Urin gelöster Substanzen entstehen. Je nachdem, wo sich die Steine befinden, spricht der Arzt von Nierensteinen, Nierenbeckensteinen, Harnleitersteinen oder Blasensteinen. Die Steine verursachen starke bis stärkste wellenförmige Schmerzen *(Nierenkolik)* und behindern den Harnabfluss. Die Mehrzahl der Steine geht spontan mit dem Urin ab, die anderen lassen sich durch moderne ärztliche Behandlungsverfahren fast immer entfernen.

Hashimoto-Schilddrüsenentzündung (Hashimoto-Thyreoiditis). Häufigste Form der **Schilddrüsenentzündung** *(Thyreoiditis)*. Die chronische Erkrankung tritt gehäuft bei Frauen zwischen dem 30. und 50. Lebensjahr auf und verläuft über Jahre hinweg beschwerdearm. Autoantikörper gegen das Schilddrüsengewebe zerstören langsam das Schilddrüsengewebe und führen zu einer Schilddrüsen-Unterfunktion. Auch wenn die Hashimoto-Thyreoiditis nicht heilbar ist, so ermöglicht der Ersatz der fehlenden Schilddrüsenhormone dennoch ein beschwerdefreies Leben.

Helicobacter pylori (HP). Stäbchenförmige Bakterien, die als Hauptverursacher von Magenschleimhautentzündungen, Magen- und Zwölffingerdarmgeschwüren gelten und nach heutigem Wissen auch an der Entstehung von Magenkrebs beteiligt sind.

Heparin. Medikament, das die Gerinnungsfähigkeit des Blutes hemmt, indem es Gerinnungsfaktoren inaktiviert. Es dient beispielsweise zur Thromboseprophylaxe im Krankenhaus.

Hepatische Enzephalopathie. Mögliche Komplikation der Leberzirrhose. Die Leber kann ihre Entgiftungsfunktion nicht mehr wahrnehmen, sodass sich im Körperstoffwechsel entstehende Giftstoffe anreichern und ins Gehirn übergehen. Leitbeschwerden sind Konzentrationsstörungen, Verwirrtheit und Bewusstseinstrübung bis hin zum Bewusstseinsverlust.

Hepatitis (Leberentzündung). Im weiteren Sinne Oberbegriff für alle Leberentzündungen. Fast immer ist aber die **Virushepatitis** gemeint, eine durch Viren verursachte akute Leberentzündung, gekennzeichnet durch das Absterben von Leberzellen, Gelbsucht und leichte bis sehr schwere Allgemeinsymptome. Gefürchtet ist vor allem der chronische Verlauf (Bestehen der Entzündung länger als 6 Monate), der in eine → Leberzirrhose übergehen kann. Die **Hepatiden B, C** und **D** können chronisch verlaufen, die besonders häufige **Hepatitis A** dagegen klingt innerhalb weniger Wochen wieder ab.

Herzinfarkt (Myokardinfarkt). Absterben von Herzmuskelanteilen aufgrund plötzlicher Minderdurchblutung, oft nach → Angina-pectoris-Anfällen als Zeichen kurzzeitiger Durchblutungsstörungen in den Wochen und Monaten zuvor. Viele Herzinfarkte verlaufen tödlich. Bis zum 75. Lebensjahr erleiden Männer einen Herzinfarkt dreimal häufiger als Frauen. Zigarettenraucher haben das höchste Herzinfarktrisiko.

Herzmuskelentzündung (Myokarditis). Entzündung des Herzmuskels, die meist unbemerkt als vorübergehende Begleitreaktion einer Grippe oder anderer fieberhafter Erkrankungen verläuft. Selten kommt es zu einer → Herzschwäche oder Herzrhythmusstörungen, die lebensbedrohlich sein können. Meist heilt die Herzmuskelentzündung von selbst aus, selten entwickelt sich eine chronische Herzinsuffizienz als Dauerfolge.

Herzschwäche (Herzinsuffizienz). Herabgesetzte Herzleistung mit verminderter Blutversorgung von Lunge, Muskulatur und allen anderen Organen, abnehmender körperlicher Leistungsfähigkeit und oft krankhaften Wassereinlagerungen in den Geweben (Ödemen). Während die **akute Herzinsuffizienz** rasch entsteht, z. B. in den ersten Stunden und Tagen nach einem Herzinfarkt, entwickelt sich die viel häufigere **chronische Herzinsuffizienz** langsam über Monate bis Jahre hinweg und betrifft meist ältere Menschen.

Hodgkin-Lymphom. Krebserkrankung, die von entarteten (B-)Lymphozyten der Lymphknoten ausgeht. Hauptbeschwerde sind dauerhafte Lymphknotenvergrößerungen. Hodgkin-Lymphome sind insgesamt sehr gut behandelbar.

Homozystinurie. Seltene, angeborene Stoffwechselkrankheit mit Anreicherung der Aminosäure *Homozystein,* die neben schweren und viel zu frühen Erkrankungen von Herz und Gefäßen auch geistige Behinderung, Augen- und Skelettveränderungen zur Folge hat.

Humane Papillomviren (HPV). Große Gruppe von Viren, die nur die Haut und Schleimhäute befallen. Die Typen 6 und 11 verursachen z. B. im äußeren Genitalbereich und Analbereich Feigwarzen. Vor allem die Typen 16 und 18 spielen eine zentrale Rolle bei der Entstehung des → Gebärmutterhalskrebses. Die genannten Typen werden hauptsächlich durch Haut- und Schleimhautkontakte beim Geschlechtsverkehr übertragen.

Humanes Immundefizienz-Virus (HIV). Ursache für die bislang unheilbare Infektionskrankheit AIDS, die vorwiegend die Abwehrzellen befällt.

Hyperaldosteronismus. Vermehrte Bildung von Aldosteron, dem wichtigsten körpereigenen Mineralokortikoid. Bei einer Ursache in der Nebennierenrinde spricht der Mediziner von *Conn-Syndrom.* Charakteristisch sind Bluthochdruck, Muskelschwäche und Veränderungen der Blutsalze. Meist sind gutartige

Tumoren die Ursache, die gut behandelbar sind. Jedoch droht bei zu später Behandlung ein bleibender Bluthochdruck.

Hypoaldosteronismus. Mangel an Aldosteron, häufig verursacht durch Unterfunktion der gesamten Nebennierenrinde (→ Nebennierenrinden-Unterfunktion). Leitbeschwerden sind niedriger Blutdruck, Schwäche und Austrocknung.

Hypophyse (Hirnanhang[s]drüse). Aus zwei Teilen zusammengesetzte Drüse im Gehirn.

Hypophysen[vorderlappen]adenome. Gutartige Tumoren, die zur Mehrausschüttung eines oder mehrerer Hormone des Hypophysenvorderlappens führen. Die Beschwerden hängen stark davon ab, welche Hormone übermäßig gebildet werden. Die Prognose ist gut, bei einem abgegrenzten Tumor, der vollständig entfernt werden kann, ist die Erkrankung sogar heilbar. Häufigstes Hypophysenadenom ist das → Prolaktinom.

Hypophysenhinterlappen. Zum Zwischenhirn zählender Teil der → Hypophyse, der das für die Harnkonzentrierung wichtige Hormon → ADH und das für Wehentätigkeit und Milchausschüttung verantwortliche Oxytocin ausschüttet.

Hypophysenvorderlappen (HVL). Der Bereich der → Hypophyse, der zum Hormonsystem gehört. Die Hypophyse schüttet zum einen Steuerhormone aus, die über das Blut zu den entsprechenden Organen gelangen und dort die Produktion der organspezifischen Hormone stimulieren. Somit ist der Hypophysenvorderlappen ein übergeordnetes Steuerungszentrum zur Regelung des Hormonhaushalts im Körper. Zum anderen setzt die Hypophyse auch Hormone frei, die direkt auf die Organe wirken.

Hypophysenvorderlappen-Unterfunktion (HVL-Insuffizienz, Hypopituitarismus). Teilweiser oder völliger Mangel an Hypophysenvorderlappenhormomen, vor allem der Steuerhormone. Ursache sind z. B. Tumoren des Hypophysenvorderlappens oder Schädel-Hirn-Verletzungen. Die Beschwerden sind oft lange uncharakteristisch, es droht aber bei ausbleibender Behandlung ein hypophysäres Koma mit Atem- und Kreislaufstörungen, Unterkühlung, Unterzucker und Bewusstlosigkeit. Die Erkrankung ist durch die Gabe von Hormonen gut behandelbar.

Hypothalamus. Teil des Zwischenhirns und wichtiges Steuerungszentrum für zahlreiche Körperfunktionen, darunter auch den Hormonhaushalt: Der Hypothalamus setzt **Releasinghormone** frei, die die → Hypophyse veranlassen, durch **Steuerhormone** die Hormonproduktion der Organe zu regeln.

I

Idiopathische Myelofibrose. Zu den → myeloproliferativen Erkrankungen zählende, fortschreitende Erkrankung des Knochenmarks mit Verödung des blutbildenden Marks und Ersatz durch minderwertiges Bindegewebe.

Immundefekte. Erkrankungen, bei denen das Immunsystem keine Abwehrreaktion zeigt, obwohl es dies eigentlich tun sollte. Angeborene Immundefekte sind selten und machen sich bereits im Kindesalter bemerkbar. Im Erwachsenenalter bedeutsam sind behandlungsbedingte Immunschwächen, etwa bei der Behandlung mit Zytostatika oder Immunsuppressiva, sowie die HIV-Infektion mit dem Vollbild AIDS, bei der die Viren lebenswichtige Abwehrzellen befallen.

Immunglobulin. Eiweiß, das von den Nachkommen aktivierter B-Lymphozyten als Antwort auf → Antigene zur Abwehr gebildet wird und als Antikörper gelöst im Blut schwimmt.

Immunsuppressiva. Medikamente zur Unterdrückung des körpereigenen Abwehrsystems, eingesetzt z. B. bei Transplantationen oder bei schweren → Autoimmunerkrankungen.

Immunsystem (Abwehrsystem). Gesamtheit der in unserem Körper ständig ablaufenden Abwehrvorgänge gegen Viren, eindringende Bakterien oder entstandene bösartige Zellen, die vernichtet werden müssen.

Insulin. In der Bauchspeicheldrüse gebildetes Hormon, das den Übertritt des Blutzuckers von der Blutbahn ins Zellinnere ermöglicht. Zugleich hemmt Insulin den Abbau der Glukosespeicher in der Leber. Durch beide Effekte sinkt der Zuckerspiegel im Blut. Insulin wird nach jeder Mahlzeit in Abhängigkeit von den verzehrten Kohlenhydraten ausgeschüttet.

Insulinome. Überwiegend gutartige neuroendokrine (also hormonell aktive) Tumoren der Bauchspeicheldrüse, die Insulin produzieren. Dieses führt, besonders nach Fasten oder körperlicher Anstrengung, zu anfallsartiger Unterzuckerung mit Zittern, Schweißausbruch, Herzklopfen, Schwindel, Sehstörungen und anderen Ausfällen bis hin zur Bewusstlosigkeit. Da die Beschwerden durch Nahrungszufuhr gebessert werden, ist Gewichtszunahme oft vorherrschendes Krankheitszeichen.

Interstitielle Nephritis. Formen der Nierenentzündung, die vor allem das Bindegewebe der Nieren und die Nierenkanälchen betreffen. Ursachen sind z. B. Infektionen, Autoimmunkrankheiten und Medikamente. So ist z. B. langdauernde, regelmäßige Schmerzmitteleinnahme häufige Ursache der chronischen interstitiellen Nephritis, die bis zum Nierenversagen führen kann.

Intrinsic Faktor (Intrinsic-Faktor). Eiweißverbindung des Magensafts, die zur Aufnahme von Vitamin B12 notwendig ist

Isoenzyme. Verschiedene Unterformen eines Enzyms, die labormedizinisch differenziert werden können.

K

Kälteantikörper. Antikörper im Blut, die normalerweise erst bei niedrigen Außentemperaturen unter 10 °C ihre Wirkung entfalten. Im Rahmen z. B. von Autoimmunerkrankungen können sie aber so zunehmen, dass sie schon bei den Temperaturen wirken, die an Ohren, Nasen- und Fingerspitzen herrschen, wenn der Betroffene sich draußen aufhält. Folge sind z. B. Blauverfärbung oder Taubheitsgefühle.

Kalziumantagonisten. Gruppe von Medikamenten (wie Nifedipin, Diltiazem oder Verapamil), die zur Behandlung der koronaren Herzkrankheit und bei Bluthochdruck eingesetzt werden. Sie senken den Blutdruck und bewirken eine Weitstellung der Herzkranzgefäße. Einige verlangsamen zusätzlich die Herzfrequenz.

Kardiomyopathien. Chronische Erkrankungen des Herzmuskels (vor allem Männer betreffend), die zu einer → Herzschwäche führen und in der Regel zwar behandelbar, aber nicht heilbar sind. Am häufigsten sind die dilatative und hypertrophische Kardiomyopathien. Ursachen sind z. B. erbliche Veränderungen der Herzmuskelzellen, aber auch Alkoholmissbrauch.

Karzinoide. Die häufigsten neuroendokrinen Tumoren (gut- oder bösartig). Hormonaktive Karzinoide produzieren Serotonin sowie mehrere Substanzen, die die Blutgefäße erweitern. Wenn sich der Tumor im Magen-Darm-Trakt befindet, was meistens der Fall ist, gelangen diese Substanzen erst in fortgeschrittenen Stadien mit dem Blut in den ganzen Körper, da vorher die Leber als Filter fungiert. Dann kann es zu einem Karzinoid-Syndrom mit (anfallsartiger) Gesichtsröte, Hitzewallungen, Durchfall, Atem- und Herzbeschwerden kommen.

Karzinom. Bösartige Geschwulst, die vom Epithel (Deckgewebe, also Haut, Schleimhäute, Drüsen) ausgeht.

Keimzelltumoren. Gut- oder bösartige Tumoren aus Ei- oder Samenzellen oder ihren Vorläufern. Sie können in jedem Lebensalter auftreten.

Ketoazidose, diabetische. Stoffwechselentgleisung bei Diabetes (vor allem Typ-1-Diabetes) und Vorstufe des lebensbedrohlichen **ketoazidotischen Komas.** Der Körper versucht, den durch Insulinmangel bedingten Zucker- und somit Energiemangel in den Körperzellen durch einen verstärkten Fettabbau auszugleichen. Die dabei anfallenden Ketonkörper führen zur Übersäuerung des Körpers (*Azidose*).

Klinefelter-Syndrom. Häufige Chromosomenfehlverteilung, bei denen Jungen neben dem geschlechtsbestimmenden Y-Chromosom zwei X-Chromosomen haben (statt normalerweise nur einem). Die Betroffenen sind normal intelligent, haben eine weitgehend normale Lebenserwartung, aber ohne künstlichen Sexualhormonersatz sind die Geschlechtsmerkmale nur wenig ausgeprägt. Da die Symptome variieren und oft nur gering sind, wissen viele betroffene Männer gar nichts davon.

Kollagenosen. → Autoimmunerkrankungen, bei denen das Bindegewebe entzündet ist. Da Bindegewebe überall im Körper vorkommt, können alle Organe betroffen sein. Zur Gruppe der Kollagenosen im engeren Sinne gehören das → Sjögren-Syndrom, die systemische → Sklerodermie, die → Dermatomyosis, die → Polymyositis, die → Mischkollagenose, der → systemische Lupus erythematodes und das Antiphospholipid-Syndrom. Teilweise treten auch Mischformen auf.

Koronare Herzkrankheit (KHK, Koronare Herzerkrankung). Verengung oder Verschluss von Herzkranzarterien, ganz überwiegend durch fortschreitende → Arteriosklerose mit Verfettung, Verkalkung und Verdickung ihrer Gefäßwände. Dadurch kommt es im Herzmuskel immer wieder zu einer **Mangeldurchblutung** *(Ischämie)* mit → Angina-pectoris-Anfällen. Unbehandelt oder unerkannt geht die KHK in das → akute Koronarsyndrom über mit drohendem Herzinfarkt und plötzlichem Herztod. In Deutschland erkranken etwa 30 % aller Männer und 15 % aller Frauen im Laufe ihres Lebens an einer koronaren Herzkrankheit, sie ist führende Todesursache in allen Industriestaaten.

Kortisol. In der Nebennierenrinde gebildetes Leistungs- und Stresshormon (das körpereigene → Kortison). Kortisol fördert die Neubildung von → Glukose (Traubenzucker) in der Leber und hemmt die Aufnahme von Glukose in die Zellen. Es mobilisiert Fette aus dem Fettgewebe und steigert den Eiweißabbau. So wird in Notfallsituationen Energie zur Verfügung gestellt. Kortisol hemmt die Kalziumaufnahme im Darm und steigert die Kalziumausscheidung in der Niere. Zusammen mit einer Hemmung der knochenaufbauenden Zellen begünstigt dies eine → Osteoporose (Knochenschwund). Kortisol hemmt die Abwehr und dämpft dadurch Entzündungsprozesse. Es greift in den Stoffwechsel der Geschlechtshormone ein, wodurch es das sexuelle Interesse hemmt. Kortisol hat auch Wirkung auf die Psyche, oft verursacht es Schlaflosigkeit. Schließlich intensiviert es auch die Magensaftsekretion.

Kortison. Vorstufe von → Kortisol, die als Hormonpräparat eingesetzt wird. Die Wirkungen des Kortisons entsprechen denen des Kortisols, wobei medizinisch vor allem die Abwehr- und Entzündungshemmung genutzt wird. Die Anwendungsgebiete reichen von den Allergien über die rheumatischen und Autoimmunerkrankungen und chronisch-entzündlichen Darmerkrankungen bis zur Unterdrückung von Abstoßungsreaktionen bei Transplantationen. Wenn Kortison lange und nicht nur lokal begrenzt eingesetzt wird, kommt es zu (teils schweren) Nebenwirkungen, z. B. einem

→ Cushing-Syndrom oder einer → Osteoporose (Knochenschwund).

Kugelzell[en]anämie (Sphärozytose). Form der angeborenen hämolytischen Anämie (Blutarmut durch gesteigerten Abbau der roten Blutkörperchen). Ursache ist ein Fehler in der äußeren »Umhüllung« (Zellmembran) der roten Blutkörperchen, sodass diese, sonst eher platt, Kugelform annehmen und beschleunigt abgebaut werden.

L

Leberzellkrebs (primäres Leberzellkarzinom, hepatozelluläres Karzinom, HCC). In Europa eher seltene Krebsform, die sich meist aus einer Leberzirrhose oder chronischen Leberentzündung entwickelt. Bei den Betroffenen macht der Krebs sich mit einer Gelbsucht und unspezifischen Symptomen wie Müdigkeit, Gewichtsabnahme und Schmerzen im Oberbauch bemerkbar. Die 5-Jahres-Überlebensrate liegt bei 0–60 %, je nach Tumorart und -stadium.

Leberzirrhose (Schrumpfleber). Knotig vernarbte, geschrumpfte Leber als Ergebnis eines über Jahre fortschreitenden Zerstörungsprozesses der Leber. Die Leberzirrhose ist als Endstadium fast aller Lebererkrankungen gefürchtet und führt, falls sich die Zerstörung nicht stoppen lässt, innerhalb von Monaten bis wenigen Jahren zum Tod infolge Leberversagens. 50 % der Erkrankungen sind auf chronischen Alkoholmissbrauch zurückzuführen, 1/3 auf Hepatitis-Fälle und der Rest auf seltene Ursachen, z. B. die primär biliäre Zirrhose. 70 % der Erkrankten sind Männer.

Leukämie (Blutkrebs). Bösartige Bluterkrankung mit unkontrollierter Vermehrung abnormer weißer Blutkörperchen oder deren Vorstufen. Dadurch kommt es zu einem Mangel an gesunden roten und weißen Blutkörperchen und Blutplättchen mit uncharakteristischen Allgemeinbeschwerden, Infekt- und Blutungsneigung. Akute Leukämien verlaufen rasch, chronische langsam. Nach der wuchernden Zellart werden lymphatische und myeloische Leukämien unterschieden. Leukämien können in jedem Lebensalter auftreten und betreffen Männer und Frauen etwa gleich häufig. Behandlung und Aussichten hängen von der Leukämieform ab, wobei die Aussichten für Kinder (rund 80 % Langzeitüberlebende) besser sind als für Erwachsene.

Liquor (Gehirn-Rückenmark-Flüssigkeit, Nervenwasser). Wässrige Flüssigkeit, die Gehirn und Rückenmark umgibt und vor Erschütterungen schützt. Auch im Gehirn zirkuliert Liquor, und zwar in Hohlräumen, den **Hirnkammern.** Bei Verdacht auf bestimmte Erkrankungen des Zentralnervensystems wird Liquor durch eine Punktion des Wirbelkanals im Bereich der unteren Lendenwirbel *(Lumbalpunktion)* gewonnen und dann untersucht.

Lungenembolie (Lungenarterienembolie). Krankheitsbild mit Verschluss einer Lungenarterie durch ein Blutgerinnsel (Thrombus). Je nach Größe des Blutgerinnsels und der betroffenen Arterie unterscheidet man vier Schweregrade, vom beinahe beschwerdefreien Grad I bis zur schwersten Lungenembolie (Grad IV), die zum Schock und in über 50 % der Fälle zum Tod durch Herz-Kreislauf-Versagen führt. Lungenembolien entstehen am häufigsten als Komplikation tiefer Venenthrombosen nach Operationen, bei Bettlägerigkeit, Tumorerkrankung, Schwangerschaft oder Änderungen der Blutzusammensetzung.

Lungenemphysem (Emphysem). Überdehnung und Überblähung des Lungengewebes. Im Laufe der Erkrankung gehen immer mehr Lungenbläschen und kleinste Bronchien zugrunde. Die dadurch verminderte Lungenfunktion äußert sich als Atemnot. Betroffen

sind vor allem langjährige Raucher, Männer häufiger als Frauen. Die Erkrankung ist nicht heilbar, bei konsequentem Rauchverzicht kann ein Fortschreiten aber aufgehalten werden.

Lungenfibrose. Bindegewebig-narbiger Umbau des Lungengerüsts als Endstadium diverser Lungenkrankheiten Eine überschießende Bildung von Bindegewebsfasern in der Lunge erschwert den Gasaustausch. Die Folge ist Luftnot bis hin zur inneren Erstickung. Die Erkrankung ist nicht heilbar.

Lungenkrebs (Bronchialkarzinom). Bösartiger Tumor der Bronchialschleimhaut und die häufigste Krebserkrankung bei Männern, die zunehmend aber auch Frauen betrifft. Risikofaktoren sind Tabakrauch, Schadstoffe am Arbeitsplatz und sonstige Luftschadstoffe. Als große Gruppen werden je nach Gewebtyp der kleinzellige und der nichtkleinzellige Lungenkrebs differenziert, die unterschiedlich behandelt werden. Die Prognose ist schlecht.

Lyme-Borreliose (Borreliose, Lyme-Krankheit). Bakterielle Infektion, die durch Zeckenbisse übertragen wird. Ungefähr 15 % der Zecken in Deutschland sind mit den **Borrelien** (genauer *Borrelia burgdorferi)* infiziert, das Erkrankungsrisiko nach einem Zeckenbiss beträgt aber nur ~ 1 %. Leitbeschwerden sind zu Beginn eine kreisförmige Rötung um die Bissstelle und später Entzündungen des Nervensystems und der Gelenke. Eine antibiotische Behandlung ist möglich.

Lymphe. Die in den **Lymphgefäßen** fließende wässrige, hellgelbe Flüssigkeit (wörtlich »klares Wasser«). Sie transportiert Eiweiße, Fette, Wasser und Immunzellen auf ihrem Weg über die Lymphknoten in das Venensystem. Das **Lymphgefäßsystem** hat zwar nur eine geringe Transportkapazität, übernimmt dafür aber in seinen Schaltstellen, den **Lymphknoten,** eine zentrale Rolle bei der Beseitigung von Krankheitserregern, lokalen Entzündungsprozessen und entarteten Krebszellen.

[Maligne] Lymphome (bösartige Lymphome, Lymphknotenkrebs). Sammelbezeichnung für bösartige Erkrankungen der Lymphozyten (eine Sorte von Abwehr- und Blutzellen), die oft in den Lymphknoten beginnen. Sie werden unterteilt in die Hodgkin-Lymphome (vor allem Jugendliche und junge Erwachsene betreffend) und Non-Hodgkin-Lymphome (bevorzugt im mittleren und höheren Lebensalter auftretend). Die Prognose hängt von der genauen Art des Lymphoms ab.

Lysetherapie (Fibrinolyse). Behandlung zur Auflösung gefährlicher Gefäßverschlüsse, z. B. einer Lungenembolie oder eines Herzinfarkts. Die Infusion von blutgerinnselauflösenden Medikamenten kann die thrombotisch verschlossenen Gefäße in der Mehrzahl der Fälle wieder öffnen.

M

Magengeschwür (Ulcus ventriculi). Tiefer Defekt der Magenschleimhaut, der durch aggressive Verdauungssäfte und/oder verminderte Schutzmechanismen der Magenschleimhaut entsteht. In 70 % ist außerdem das Bakterium → Helicobacter pylori nachweisbar. Zu den Beschwerden gehören bohrende Schmerzen im Oberbauch, Bluterbrechen und Teerstuhl.

Magenkrebs (Magenkarzinom). Bösartiger Tumor der Magenschleimhaut, in 95 % vom Drüsengewebe ausgehend (Adenokarzinom). Besonders häufig sind Männer über 60 Jahren betroffen. Da Magenkrebs oft lange nur uncharakteristische Beschwerden bereitet, wird er häufig erst spät festgestellt.

Magenschleimhautentzündung, akute (akute Gastritis). Durch Alkoholexzess, Infektion, magenreizende Medikamente (z. B. bestimmte Schmerzmittel) oder Stress (nach Operationen, in der Intensivpflege) verursachte, plötzliche Entzündung der Magenschleimhaut. Beschwerden sind Schmerzen, Übelkeit und Erbrechen.

Magenschleimhautentzündung, chronische (chronische Gastritis). Schleichende Form der Magenschleimhautentzündung, welche die Hälfte der über 50-Jährigen betrifft und oft jahrelang ohne Symptome verläuft. Nach der Ursache unterscheidet man drei Typen: Die seltene *Typ-A-Gastritis* (**Autoimmungastritis,** 5% der Fälle) führt zu Salzsäure- und Vitamin-B12-Mangel, weil sich Antikörper gegen die Salzsäure produzierenden Zellen bilden. Die *Typ-B-Gastritis* (**bakterielle Gastritis,** 80 % der Fälle) wird meist von Helicobacter-pylori-Bakterien hervorgerufen. Die *Typ-C-Gastritis* (**chemisch-toxische Gastritis)** schließlich entsteht aus Dauerreizung durch Schleimhaut schädigende Substanzen wie Schmerzmittel, Alkohol und Nikotin.

Magenspiegelung (Gastroskopie). Endoskopische Untersuchung des Magens und meist auch der Speiseröhre und des Zwölffingerdarms (**Ösophago-Gastro-Duodenoskopie).** Der ~ 1 cm dicke, biegsame Schlauch des **Gastroskops** enthält neben dem Video- und Lichtleiterkanal auch Instrumentenkanäle, damit der Arzt Biopsiematerial entnehmen oder kleine operative Eingriffe durchführen kann.

Magersucht (Anorexia nervosa, Anorexie). Häufigste und oft schwere Form der Essstörung durch extreme Reduktion der Nahrungszufuhr. Das Krankheitsbild betrifft etwa 1 % der Mädchen und Frauen, aber auch immer mehr Männer. Bei ausbleibender therapeutischer Hilfe ist die Sterberate hoch.

Malignes Melanom (schwarzer Hautkrebs). Bösartiger, früh metastasierender und gefährlicher Krebs, der von entarteten Pigmentzellen der Haut ausgeht. Ursächlich ist vor allem eine langjährige Sonnenlichtexposition.

Marcumar®. Standardmedikament zur langzeitigen medizinischen Gerinnungshemmung

(Antikoagulation), um eine Gerinnselbildung *in* den Gefäßen und damit das Risiko von Thrombosen (venöse Gefäßverschlüsse) und arteriellen Durchblutungsstörungen durch Schlagaderverschlüsse zu mindern. Hauptgefahr ist das im ganzen Körper erhöhte Blutungsrisiko. Die Behandlungssteuerung erfordert regelmäßige Blutuntersuchungen, es bestehen zahlreiche Wechselwirkungen mit anderen Medikamenten.

Masern. Durch das Masern-Virus verursachte Kinderkrankheit. Im Vorstadium leidet der Patient an Fieber bis 40 °C, Husten, Schnupfen, Halsbeschwerden und verschwollenen Augen. Dann schwellen die Lymphknoten am ganzen Körper an, und es zeigt sich der typische Hautausschlag mit hochroten, zunächst ganz kleinen erhabenen Fleckchen, die rasch größer werden und zusammenfließen. Nach 4–7 Tagen verblasst der Ausschlag und das Fieber klingt ab. Wegen der möglichen Komplikationen, vor allem einer Gehirnentzündung, wird in Deutschland die Impfung gegen Masern allgemein empfohlen.

Mastdarm (Rektum). Der 15–20 cm lange letzte Darmabschnitt, in dem sich der eingedickte Stuhl sammelt. Der obere, erweiterte Abschnitt des Mastdarms wird als **Ampulle** *(Ampulla recti),* der untere, 3–6 cm lange Abschnitt als **Analkanal** *(Canalis analis)* bezeichnet. Dieser bildet den Abschluss des Verdauungstrakts und mündet in den **Anus** *(After).*

Medulläres Schilddrüsenkarzinom (C-Zell-Karzinom der Schilddrüse). Form des Schilddrüsenkrebses, die von den kalzitoninbildenden C-Zellen der Schilddrüse ausgeht. Die Erkrankung ist zum Teil erblich bedingt und tritt dann oft im Rahmen einer → multiplen endokrinen Neoplasie II auf.

Megaloblastäre Anämie. Form der Blutarmut mit abnorm großen roten Blutkörperchen und -vorstufen (mega = groß; Blast = Vorstufe einer Zelle). Ursache ist ein Vitamin-B12- und/oder Folsäuremangel. Hierbei reifen die

Vorstufen der roten Blutkörperchen im Knochenmark nicht richtig heran, wodurch zu wenig funktionsfähige rote Blutkörperchen entstehen.

Melatonin. Schlaf förderndes »Rhythmushormon« der Zirbeldrüse im Gehirn, das auf die Lichtverhältnisse der Umwelt reagiert. Bei Helligkeit hemmt das Sonnenlicht die Melatoninbildung, bei Dunkelheit ist diese angekurbelt. Melatonin beeinflusst zudem die Produktion des Überträgerstoffes Serotonin, der für unsere Stimmung wichtig ist. So soll ein Zuviel an Melatonin depressionsfördernd wirken.

Mengenelement (Elektrolyte). Die Salze **(Mineralstoffe),** die in relativ großer Menge im Körper vorkommen und entsprechend mit der Nahrung zugeführt werden müssen, wie Kalzium, Kalium, Magnesium, Natrium und Phosphat.

Meningitis (Hirnhautentzündung). Infektionsbedingte, lebensgefährliche Entzündung der Hirnhäute, die besonders im Kleinkind- bis Jugendalter auftritt. Typische Beschwerden sind Fieber, stärkste Kopfschmerzen und schweres Krankheitsgefühl. Der Verlauf hängt stark vom Erreger (am häufigsten Bakterien oder Viren, seltener Pilze oder Parasiten) und der Konstitution des Betroffenen ab, jeder 5. Patient stirbt. Ein Drittel der Überlebenden leidet unter Dauerfolgen wie z.B. Schwerhörigkeit.

Menkes-Krankheit. Seltene Kupferstoffwechsel-Krankheit.

Metastasen. Tochtergeschwülste einer Krebserkrankung.

Metabolisches Syndrom. Vielschichtig verändertes Stoffwechselmuster, an dem eine Insulinresistenz und eine damit verbundene Überproduktion von Insulin wesentlich beteiligt sind. Es zeichnet sich durch bauchbetontes Übergewicht, erhöhte Triglyzeridwerte, vermindertes HDL-Cholesterin, Bluthochdruck und erhöhten Blutzucker aus. Folgeerkrankungen sind z. B. → Diabetes, → Herzinfarkt und → Schlaganfall.

Mikroorganismen (Kleinstlebewesen, Mikroben). Mikroskopisch kleine Lebewesen (zum Teil Krankheitserreger), zu denen Bakterien, Protozoen, Pilze und Viren gehören.

Mineralokortikoide. Familie von Nebennierenrindenhormonen zur Regelung des Wasser- und Salzhaushalts, vor allem des Natriums und Kaliums. Sie beeinflussen dadurch indirekt den Blutdruck. Wichtigstes körpereigenes Mineralokortikoid ist → Aldosteron.

Mischkollagenose (MCTD, mixed connective tissue disease, Sharp-Syndrom, Überlappungs-Syndrom, overlap syndrome, undifferenzierte Kollagenose). Entzündliche Autoimmunerkrankung mit Merkmalen und Beschwerden eines → systemischen Lupus erythematodes, einer → Sklerodermie, einer → Dermato- bzw. Polymyositis und eines → Sjögren-Syndroms. Ein Teil der Patienten entwickelt im Verlauf das Vollbild einer der genannten Kollagenosen, meist einer Sklerodermie. Bei anderen Patienten bleibt langfristig das gemischte Beschwerdebild bestehen.

Mitochondrien. »Kraftwerke« jeder stoffwechselaktiven Zelle. Die Mitochondrien stellen die Energie für viele Stoffwechselprozesse bereit.

Monoklonale Gammopathie. Erkrankung mit starker Bildung eines abnormen Bluteiweißes. Dabei bilden die Nachkommen eines einzelnen B-Lymphozyten große Mengen eines gleichförmigen → Immunglobulins oder Teile davon, z. B. beim Plasmozytom.

Morbus Addison. Form der → Nebennierenrinden-Unterfunktion, die durch Schädigung der Nebennierenrinde selbst verursacht ist.

Morbus Basedow (Basedowsche Krankheit, Basedow-Krankheit). Autoimmunerkrankung, bei der das Immunsystem »fälschlicherweise« Antikörper (TSH-Rezeptor-Antikörper = TRAK) bildet, die die Schilddrüsenzellen zur ungehemmten Schilddrüsenhormonprodukti-

on veranlassen und somit eine → Schilddrüsen-Überfunktion verursachen.

Morbus Bechterew (Spondylitis ankylosans, Spondylitis ancylopoetica, SA). Chronische rheumatische Erkrankung unklarer Ursache mit entzündlichen Prozessen meist der Wirbelsäulengelenke, manchmal auch anderer Gelenke, seltener anderer Organe. Die häufige Erkrankung kann jederzeit zum Stillstand kommen oder aber langsam über Jahrzehnte bis zur völligen Versteifung der Wirbelsäule voranschreiten. 80 % der Patienten bleiben bei eingeschränkter Beweglichkeit voll erwerbsfähig und sind in Lebensführung und Lebensdauer kaum beeinträchtigt.

Morbus Crohn (Enteritis regionalis Crohn). → Chronisch-entzündliche Darmerkrankung, die alle Abschnitte des Magen-Darm-Trakts betreffen und durch Medikamente oder Operationen zwar gelindert, nicht aber geheilt werden kann. Die Erkrankung beginnt oft zwischen dem 20. und 40. Lebensjahr und verläuft schubweise mit Bauchschmerzen und Durchfällen, oft begleitet von starker Abgeschlagenheit. Gefährliche Komplikationen sind Darmverschluss aufgrund von Darmverengungen, Darmfisteln und Abszesse sowie ein erhöhtes Darmkrebsrisiko.

Morbus haemolyticus neonatorum. Schwere Erkrankung von Neugeborenen infolge Blutgruppenunverträglichkeit zwischen kindlichem und mütterlichem Blut.

Morbus Reiter (Reitersche Krankheit, Reiter-Krankheit). Seltene Sonderform der **reaktiven Arthritis.** Die reaktive Arthritis ist eine akute Entzündung eines oder mehrerer Gelenke infolge einer bakteriellen Infektion von Harnwegen, Darm oder Atemwegen. Die Erkrankung heilt in der Regel innerhalb eines Jahres ohne bleibende Schäden aus. Typisch für den Morbus Reiter ist die Kombination aus Gelenk-, Harnröhren- und Bindehautentzündung. In 25 % der Fälle kommt es zudem zu chronischen Gelenkentzündungen, Sehnenproblemen oder Rückfällen.

Morbus Waldenström. Form des Lymphknotenkrebs (→ malignes Lymphom) mit einer entgleisten Produktion von *Immunglobulin M (IgM)* durch die bösartigen Zellen.

Morbus Werlhof (idiopathische thrombozytopenische Purpura). Form der krankhaften → Blutungsneigung durch zu wenig Blutplättchen (Thrombozyten). Zugrunde liegen immunologische Reaktionen gegen die Blutplättchen, deren Ursache unbekannt ist.

Morbus Wilson (Kupferspeicherkrankheit, Wilsonsche Erkrankung). Angeborene Störung des Kupferstoffwechsels. Die Kupferausscheidung über die Leber ist stark vermindert, sodass Kupfer in Leber, Nieren, Gehirn und Augen abgelagert wird. Dies führt zu Leberschäden bis zur Leberzirrhose, braunen Hautflecken sowie Bewegungs- und Sprachstörungen. Frühzeitig erkannt und lebenslang therapiert ist der Morbus Wilson praktisch harmlos – unbehandelt aber tödlich.

Mukoviszidose (zystische Fibrose, CF). Angeborene, genetisch bedingte Funktionsstörung der sekretbildenden Drüsen. Die Sekrete sind zu zäh- und dickflüssig und schädigen deshalb die betroffenen Organe. Durch eine ungenügende Bildung von Verdauungsenzymen kommt es zu Durchfällen und wiederkehrenden Lungenentzündungen. Jedes 2500. Neugeborene ist von der unheilbaren Erkrankung betroffen, die meisten Erkrankten werden heute über 30 Jahre alt.

Multiple endokrine Neoplasie (MEN). Mehrere seltene erbliche Erkrankungen mit gut- und bösartigen Tumoren in verschiedenen hormonbildenden Organen. Bei der **MEN I** *(Wermer-Syndrom)* bilden sich Tumoren in Nebenschilddrüse, Bauchspeicheldrüse und/oder Hypophyse, bei **MEN IIa** *(Sipple-Syndrom)* besteht neben Tumoren des Nebennierenmarks und Tumoren der Nebenschilddrüse fast immer ein auch → medulläres Schilddrüsenkarzinom und bei **MEN IIb** *(Gorlin-Syndrom)* kommen zusätzlich zu den bei MEN IIa auftretenden Tumoren Veränderungen von Nervenzellanhäufungen und Körperbau (schlank, lange Extremitäten, überstreckbare Gelenke) hinzu.

Multiple Sklerose (MS, Encephalomyelitis disseminata, ED). Chronisch-entzündliche Erkrankung von Gehirn und Rückenmark mit oft schubweisem Verlauf. Die Multiple Sklerose beginnt meist zwischen dem 20. und 40. Lebensjahr und betrifft in Deutschland rund 120 000 Patienten (bevorzugt Frauen). Verlauf und Symptome sind individuell unterschiedlich, je nachdem, welche Bereiche des zentralen Nervensystems betroffen sind. Der Krankheitsverlauf ist günstiger als meist vermutet, auch wenn Fälle rasch eintretender Invalidität möglich sind: $2/3$ der Betroffenen werden auch nach langem Verlauf nicht pflegebedürftig.

Mumps (Ziegenpeter, Parotitis epidemica). Durch den Mumps-Virus ausgelöste, inzwischen durch Impfungen seltene Kinderkrankheit. Erste Anzeichen sind zunächst einseitige, nach ein paar Tagen beidseitige schmerzhafte Schwellung der Ohrspeicheldrüsen und oft nur leichtes Fieber. Mögliche Folgen der Erkrankung sind Entzündungen der Hoden (bei jedem dritten Jungen nach der Pubertät), leichte Hirnhautentzündungen (selten) und Gehirnentzündungen (sehr selten) sowie eine milde Bauchspeicheldrüsenentzündung.

Mundspeicheldrüsen. Drüsen, die den *Speichel (Saliva)* bilden und damit die Nahrung gleitfähig und schluckbar machen. Die wichtigsten Mundspeicheldrüsen beim Menschen sind die Ohrspeicheldrüse (welche sich beim Mumps meist stark entzünden), die Unterzungen- sowie die Unterkieferspeicheldrüsen.

Muskelschwund. Muskelabbau bei jeder längeren Ruhigstellung z.B. im Gips. Besonders bei älteren Menschen ist der Muskelschwund oft folgenschwer, da die Gehfähigkeit rasch leidet. Als Muskelschwund werden auch verschiedene überwiegend erbliche Erkrankungen bezeichnet, die die Muskeln fortschrei tend zerstören. Diese beginnen teils schon im Kindesalter und verlaufen unterschiedlich schnell.

Myasthenia gravis. Autoimmunerkrankung, bei der aus ungeklärter Ursache die Stellen für die Erregungsübertragung vom Nerv auf den Muskel angegriffen werden und somit die Befehle zur Kontraktion der Muskeln nicht mehr »ankommen«. Dies führt zu Muskelermüdung oder gar Muskellähmung, meist zunächst der Augenmuskeln (hängendes Lid, Doppelbilder). Mit der weiteren Ausbreitung der Krankheit kommt es auch zu Kau- oder Schluckbeschwerden und näselnder Sprache. Frauen erkranken häufiger als Männer, die Prognose ist heute überwiegend gut.

Myelodysplasien (MDS, Myelodysplastisches Syndrom). Seltene, vor allem ab 50 Jahren auftretende Erkrankungen der Blutstammzellen im Knochenmark mit Wachstums- und Reifungsstörungen der Blutzellen. Wenn die Blutzellvorstufen sich nicht mehr zu funktionsfähigen Blutzellen weiterentwickeln können, finden sich im Blut meist zu wenige rote und weiße Blutkörperchen und Blutplättchen, weshalb Blutarmut, aber auch Infektionsneigung und Blutungen typische Symptome der Erkrankungen sind. Der Krankheitsverlauf ist unterschiedlich.

Myeloproliferative Erkrankungen. Mehrere, mit den → Leukämien verwandte Erkrankungen, bei denen alle Blutzellarten im Knochenmark (außer den Lymphozyten) wuchern, jeweils eine davon aber ganz besonders. Dazu zählen die Polyzythämie (Vermehrung vor allem der roten Blutkörperchen), die essenzielle Thrombozythämie (Wuchern der Blutplättchen) und die Osteomyelofibrose (bindegewebiger Knochenmarkumbau als Folge von Botenstoffen wuchernder Blutplättchenvorläufer). Die Erkrankungen verlaufen relativ langsam über Jahre und können ineinander übergehen.

Mykoplasmen. Bakterien, die vor allem als Erreger von Lungenentzündungen sowie Harnröhren- und Prostataentzündungen bedeutsam sind.

Mykosen. Durch Pilze verursachte Infektionskrankheiten. Am häufigsten treten Mykosen an Haut und Nägeln auf und sind dort zwar teils hartnäckig, aber selten bedrohlich. Mykosen innerer Organe kommen in Europa vor allem bei Abwehrschwäche vor. Sie verlaufen oft schwer und lebensgefährlich.

N

Nebenniere. Paarige kleine Organe, die den beiden Nieren an deren Oberseite kappenförmig anliegen. Schneidet man die Nebennieren in der Mitte durch, so kann man die äußere → Nebennierenrinde und das innere → Nebennierenmark unterscheiden.

Nebennierenmark (NNM). Innere Region der Nebennieren, die insbesondere für die Bildung von Adrenalin, → Kortisol und anderer Stresshormone verantwortlich ist.

Nebennierenrinde (NNR). Äußerer Bereich der Nebenniere, der drei Arten von Hormonen bildet: → Kortisol, → Aldosteron und Sexualhormone (in geringer Menge), vor allem die männlichen Androgene.

Nebennierenrindenadenom. Gutartiger Tumor der Nebenniere mit ungehemmter, übermäßiger Hormonproduktion.

Nebennierenrindenhyperplasie. Beidseitige Überentwicklung der Nebennierenrinde, meist infolge einer Überstimulation durch Steuerhormone des Gehirns.

Nebennierenrindenkarzinom. (Seltener) Krebs der Nebenniere.

Nebennierenrinden-Unterfunktion (Nebennierenrinden-Insuffizienz). Verminderte Produktion von Nebennierenrindenhormonen. Eine mögliche Ursache ist die Zerstörung der Nebennierenrinde *(primäre Nebennierenrinden-Unterfunktion, Morbus Addison)*, oft durch Autoimmunprozesse. Es können aber auch eine Langzeittherapie mit Kortison oder Hypophysenschäden durch zu wenig Steuerhormone eine Unterfunktion auslösen *(sekundäre Nebennierenrinden-Unterfunktion)*. Bei der primären Nebennierenrinden-Unterfunktion fehlen → Aldosteron, Geschlechtshormone und → Kortisol. Die vielfältigen Beschwerden beginnen meist schleichend (Müdigkeit, Schwäche, Übelkeit, Gewichtsverlust, niedriger Blutdruck, Störungen der Sexualfunktion), können aber zur lebensbedrohlichen *Addison-Krise* mit Austrocknung, Schock, Stoffwechselstörungen und Bewusstseinstrübung entgleisen. Bei der sekundären Nebennierenrinden-Unterfunktion fehlt nur Kortisol.

Nebenschilddrüsen-Überfunktion (Hyperparathyreoidismus, HPT). Gesteigerte Bildung von Parathormon, entweder aufgrund einer Funktionsstörung der Nebenschilddrüse *(primärer Hyperparathyreoidismus)* oder durch einen Kalziummangel *(sekundärer Hyperparathyreoidismus)*. Bei der primären Form leiden die Patienten unter den Folgen des stark erhöhten Kalziumspiegels im Blut (Nierensteine, Übelkeit, Magengeschwüren, depressive Verstimmung) und des Kalziumverlusts der Knochen (Knochenschmerzen, Muskelschwäche, rascher Ermüdbarkeit). Die sekundäre Form ist meist eine Begleiterkrankung eines fortgeschrittenen Nierenversagens. Das Parathormon zieht Kalzium aus den Knochen, um den Blutkalziumspiegel zu normalisieren. Es dominieren die Beschwerden des Nierenversagens sowie Knochenschmerzen, Knochenbrüche ohne angemessene Verletzung (»ohne Grund«) und Muskelschwäche.

Nebenschilddrüsen-Unterfunktion (Hypoparathyreoidismus). Mangel an Parathormon. Ursache ist meist eine Entfernung der Nebenschilddrüsen durch Schilddrüsen- oder sonstige Halsoperationen. Sehr selten handelt es sich um eine Autoimmunerkrankung oder um ein völliges Fehlen (Aplasie) der Nebenschilddrüsen von Geburt an. Kennzeichnend sind Missempfindungen (Kribbelgefühl) an Händen und Füßen sowie Muskelkrämpfe.

Nephrotisches Syndrom. Hohe Eiweißverluste über die Niere, Ödeme (krankhafte Wassereinlagerungen) und veränderte Blutfette als Folge verschiedenster Nierenerkrankungen, z. B. einer Glomerulonephritis. Die Prognose hängt von der Grunderkrankung ab.

Neugeborenenikterus (Neugeborenen-Gelbsucht). Form der Gelbsucht, die in geringer Ausprägung bei allen Neugeborenen auftritt. In den ersten Tagen nach der Geburt fällt durch die Umstellung vom fetalen auf das »normale« Blut durch den starken Blutabbau viel Bilirubin an, welches die kindliche Leber in den Mengen nicht weiterverarbeiten kann. Deshalb können Haut und insbesondere Bindehäute sichtbar gelb verfärben. Der Neugeborenenikterus kann gut mit UV-Licht (beschleunigt den Abbau von Bilirubin) behandelt werden.

Neuralrohrdefekt. Fehlbildungen des Zentralnervensystems, bei denen sich das ursprünglich als Rinne angelegte Zentralnervensystem nicht richtig zum Rohr geschlossen hat. Die Folge sind Entwicklungsstörungen von Gehirn und/oder Rückenmark mitsamt der umgebenden Strukturen (Wirbelsäule, Schädel, Weichteile). Die Ausprägung ist sehr unterschiedlich und reicht von kaum bemerkten Defekten bis zum Freiliegen des Rückenmarks *(Spina bifida, »offener Rücken«)* oder weitgehenden Fehlen des Gehirns *(Anenzephalus)*.

Neuroblastom. Krebs, der von Nervenzellen des vegetativen Nervensystems ausgeht (oft im Bereich der Nebenniere) und vor allem Kinder betrifft.

Nichtsteroidale Antirheumatika (NSAR, NSAID). Schmerz- und Rheumamittel, deren Wirkung auf einer Hemmung der Prostaglandinbildung beruht. Prostaglandine fördern die Entstehung von Schmerzen, Entzündungen und Fieber. Entsprechend wirken die nichtsteroidalen Antirheumatika außer schmerzlindernd (**analgetisch**) auch entzündungshemmend (**antiphlogistisch**) und fiebersenkend (**antipyretisch**). Die häufigsten Nebenwirkungen sind Magen- und Darmprobleme wie Übelkeit, Erbrechen, Durchfall und Bauchschmerzen sowie Magenschleimhautentzündungen bis hin zu Magengeschwüren.

Nierenarterienstenose (Nierenschlagaderverengung). Verengung der Nierenarterie durch eine → Arteriosklerose oder eine angeborene Gefäßfehlbildung der Nierenschlagader. Als Folge drohen ein → Bluthochdruck und eine Abnahme der Nierenfunktion.

Nierenbeckenentzündung (Pyelonephritis). Ist in der akuten Form eine durch Bakterien verursachte Entzündung des Nierenbeckens, die vor allem Fieber, Rückenschmerzen in der Nierengegend und Schmerzen beim Wasserlassen auslöst. Bei der chronischen Form bestehen meist Behinderungen des Harnabflusses, welche immer wieder bakterielle Entzündungen begünstigen. Die chronische Nierenbeckenentzündung macht oft nur wenig Beschwerden (Kopfschmerzen, Müdigkeit, dumpfe Rückenschmerzen), unbehandelt kann sie aber zum chronischen → Nierenversagen führen.

Nierenversagen (Niereninsuffizienz). Unfähigkeit der Nieren, ihre Ausscheidungs- und Entgiftungsaufgaben wahrzunehmen und den Wasser- und Salzhaushalt mit zu regulieren. Das **akute Nierenversagen** *(ANV, Schockniere)* bezeichnet den plötzlichen Verlust der Funktionsfähigkeit bislang gesunder Nieren. Ursachen sind z. B. starker Blutverlust, Nierenschädigung durch Gifte, schwere Nierenentzündungen oder Harnabflussbehinderungen oder Vergiftungen. Das akute Nierenversagen ist lebensbedrohlich, die Nieren erholen sich aber oft schnell, wenn die Ursache beseitigt ist. Beim **chronischen Nie-**

renversagen nimmt die Nierenfunktion über Jahre hinweg fortschreitend ab, oft ausgelöst durch→ Diabetes, chronische → Glomerulonephritis oder chronische → Nierenbeckenentzündungen. Die Erkrankung führt meist zum völligen Versagen der Nieren und damit zur Notwendigkeit einer → Dialyse.

Non-Hodgkin-Lymphome. Untergruppe der bösartigen→ Lymphome, die bevorzugt im mittleren und höheren Lebensalter auftreten. Non-Hodgkin-Lymphome breiten sich viel schneller als → Hodgkin-Lymphome im Körper aus, weshalb auch die Prognose schlechter ist.

Ödeme. Krankhafte Wassereinlagerungen, die durch vermehrten Flüssigkeitsaustritt aus den Blutgefäßen entstehen. Ödeme können örtlich begrenzt sein (z. B. bei einer Venenthrombose oder Entzündung) oder an vielen Stellen des Körpers auftreten (z. B. bei ausgeprägtem Eiweißmangel im Blut). Die austretende Flüssigkeit sammelt sich im Bindegewebe zwischen den Zellen an und lässt das Gewebe anschwellen.

Opiate. Als Rauschmittel konsumierte Substanzen aus dem getrockneten Saft des Schlafmohns (z. B. **Opium, Morphin, Heroin, Codein** und **Methadon**) sowie damit verwandte hochwirksame Schmerzmittel (Opioid-Analgetika). Die »Eignung« der Opiate als Rauschmittel beruht vor allem auf den Gefühlen von Entrücktsein, Wärme und Glück, die vor allem dann erreicht werden, wenn der Blutspiegel schnell ansteigt. Die Betroffenen werden – oft sehr rasch – körperlich und seelisch abhängig. Die in der Schmerzbehandlung eingesetzten Substanzen wirken stark schmerzstillend. Wichtigste Nebenwirkungen sind vor allem zu Beginn der Behandlung Übelkeit und Schläfrigkeit sowie eine

Verstopfung, die nicht besser wird und entsprechender Vorsichtsmaßnahmen bedarf. Die entstehende körperliche Anhängigkeit ist angesichts der Schwere der Grunderkrankung oft von untergeordneter Bedeutung. Soll eine längerdauernde Behandlung wieder beendet werden, muss die Dosis aber deshalb langsam reduziert werden.

Osmolalität und Osmolarität. Maß für die Teilchenanzahl osmotisch aktiver Substanzen wie Salze, Traubenzucker und Eiweiße in einer Flüssigkeit. Osmotisch aktive Teilchen sind zu groß, um die begrenzt durchlässige Membran zu passieren, die die Flüssigkeit umgibt. Bei der Osmolalität bezieht sich die Teilchenzahl auf ein Kilogramm des Lösungsmittels (z. B. 1 kg Wasser), bei der Osmolarität auf einen Liter Lösung (z. B. 1 l Urin).

Osteomalazie (Knochenerweichung). Systemische Knochenerkrankung mit vermindertem Mineralgehalt der Knochen. Ursache ist meist Vitamin-D-Mangel infolge Fehlernährung, seltener Störungen des Phosphatstoffwechsels. Die meist älteren Patienten leiden unter undefinierbaren Knochenschmerzen, Muskelschwäche sowie Knochenerweichungen und -verformungen.

Osteomyelofibrose ([idiopathische] Myelofibrose). → Myeloproliferative Erkrankung mit bindegewebigem Umbau des Knochenmarks. Die Osteomyelofibrose tritt auf entweder als eigenständige Erkrankung oder als Folgeprozess anderer Knochenmarkserkrankungen.

Osteoporose (Knochenschwund). Systemische Knochenerkrankung, bei der die Knochenmasse aufgrund gesteigerten Knochenabbaus abnimmt und sich die Knochenstruktur verändert, sodass die Knochen schon bei kleinen Unfällen, Belastungen oder auch ohne erkennbare Ursachen brechen können. In Deutschland sind etwa 7 Millionen Menschen betroffen, größtenteils Frauen. Die Erkrankung kann eigenständig **(primäre Osteoporose)** oder als Folgeerkrankung **(sekundäre Osteoporose)** bei Schilddrüsenerkrankungen, Diabetes, rheumatischen Erkrankungen oder der Langzeiteinnahme von Kortison entstehen.

P

Paget-Krankheit (Osteodystrophia deformans). Seltene, fortschreitende Knochenverdickung mit Neigung zu Knochenbrüchen schon bei geringer Belastung.

PAP-Test (Papanicolaou-Test). Mikroskopische Untersuchung eines Abstriches von Muttermund und Gebärmutterhalskanal, um Vorstufen eines Gebärmutterhalskrebses zu erkennen. Der PAP-Test ist Kernbestandteil der gynäkologischen Vorsorgeuntersuchung.

Parotitis. Von außen erkennbare Entzündung der Ohrspeicheldrüse, die z. B. bei Mumps regelmäßig auftritt. Fieber und durch das Anschwellen bedingte Schluckbeschwerden sind weitere Anzeichen der Erkrankung.

Perniziöse Anämie. Form der Vitamin-B12-Mangelanämie als Folge einer autoimmunbedingten Magenschleimhautentzündung mit Fehlen von Intrinsic Faktor und demzufolge verminderter Vitamin-B12-Aufnahme im Darm. Die roten Blutkörperchen können deshalb nicht richtig heranreifen. Charakteristisch sind Missempfindungen (z. B. Kribbeln) und Gangstörungen zusätzlich zu den Beschwerden durch die Blutarmut, da auch das Nervensystem unter dem Vitaminmangel leidet.

Phäochromozytome. Gut- oder bösartige Tumoren des Nebennierenmarks, teilweise familiär oder im Rahmen von → multiplen endokrinen Neoplasien auftretend. Leitbeschwerde ist Bluthochdruck, der anfallsartig auftreten kann und dann typischerweise mit Kopfschmerzen, schnellem Herzschlag und Schwitzen einhergeht.

Plasmozytome (Immunozytome). Relativ häufige, vor allem bei Patienten über 60 Jahren auftretende Form der → Non-Hodgkin-Lymphome, bei denen die entarteten Plasmazellen ein einziges Immunglobulin (oder Bruchstücke davon) produzieren, das auch als **Paraprotein** bezeichnet wird. Das Plasmozytom bereitet erst spät Beschwerden, vor allem Knochenschmerzen und -brüche, da die Knochensubstanz an vielen Stellen aufgelöst wird.

Plazenta (Mutterkuchen). Scheibenförmiges Organ in der Schwangerschaft, das den mütterlichen Blutkreislauf mit dem des Kindes koppelt, um Sauerstoff, Nährstoffe und Abwehrstoffe von der Mutter zum Kind zu transportieren. Damit der Austausch funktionieren kann, ist der Mutterkuchen zweigeteilt. Der mütterliche Teil entsteht aus umgewandelter Gebärmutterschleimhaut, die mütterlichen Blutgefäße speisen großen »Blutseen«. Der kindliche Anteil enthält gewebige Ausstülpungen *(Zotten),* die Nährstoffe und Sauerstoff wie ein Schwamm aus den »Blutseen« (genauer den Zwischenzottenräumen) aufnehmen. Die Verbindung des Kindes mit dem Mutterkuchen besteht in der **Nabelschnur.**

Polio (Poliomyelitis, Kinderlähmung). Ansteckende Infektionserkrankung durch das Poliomyelitis-Virus, die in ihrer schwersten Form durch teils lebensbedrohliche Lähmungen gekennzeichnet ist und oft Dauerfolgen hinterlässt. Kommt hierzulande zwar nicht mehr vor, ist in den Ländern der 3. Welt aber weiterhin eine Gefahr, weshalb die Impfung weiterhin empfehlenswert ist.

Polyglobulie (Blutverdickung). Überschießende Bildung roter Blutkörperchen, entweder als primäre, eigenständige Erkrankung (→ Polyzythämie) oder, häufiger, als Folge einer anderen Krankheit (sekundäre Polyglobulie). Ursache der sekundären Form ist primär das Rauchen, aber auch Lungen- oder Herzerkrankungen, die einen Sauerstoffman-

gel in den Geweben auslösen. Um mehr Sauerstoff bereitzustellen, werden verstärkt rote Blutkörperchen gebildet, dadurch dickt das Blut ein und es kommt zu Durchblutungsstörungen wie Schlaganfall und Herzinfarkt oder zu Thrombosen.

Polymyositis (PM). Entzündliche Autoimmunerkrankung der Muskulatur mit symmetrisch auftretenden, großflächigen Muskelentzündungen und schließlich dem Zerfall der Muskelfasern. Sie betrifft vor allem die Oberschenkel- und Oberarmmuskeln. Die Betroffenen sind zu 70 % Frauen und bevorzugt zwischen 45 und 60 Jahre alt. Die Krankheit verläuft meist langsam und schubweise. Mehrjährige Behandlung mit Kortison und ggf. weiteren → Immunsuppressiva sind oft erfolgreich.

Polyzystische Ovarien (PCO, Stein-Leventhal-Syndrom). Erkrankung mit vergrößerten und mit zahlreichen Bläschen durchsetzten Eierstöcken, Überschuss an männlichen Geschlechtshormonen und fehlendem Eisprung. Die Erkrankung wird oft im Rahmen der Ursachensuche bei unerfülltem Kinderwunsch gestellt.

Polyzythämie (Polycythaemia vera). → Myeloproliferative Erkrankung mit starker Überproduktion roter Blutkörperchen. Auch die weißen Blutkörperchen und Blutplättchen sind (mäßig) erhöht. Ursache ist eine zwar langsame, aber unkontrollierte Vermehrung der Blutstammzellen im Knochenmark. Die Polyzythämie betrifft vorwiegend ältere Menschen.

Porphyrien. Seltene Stoffwechselstörungen aufgrund verschiedener, meist angeborener Bildungsstörungen des roten Blutfarbstoffs Hämoglobins. Bei der angeborenen akuten **intermittierenden Porphyrie** kommt es anfallsweise zu (schweren) Bauchbeschwerden, Herzrhythmusstörungen und evtl. Lähmungen oder Stimmungsänderungen. Zu den Auslösern gehören Medikamente, Infektionen, Alkohol oder auch Fastenkuren. Die **chro-**

nisch-hepatische Porphyrie, die vor allem durch Alkohol oder die »Pille« ausgelöst wird, führt ab dem mittleren Erwachsenenalter zu sehr lichtempfindlicher Haut (sehr auffällig an den Händen) und Leberschäden.

Poststreptokokken-Glomerulonephritis. Form der akuten → Glomerulonephritis, die sich an eine überstandene Infektion mit Streptokokken der Gruppe A anschließt.

Primär. Anderes Wort für »erstrangig« oder »ursprünglich«. In der Medizin tragen viele Krankheitsnamen den Vorsatz »primär«, was bedeutet, dass die Krankheit eigenständig und nicht als Folge einer anderen Störung entstanden ist.

Primär biliäre Zirrhose (PBC). Seltene Form der → Leberzirrhose, die als Endstadium einer **nicht-eitrigen chronisch-destruierenden Cholangitis** auftritt, einer Autoimmunerkrankung der kleinen Gallengänge in der Leber. Die Erkrankung ist nur durch Lebertransplantation heilbar.

Primär sklerosierende Cholangitis (PSC). Fortschreitende Entzündung und Zerstörung der Gallengänge mit unbekannter Ursache, die vor allem bei Männern zwischen 20 und 50 Jahren einsetzt und sich durch Müdigkeit, Gewichtsabnahme, Juckreiz und gelegentlich Gelbsucht äußert. Endstadium ist oft die Leberzirrhose.

PROCAM-Test (oder -studie). Auf der Prospective Cardiovascular Münster (PROCAM)-Studie basierende Berechnung des Herzinfarkt- und Schlaganfallrisikos. Zu seiner Berechnung werden Alter, Geschlecht, Blutdruck, HDL-Cholesterin, LDL-Cholesterin, Triglyzeride, eine Diabeteserkrankung sowie familiär gehäuftes Auftreten von Herzinfarkten herangezogen.

Prolaktinome. Hormonaktive Tumoren des → Hypophysenvorderlappens, die durch vermehrte Bildung von Prolaktin bei Frauen zu Zyklusstörungen, Sterilität, Brustwachstum und Milchfluss führen können, bei Männern vor allem zu sexuellem Desinteresse. Auch Sehstörungen können die Folge eines wachsenden Tumors sein. Die Prognose der gutartigen Tumoren ist gut.

Prostata. Die zu den inneren Geschlechtsorganen des Mannes zählende Vorsteherdrüse. Die etwa 20 Gramm schwere, kastaniengroße Prostata liegt unter der Harnblase und umgibt die Harnröhre. Die Sekrete der Prostata und der anderen Geschlechtsdrüsen *(Samenbläschen* und *Cowper-Drüsen)* machen einen Großteil der *Samenflüssigkeit* (des *Spermas)* aus.

Prostataentzündung (Prostatitis). Entzündung der Vorsteherdrüse des Mannes. Leitbeschwerden sind Schmerzen in der Damm- und Analregion, häufiger Harndrang und Schmerzen beim Wasserlassen sowie evtl. auch beim Stuhlgang. Die **akute Prostataentzündung** ist immer eine bakterielle Infektion und wird durch Harnabflusstörungen oder Abwehrschwäche begünstigt. Die **chronische bakterielle Prostataentzündung** ist oft Folge einer nicht ausgeheilten akuten Prostataentzündung. Bei der **chronisch abakteriellen Prostataentzündung** *([abakterielles] chronisches Beckenschmerzsyndrom)* bestehen die gleichen Beschwerden, es sind aber, zumindest mit herkömmlichen Methoden, keine Bakterien nachweisbar.

Prostatakrebs (Prostatakarzinom, PCA). Bösartiger Tumor der Prostata. Dieser sehr häufige Krebs (jeder zehnte Mann erkrankt) tritt vor allem zwischen 60 und 80 Jahren auf, wächst bei vielen (vornehmlich älteren) Patienten aber so langsam, dass der Betroffene auch ohne Behandlung oft nicht am Prostatakrebs stirbt. Dennoch ist der Prostatkrebs die dritthäufigste Krebstodesursache, vor allem bei Männern unter 70 Jahren.

[Gutartige] Prostatavergrößerung (Benigne Prostatahyperplasie, BPH, Prostataadenom). Eine ab etwa dem 40. Lebensjahr beginnende, über Jahre langsam fortschreitende Vergrößerung der Drüsen der inneren

Prostataanteile. Auslöser sind hormonelle Veränderungen, die sich mit dem Älterwerden einstellen. In höherem Alter bekommen viele Männer Beschwerden, vor allem beim Wasserlassen bis hin zum kompletten Harnverhalt, weil die sich vergrößernde Prostata den Harnleiter einengt und abdrückt.

Protonenpumpenhemmer (Protonenpumpeninhibitoren, PPI). Medikamente zur Behandlung von Geschwüren des Magens und Zwölffingerdarms sowie der durch Magensaft-Rückfluss verursachten Speiseröhrenentzündung. Die Wirkstoffe (beispielsweise Pantoprazol, Pantozol®, Esomeprazol, Nexium® oder Omeprazol, Antra®) blockieren das für die Säureproduktion im Magen verantwortliche Enzym. PPI sind wegen ihrer zuverlässigen und rasch einsetzenden Wirkung heute eine dominierende Medikamentengruppe in der Ulkustherapie.

Puffersystem. Substanzen bzw. Substanzgemische, die Säuren oder Basen neutralisieren können. Der Säure-Basen-Haushalt des menschlichen Körpers muss sorgfältig reguliert werden, um die Funktionsfähigkeit der Organe zu gewährleisten. So darf z. B. im Blut der **pH-Wert** (Maß für den Säuregehalt einer Flüssigkeit) 7,4 nicht wesentlich über- oder unterschreiten. Puffersysteme im Blut halten den pH-Wert konstant, indem sie bei Bedarf überschüssige Säuren und Basen »abfangen«.

Purine. Bausteine des Erbmaterials DNA, bei deren Abbau als Endprodukt Harnsäure anfällt, die normalerweise hauptsächlich über die Nieren mit dem Urin ausgeschieden wird. Ist die Harnsäurezufuhr größer als die -ausscheidung, erhöht sich der Harnsäurespiegel im Blut, was der Mediziner als Hyperurikämie bezeichnet. Dieses Überangebot entsteht unter anderem durch sehr purinreiche Nahrung (beispielsweise Innereien, Grillhähnchen, Bäckerhefe etc.).

R

Rachitis. Durch Vitamin-D-Mangel bedingte Knochenerweichung im Kindesalter. Folgen sind Knochenverformungen, besonders auffällig am Schädel (bei Babys), an der Wirbelsäule und den Beinen, Muskelschwäche und unzureichende Zahnbildung. Die Rachitis ist in Deutschland dank der routinemäßigen Vitamin-D-Prophylaxe im 1. Lebensjahr selten geworden.

(Freie) Radikale. Ungebundene, hochreaktive Atome oder Moleküle, die unsere Körperzellen schädigen und in ihrer Funktion beeinträchtigen. (Freie) Radikale entstehen im Körper bei natürlichen Stoffwechselabläufen oder durch äußere Einflüsse (Zigarettenrauch, UV-Strahlung, starke körperliche Belastung, Medikamente und Nahrungsbestandteile). Sie versuchen, von anderen Substanzen Elektronen abzuspalten (sie zu »oxidieren«). Dadurch können Zellbestandteile geschädigt oder Stoffwechselabläufe gestört werden.

Reizdarm (Reizdarmsyndrom, RDS, Irritable Bowel Syndrome, Reizkolon, Colon irritabile, spastisches Kolon). Häufige funktionelle Darmstörung ohne erkennbare organische Ursache. Der Reizdarm betrifft 15 % der Bevölkerung, 2/3 davon Frauen. Zu den Beschwerden gehören v. a. Bauchschmerzen (die sich oft mit dem Stuhlgang bessern), Völlegefühl, Blähbauch, ein Gefühl der unvollständigen Darmentleerung und Veränderungen von Stuhlkonsistenz und -häufigkeit. Die genaue Ursache ist bis heute unklar, psychische Faktoren (Stress, Depression etc.) können die Beschwerden verschlimmern. Aus medizinischer Sicht ist die Krankheit harmlos, die Beschwerden können aber die Lebensqualität stark einschränken.

Releasinghormone. Vom → Hypothalamus produzierte Botenstoffe, welche den Hypophysenvorderlappen veranlassen, Steuerhormone für die jeweiligen Hormondrüsen auszuschütten und deren Hormonproduktion anzuregen.

Renin. In den Nieren gebildetes Hormon, das an der Blutdruckregulation beteiligt ist.

Renin-Angiotensin-Aldosteron-System (RAAS). Gruppe von verschiedenen Hormonen und Enzymen, die den Blutdruck sowie den Salz- und Wasserhaushalt des Körpers steuern (→ Abb. S. 131)

(Akutes) Rheumatisches Fieber. Entzündlich-rheumatische Folgeerkrankung nach Infektionen mit Streptokokken der Gruppe A, z. B. eitrigen Mandelentzündungen. Die hierbei gebildeten Antikörper schädigen körpereigenes Gewebe. Es kommt etwa 2–4 Wochen nach der Infektion zu schmerzhaften Entzündungen der Gelenke, vor allem aber der Herzinnenhaut und damit der Herzklappen *(nichtinfektiöse Endokarditis)*. Die dadurch verursachten Herzklappenschäden sind für den Betroffenen prognoseentscheidend.

Rheumatoide Arthritis (RA, [primär] chronische Polyarthritis, cP, PCP). Schwere, chronisch-entzündliche Autoimmunerkrankung vor allem der Gelenke, aber auch der Schleimbeutel, Sehnenscheiden, Gefäße, Augen, Haut und inneren Organe. Die RA betrifft 1 % der Bevölkerung, vermehrt Frauen. Zu den Beschwerden gehören z. B. Gelenkschmerzen und -schwellungen (vor allem der Fingergrundgelenke), Druckschmerzen, Krankheitsgefühl, Morgensteifigkeit und schließlich Handdeformitäten. Es kommt bereits früh zu irreversiblen Schäden an betroffenen Gelenkknochen. Eine seltene, schwere Sonderform mit Leber- und Milzvergrößerung heißt auch **Felty-Syndrom.** Die Lebenserwartung ist bei Männern um bis zu 5 Jahre, bei Frauen um bis zu 15 Jahre verringert.

Ringelröteln (Erythema infectiosum). Ansteckende, in der Regel harmlose Infektionskrankheit, die vor allem Kindergartenkinder betrifft. Charakteristisch für die Erkrankung ist (neben allgemeinen Erkältungszeichen) eine flächige, schmetterlingsförmige Rötung beider Wangen, die sich oft in einem girlandenförmigen Muster auf dem übrigen Körper ausbreitet. Lediglich Infektionen in der Schwangerschaft sind gefährlich, da sie das Ungeborene schädigen können. Ursache der Erkrankung ist das **Parvo-Virus B19,** das wahrscheinlich über Tröpfchen und Hände übertragen wird.

Röteln (Rubella). Ansteckende, bei Kindern harmlos verlaufende Infektionskrankheit, die durch das Röteln-Virus hervorgerufen wird. Zu erkältungsähnlichen Beschwerden tritt oft eine Schwellung der Lymphknoten hinter den Ohren und am Nacken hinzu. Der typische Ausschlag (hellrot, feinfleckig) tritt nur in 50 % der Fälle auf. In der Schwangerschaft sind Röteln eine ernste Bedrohung, selbst wenn die Krankheit so leicht verläuft, dass die Schwangere sie gar nicht bemerkt: Schwere kindliche Schäden mit geistiger Behinderung, Schwerhörigkeit, Taubheit, Sehbehinderung und/oder Herzfehlern sind häufige Folgen.

S

Sarkoidose (Morbus Boeck). Ursächlich unklare Erkrankung, die zwar prinzipiell den ganzen Körper betreffen kann, sich aber hauptsächlich an den Lungen zeigt und vor allem bei Menschen zwischen 20 und 40 Jahren auftritt. In 5–10 % der Fälle verläuft die Krankheit akut (Gelenkentzündung, Hautrötung, grippale Symptome), in 90 % aber chronisch mit schleichendem Beginn. Oft heilt die Sarkoidose von selbst aus. Ansonsten droht eine Lungenfibrose mit schwerer Einschränkung der Lungenfunktion und Rechtsherzbelastung. Mit steigendem Alter verschlechtert sich die Prognose; 1 % der Patienten stirbt an der Erkrankung.

Scharlach (Scarlatina). Bei Kindergarten- und Schulkindern häufige Sonderform der Streptokokken-Angina, bei der bestimmte Streptokokkenstämme durch ein spezielles Gift den typischen Hautausschlag verursachen. Zusätzlich zu den für die Angina typischen Halsbeschwerden und dem Fieber kommt es deshalb zu Haut- und Schleimhauterscheinungen (erst gelblich-weiß belegte, dann rote, verdickte »Himbeerzunge«, kleinfleckiger Hautausschlag, Gesichtsröte, später Schuppung der Haut).

Schilddrüsenadenom. Umschriebener Schilddrüsenbezirk, der unabhängig von der normalen Regulation durch Steuerhormone ist und wegen dieser → Schilddrüsenautonomie auch **autonomes [Schilddrüsen-]Adenom** heißt. Das Schilddrüsenadenom liegt bei 30 % aller Fälle von → Schilddrüsen-Überfunktion zugrunde.

Schilddrüsenautonomie. »Selbstständige« Schilddrüsenhormonproduktion unkontrolliert von der normalen Steuerung durch → Hypothalamus und → Hypophyse und unabhängig vom Bedarf des Körpers. Häufige Ursache der Verselbstständigung von Schilddrüsenbezirken ist Jodmangel. Die Autonomie kann einen oder mehrere lokal begrenzt Knoten oder fast das ganze Schilddrüsengewebe betreffen. Insbesondere bei großen autonomen Bezirken oder plötzlicher Jodzufuhr besteht die Gefahr einer → Schilddrüsen-Überfunktion.

Schilddrüsenentzündungen (Thyreoiditis). Sammelbegriff für alle Erkrankungen, bei denen sich die Schilddrüse entzündet. Die häufigste Form ist die chronische → **Hashimoto-Thyreoiditis,** die vor allem Frauen zwischen 30 und 50 Jahren betrifft und zur teilweisen bis völligen Zerstörung des Schilddrüsengewebes und damit einer → Schilddrüsen-Unterfunktion führt. Die Erkrankung ist nicht heilbar, durch Ersatz der fehlenden Hormone aber gut in den Griff zu bekommen. Die **subakute Schilddrüsenentzündung (**suba-

kute Thyreoiditis de Quervain, Quervain-Thyreoiditis, granulomatöse Thyreoiditis) betrifft vor allem Frauen zwischen 20 und 40 Jahren und tritt oft kurz nach einer Virusinfektion auf. Sie heilt meist über Monate von selbst aus. Die seltene **akute Schilddrüsenentzündung** ist durch Bakterien verursacht, die z. B. über den Blutweg in die Schilddrüse gelangen. Sie zeigt sich durch Fieber und Schmerzen der Schilddrüse und der Lymphknoten und wird mit Antibiotika behandelt.

Schilddrüsenhormone. Die Hormone Thyroxin (T4, mit vier Jodatomen) und Trijodthyronin (T3, mit drei Jodatomen). Sie werden in der Schilddrüse gebildet und je nach Bedarf des Körpers in die Blutbahn abgegeben. Die lebenswichtigen Hormone greifen in viele Stoffwechselvorgänge ein: erhöhte Energiebereitstellung für Stoffwechselaktivitäten, Beschleunigung der Herzfrequenz, Erhöhung des Blutdrucks und der Körpertemperatur, Einfluss auf Wachstumsvorgänge.

Schilddrüsenkrebs (Schilddrüsenkarzinom). Seltener bösartiger Tumor, der vor allem Frauen betrifft und in verschiedene Formen unterteilt wird: Das **differenzierte Schilddrüsenkarzinom** (~ 85 %) geht von den Schilddrüsenzellen aus, wächst eher langsam und hat eine günstige Prognose. Das **anaplastische Schilddrüsenkarzinom** (~ 10 %) geht zwar auch von den Schilddrüsenzellen aus, ist aber entdifferenziert (zeigt also kaum noch Eigenschaften des normalen Gewebes), metastasiert früh und hat eine schlechte Prognose (nur 10 % der Betroffenen leben nach 5 Jahren noch). 5 % der Fälle entfallen auf das **medulläre Schilddrüsenkarzinom** (C-Zell-Karzinom, da es von den C-Zellen der Schilddrüse ausgeht), das oft im Rahmen einer → multiplen endokrinen Neoplasie II auftritt. Die 10-Jahres-Überlebensrate beträgt hier 50 %.

Schilddrüsen-Überfunktion (Hyperthyreose). Übermäßige Bildung und Ausschüttung von → Schilddrüsenhormonen mit der Folge generell »angeheizter« Stoffwechselvorgänge. Zu den Beschwerden gehören etwa Rastlosigkeit, Zittern, Schweißausbrüche, Gewichtsverlust und ein erhöhter Puls. Meist betrifft die Erkrankung Frauen. Bei älteren Frauen liegt häufig ein autonomes → Schilddrüsenadenom zugrunde, bei jüngeren Frauen ein → Morbus Basedow. Gefährliche Komplikation ist die thyreotoxische Krise, eine massive Hormonüberproduktion, die bis zum Koma führen kann und lebensbedrohlich ist.

Schilddrüsen-Unterfunktion (Hypothyreose). Mangel an → Schilddrüsenhormonen, der vor allem bei Frauen über 60 Jahren auftritt. Es kommt zu Beschwerden wie Müdigkeit, erniedrigtem Puls, Frieren, Verstopfung oder depressiven Verstimmungen, generell einer verminderten Stoffwechselaktivität (Hypometabolismus). Zudem wird eines von 4 000 Neugeborenen mit einer angeborenen Hypothyreose geboren. Da die Hypothyreose bei Kindern zu schweren und nicht mehr aufholbaren Entwicklungsrückständen führt (vor allem einer geistigen Behinderung), wird bei allen Neugeborenen am 3.–5. Lebenstag ein Hypothyreose-Screening durchgeführt.

Schilddrüsenvergrößerung. Messbare und bei stärkerer Ausprägung auch sichtbare Vergrößerung der Schilddrüse, auch **Struma** oder **Kropf** genannt. Ursächlich ist am häufigsten Jodmangel, gefolgt vom Morbus Basedow, seltener ein Schilddrüsentumor.

Schleifendiuretika. Medikamente aus der Wirkstoffgruppe der → Diuretika, die bei fortgeschrittenem Nierenversagen zum Einsatz kommen, um schnell viel Wasser aus dem Körper zu schwemmen (beispielsweise beim Lungenödem). Schleifendiuretika steigern die Ausscheidung von Natrium und Chlor über den Urin. Diese »ziehen« Wasser mit sich, sodass sich die Ödeme verringern. Als Nebenwirkung kommt es vor allem zu oft starkem Kaliumverlust sowie gelegentlich zu Kalziummangel und vorübergehenden Hörminderungen.

Schock. Ein meist plötzlich einsetzendes, lebensbedrohliches Kreislaufversagen, bei dem der Körper den Durchblutungsbedarf einzelner oder aller Organe nicht mehr decken kann. Ursachen sind massive Blutverluste, ein Pumpversagen des Herzens oder viel zu weit gestellte Gefäße bei schwersten Infektionen oder Typ-I-Allergien, sodass das Blut »versackt«. Durch den Sauerstoffmangel lebenswichtiger Gewebe kommt es zu Bewusstlosigkeit, Nieren- und Lungenversagen und unbehandelt zum Tod des Patienten.

Schuppenflechte (Psoriasis vulgaris). Chronische, meist schubweise auftretende Hautkrankheit mit übermäßiger Neubildung der Oberhaut und entsprechen viel zu starker Verhornung und ausgeprägter Schuppenbildung. Insgesamt sind 2–3 % der Bevölkerung betroffen. Bei etwa einem Viertel tritt die Erkrankung nur ein Mal auf, bei anderen wechseln sich Krankheitsschübe und erscheinungsarme- oder -freie Phasen ab. Als Ursache gilt eine erblich bedingte Autoimmunerkrankung, bakterielle Infekte, Stress, Einnahme bestimmter Medikamente oder andere Faktoren lösen dann einen Schub aus. Die Schuppenflechte ist nicht heilbar, lässt sich aber gut behandeln.

Schwangerschaftsdiabetes (Gestationsdiabetes). Vorübergehende Form des → Diabetes, die bei etwa 3–5 % der Schwangeren auftritt und mit erhöhtem Risiko für Mutter und Kind verbunden ist. Zum Zeitpunkt der Geburt sind die Babys oft sehr groß und schwer, sodass eine natürliche Geburt sehr stark erschwert ist, gleichzeitig sind ihre Organe aber in der Entwicklung zurück. Im späteren Leben leiden die Kinder oft an Übergewicht und einem erhöhten Diabetesrisiko.

Screeninguntersuchungen (Suchtests). Untersuchungen Beschwerdefreier zur Früherkennung von Krankheiten. Durch die daraus resultierende frühere Behandlung soll die Prognose der Erkrankung verbessert werden. Wohl am bekanntesten sind die verschiedenen »Krebsvorsorgeuntersuchungen«.

Sekundär. Andere Bezeichnung für »an zweiter Stelle«, »nachfolgend«. Trägt ein Krankheitsnamen den Vorsatz »sekundär«, bedeutet dies, dass die Krankheit als Folge einer anderen Störung entstanden ist.

Sepsis (Blutvergiftung). Lebensbedrohliche Infektion des ganzen Körpers durch Bakterien oder Pilze, die mit Fieber oder Untertemperatur, einem Puls von über 90 und/oder zu vielen bzw. zu wenigen weißen Blutkörperchen einhergeht. Ungefähr 150 000 Menschen erleiden pro Jahr in Deutschland eine Blutvergiftung, etwa ⅓ davon stirbt trotz rascher intensivmedizinischer Behandlung. Besonders gefährdet sind abwehrgeschwächte Patienten.

SIADH (Syndrom der inadäquaten ADH-Sekretion, Schwartz-Bartter-Syndrom). Überhöhte (»inadäquate«) Bildung von → ADH, meist infolge Störung im Gehirn (z. B. durch einen Verkehrsunfall) oder ADH-Bildung durch einen Tumor. Der Urin ist zu stark konzentriert und der Körper überwässert.

Sjögren-Syndrom (Sjögren-Erkrankung, primäres Sicca-Syndrom). Chronisch voranschreitende Autoimmunerkrankung, die 2 % der Erwachsenen betrifft, überwiegend Frauen zwischen 30 und 50 Jahren. Die Betroffenen leiden insbesondere unter trockenem Mund und trockenen Augen, teilweise sind weitere Organe beteiligt. Das in 70 % der Fälle vorliegende **primäre Sjögren-Syndrom** ist zwar nicht heilbar, schreitet aber nur langsam fort. Wenn die Erkrankung im Zusammenhang mit anderen → Autoimmunerkrankungen auftritt (30 % der Fälle), dann handelt es sich um das **sekundäre Sjögren-Syndrom.**

Sklerodermie. Zu den → Kollagenosen zählende Autoimmunerkrankung des Bindegewebes. Alle Patienten haben Hauterscheinungen, fast immer der Hände: Die Finger verfärben sich, später wird die Haut härter und schrumpft und an den Fingerspitzen kann Gewebe absterben. Während die **kutane Sklerodermie** auf Hände und Füße beschränkt bleibt, betrifft die **systemische Sklerodermie** weitere Hautbezirke (der Mund wird z. B. kleiner) und die inneren Organe, was zu Schluckbeschwerden, Husten, Atemnot und Herzschwäche führen kann.

Speiseröhrenkrebs (Ösophaguskarzinom). Seltener, bösartiger Tumor der Speiseröhrenschleimhaut. Er betrifft v. c. Männer zwischen 40 und 60 Jahren. Risikofaktoren sind Alkohol, Rauchen und häufiger Genuss von Nitriten und Nitraten (z. B. gepökelte Fleischwaren) sowie von sehr heißen Speisen und Getränken. Der Tumor dringt früh in das umgebende Gewebe ein und bildet rasch Metastasen. Die Prognose ist schlecht, da der Tumor meist sehr spät entdeckt wird.

Spezifische [Immun-]Abwehr. Gesamtheit der ganz zielgerichteten, gegen ein bestimmtes Antigen (»Angreifer«) gerichteten Abwehrreaktionen des Körpers. Verantwortlich für die spezifische Abwehr sind die Lymphozyten, eine Sorte weißer Blutkörperchen: **T-Lymphozyten** greifen insbesondere virusinfizierte oder bösartige Zellen an, **B-Lymphozyten** produzieren lösliche Abwehrstoffe, die Antikörper oder Immunglobuline. Haben die Lymphozyten einmal einen Feind erkannt, erinnern sie sich lang an ihn **(immunologisches Gedächtnis).**

Spironolacton. Medikament aus der Gruppe der Aldosteronantagonisten (Aldosteron-Gegenspieler). Es wird zum eir en eingesetzt, um bei → Hyperaldosteronismus die Aldosteronwirkung zu hemmen. Zudem gehört Spironolacton zu den kaliumsparenden → Diuretika, die entwässernd wirken, dabei aber nicht zu einem Kaliumverlust führen.

Spurenelemente. Mineralstoffe, die der Körper nur in sehr kleinen Mengen benötigt. Während manche Spurenelemente lebenswichtig sind (essenzielle Spurenelemente, z. B. Zink, Eisen, Jod, Kupfer), ist die biologische Funktion anderer Spurenelemente (z. B. Blei, Nickel oder Quecksilber) teilweise noch unklar. Abgesehen von Eisen und Jod besteht ein Risiko der Unterversorgung bei einigermaßen normaler Ernährung nicht. Gefährdet sind vor allem Menschen, bei denen die Nahrungsverwertung z. B. infolge chronischer Durchfälle gestört ist.

Streptokokken. Krankheitserregende Bakterien, die in verschiedene Gruppen eingeteilt werden und für eine Reihe von Erkrankungen verantwortlich sein können, beispielsweise für die klassische eitrige Angina, Scharlach, Wund- und Gesichtsrose oder eine Hirnhautentzündung oder Sepsis.

Streptokokken-Folgekrankheiten (Streptokokken-Zweitkrankheiten). Durch Immunprozesse bedingte Folgeerkrankung einer (unbehandelten) Streptokokken-Infektion wie etwa einer eitrigen Angina. Die im Rahmen der Streptokokken-Infektion gebildeten Antikörper richten sich gegen körpereigene Gewebe mit ähnlicher Struktur und schädigen diese. Streptokokken-Folgekrankheiten sind das → (akute) rheumatische Fieber und die → Poststreptokokken-Glomerulonephritis.

Stressreaktionen. Gesamtheit der Körperreaktionen (z. B. Herzklopfen, Muskelanspannung, Hände-Zittern) als Folge der Ausschüttung der Stresshormone wie z. B. Adrenalin oder Kortisol bei Anspannung und Nervosität.

Sulfonylharnstoffe. Gruppe blutzuckersenkender Medikamente zur Behandlung des Diabetes (Typ 2). Sulfonylharnstoffe, z. B. Glibenclamid (Euglucon®, Glibenbeta®) regen die Betazellen der Bauchspeicheldrüse zur vermehrten Freisetzung von Insulin an, wodurch der Blutzucker abfällt.

Syphilis (Lues, harter Schanker). Chronische, in mehreren, klinisch sehr unterschiedlichen Stadien ablaufende Krankheit, die durch das Bakterium **Treponema pallidum** (*Treponemen*) ausgelöst wird. Im Primärstadium entsteht ein schmerzloses Knötchen oder Geschwür an der Stelle, wo die Bakterien in

den Körper eingedrungen sind, meist also im Genitalbereich. Das Sekundärstadium kann vielfältigste Beschwerden auslösen, beispielsweise Hautausschläge, Halsentzündungen, Veränderungen der Mundschleimhaut und nässende, juckende Wärzchen im Geschlechtsorgan- und Analbereich.

Systemischer Lupus erythematodes (SLE, Schmetterlingsflechte, Lupus visceralis, Lupus disseminatus). Chronische Autoimmunkrankheit, welche die Haut und zahlreiche innere Organe befällt. Die Krankheit betrifft bevorzugt Frauen um die 30 Jahre. Die häufigsten Symptome sind unklare Fieberschübe, Gelenkbeschwerden und Hautveränderungen. Gefährlich ist der Befall von Herz, Nieren und Gehirn. Die Prognose hat sich durch die heute zur Verfügung stehenden Medikamente erheblich verbessert.

T

Tetanus (Wundstarrkrampf). Oft tödlich verlaufende Infektion, verursacht durch das Bakterium *Clostridium tetani*. Die Infektion erfolgt in der Regel über offene Wunden, die mit Straßenstaub oder Gartenerde verschmutzt sind. Das Gift der Bakterien löst die lebensgefährlichen Muskelkrämpfe am ganzen Körper aus. Die Tetanus-Impfung schützt zuverlässig und ist gut verträglich.

Thalassämie. Eine in Mitteleuropa seltene Form der Blutarmut aus der Gruppe der angeborenen → hämolytischen Anämien, bei der der Körper »falsche« rote Blutfarbstoffe bildet. Es kommt zu einer schweren Blutarmut (→ Anämie) und Knochenveränderungen.

Thiazide. Entwässernde Medikamente (→ Diuretika), z. B. Hydrochlorothiazid (Esidrix®, HCT-Hexal®) oder Xipamid (Aquaphor®). Thiazide hemmen die Rückresorption von Natrium und Chlor aus dem Primärharn in den Körper, sodass diese in Form von Salzen vermehrt über den Urin ausgeschwemmt werden. Die Salze »ziehen« Wasser mit sich und verringern dadurch zum Beispiel Ödeme.

Thrombosen. Im weiteren Sinne jede Gerinnselbildung in einem Blutgefäß. Fast immer ist aber die Blutgerinnselbildung in Venen, meistens Beinvenen, gemeint **(tiefe Venenthrombosen).** Ursachen sind z. B. lange Bettlägerigkeit, Operationen, Gipsbehandlung, Tumoren, Krampfadern, Einnahme der »Pille« und eine erhöhte Gerinnbarkeit des Blutes, die auch erblich bedingt sein kann. Die Thrombose führt durch den Blutstau zu Beschwerden im betroffenen Bein. Bedrohlich ist sie aber v. a. durch die Möglichkeit einer Lungenembolie, wenn sich ein Teil des Blutgerinnsels löst und in die Lunge verschleppt wird.

Thymus (Thymusdrüse). Hinter dem oberen Teil des Brustbeins im Brustkorb gelegene Drüse, die beim Kind eine Schlüsselposition in der → spezifischen Immunabwehr einnimmt, weil sie für die normale Entwicklung der T-Lymphozyten notwendig ist. Mit Beginn des Erwachsenenalters bildet sich der Thymus zurück, das Knochenmark und die Lymphknoten übernehmen seine Funktion.

Thyreostatika. Medikamente, welche die Bildung von Schilddrüsenhormonen hemmen und daher bei Schilddrüsen-Überfunktion eingesetzt werden. Zu den Thyreostatika gehören beispielsweise Perchlorat (Irenat®), Thionamide wie Thiamazol (Favistan®) oder Carbimazol (Neo-Thyreostat®) sowie Lithium (Quilonum®).

Toxoplasmen. Einzeller, die vor allem über Katzenkot und rohes oder nicht durchgegartes Fleisch übertragen werden und die → Toxoplasmose verursachen.

Toxoplasmose. Durch Toxoplasmen verursachte Infektion, die bei ansonsten Gesunden allenfalls grippeartige Beschwerden bereitet. Bei ausgeprägter Abwehrschwäche (z. B. bei AIDS) können aber Hirnhaut- und Gehirnentzündungen die Folge sein. Für Ungeborene ist eine frische Toxoplasmose-Infektion der Mutter gefährlich, da die Toxoplasmen über das mütterliche Blut zum Kind gelangen und im schlimmsten Fall zu Erblindung sowie Gehirn- und Leberschäden führen.

Transplantation. Übertragung von Organen, Geweben oder Zellen. In aller Regel ist die Übertragung auf ein anderes Individuum gemeint, selten die auf die gleiche Person, z. B. Hauttransplantation. Mit Ausnahme der Transfusion von Blut oder Knochenmark (über eine Infusion) ist eine Operation erforderlich. Fast alle Transplantate anderer Menschen bleiben lebenslang ein Fremdkörper und werden vom körpereigenen Abwehrsystem aggressiv bekämpft. Deshalb muss das Abwehrsystem des Transplantatempfängers lebenslang durch → Immunsuppressiva unterdrückt werden, um Abstoßungsreaktionen zu verhindern.

Tuberkulose (TBC, Tb, »Schwindsucht«). Chronische Infektionskrankheit durch die langsam wachsenden, aber extrem widerstandsfähigen **Tuberkulosebakterien.** Die Übertragung erfolgt meist durch Tröpfcheninfektion beim Husten, Sprechen oder Niesen. Die überwiegend die Lunge betreffende Erkrankung ist vor allem in armen Regionen häufig, nimmt aber auch in Deutschland wieder zu. Zu den Beschwerden gehören Husten, ausgeprägte Schweißneigung, ständige Müdigkeit, geringe Belastbarkeit, (blutiger) Auswurf und manchmal massiver Gewichtsverlust (daher der frühere Name »Schwindsucht«).

Tumoren (Geschwülste, entartete Gewebe). Neubildung durch überschießende und ungehemmte Vermehrung körpereigenen Gewebes. **Gutartige Tumoren** *(benigne Tumoren)* wachsen langsam und verdrängen dabei das umliegende Gewebe, ohne in dieses einzuwandern. Sie sind nur dann lebensbedrohlich, wenn sie kritische Stellen wie das Gehirn betreffen. **Präkanzerosen** sind Krankheiten oder Gewebeveränderungen, die mit einem erhöhten Risiko für eine bösartige Entartung einhergehen. Ausschließlich **bösartige Tumoren** *(maligne Tumoren)* werden als **Krebs** bezeichnet. Sie wachsen oft schnell, dringen in benachbarte Gewebe ein und bilden **Metastasen** *(Tochtergeschwülste)*. Unbehandelt verlaufen sie in der Regel tödlich.

Tumormarker. Substanzen in Geweben oder Körperflüssigkeiten, die bei erhöhter Konzentration auf einen Tumor *hin*weisen, ihn jedoch in aller Regel nicht *be*weisen. Ihren größten Wert haben die Tumormarker in der Krebsnachsorge, um einen **Krebsrückfall** *(Rezidiv)* zu erkennen.

U

Überwässerung (Hyperhydratation). Überschuss an Wasser im Körper. Die Beschwerden – Gewichtszunahme, Wassereinlagerungen im Bindegewebe und möglicherweise in der Lunge – sind v. a. durch die entstehende Überlastung von Herz und Lunge gefährlich. Ursachen sind meist Herz- oder Niereninsuffizienz. Um den Körper wieder zu entwässern, werden → Diuretika verabreicht.

Unterzuckerung (Hypoglykämie). Absinken der Blutzuckerwerte unter 50 mg/dl. Typische Beschwerden sind Unruhe, Überaktivität, Zittern, weite Pupillen und schneller Herzschlag, Heißhunger und Speichelfluss, im Extremfall auch Bewusstseinsverlust, [Krampf-]Anfälle sowie Atem- und Kreislaufstörungen. Ursache ist meist eine Überdosierung von Insulin oder anderen blutzuckersenkenden Medikamente bei Diabetikern. Bei Nicht-Diabetikern führen z. B. Alkoholmissbrauch oder ein → Insulinom zur Unterzuckerung.

V

Vaskulitiden (Gefäßentzündungen). Autoimmunerkrankungen mit Schädigung der Blutgefäße. Es gibt unterschiedlichste Krankheitsbilder mit oft schweren Verläufen. Man unterscheidet primäre Vaskulitiden und sekundäre Vaskulitiden, die in Assoziation mit einer anderen rheumatischen Erkrankung (z. B. SLE, rheumatische Arthritis) auftreten. Bei der Diagnose ist eine Gruppe von Autoantikörpern gegen Bestandteile weißer Blutkörperchen, genannt ANCA, oft wegweisend.

Venen. Blutgefäße, die das Blut wieder zum Herzen zurückführen. Es gibt mehr Venen als Arterien und ihr innerer Durchmesser ist weiter. Ein Großteil der Blutmenge des Körpers wird in den Venen gespeichert und kann durch deren Engstellung bei Bedarf den Arterien rasch zur Verfügung gestellt werden. Über die Blutfüllung der oberflächlichen Venen reguliert der Körper zudem die Wärmeabgabe.

Verbrauchskoagulopathie. Rasch einsetzende Form der → Blutgerinnungsstörung, bei der im Rahmen lebensbedrohlicher Erkrankungen die Gerinnung zunächst krankhaft gesteigert ist und dann durch den erhöhten Verbrauch zusammenbricht. Gerinnungsfaktoren stehen dann praktisch nicht mehr zur Verfügung.

Vermännlichung. Verlust der weiblichen Geschlechtsmerkmale wie z. B. des weiblichen Behaarungsmusters und der hohen Stimme in Folge einer Hormonstörung.

Verschlussikterus (posthepatischer Ikterus, cholestatischer Ikterus). Form der → Gelbsucht, die durch den fehlenden Gallenabfluss in den Gallengängen außerhalb der Leber verursacht wird. Verantwortlich dafür sind meist Gallensteine, eine (chronische) Bauchspeicheldrüsenentzündung oder Tumoren von Gallenwegen oder Bauchspeicheldrüse.

Viren. Kleinste → Mikroorganismen, die aber im Gegensatz zu Bakterien keine echten Lebewesen mehr sind, weil sie nur noch aus Erbsubstanz und einer umgebenden Hülle bestehen. Zu ihrer Vermehrung müssen Viren in andere Zellen eindringen. Virusinfektionen sind sehr häufig, Erkältungskrankheiten, Schnupfen und Grippe gehören z. B. dazu.

Vitamine. Mikronährstoffe, die regelmäßig in kleinen Mengen zugeführt werden müssen, damit der Körper gesund bleibt. Vitamine werden eingeteilt in die **fettlöslichen Vitamine** A, D, E und K und in die **wasserlöslichen Vitamine** B1, B2, B6, B12, C, H, Folsäure, Pantothensäure und Nikotinsäure.

Von-Willebrand-Jürgens-Syndrom. Häufigste angeborene → Blutgerinnungsstörung, bei der ein für die Gerinnung wesentliches Eiweiß teilweise oder (selten) völlig fehlt. Es überwiegen leichte Ausprägungen, bei denen es nur bei Zahnentfernungen, großen Verletzungen oder Operationen, nicht aber im Alltag, zu verstärkten oder verlängerten Blutungen kommt.

W

Wegener-Granulomatose (Morbus Wegener). Autoimmunerkrankung mit Entzündung der kleinen Blutgefäße und Ausbildung von *Gewebeknötchen (Granulomen),* die vorwiegend Ohren und Atemwege, Lungen und Nieren befällt. Die Erkrankung beginnt mit Atemwegsbeschwerden (z. B. verstopfte Nase, Ohrenschmerzen, Heiserkeit, Bronchitis). Später greift sie auf andere Organe über und führt z. B. zu Allgemeinbeschwerden, Sehstörungen und Gelenkschmerzen. Zu Beginn sind meist Sulfonamide (bestimmte Antibiotika) wirksam, später Kortison oder andere Immunsuppressiva. Rückfälle und bleibende Schäden (z. B. Hörminderung, eingeschränkte Nierenfunktion) sind möglich.

Windpocken (Varizellen). Hochansteckende Virusinfektion, die vor allem Kindergarten- und Grundschulkinder betrifft. Die Erkrankung hinterlässt eine lebenslange Immunität. Auslöser ist das *Varizella-Zoster-Virus,* das zur Gruppe der Herpes-Viren gehört. Nach zunächst allgemeinem Krankheitsgefühl (leichtes Fieber, Müdigkeit, Unwohlsein) entwickelt sich der charakteristische Hautausschlag (Flecken, aus denen Bläschen werden, die schließlich eintrocknen und abheilen). Für sonst gesunde Kinder sind Windpocken nur selten gefährlich, bei älteren Kindern und Erwachsenen verläuft die Erkrankung allerdings oft schwer. Eine frische Windpockeninfektion in der ersten Schwangerschaftshälfte führt in ~ 1 % zu kindlichen Schäden, Windpocken der Frau um die Geburt herum zu sehr schweren Windpocken beim Kind.

Z

Zellmembran. Lebenswichtige Hüllstruktur, die jede tierische und pflanzliche Zelle umgibt und mithilft, das chemische Milieu im Inneren der Zelle konstant zu halten.

Zellorganellen. »Organe« der Zellen, die den Zellstoffwechsel, aber auch die Zellvermehrung ermöglichen.

Zerebrale [Krampf-]Anfälle. Anfälle, die durch unkoordinierte, überschießende Aktivität von Gehirnzellen ausgelöst werden. Sie können ganz unterschiedlich ablaufen, z. B. mit kurzen »Bewusstseinspausen« oder komischen Wahrnehmungen. Meist werden sie aber von unkontrollierten, krampfartigen Muskelzuckungen begleitet (daher der eigentlich nicht ganz richtige Name »Krampanfälle«). Zu unterscheiden sind die zerebralen → Gelegenheitsanfälle und die → Epilepsie.

Zerebrale Gelegenheitsanfälle. Zerebrale Anfälle, die nur im Zusammenhang mit starken Belastungen des Gehirns auftreten, etwa Vergiftungen, einer Gehirnentzündung oder – nur im Kindesalter – schnellem Fieberanstieg. 5 % aller Menschen haben mindestens einmal im Leben einen Gelegenheitsanfall. Gelegenheitsfälle sind von epileptischen Anfällen (→ Epilepsie) abzugrenzen.

Zwölffingerdarmgeschwür (Ulcus duodeni). Tiefer Defekt der Zwölffinderdarmschleimhaut und dem → Magengeschwür verwandte Erkrankung, unter der vor allem jüngere Menschen leiden. In der Regel ist eine Infektion mit dem Bakterium → Helicobacter pylori an der Entstehung beteiligt. Zu den Beschwerden gehören Bauchschmerzen (vor allem einige Stunden nach dem Essen), Übelkeit und Erbrechen.

Zystennieren. Überwiegend erbliche Nierenerkrankung, bei denen diese mit Zysten (flüssigkeitsgefüllten Hohlräumen) durchsetzt sind. Die Krankheit macht sich erst zwischen dem 30. und 50. Lebensjahr bemerkbar. Leitbeschwerden sind Blut im Urin, Bauch- und Rückenschmerzen und Bluthochdruck. Die Nierenleistung nimmt immer mehr ab. Nach Jahren ist die Dialyse oder eine Transplantation unumgänglich, da eine Behandlung bisher nicht möglich ist.

Zytomegalie (CMV-Infektion). Infektion, die nur bei bestehender Abwehrschwäche teils schwere Lungen- und Leberentzündungen sowie Abstoßungsreaktionen nach Transplantationen auslöst. Schwerste Verläufe mit Augen- und Gehirnbeteiligung drohen vor allem AIDS-Kranken. Zudem ist bei einer frischen Infektion der Schwangeren das Ungeborene gefährdet: Es besteht vor allem das Risiko bleibender Seh-, Hör- und Gehirnschäden.

Zytomegalie-Viren. Gehören zur Familie der Herpes-Viren. Sie sind für Erwachsene und Kinder harmlos, können aber beim Ungeborenen durch Übertragung aus dem mütterlichen Blut vor allem Gehirnschäden auslösen.

Zytostatika. Zellgifte, die als Medikamente vor allem zur Behandlung von Krebserkrankungen im Rahmen der **Chemotherapie** eingesetzt werden. Sie wirken, indem sie Zellwachstum und -vermehrung hemmen und so Tumorzellen abtöten. Die Medikamente wirken aber auch auf alle stoffwechselaktiven Zellen des Körpers und führen dementsprechend zu vielen, teilweise sehr belastenden und gefährlichen Nebenwirkungen.

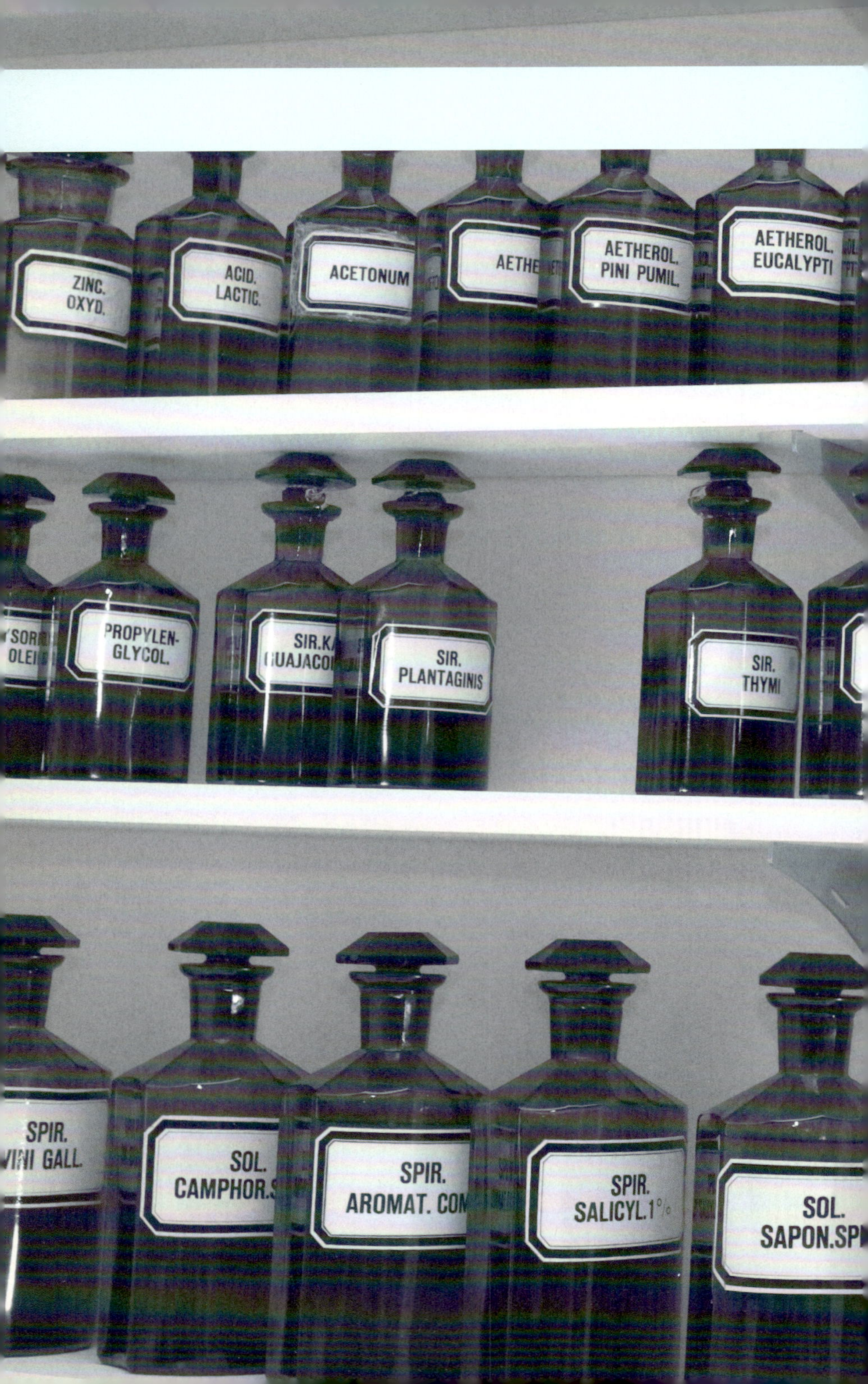

Top shelf:
ZINC. OXYD. · ACID. LACTIC. · ACETONUM · AETHE... · AETHEROL. PINI PUMIL. · AETHEROL. EUCALYPTI

Middle shelf:
...'SORB... OLEI... · PROPYLEN-GLYCOL. · SIR. K... GUAJACO... · SIR. PLANTAGINIS · SIR. THYMI

Bottom shelf:
SPIR. VINI GALL. · SOL. CAMPHOR. S... · SPIR. AROMAT. CO... · SPIR. SALICYL. 1% · SOL. SAPON. SPI...

VI

Register

Hinweis: Bei drei oder mehr Fundstellen ist der Haupteintrag **fett** hervorgehoben.

C

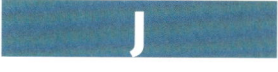

K

N

Neisseria gonorrhoeae 269
Neoplasie, multiple endokrine 279
Nephritis, interstitielle 272
Nephrolithiasis 270
nephrotisches Syndrom 22, 79, 151, **281**
Nervenwasser 275
Neugeborenen-Gelbsucht (Neugeborenenikterus) 281
Neuralrohrdefekt 281
Neuroblastom 146, 281
Neuronenspezifische Enolase 146
Neurose
– depressive 263
– endogene 263
Neutralfette 140
neutrophile Granulozyten 68
nicht-eitrige chronisch-destruierende Cholangitis 285
nicht-Insulin-abhängiger Diabetes 264
nichtinfektiöse Endokarditis 287
Nichtsteroidale Antirheumatika 281
NIDDM (nicht-Insulin-abhängiger Diabetes) 264
niedrig dosierter Dexamethason-Hemmtest 105
Nieren-Basis-Check 211
Nierenarterienstenose 282
Nierenbeckenentzündung 282
Nierencheck 211
Niereninsuffizienz 282
Nierenkolik 270
Nierenkörperchenentzündung 268
Nierenlabor 211
Nierenschlagaderverengung 282
Nierensteine 270
Nierenversagen 67, 88, 107, **282**
– akutes 282
– chronisches 282
Nitrit 151

NK-Zellen (Natürliche Killerzellen) 114
NMP 22 (nukleäres Matrixprotein) 146, 176
NNM (Nebennierenmark) 280
NNR (Nebennierenrinde) 280
Non-Hodgkin-Lymphom 282
Noradrenalin 103
Normalbereich 7
normochrom 71
normozytär 72
Normwerte 7
NSAID (Nichtsteroidale Antirheumatika) 281
NSAR (Nichtsteroidale Antirheumatika) 281
NSE (Neuronenspezifische Enolase) 146
NT (Nackentransparenz) 224
NT-proBNP (N-terminales proBNP) 118, 199
NTX (N-terminale Crosslinks) 66
Nüchtern-BZ (Nüchternblutzucker) 80, 190
Nüchtern-Glukose 80, 190
Nüchternblutzucker 80, 190
nukleäres Matrixprotein 146, 176

O

O2sat ([Blut-]Sauerstoffsättigung) 46
oberer Normwert (oberer Referenzwert) 7
OC (Osteocalcin) 119
Ödem 282
oGTT (oraler Glucosetoleranztest) 81
– zur Wachstumshormonunterdrückung 160
okkultes Blut
– Stuhltest 41, 187, 247
– im Stuhl 14
oligoklonale Banden 113

oligoklonale IgG 113
Opiate 282
Opium 282
oraler Glukosetoleranztest 81
Osmolarität 283
Ösophago-Gastro-Duodenoskopie 276
Ösophaguskarzinom 290
Ostase 30
Osteocalcin 119, 214
Osteodystrophia deformans 283
Osteomalazie 283
Osteomyelofibrose 283
Osteoporose 283
– Diagnostik 66, 67, **119**
– Risiko (Vorsorge) 214
Östradiol 120
Östriol 120
Östrogene 120
– Estron 120
– Östradiol 120
– Östriol 120
Ovarialkarzinom 264
overlap syndrome 278
Oxalat 121
Oxalsäure 121
oxidativer Stress 28, 171

P

P-Amylase 24
p24-Antigen-Test 92
paCO$_2$ (arterieller Kohlendioxid-Partialdruck) 46
PADAM (partielles Androgendefizit des alternden Mannes) 202
Paget-Krankheit 283
Pankreas 259
Pankreas-Elastase 1 121
Pankreaskarzinom 260
Pankreaslipase 111
Pankreassaft 259
Pankreatische Elastase 1 121
Pankreatitis 24, 259

T

Quellennachweis

Aufmacherfotos

Kapitel I: ASL

Kapitel II: PIX

Kapitel III: ISP

Kapitel IV: FOD

Kapitel V: FDI

Kapitel VI: FOP

Rechteinhaber der Bilder

ASL: www.schaeffler.cc, Schäffler & Kollegen GmbH, Ausgburg

ASM: www.salevent.de, Michael Amarotico, München

FDI: www.fotos-direkt.de, www.adpic.de, adpic Bildagentur, Bonn

FOD: dotshock – Fotolia.com

FOJ: Jodi Baglien Sparkes – Fotolia.com

FOP: Digitalpress – Fotolia.com

FOS: Sergey Lavrentev – Fotolia.com

GRA: Gerda Raichle, Ulm

ISP: www.istockphoto.com, Kanada

NIA: www.niaid.nih.gov, Nationa Institute of Allergy and Infectious Diseases, USA

PIX: www.pixelio.de, pixelio med a GmbH, München

UDA: www.usda.gov, United States Department of Agriculture, Washington, D.C., USA

Hinweis zur Privatliquidation von Arztleistungen nach der GOÄ

Bei der Rechnungsstellung (»Liquidation«) von ärztlichen Privatleistungen muss der Arzt die **Gebührenordnung für Ärzte** *(GOÄ)* anwenden. Zu Privatleistungen gehören nicht nur ärztliche Leistungen für Privatpatienten, sondern auch alle Selbstzahlerleistungen (IGeL).

Damit darf der Arzt nicht einfach eine Rechnung etwa mit dem pauschalen Betreff »Antiaging-Labordiagnostik und -Beratung« stellen. Er muss sich penibel an die GOÄ halten. Dies bedeutet nicht nur die Anwendung der GOÄ-Ziffern, sondern des gesamten (komplizierten) Regelwerks dieser Gebührenordnung.

Der Vorteil für den Patienten: er kann zweifelsfrei verlangen, dass in der Rechnung alle ärztlichen Leistungen einzeln aufgelistet werden – und zugleich sicher sein, dass bestimmte Steigerungssätze gegenüber den Standardhonoraren nur in wenigen, einzeln zu begründenden Ausnahmefällen überschritten werden.

Allerdings heißt dies nicht, dass gleiche Leistungen immer gleich abgerechnet werden. Vielmehr gibt es viele Einflussfaktoren, die immer wieder zu Missverständnissen führen und von denen einige hier beispielhaft genannt seien:

Beratungsleistungen. Beratung ist nicht gleich Beratung. Zur Abrechnung der Ziffer 3 muss die Beratung mehr als 10 Minuten gedauert haben. Die Ziffer 3 darf zudem nur mit den Ziffern 5–8, 800 oder 801 (für Untersuchungen) kombiniert werden. Deswegen wird oft die Ziffer 1 angesetzt. Allerdings darf die 1 pro Behandlungsfall (also pro Erkrankung und Monat) nur einmal abgerechnet werden. Die 3 kann dagegen mehrfach angesetzt werden, sofern die Erkrankung dieses erforderlich macht und Grund und Uhrzeit der Leistungserbringung jeweils genau angegeben werden. Für die Erörterung lebensverändernder Erkrankungen (Mindestdauer 20 Minuten) kann der Arzt höchstens zweimal im Halbjahr die Ziffer 34 ansetzen, neben der aber die Ziffern 1, 3, 4, 15 und 30 nicht möglich sind.

Telefonische Beratung. Die GOÄ-Ziffern 1, 2, 3, 4, 806 und 812 sind auch bei telefonischer Leistungserbringung abrechnungsfähig. Den Arzt »kurz mal anzurufen« ist also in aller Regel mit Kosten verbunden.

Analogziffern. Da die GOÄ veraltet ist und nicht alle Leistungen enthält, weichen Ärzte bei nicht darin aufgeführten Leistungen auf Analogziffern aus. Diese sollen einen vergleichbaren Aufwand abbilden, die Bundesärztekammer hat hierzu eine Liste herausgebracht.

Nicht vereinbarte Leistungen. Viele Rechnungen enthalten zusätzliche Leistungen, die im Angebot nicht aufgeführt waren, einige Ärzte lassen sich hierfür eine pauschale Vollmacht erteilen (etwa für »weitere sich als notwendig erweisende Maßnahmen«). Solche Zusatzkosten sind dann gerechtfertigt und müssen bezahlt werden, wenn unerwartete Komplikationen auftreten (etwa eine Operation ausgeweitet werden muss). Waren die Zusatzkosten aber absehbar (z.B. eine zweite Blutentnahme) oder hätte die Zustimmung des Patienten zuvor eingeholt werden können (etwa bei einer Ergänzungsuntersuchung des Labors), kann die Begleichung der Zusatzkosten eventuell abgelehnt werden. In jedem Fall sollte man bei Fragen zur Rechnung zunächst das Gespräch mit dem Arzt suchen. Viele Ärzte überschauen nämlich die GOÄ in ihrer Komplexität selbst nicht 100%ig und delegieren die Rechnungsstellung deshalb an eine Verrechnungsstelle. Das Ergebnis sind nicht selten Rechnungen, die vielleicht formal korrekt sind, aber mit dem Angebot (oder sogar mit den durchgeführten Leistungen) nicht mehr übereinstimmen.

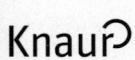
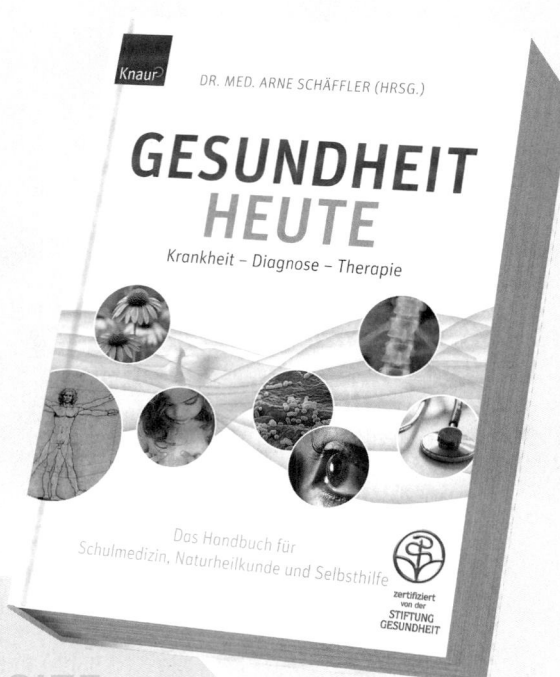